U0741713

"十四五"职业教育国家规划教材

高等职业教育药学类与食品药品类专业第四轮教材

药物检测技术 第②版

（供药品生产技术及药学类专业用）

主　编　王文洁　张亚红

副主编　李桂香　刘红煜　付　正

编　者　（以姓氏笔画为序）

王文洁（天津医学高等专科学校）

王艳红（山东药品食品职业学院）

王淑君（浙江医药高等专科学校）

付　正（山东医学高等专科学校）

刘红煜（黑龙江生物科技职业学院）

刘彩红［山东第一医科大学（山东省医学科学院）］

李　悦（天津医学高等专科学校）

李桂香（曲靖医学高等专科学校）

张亚红（重庆医药高等专科学校）

陈国有（哈尔滨医科大学大庆校区）

徐颖倩（重庆医药高等专科学校）

殷　玥（长春医学高等专科学校）

中国健康传媒集团

中国医药科技出版社

内 容 提 要

本书是"高等职业教育药学类与食品药品类专业第四轮教材"之一，根据课程教学大纲的基本要求和课程特点，并结合国家药品质量标准提升、质量检测相关工作岗位对技能知识需求编写而成。本书以药品质量检测技术为主线设计教材内容，内容上涵盖药品检验基本知识，药品质量标准，药物性状、鉴别、杂质检查、制剂检查、生物检查、含量测定技术以及典型药物、中药制剂、药用辅料检测、仿制药质量和疗效一致性评价。设计典型药物质量检测任务为实训项目，运用所学分析技术完成药物质量检测。本书具有岗位针对性强、先进实用的特点。本书为书网融合教材，配套有微课、课件、习题等数字资源，使教学资源更多样化，立体化。

本书供高职高专药品生产技术及药学类专业使用。

图书在版编目（CIP）数据

药物检测技术/王文洁，张亚红主编．—2 版．—北京：中国医药科技出版社，2021.8（2024.12重印）

高等职业教育药学类与食品药品类专业第四轮教材

ISBN 978 – 7 – 5214 – 2584 – 0

Ⅰ.①药…　Ⅱ.①王…　②张…　Ⅲ.①药品检定 – 高等职业教育 – 教材　Ⅳ.①R927.1

中国版本图书馆 CIP 数据核字（2021）第 128171 号

美术编辑　陈君杞
版式设计　友全图文

出版　**中国健康传媒集团** | 中国医药科技出版社

地址　北京市海淀区文慧园北路甲 22 号

邮编　100082

电话　发行：010 – 62227427　邮购：010 – 62236938

网址　www. cmstp. com

规格　889 × 1194mm $^1/_{16}$

印张　22

字数　623 千字

初版　2017 年 1 月第 1 版

版次　2021 年 8 月第 2 版

印次　2024 年 12 月第 5 次印刷

印刷　北京印刷集团有限责任公司

经销　全国各地新华书店

书号　ISBN 978 – 7 – 5214 – 2584 – 0

定价　59.00 元

获取新书信息、投稿、为图书纠错，请扫码联系我们。

出 版 说 明

"全国高职高专院校药学类与食品药品类专业'十三五'规划教材"于 2017 年初由中国医药科技出版社出版，是针对全国高等职业教育药学类、食品药品类专业教学需求和人才培养目标要求而编写的第三轮教材，自出版以来得到了广大教师和学生的好评。为了贯彻党的十九大精神，落实国务院《国家职业教育改革实施方案》，将"落实立德树人根本任务，发展素质教育"的战略部署要求贯穿教材编写全过程，中国医药科技出版社在院校调研的基础上，广泛征求各有关院校及专家的意见，于 2020 年 9 月正式启动第四轮教材的修订编写工作。

党的二十大报告指出，要办好人民满意的教育，全面贯彻党的教育方针，落实立德树人根本任务，培养德智体美劳全面发展的社会主义建设者和接班人。教材是教学的载体，高质量教材在传播知识和技能的同时，对于践行社会主义核心价值观，深化爱国主义、集体主义、社会主义教育，着力培养担当民族复兴大任的时代新人发挥巨大作用。在教育部、国家药品监督管理局的领导和指导下，在本套教材建设指导委员会专家的指导和顶层设计下，依据教育部《职业教育专业目录（2021 年）》要求，中国医药科技出版社组织全国高职高专院校及相关单位和企业具有丰富教学与实践经验的专家、教师进行了精心编撰。

本套教材共计 66 种，全部配套"医药大学堂"在线学习平台，主要供高职高专院校药学类、药品与医疗器械类、食品类及相关专业（即药学、中药学、中药制药、中药材生产与加工、制药设备应用技术、药品生产技术、化学制药、药品质量与安全、药品经营与管理、生物制药专业等）师生教学使用，也可供医药卫生行业从业人员继续教育和培训使用。

本套教材定位清晰，特点鲜明，主要体现在如下几个方面。

1. 落实立德树人，体现课程思政

教材内容将价值塑造、知识传授和能力培养三者融为一体，在教材专业内容中渗透我国药学事业人才必备的职业素养要求，潜移默化，让学生能够在学习知识同时养成优秀的职业素养。进一步优化"实例分析/岗位情景模拟"内容，同时保持"学习引导""知识链接""目标检测"或"思考题"模块的先进性，体现课程思政。

2. 坚持职教精神，明确教材定位

坚持现代职教改革方向，体现高职教育特点，根据《高等职业学校专业教学标准》要求，以岗位需求为目标，以就业为导向，以能力培养为核心，培养满足岗位需求、教学需求和社会需求的高素质技能型人才，做到科学规划、有序衔接、准确定位。

3. 体现行业发展，更新教材内容

紧密结合《中国药典》（2020 年版）和我国《药品管理法》（2019 年修订）、《疫苗管理法》（2019

年）、《药品生产监督管理办法》（2020年版）、《药品注册管理办法》（2020年版）以及现行相关法规与标准，根据行业发展要求调整结构、更新内容。构建教材内容紧密结合当前国家药品监督管理法规、标准要求，体现全国卫生类（药学）专业技术资格考试、国家执业药师职业资格考试的有关新精神、新动向和新要求，保证教育教学适应医药卫生事业发展要求。

4.体现工学结合，强化技能培养

专业核心课程吸纳具有丰富经验的医疗机构、药品监管部门、药品生产企业、经营企业人员参与编写，保证教材内容能体现行业的新技术、新方法，体现岗位用人的素质要求，与岗位紧密衔接。

5. 建设立体教材，丰富教学资源

搭建与教材配套的"医药大学堂"（包括数字教材、教学课件、图片、视频、动画及习题库等），丰富多样化、立体化教学资源，并提升教学手段，促进师生互动，满足教学管理需要，为提高教育教学水平和质量提供支撑。

6.体现教材创新，鼓励活页教材

新型活页式、工作手册式教材全流程体现产教融合、校企合作，实现理论知识与企业岗位标准、技能要求的高度融合，为培养技术技能型人才提供支撑。本套教材部分建设为活页式、工作手册式教材。

编写出版本套高质量教材，得到了全国药品职业教育教学指导委员会和全国卫生职业教育教学指导委员会有关专家以及全国各相关院校领导与编者的大力支持，在此一并表示衷心感谢。出版发行本套教材，希望得到广大师生的欢迎，对促进我国高等职业教育药学类与食品药品类相关专业教学改革和人才培养作出积极贡献。希望广大师生在教学中积极使用本套教材并提出宝贵意见，以便修订完善，共同打造精品教材。

数字化教材编委会

主　编　刘红煜　付　正
副主编　王艳红　殷　玥
编　者　（以姓氏笔画为序）
　　　　王文洁（天津医学高等专科学校）
　　　　王艳红（山东药品食品职业学院）
　　　　王淑君（浙江医药高等专科学校）
　　　　付　正（山东医学高等专科学校）
　　　　刘红煜（黑龙江生物科技职业学院）
　　　　刘彩红［山东第一医科大学（山东省医学科学院）］
　　　　李　悦（天津医学高等专科学校）
　　　　李桂香（曲靖医学高等专科学校）
　　　　张亚红（重庆医药高等专科学校）
　　　　陈国有（哈尔滨医科大学大庆校区）
　　　　徐颖倩（重庆医药高等专科学校）
　　　　殷　玥（长春医学高等专科学校）

药品质量关乎每一个用药人的安全，国家对食品药品安全提出了"四个最严"的要求。药品检验人员作为药品质量的守门员，要熟练掌握药品检验技术，能利用分析技术准确客观反映药品真实质量，具备强烈的质量责任意识，崇尚精益求精、热爱劳动的职业精神，具有从事药检工作的责任感与保障人民用药安全的使命感。

药物检测技术是药品生产技术专业的专业核心课程。通过课程学习，使学生树立质量第一、精益求精的质量理念，能够查阅并正确解读《中国药典》，为理解执行国家药品质量标准奠定基础；掌握药品检验的规范操作技术，能够独立实施药品质量检验；逐渐形成保证原始数据可追溯的意识，规范记录与处理数据并出具检验报告。学习过程中，培养学生具有独立思考的学习能力、合作探究的学习习惯、实事求是的职业操守、严谨认真的职业态度、遵章守纪的职业习惯，为未来从事药品检验工作奠定知识、技能与素质基础。

与上一版教材相比，本版教材特点如下。

1. 教材内容融入质量新标准、检测新技术、管理新规范。按照最新药品质量标准，《中国药典》（2020年版）完善相关内容；将微生物在线实时检测、中药指纹图谱等新技术体现在教材内容中；参照《药品记录与数据管理要求（试行）》《关于开展仿制药质量和疗效一致性评价的意见》等增加文件管理、仿制药质量和疗效一致性评价内容，保证教材内容科学性、先进性。

2. 实训项目中增加操作标准要求，增强其可读性。按照药品质量标准，增加试剂（含配制方法）、安全与注意事项、标准要求，设计原始数据记录附于实训项目后。在明确检测步骤、操作方法的基础上，规范各操作所达到的标准要求，同时强化原始数据的管理，与实际岗位工作要求一致。

3. 突出"求真务实、精益求精"的课程思政。本课程具有标准严、技术强、精度高、操作细的特点，在【学习引导】【岗位情景模拟】【知识链接】模块中融入课程思政元素（案例）。以质量控制与管理中出现的药品安全事件为警醒案例，培养求真务实、精益求精精神；以名人名家事迹激发创新意识、爱国精神；以新检测技术的应用案例树立行业自信；以实际药品质量控制案例培养逻辑思维、科学研究思维与精神。

全书共分为三个模块，十二个项目，十三个实训项目。参加本教材编写的人员有天津医学高等专科学校王文洁（项目一、十二，实训二、三）、山东药品食品职业学院王艳红（项目八任务一，实训四、五）、浙江医药高等专科学校王淑君（项目六任务一至五，实训九、十）、山东医学高等专科学校付正（项目二、实训一）、黑龙江生物科技职业学院刘红煜（项目四、项目八任务二至三）、山东第一医科大学（山东省医学科学院）刘彩红（项目六任务六至八、实训八）、天津医学高等专科学校李悦（项目三、项目九任务四至六）、曲靖医学高等专科学校李桂香（项目九任务一至三）、重庆医药高等专科学校张亚红（项目五）、哈尔滨医科大学大庆校区陈国有（项目十至十一、实训十二至十三）、重庆医药高等专科学校徐颖倩（项目七、项目八任务四至六、实训十一）、长春医学高等专科学校殷玥（项目九任务七至九、实训六至七）。在此对上版编写人员刘灿、甘淋玲、平欲晖、吕霞所做的前期工作表示感谢。全书由李桂香、刘红煜、付正初审，王文洁、张亚红终审统稿，王文洁负责全书整理统稿。

在本书编写过程中，各位编者所在院校也给予了大力支持和帮助，在此一并致谢。

由于编者水平所限，书中难免存在疏漏或不妥之处，敬请读者批评指正。

编　者
2021 年 4 月

目录
CONTENTS

实践技能训练实训

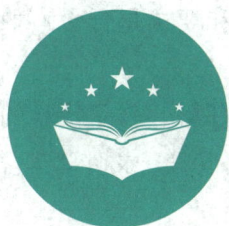

模块一
药品检验基本知识与药品质量标准

项目一 药品检验基本知识
项目二 药品质量标准

质量是安全用药的根本，保证药品质量是药品生产企业的责任与义务。我国《药品生产质量管理规范》（good manufacture practice，GMP）明确提出了质量管理体系的概念。对生产企业质量管理的具体要求，包括：质量管理原则、质量保证、生产质量管理、质量控制等，细化了对构建实用、有效质量管理体系的要求，强化药品生产关键环节的控制和管理，以促进企业质量管理水平的提高，不断提升药品质量。药品检验在保证药品质量方面发挥了什么作用？开展药品检验工作的流程和要求是什么？如何做好质量管理，对实际质量活动有效监控？

本项目主要介绍药品检验的工作性质与任务、药品检验的基本程序、药品检验实验室人员管理、仪器设备管理、文件管理。

1. **掌握**　药品检验基本程序；取样原则；容量仪器的校正；原始数据管理要求；能够规范填写、复核、更改、保存原始数据。
2. **熟悉**　留样要求；分析仪器确认项目；检验记录与检验报告管理要求；药品检验的任务。
3. **了解**　药品检验的工作性质；人员管理要求。

药物检测技术是运用化学、物理化学或生物化学的方法和技术，研究化学结构已经明确的合成药物或天然药物及其制剂的质量控制方法，即研究药物的性状、鉴别、检查及含量测定的应用技术。它是药学相关专业知识的重要组成部分，对于从事药品质量控制与管理工作具有重要作用。

任务一　药品检验的工作性质与任务

PPT

一、药品检验的工作性质

药品是指用于预防、治疗、诊断人的疾病，有目的地调节人的生理功能并规定有适应证或者功能主治、用法和用量的物质，包括中药、化学药品和生物制品等。药品是一种特殊的商品。从使用方面来看，药品的使用对象是人，具有一定的适应证与用法用量，在医生指导下，合理应用方可治病救人，用之不当或管理不当反而会"致病"，甚至致命。从质量方面来看，药品内在质量优劣也直接影响其疗效及用药者生命安全，确保其质量符合标准对于安全用药尤为关键。

　　企业的生产活动是一个上下工序紧密联系的复杂过程。产品质量的形成由于受人员、机器、物料、方法、环境等因素的影响，生产过程中出现生产漂移、产品质量发生波动是必然的，进行药品检验是必须的。严格按照批准的方法对药品（包括原料药和制剂）进行全项检验，是保证药品质量的重要措施和有效手段，对防止不合格物料或中间产品进入下一环节，杜绝不合格产品出厂销售，以及保证药品质量起到重要作用。

知识链接

落实"四个最严"要求　药检人员的责任

　　习近平总书记对食品药品安全提出了"四个最严"的要求，即最严谨的标准、最严格的监管、最严厉的处罚、最严肃的问责，国家捍卫药品安全有效质量可控。落实"四个最严"的要求，国家相继出台了《中华人民共和国疫苗管理法》《药品记录与数据管理要求（试行）》等法律法规要求，并修订了《中华人民共和国药品管理法》，加强药品管理，保证药品质量，保障公众用药安全和合法权益，保护和促进公众健康。各项法律法规均以"严"字当先。严把药品质量关是药品检验的重要任务，从业人员不仅要掌握规范的操作技术，而且要具备强烈的质量责任意识，严谨踏实的工作作风，建立社会责任感。

二、药品检验的任务

　　药品检验的任务就是对药物进行全面的分析研究，确立药物的质量规律，建立合理有效的药物质量控制方法和标准，保证药品的质量稳定与可控，提高药品质量，保障药品使用的安全、合理和有效。药品检验的具体任务如下。

（一）新药研发工具

　　通过对活性成分的结构分析鉴定，为新药的发现提供技术保障；对药物进行质量分析、有关物质、稳定性研究，确保开发的新药质量合理与可控；对新药进行体内药物分析研究，揭示药物吸收、分布、代谢和排泄的特征和机制，保障药品使用安全有效。

（二）生产过程质量控制

　　药品的质量是生产出来的，而不是检验出来的。不仅要对最终产品进行检验，还要深入药品生产各个环节，对生产全过程进行质量控制和管理，及时发现并解决生产过程中的问题，如：原辅料质量、中间体质量、工艺条件等，实现动态质量控制，保障生产正常运转，提高生产效率。生产各环节正常运转方可保证最终产品质量合格，避免不必要的浪费。

（三）储存过程质量控制

　　药品在储存过程中易受温度、湿度、光线等环境因素影响，发生降解而影响其质量。为了保证药效，药品流通过程中应严格按照规定储存保管，并定期进行质量跟踪考察其质量变化，有利于制定合理的贮藏条件，提高药物稳定性。

（四）临床药物治疗监测

　　开展临床药物治疗监测可掌握药物在体内吸收、分布、代谢、排泄过程与规律，有利于指导临床合理用药，并可根据患者性别、年龄、疾病状态等情况实现个体化给药。有效的药物检测方法是保障临床安全、合理、有效用药的重要保障。

药品检验贯穿于药品研发、生产、流通、使用、监测、评价全过程，是药品质量控制的重要工具与手段。对药品进行质量控制也不是一个单位或部门的工作，所涉及的内容也不是一个学科可以完成的。

任务二　药品检验的基市程序

PPT

一、取样与留样

取样操作主要服务于原材料、中间产品、中间过程控制的取样、成品的质量控制。取样是整个质量控制过程非常重要的一个环节，虽然取样数量小，但是对整批产品的质量来说却是具有代表性的。

（一）取样基本原则

药品检验的首要工作就是取样。从大量的药品中取出少量的样品进行分析时，取样必须具有科学性、真实性和代表性。取样的基本原则是均匀、合理。

（二）取样量

取样量需要根据被取样品件数确定。假定包装总数为 n，当 $n \leq 3$ 时，每件取样；当 $3 < n \leq 300$ 时，按 $\sqrt{n} + 1$ 件取样；当 $n > 300$ 时，按 $\frac{\sqrt{n}}{2} + 1$ 件取样。取样数量为一次全项检验用量的三倍，数量不够不予收检。

（三）基本要求

1. 人员要求　选择取样人员时应考虑以下几方面。

（1）有良好的视力和对颜色分辨、识别的能力。

（2）能够根据观察到的现象做出可靠的质量判断和评估。

（3）有传染性疾病和在身体暴露部分有伤口的人员不应该被安排进行取样操作。

（4）取样人员还要对物料安全知识、职业卫生要求有一定了解。

（5）取样人员必须掌握取样技术和取样工具的使用，必须意识到在取样过程中样品被污染的风险并采取相应的安全防护措施，同时应该在专业技术和个人技能领域得到持续的培训。

2. 取样器具　根据样品选择合适的取样器具。取样器具一般来说应该具有光滑表面，易于清洁和灭菌的特点。取样器具使用完后应该尽快清洁，必须在洁净、干燥的状态下保存，再次使用前应用 75% 乙醇擦拭消毒。一般用来取样的取样器具有铲子、液位探测管、分层式取样器、取样袋和取样棒等，应从有资质的供应商处购买此类取样器具。常用取样器具如表 1 - 1 所示。

表1－1　常用取样器具

取样器具	用途	示例	备注
铲子	固体物料取样		根据取样量选择合适大小的铲子，避免因取样量过多而导致样品洒落
液位探测管	取液体和局部产品时的取样工具		由惰性材料制成，如聚丙烯或不锈钢
分层式取样器	在很深的容器中取固体样品	取样槽（i）内管 外管 同心孔（ii）	可根据需要一次从同一包装袋的不同位置取出样品
取样袋和取样棒	最常用的取样工具	A：封闭式取样棒：取样量相对多的 B：封闭式取样棒：取样量相对少的 C：开放式取样棒 D：双管取样棒	相对便宜，使用简单和便捷

（四）注意事项

1. 绝对不允许同时打开两个物料包装以防止物料的交叉污染。

2. 取不同种类的物料时必须更换套袖。

3. 从不同的包装中取样时必须更换一次性塑料手套。对于只接触外箱和外层包装的取样协助人员不作此要求。

4. 在取样开始和结束时检查取样工具的数量，以避免将取样工具遗留在物料中。

5. 如果在同一天需要在同一取样间进行不同种类物料取样，最好按照包装材料、辅料、原料药的顺序进行取样操作，不同各类物料之间必须要根据规程要求进行取样间的清洁。

6. 取样后，要对剩余部分做好处置和标识。对于桶装物料，将内层塑料袋用扎丝扎紧，将桶盖封好后，贴上有取样人员签字及日期的取样标签。对于袋装物料，需要将取样口用专用封口贴封好，贴上有取样人员签字及日期的取样标签。

（五）留样

企业按规定保存的、用于药品质量追溯或调查的物料、产品样品为留样。用于产品稳定性考察的样品不属于留样。各企业应按照GMP具体要求制定操作规程。一般情况下，留样仅在有特殊目的时才能使用，例如调查、投诉。使用前需得到质量管理负责人的批准。

原辅料留样的包装形式应与市售包装相同或模拟市售包装，存放留样的容器必须贴有标签，标签上至少应有产品名称、批号、取样日期、储存条件、期限等信息。成品的留样必须使用其商业包装，依据产品注册批准的贮藏条件储存在相应的区域，留样外箱上应有留样标签，标明产品名称、批号、失效期及留样的保留时间。企业可基于各自需求制定留样数量及保存期限，如表1-2所示。

表1-2 留样数量及保存时间

留样	取样量	保存时间
原辅料及空胶囊壳	50g	最后一批使用的成品效期后1年
成品	三倍全检量	有效期后1年
印字包材	1个/批	最后一批使用的成品效期后1年

二、检验

检验是依据药品质量标准规定的各项指标，运用一定的检验方法和技术，对药品质量进行综合评定，是保证药品质量的重要措施和有效手段。

（一）待检样品

根据相应的取样规程，对物料、中间产品或待包装产品、成品进行取样，并将检验样品放在规定条件下贮存。同时在检验台账上登记，并依据企业规定的原则给检验样品分配分析号以便追溯。检验台账、分析号编制原则见附录一及附录二。

（二）核对

检验人员应核对检验样品和检验记录，通常包括品名、规格和批号，无误后方可检验。

（三）检验

检验人员按照质量标准、检验方法、检验操作规程等要求实施药品检验，包括：性状、鉴别、检查（杂质检查、制剂通则检查、生物检查）、含量测定。应注意以下环节。

1. 经过培训且考核通过的检验人员方可独立检验。

2. 使用通过确认和校准且在有效期内的仪器和设备。

3. 质量标准、检验方法必须是经批准的现行文本，检验操作规程应与经确认或验证的检验方法一致。

4. 检验过程中应严格遵守操作规程中的要求。

（四）记录与记录复核

检验过程中，检验人员应及时完整填写检验记录和实验室日志。检验人员出具检验结果后，与质量标准中规定的接受标准进行比对，判定该检验项目合格或不合格。检验记录由有资质的第二个人进行复核，确保结果与记录一致。

（五）检验报告

药品检验报告书是对药品质量做出的技术鉴定，是具有法律效力的技术文件。药品检验报告书要做到依据准确、数据无误、结论明确、文字简洁、书写清晰、格式规范，一张药品检验报告书只针对一个批号。

药品检验人员应本着严肃负责的态度，根据检验记录，认真填写检验结果，经质量控制负责人或其授权人审核批准后方可发放。药品检验报告书格式见附录三。

岗位情景模拟 1 - 1

情景描述　我国GMP中明确指出，制药企业应设立独立的质量管理部门，履行质量保证和质量控制职责。质量管理部门分别设立质量保证部门和质量控制部门。质量保证（quality assurance，QA）强调的是达到质量要求应提供的保证，它涵盖影响产品质量的所有因素，是为确保药品符合其预定用途并达到规定的质量要求所采取的所有措施的总和。质量控制（quality control，QC）强调的是质量要求，按照规定的方法和规程对原辅料、包装材料、中间品和成品进行取样、检验和复核，以保证这些物料和产品的成分、含量、纯度和其他性状符合已经确定的质量标准。

讨　论　在药品检验工作中，QA与QC分别负责哪些工作？

答案解析

任务三　药品检验实验室管理

PPT

实验室管理体系包括对实验室构造、组织机构、文件系统和物料/产品的取样、检验等操作系统的管理。围绕产品质量形成全过程的各个环节，对影响工作质量的人、机、料、法、环五大因素进行控制，并对质量活动的成果进行分阶段验证，防止不合格重复发生。本任务介绍管理体系中人员、仪器设备、文件的管理。

一、人员管理

（一）人员资质

GMP对企业管理人员和操作人员都提出了资质的要求，即应当配备足够数量并具有适当资质的管理和操作人员。人员资质一般包括：个人学历、工作经验、所接受的培训。对关键人员（质量管理负责人、质量受权人）的资质有明确规定，对其他人员的资质规定主要体现在所接受的培训方面。如：质量管理负责人要具有药学或相关专业本科学历（或中级专业技术职称、执业药师），不少于五年药品生产质量、一年质量管理经验，接受过与所生产产品相关的专业知识培训。

（二）人员培训

企业根据生产规模设立一个或几个药品检验实验室，如微生物实验室、仪器分析实验室、理化实验室等。负责质量检验的人员应受过适当教育，并经专业技术培训，具有基础理论知识和实际操作技能。由有资格的人员进行有计划的培训，至少包括员工所从事的特定操作及与其职能有关的GMP知识，并应对培训效果进行评估。

培训的整个流程都需要有文件记录，一般包括：培训教材、计划、方案、记录、测试卷、培训总结等。

二、仪器设备管理

稳定的分析仪器、实验设备是获得准确可靠实验数据的基础。近年来，自动化程度高、构造复杂的分析仪器的应用日益增加，实验设备及仪器管理在实验室管理中越来越重要。

（一）分析仪器确认

1. 确认级别分类　根据仪器复杂程度不同，确认级别范围大致可分为三类。

（1）A类　不具备测量功能，或者通常只需要校准，供应商的技术标准可作为用户需求。如：超声波清洗仪、离心机等。

（2）B类　具有测量功能，并且仪器控制的物理参数需要校准，企业需求一般与供应商的功能标准和操作限度相同。如：熔点仪、分析天平、干燥箱等。需要进行安装确认和运行确认，并制定相关操作、校验及维护的标准操作规程。

（3）C类　通常包括仪器硬件及其控制系统，需要对仪器的功能要求、操作参数要求、系统配置要求等详细描述。如：溶出仪、高效液相色谱仪等。需要安装确认、运行确认和专门的性能确认，并制定相关操作、校验及维护的标准操作规程。

2. 安装确认　安装确认（installation qualification，IQ）是提供文件性的证明，用以确认仪器是按照规定要求安装的，并且安装环境满足运行要求。检查仪器与其配件是否与订单一致，使用手册、出场证明是否齐全。

3. 运行确认　运行确认（operation qualification，OQ）是在仪器安装确认完成后，测试仪器的功能能否满足设计要求和企业需求的过程。如需要，仪器所采用的操作系统功能也在此阶段进行测试。每个测试结果应被清晰记录，并由专人复核。

4. 性能确认　性能确认（performance qualification，PQ）目的是确认仪器能够按照用户需求持续运行，证明仪器在正常操作环境中的适用性。

5. 再确认　当仪器经历重大维修或更换关键部件、安装地点需要变化、软件或硬件升级等，其确认状态受到影响应进行再确认。为了证明仪器的整体性能，仪器本身或使用环境的变换没有影响仪器的整体性能，确保分析数据的可靠性，仪器进行定期再确认。定期再确认重复初始确认过程中的性能确认的全部或部分测试。

即学即练 1－1

分析天平需要进行确认的项目是（　　）

答案解析

A. 安装确认　　　　B. 运行确认　　　　C. 性能确认　　　　D. 再确认

（二）分析仪器校准与容量仪器校正

1. 分析仪器校准　校准是在规定条件下，确定测量、记录、控制仪器或系统的示值或实物量具所代表的量值，与对应的参照标准量值之间关系的一系列活动。实验室应建立仪器的年度校准计划，设定仪器的校准日期，建立仪器档案，便于仪器的管理与追溯。

实验室分析仪器的性能测试，如：高效液相色谱仪（high performance liquid chromatography，HPLC）定性、定量的重现性，基线噪音、基线漂移的测试，紫外－可见分光光度计（ultraviolet – visible spectrometer，UV）波长、透射比准确度和重现性的测试，水分滴定仪的重现性测试可以包含在仪器校准范畴内。

2. 容量仪器校正　由于长时间使用、热胀冷缩等原因，容量仪器的真实体积会与其所示体积有一定偏差，因此，需要定期校正容量仪器，以确保分析数据的准确。

（1）原理　精密称定充满该容器（容量瓶）的水质量或精密称定从量具（滴定管、吸量管）中放出的一定体积的水的质量，根据实验环境的温度以及该温度下水的相对密度，计算出量器的精密体积。

（2）注意事项

①欲校正的滴定管、吸量管和容量瓶必须洁净，溶液流下时，内壁不挂水珠。

②水温与仪器温度要一致。校正所用蒸馏水及需校正的仪器应在天平室至少放置 1 小时以上，以使水温与仪器、环境温度一致。

③重复校正，减少误差。每个容量仪器至少要校正 2 次，取各次校正的平均值为最终校正值。

④操作方法要正确。滴定管校正时要控制好蒸馏水放下的速度，以 3~4 滴/秒滴下为宜，水液面降至需校正刻度的上方 1cm 左右时，需缓慢放至该刻度。

即学即练 1-2

有关容量仪器校正说法正确的是（　）

A. 滴定管、吸量管、容量瓶等容量仪器需要定期校正

B. 选择分析天平称量水的质量

C. 仪器、水温、室温务必保持一致

D. 需要查表确定同温度下水的密度

答案解析

（3）容量仪器计量性能要求　在标准温度 20℃时，滴定管、吸量管的标称总容量和零至任意分量，以及任意两检定点之间的最大误差，均应符合表 1-3、表 1-4 规定。容量瓶的标称容量允差，应符合表1-5 的规定。

表 1-3　滴定管计量要求

标称容量/ml		1	2	5	10	25	50	100
分度值/ml			0.01	0.02	0.05	0.1	0.1	0.2
容量允差/ml	A		±0.010	±0.010	±0.025	±0.04	±0.05	±0.10
	B		±0.020	±0.020	±0.050	±0.08	±0.10	±0.20
等待时间/s					30			
分度线宽度/mm					≤0.3			

注：玻璃量器按其准确度不同分为 A 级和 B 级（A 级较 B 级准确度高）

表 1-4　吸量管计量要求

标称容量/ml		1	2	3	5	10	15	20	25	50	100
容量允差/ml	A	±0.007	±0.010	±0.015	±0.020	±0.025	±0.030		±0.05		±0.08
	B	±0.015	±0.020	±0.030	±0.040	±0.050	±0.060		±0.10		±0.16
分度线宽度/mm						≤0.4					

表1-5 容量瓶计量要求

标称容量/ml		1	2	5	10	25	50	100	200	250	500
容量允差/ml	A	±0.010	±0.015	±0.020	±0.020	±0.03	±0.05	±0.10	±0.15	±0.15	±0.25
	B	±0.020	±0.030	±0.040	±0.040	±0.06	±0.10	±0.20	±0.30	±0.30	±0.50
分度线宽度/mm		≤0.4									

三、文件管理

GMP中对药品检验实验室的文件做出了规范，至少有质量标准、取样操作规程和记录、检验操作规程和记录、检验报告或证书以及必要的环境监测操作规程、记录和报告；必要的检验方法验证报告和记录；仪器校准和设备使用、清洁、维护的操作规程及记录。所有文件应受控管理，包括起草、修订、发放、存档、销毁等。

（一）检验记录与检验报告书

1. 检验记录 检验记录的形式在考虑其目的、功能和细节的基础上，应清晰、易读、便于复核和审核。记录填写处应留有足够空格。

检验记录中的检验项目必须按批准注册的要求和质量标准书写。常见检验项目的记录内容举例见表1-6。检验记录内容设计见各实训项目。

表1-6 常见检验项目记录内容举例

	检验项目	记录内容
性状	外观性状	原料药应根据检验中观察到的情况如实描述药品的外观，不可照抄标准上的规定。制剂应描述供试品的颜色和外形
	溶解度	应详细记录供试品的称量、溶剂及其用量、温度和溶解时的情况等
鉴别	显色反应或沉淀反应	记录简要的操作过程，供试品的取用量，所加试剂的名称与用量，反应结果（包括生成物的颜色、气体的产生或异臭、沉淀物的颜色或溶解等）。采用国家药品质量标准中未收载的试液时，应记录其配制方法或出处
	薄层色谱（或纸色谱）法	薄层板所用的吸附剂（或纸色谱的预处理），供试品的预处理，供试液与对照液的配制及其点样量，展开剂、展开距离、显色剂，色谱示意图；必要时，计算出 R_f 值。
检查	氯化物（或硫酸盐）	记录标准溶液的浓度和用量，供试品溶液的制备，比较结果
	溶出度（或释放度）	记录仪器型号，采用的方法，转速，介质名称及其用量，实验温度，取样时间，限度（Q），测得的各项数据（包括供试溶液的稀释倍数和对照溶液的配制），计算结果与判断
含量测定	滴定分析法	记录供试品的称量，简要的操作过程，指示剂的名称，滴定液的名称及其浓度（mol/L），消耗滴定液的毫升数，空白试验的数据，计算式与结果。电位滴定法应记录采用的电极；非水滴定要记录室温；用于原料药的含量测定时，所用的滴定管与移液管均应记录其校正值
	高效液相色谱法	记录仪器型号，检测波长，色谱柱与柱温，流动相与流速，内标溶液，供试品与对照品的称量和溶液的配制过程，进样量，测定数据，计算式与结果；并附色谱图。如标准中规定有系统适用性试验，应记录该试验的数据

2. 检验报告书 检验报告书要依据准确、数据无误，结论明确，文字简洁、清晰，格式规范。通常包括产品的相关信息（品名、规格、批号、生产日期、有效期等）、检验依据、检验项目、标准规定、检验结果和结论。

（二）操作规程

操作规程是指经批准用来指导设备操作、维护与清洁、验证、环境控制、取样和检验等药品生产活动的通用性文件，也称标准操作规程。是企业活动和决策的基础，确保每个人正确、及时的执行质量相关的活动和流程。

（三）原始数据 [e]微课1 [e]微课2

原始数据是指初次或源头采集的、未经处理的数据。原始数据的管理涉及自原辅料到成品检验的各个环节。数据的可靠性、准确性、完整性和可追溯性非常关键，它不仅是完善的质量保证体系的需要，同时也为审计提供强有力的证据。

数据的可靠性是指数据真实、安全、可追溯、可使用。数据的可靠性对于药品生产企业非常关键，它不仅关系到病人的安全，而且关系到企业和个人的名誉。作为质量控制人员，报告准确和正确的数据是需履行的法律义务。

🔲 知识链接

国家法律规范对数据管理的要求

2019 年 8 月 26 日，新修订的《中华人民共和国药品管理法》（简称《药品管理法》）经十三届全国人大常委会第十二次会议表决通过，于 2019 年 12 月 1 日起施行。对于数据与记录的有关规定包括：第七条：从事药品研制、生产、经营、使用活动，应当遵守法律、法规、规章、标准和规范，保证全过程信息真实、准确、完整和可追溯。第四十四条：生产、检验记录应当完整准确，不得编造。为贯彻落实《药品管理法》《疫苗管理法》有关规定，加强药品研制、生产、经营、使用活动的记录和数据管理，确保有关信息真实、准确、完整和可追溯，国家药监局组织制定了《药品记录与数据管理要求（试行)》，对记录与数据的含义、载体、管理要求等做出了规范，自 2020 年 12 月 1 日起施行。

1. 实验室记录要求 实验室的记录应该包含完全根据已建立的标准进行的检测项目中所得到的所有数据，包括：①取样记录；②检验记录或实验室工作记事簿以及报告；③从检验设备中打印的记录、图谱和曲线图等，如液（气）相色谱图、紫外－可见光谱图、红外光谱图，天平的打印记录等；④实验室日志，包括检验台账、仪器的维护和使用日志、色谱柱使用记录、标准品使用记录等；⑤电子数据处理系统、照相技术或其他可靠方式记录的数据资料；⑥检验设备和仪器的确认和校准记录；⑦计量器具的校准记录；⑧验证方案和报告。

2. 原始数据管理

（1）记录的填写 ①记录应保持清洁，不得撕毁和任意涂改。不得使用铅笔、涂改液和橡皮。②在检验过程中应当及时记录检验过程和结果，并及时填写相应的记录、台账和日志。内容真实、完整准确、字迹清晰、易读、不易擦除。不得追溯性记录和提前记录。③若填写内容和前项相同，应重复填写，不得使用".."或"同上"等形式表示。④原始记录不应留有空白区域或空白页。⑤所有原始数据应真实、及时、清晰、完整和准确。⑥活页文件必须系统收集并统一编号。不得将原始数据随意写在零碎的纸片、记事贴或另一面已使用的废纸上。

（2）记录的复核 ①原始数据需由第二个有资质的人进行复核，并签注姓名和日期。②检验记录和报告的复核必须由第二个有资质的人根据批准的操作规程和质量标准进行。复核的内容应在相应的操作规程中规定。③实验室日志（包括检验台账、仪器的维护和使用日志、色谱柱使用记录、标准品使用记录等），如必要，可由责任人员定期复核。④复核过程中如果发现错误，由检验人员进行更正，并签注姓名和日期。必要时，应当说明更改的理由。

（3）记录的更改　记录填写的任何更改都应当遵循以下原则：在错误的地方画一条横线并使原有信息仍清晰可辨，书写正确信息后签注姓名和日期。对于更改的记录，可采用必要时说明理由的方式，也可采用所有更改必须加注更改理由的方式。各企业所用的更改方式应在操作规程中明确规定。为避免文字描述内容过多，可使用缩写形式表示，这种缩写形式应在操作规程中明确规定。

记录如因污损需重新誊写，需经批准同意后方可进行。原有记录不得销毁，而应作为重新誊写记录的附件保存，同时还应说明誊写的原因。原则上记录不应当进行誊写。

（4）原始数据保存　①所有原始数据必须保存。原则上不得使用热敏纸，如果不可避免，可复印并在复印件上签注姓名和日期。②如果原始数据没有作为最终实验结果出具，它仍需保存并注明其结果不被提供的原因。③对于某些数据如环境监测数据、制药用水的微生物和理化监测数据，宜对数据进行趋势分析并保存趋势分析报告以便了解体系的整体状况。④所有原始数据在审核批准后，原件均应在专门的储存区域集中存档，并由专门人员采用安全有序的方式进行管理和保存，以便受权人在文件的规定保存期内能够容易查阅。储存区域应有人员进入的限制，且储存环境不应有导致记录被损害的因素（如水、火、潮湿、油烟、虫蛀等）。⑤用电子方法保存的原始数据，应进行备份，以确保记录的安全，且数据资料在保存期内便于查阅。⑥借阅已存档的原始数据应当遵循相应的操作规程，避免遗失。⑦建立相应的操作规程规定所有记录的保留期限，其中批检验记录按规定至少保存至药品有效期后一年。稳定性考察、确认、验证等其他重要文件应长期保存。⑧超过保存期的文件应按相关规定进行粉碎或其他方式销毁，不得随意丢弃。

▶▶ 岗位情景模拟 1−2

情景描述　某制药企业测定阿司匹林肠溶片含量，采用高效液相色谱法。检验人员实施药品检验同时记录原始数据，原始记录包括以下内容：样品品名、批号、规格、生产日期、取样日期、报告日期、检验依据。实验室温度、湿度，高效液相色谱仪型号与编号，固定相种类，检测波长，流动相流速。供试品与对照品溶液制备方法，进样量。附色谱图。

讨　　论　记录内容是否齐全？记录数据中应注意哪些问题？

答案解析

═══ 目标检测 ═══

答案解析

一、A 型题（最佳选择题）

1. 药品检验的任务不包括（　　）

　A. 药物的剂型研究　　　　　　　　B. 药物的结构鉴定、质量研究

　C. 药物的稳定性研究　　　　　　　D. 药物在线监测与分析技术研究

　E. 药物在动物或人体内浓度分析方法的研究

2. 不需要校正体积的容器是（　　）

　　A. 容量瓶　　　　　　　　B. 滴定管　　　　　　　　C. 移液管

　　D. 碘量瓶　　　　　　　　E. 吸量管

二、X 型题（多项选择题）

1. 取样应满足（　　）

　　A. 真实性　　　　　　　　B. 代表性　　　　　　　　C. 科学性

　　D. 均匀　　　　　　　　　E. 合理

2. 药品检验项目包括（　　）

　　A. 性状　　　　　　　　　B. 鉴别　　　　　　　　　C. 杂质检查

　　D. 制剂质量检查　　　　　E. 含量测定

3. 关于原始数据管理叙述正确的是（　　）

　　A. 数据要保证可靠、准确、完整、具有可追溯性

　　B. 数据记录要真实、完整、字迹清晰，不得追溯性记录和提前记录

　　C. 原始记录不应留有空白区域或空白页

　　D. 原始数据需由第二个有资质的人进行复核

　　E. 所有原始数据必须保存

三、简答题

1. 药品检验的基本程序。

2. 容量仪器校正原理及注意事项。

书网融合……

知识回顾　　　　微课1　　　　微课2　　　　习题

2020 年 12 月 28 日，国家药品监督管理局网站发布了"陕西省药品质量公告（2020 第 12 期）"，对抽验发现的不符合规定的 3 批次药品予以公告。其中不合格品种及项目主要包括：①×××药业有限公司的乐脉分散片（生产批号 20191102、20191104）依据国家食品药品监督管理局标准 YBZ07502008 检查，不合格项目为【鉴别】。②×××中药饮片有限公司的秦皮（生产批号 190701）依据《中国药典》（2015 年版）一部及《中国药典》（2015 年版）四部，不合格项目为【检查】【浸出物】【含量测定】。国家药品监督管理局标准、《中国药典》在药品质量判断中发挥了什么作用？收载了哪些内容？应该如何应用？

本项目主要介绍我国现行的药品质量标准、其地位和作用、主要内容，《中国药典》（2020 年版）的基本结构及内容等。

学习目标

1. **掌握**　我国药品质量标准的组成；《中国药典》（2020 年版）的基本结构及内容；药品质量标准的主要内容；学会《中国药典》的查阅方法；能够正确解读质量标准。

2. **熟悉**　分析方法验证的主要内容，学会对分析方法进行验证。

3. **了解**　《中国药典》的历史沿革；《中国药品检验标准操作规范》和《中国药典分析检测技术指南》。

任务一　药品质量标准与药典

PPT

一、药品质量标准

药品质量标准（又称药品标准），是国家对药品质量、规格及检验方法所做的技术规定，是药品生产、供应、使用、检验和药政管理部门共同遵循的法定依据。

2019 年修订的《中华人民共和国药品管理法》第二十八条规定：药品应当符合国家药品标准。经国务院药品监督管理部门核准的药品质量标准高于国家药品标准的，按照经核准的药品质量标准执行；没有国家药品标准的，应当符合经核准的药品质量标准。国务院药品监督管理部门颁布的《中华人民共和国药典》和药品标准为国家药品标准。国务院药品监督管理部门会同国务院卫生健康主管部门组织国家药典委员会，负责国家药品标准的制定和修订。国务院药品监督管理部门设置或者指定的药品检验机构负责标定国家药品标准品、对照品。

目前世界上已有数十个国家和地区编制出版药典。对我国药品的生产和质量管理具有参考价值的国外药典主要有《美国药典》（United States Pharmacopoeia，USP），与《美国国家处方集》（National Formulation，NF）合并出版 ［USP – NF］、《英国药典》（British Pharmacopoeia，BP）、《日本药局方》（Japanese Pharmacopoeia，JP）、《欧洲药典》（European Pharmacopoeia，Ph. Eur. ）和《国际药典》（International Pharmacopoeia，Ph. Int.）。

二、我国现行药品质量标准

我国现行的国家药品标准体系的组成是以《中华人民共和国药典》为核心，部（局）颁标准为外延，药品注册标准为基础，三种药品标准是相互依存、互动提高的关系。

（一）《中华人民共和国药典》

《中华人民共和国药典》简称《中国药典》，由国家药品监督管理局领导下，在相关药品检验机构、科研院校的大力支持和国内外药品生产企业及学会协会积极参与下，国家药典委员会组织完成《中国药典》编制各项工作，是具有国家法律效力的、记载药品标准及规格的法典。《中国药典》收载的品种须经过医药学专家委员会严格的遴选。主要收载我国临床常用、疗效肯定、质量稳定（工艺成熟）、质控标准较完善的品种。其他不能满足上述条件（包括上市时间较短）或有特殊情况的品种均收载于局颁或部颁标准中。

📖 知识链接

药学家孟目的与新中国成立后的首部药典

孟目的（1897~1983），药学教育家和药学事业活动家。中华民国时期，各国药品在我国竞相倾销，伪劣药品充斥市场，1928 年，孟目的受聘去南京负责组织编纂《中华药典》。"药典"这个名词就是根据孟目的的建议定的。我国历代的药学经典著作通常称"本草"或"局方"。他认为药典是国家对药品的质量标准和检验方法等制定的技术规定，这些规定具有法律性质的约束力，是国家针对药品的法典，所以定名"药典"最宜。抗日战争时期，他带领学生在香港和内地组织建立起香港协和制药厂、重庆协和制药厂、重庆国华制药厂等多座药厂。他把自己的一生献给了中国的药学事业，致力于我国药品质量的提升，被誉为"药学宗师"。

（二）部（局）颁标准

《中华人民共和国卫生部药品标准》（简称《部颁标准》）、《国家食品药品监督管理局国家药品标准》（简称《局颁标准》），是国家卫生健康委员会或国家药品监督管理局组织国家药典委员会对不同企业的药品注册标准进行统一规范后的药品标准。一般来说，《中国药典》和部（局）颁标准是对药品的最基本质量要求。

（三）药品注册标准

自 2020 年 7 月 1 日起施行的《药品注册管理办法》明确指出，"药品应当符合国家药品标准和经国家药品监督管理局核准的药品质量标准。经国家药品监督管理局核准的药品质量标准，为药品注册标准。药品注册标准应当符合《中华人民共和国药典》通用技术要求，不得低于《中华人民共和国药典》的规定。申报注册品种的检测项目或者指标不适用《中华人民共和国药典》的，申请人应当提供充分的支持性数据。"

除以上各标准外，各个药品生产企业还会制定自己的"企业标准"，也称为"内控标准"，一般是按照《中国药典》或部（局）颁标准制定，仅在企业内药品生产质量管理中使用，属于非法定标准。

任务二 《中国药典》

一、历史沿革

《中国药典》其英文名称是 Pharmacopoeia of the People′s Republic of China，英文简称为 Chinese Pharmacopoeia，英文缩写为 ChP，不同版本以其后括号内的年份来表示。《中国药典》是记载药品质量标准的法典，是国家监督、管理药品质量的法定技术指标，具有法律约束力。1953 年颁布第一部《中国药典》，此后陆续颁布了 1963 年版、1977 年版、1985 年版、1990 年版、1995 年版、2000 年版、2005 年版、2010 年版、2015 年版和 2020 年版，迄今为止已出版了十一版。2020 年版为第十一版药典，按照第十一届药典委员会成立大会暨全体委员大会审议通过的药典编制大纲要求，以建立"最严谨的标准"为指导，以提升药品质量、保障用药安全、服务药品监管为宗旨，经国家药品监督管理局会同国家卫生健康委员会审核批准颁布后施行。国务院药品监督管理部门颁布的 2020 年版《中国药典》自 2020 年 12 月 30 日起实施。各版药典概况见表 2 - 1。

表 2 - 1 各版《中国药典》概况

版本	分部	收载品种	特色
1953	一部	收载品种 531 种，其中化学药 215 种，植物药与油脂类 65 种，动物药 13 种，抗生素 2 种，生物制品 25 种，各类制剂 211 种	由卫生部编印发行。1957 年出版《中国药典》1953 年版增补本
1963	两部	收载品种 1310 种，一部收载中药材 446 种和中药成方制剂 197 种；二部收载化学药品 667 种	各部均有凡例和有关的附录，一部记载药品功能与主治，二部增加药品作用与用途
1977	两部	收载品种 1925 种，一部收载中草药（包括少数民族药材）、中草药提取物、植物油脂以及单味制剂等 882 种，成方制剂（包括少数民族药成方）270 种，共 1152 种；二部收载化学药品、生物制品等 773 种	首次采用显微鉴别法用于中药的鉴别
1985	两部	收载品种 1489 种，一部收载中药材、植物油脂及单味制剂成方制剂，共 713 种；二部收载化学药品、生物制品等 776 种	出版第一部英文版《中国药典》、药典二部注释选编
1990	两部	收载品种 1751 种，一部收载中药材、植物油脂、中药成方及单味制剂，共 784 种；二部收载化学药品、生物制品等 967 种	出版《临床用药须知》《药品红外光谱集》
1995	两部	收载品种 2375 种，一部收载 920 种；二部收载化学药、抗生素、生化药、放射性药品、生物制品及辅料 1455 种	二部药品外文名称改用英文名，取消拉丁名；中文名称只收载药品通用名称，不再列副名。首次出版《中药彩色图集》《中药薄层色谱彩色图集》《中国药品通用名称》

续表

版本	分部	收载品种	特色
2000	两部	收载品种 2691 种,一部收载 992 种;二部收载 1699 种	二部附录首次收载了药品标准分析方法验证要求等六项指导原则
2005	三部	收载品种 3217 种,一部收载 1146 种;二部收载 1970 种;三部收载 101 种	将生物制品单独成册,首次将《中国生物制品规程》并入药典并编制首部中成药《临床用药须知》
2010	三部	收载品种 4567 种,一部收载 2165 种;二部收载 2271 种;三部收载 131 种	新增微生物相关指导原则,加强对重金属和有害元素、杂质、残留溶剂的控制
2015	四部	收载品种 5608 种。一部收载品种 2598 种,二部收载品种 2603 种,三部收载品种 137 种	首次将 2010 年版药典附录整合为通则,并与药用辅料单独成卷作为《中国药典》四部。四部收载通则 317 个,药用辅料收载 270 种。四部将通用性附录整合后,除生物制品收载个性通则外,一部、二部不再单独收载通则

现行《中国药典》是 2020 年版,由一部、二部、三部、四部组成。本版药典收载品种 5911 种,新增 319 种,修订 3177 种,不再收载 10 种,因品种合并减少 6 种。一部收载品种 2711 种,二部收载品种 2712 种,三部收载品种 153 种。新增生物制品通则 2 个、总论 4 个、四部收载通用技术要求 361 个,其中制剂通则 38 个(修订 35 个)、检验方法及其他通则 281 个(新增 35 个、修订 51 个)、指导原则 42 个(新增 12 个、修订 12 个);药用辅料收载 335 种,其中新增 65 种、修订 212 种。

🔖 知识链接

《中国药典》(2020 年版)主要特点

1. 稳步推进药典品种收载　品种收载以临床应用为导向,不断满足《国家基本药物目录》和《国家基本医疗保险用药目录》收录品种的需求,及时收载新上市药品标准,充分体现我国医药创新研发最新成果。

2. 健全国家药品标准体系　通过完善药典凡例以及相关通用技术要求,进一步体现药品全生命周期管理理念。

3. 扩大成熟分析技术应用　紧跟国际前沿,不断扩大成熟检测技术在药品质量控制中的推广和应用。

4. 提高药品安全和有效控制要求　重点围绕设计安全性和有效性的检测方法和限量开展研究,进一步提高药品质量的可控性。

5. 提升辅料标准水平　重点增加制剂生产常用药用辅料标准的收载,完善药用辅料自身安全性和功能性指标,逐步健全药用辅料国家标准体系,促进药用辅料质量提升,进一步保证制剂质量。

同时,加强国际标准协调、强化药典导向作用、完善药典工作机制。

二、基本结构与主要内容

《中国药典》(2020 年版)分为四部出版,一部收载中药;二部收载化学药品;三部收载生物制品及相关通用技术要求;四部收载通用技术要求和药用辅料。《中国药典》主要由凡例、通用技术要求和品种正文构成。

（一）凡例

凡例是为正确使用《中国药典》，对品种正文、通用技术要求以及药品质量检验和检定中有关共性问题的统一规定和基本要求。

凡例中有关药品质量检定项目规定包括：名称及编排，项目与要求，检验方法和限度，标准品与对照品，计量，精确度，试药、试液、指示剂，动物试验，说明书、包装、标签等。这些规定是正确解读药品质量标准的基础，药品检验人员需熟练掌握。

1. 性状　性状项下记载药品的外观、臭、味，溶解度以及物理常数等，在一定程度上反映药品的质量特性。

（1）外观性状是对色泽和外表感观的规定。

（2）溶解度是一种物理性质。各品种项下选用的部分溶剂及其在该溶剂中的溶解性能，可供精制或制备溶液时参考；对在特定溶剂中的溶解性能需作质量控制时，应在该品种检查项下另作具体规定。

极易溶解　系指溶质 1g（ml）能在溶剂不到 1ml 中溶解；

易溶　系指溶质 1g（ml）能在溶剂 1～不到 10ml 中溶解；

溶解　系指溶质 1g（ml）能在溶剂 10～不到 30ml 中溶解；

略溶　系指溶质 1g（ml）能在溶剂 30～不到 100ml 中溶解；

微溶　系指溶质 1g（ml）能在溶剂 100～不到 1000ml 中溶解；

极微溶解　系指溶质 1g（ml）能在溶剂 1000～不到 10000ml 中溶解；

几乎不溶或不溶　系指溶质 1g（ml）在溶剂 10000ml 中不能完全溶解。

试验法：除另有规定外，称取研成细粉的供试品或量取液体供试品，置于 25℃±2℃ 一定容量的溶剂中，每隔 5 分钟强力振摇 30 秒钟；观察 30 分钟内的溶解情况，如无目视可见的溶质颗粒或液滴时，即视为完全溶解。

物理常数包括相对密度、馏程、熔点、凝点、比旋度、折光率、黏度、吸收系数、碘值、皂化值和酸值等；其测定结果不仅对药品具有鉴别意义，也可反映药品的纯度，是评价药品质量的主要指标之一。

2. 贮藏　贮藏项下的规定，系为避免污染和降解而对药品贮存与保管的基本要求。

遮光　系指用不透光的容器包装，例如棕色容器或黑色包装材料包裹的无色透明、半透明容器；

避光　系指避免日光直射；

密闭　系指将容器密闭，以防止尘土及异物进入；

密封　系指将容器密封，以防止风化、吸潮、挥发或异物进入；

熔封或严封　系指将容器熔封或用适宜的材料严封，以防止空气与水分的侵入并防止污染；

阴凉处　系指不超过 20℃；

凉暗处　系指避光并不超过 20℃；

冷处　系指 2～10℃；

常温　系指 10～30℃。

除另有规定外，贮藏项下未规定贮藏温度的一般系指常温。

3. 检验方法和限度

（1）采用本版药典规定的方法进行检验时，应对方法的适用性进行确认。

（2）原料药的含量（％），除另有注明者外，均按重量计。如规定上限为 100% 以上时，系指用本版药典规定的分析方法测定时可能达到的数值，它为药典规定的限度或允许偏差，并非真实含有量；如未规定上限时，系指不超过101.0%。

4. 标准品与对照品　标准品与对照品系指用于鉴别、检查、含量或效价测定的标准物质。标准品系指用于生物检定或效价测定的标准物质，其特性量值一般按效价单位（或μg）计，以国际标准物质进行标定；对照品系指采用理化方法进行鉴别、检查或含量测定时所用的标准物质，其特性量值一般按纯度（％）计。

标准品与对照品均应附有使用说明书，一般应标明批号、特性量值、用途、使用方法、贮藏条件和装量等。

5. 计量

（1）本版药典使用的滴定液和试液的浓度，以 mol/L（摩尔/升）表示者，其浓度要求精密标定的滴定液用"XXX滴定液（YYY mol/L）"表示；若作其他用途不需精密标定其浓度时，用"YYY mol/L XXX溶液"表示，以示区别。

（2）有关温度的描述，一般以下列名词术语表示：

水浴温度　除另有规定外，均指 98～100℃；

热水　系指 70～80℃；

微温或温水　系指 40～50℃；

室温（常温）　系指 10～30℃；

冷水　系指 2～10℃；

冰浴　系指约 0℃；

放冷　系指放冷至室温。

（3）符号"％"表示百分比，系指重量的比例；但溶液的百分比，除另有规定外，系指溶液 100ml 中含有溶质若干克；乙醇的百分比，系指在 20℃时容量的比例。此外，根据需要可采用下列符号：

％（g/g）表示溶液 100g 中含有溶质若干克；

％（ml/ml）表示溶液 100ml 中含有溶质若干毫升；

％（ml/g）表示溶液 100g 中含有溶质若干毫升；

％（g/ml）表示溶液 100ml 中含有溶质若干克。

（4）液体的滴，系指在 20℃时，以 1.0ml 水为 20 滴进行换算。

（5）溶液后标示的"（1→10）"等符号，系指固体溶质 1.0g 或液体溶质 1.0ml 加溶剂使成 10ml 的溶液；未指明用何种溶剂时，均系指水溶液；两种或两种以上液体的混合物，名称间用半字线"－"隔开，其后括号内所示的"："符号，系指各液体混合时的体积（重量）比例。

（6）乙醇未指明浓度时，均系指 95％（ml/ml）的乙醇。

6. 精确度

（1）试验中供试品与试药等"称重"或"量取"的量，均以阿拉伯数码表示，其精确度可根据数值的有效数位来确定，如称取"0.1g"，系指称取重量可为 0.06～0.14g；称取"2g"，系指称取重量可为 1.5～2.5g；称取"2.0g"，系指称取重量可为 1.95～2.05g；称取"2.00g"，系指称取重量可为 1.995～2.005g。

"精密称定"系指称取重量应准确至所取重量的千分之一；"称定"系指称取重量应准确至所取重量的百分之一；"精密量取"系指量取体积的准确度应符合国家标准中对该体积移液管的精确度要求；

"量取"系指可用量筒或按照量取体积的有效数位选用量具。取用量为"约"若干时，系指取用量不得超过规定量的±10%。

（2）恒重，除另有规定外，系指供试品连续两次干燥或炽灼后称重的差异在0.3mg以下的重量；干燥至恒重的第二次及以后各次称重均应在规定条件下继续干燥1小时后进行；炽灼至恒重的第二次称重应在继续炽灼30分钟后进行。

（3）试验中规定"按干燥品（或无水物，或无溶剂）计算"时，除另有规定外，应取未经干燥（或未去水，或未去溶剂）的供试品进行试验，并将计算中的取用量按检查项下测得的干燥失重（或水分，或溶剂）扣除。

（4）试验中的"空白试验"，系指在不加供试品或以等量溶剂替代供试液的情况下，按同法操作所得的结果；含量测定中的"并将滴定的结果用空白试验校正"，系指按供试品所耗滴定液的量（ml）与空白试验中所耗滴定液量（ml）之差进行计算。

（5）试验时的温度，未注明者，系指在室温下进行；温度高低对试验结果有显著影响者，除另有规定外，应以25℃±2℃为准。

（二）通用技术要求

通用技术要求包括《中国药典》收载的通则、指导原则以及生物制品通则和相关总论等。通则主要包括制剂通则、其他通则、通用检测方法。《中国药典》（2020年版）四部通用技术要求编码及对应类别见表2-2。

表2-2　《中国药典》（2020年版）四部通用技术要求编码及对应类别

编码系列	类别	编码系列	类别
0100	制剂通则	2000	中药其他方法
0200	其他通则	3000	生物制品相关检查方法
0300	一般鉴别试验	3100	含量测定法
0400	光谱法	3200	化学残留测定法
0500	色谱法	3300	微生物检查法
0600	物理常数测定法	3400	生物测定法
0700	其他测定法	3500	生物活性/效价测定法
0800	限量检查法	3600	特定生物原材料/动物及辅料
0900	特性检查法	3800	生物制品国家标准物质目录
1000	分子生物学检查法	4000	药包材检测方法
1100	生物检查法	8000	试剂与标准物质
1200	生物活性测定法	9000	指导原则

（三）品种正文

《中国药典》各品种项下收载的内容为品种正文。《中国药典》二部品种正文内容根据品种和剂型不同，按顺序可分别列有：①品名（包括中文名、汉语拼音与英文名）；②有机药物的结构式；③分子式与分子量；④来源或有机药物的化学名称；⑤含量或效价规定；⑥处方；⑦制法；⑧性状；⑨鉴别；⑩检查；⑪含量或效价测定；⑫类别；⑬规格；⑭贮藏；⑮制剂；⑯标注；⑰杂质信息等。

阿司匹林

Asipilin

Aspirin

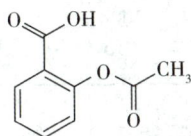

$$C_9H_8O_4 \quad 180.16$$

本品为 2 -（乙酰氧基）苯甲酸。按干燥品计算，含 $C_9H_8O_4$ 不得少于 99.5%。

【性状】 本品为白色结晶或结晶性粉末；无臭或微带醋酸臭；遇湿气即缓缓水解。

本品在乙醇中易溶，在三氯甲烷或乙醚中溶解，在水或无水乙醚中微溶；在氢氧化钠溶液或碳酸钠溶液中溶解，但同时分解。

【鉴别】（1）取本品约 0.1g，加水 10ml，煮沸，放冷，加三氯化铁试液 1 滴，即显紫堇色。

（2）取本品约 0.5g，加碳酸钠试液 10ml，煮沸 2 分钟后，放冷，加过量的稀硫酸，即析出白色沉淀，并发生醋酸的臭气。

（3）本品的红外光吸收图谱应与对照的图谱（光谱集 5 图）一致。

【检查】 溶液的澄清度 取本品 0.50g，加温热至约 45℃ 的碳酸钠试液 10ml 溶解后，溶液应澄清。

游离水杨酸 照高效液相色谱法（通则 0512）测定。临用新制。

溶剂 1% 冰醋酸的甲醇溶液。

供试品溶液 取本品约 0.1g，精密称定，置 10ml 量瓶中，加溶剂适量，振摇使溶解并稀释至刻度，摇匀。

对照品溶液 取水杨酸对照品约 10mg，精密称定，置 100ml 量瓶中，加溶剂适量使溶解并稀释至刻度，摇匀，精密量取 5ml，置 50ml 量瓶中，用溶剂稀释至刻度，摇匀。

色谱条件 用十八烷基硅烷键合硅胶为填充剂；以乙腈 – 四氢呋喃 – 冰醋酸 – 水（20：5：5：70）为流动相；检测波长为 303nm；进样体积 10μl。

系统适用性要求 理论板数按水杨酸峰计算不低于 5000。阿司匹林峰与水杨酸峰的分离度应符合要求。

测定法 精密量取对照品溶液与供试品溶液，分别注入液相色谱仪，记录色谱图。

限度 供试品溶液色谱图中如有与水杨酸峰保留时间一致的色谱峰，按外标法以峰面积计算，不得过 0.1%。

易炭化物 取本品 0.5g，依法检查（通则 0842），与对照液（取比色用氯化钴液 0.25ml、比色用重铬酸钾液 0.25ml、比色用硫酸铜液 0.40ml，加水使成 5ml）比较，不得更深。

有关物质 照高效液相色谱法（通则 0512）测定。

溶剂 1% 冰醋酸的甲醇溶液。

供试品溶液 取本品约 0.1g，精密称定，置 10ml 量瓶中，加溶剂适量，振摇使溶解并稀释至刻度，摇匀。

对照溶液 精密量取供试品溶液 1ml，置 200ml 量瓶中，用溶剂稀释至刻度，摇匀。

水杨酸对照品溶液 见游离水杨酸项下对照品溶液。

灵敏度溶液 精密量取对照溶液 1ml，置 10ml 量瓶中，用溶剂稀释至刻度，摇匀。

色谱条件　用十八烷基硅烷键合硅胶为填充剂；以乙腈－四氢呋喃－冰醋酸－水（20：5：5：70）为流动相A；乙腈为流动相B，按下表进行梯度洗脱；检测波长为276nm；进样体积10μl。

时间（分钟）	流动相A（%）	流动相B（%）
0	100	0
60	20	80

系统适用性要求　阿司匹林峰的保留时间约为8分钟，阿司匹林峰与水杨酸峰的分离度应符合要求。灵敏度溶液色谱图中主成分峰高的信噪比应大于10。

测定法　精密量取供试品溶液、对照溶液、灵敏度溶液及游离水杨酸对照品溶液，分别注入液相色谱仪，记录色谱图。

限度　供试品溶液色谱图中如有杂质峰，除水杨酸峰外，其他各杂质峰面积的和不得大于对照溶液主峰面积（0.5%），小于灵敏度试验溶液主峰面积的色谱峰忽略不计。

干燥失重　取本品，置五氧化二磷为干燥剂的干燥器中，在60℃减压干燥至恒重，减失重量不得过0.5%（通则0831）。

炽灼残渣　不得过0.1%（通则0841）。

重金属　取本品1.0g，加乙醇23ml溶解后，加醋酸盐缓冲液（pH 3.5）2ml，依法检查（通则0821第一法），含重金属不得过百万分之十。

【含量测定】取本品约0.4g，精密称定，加中性乙醇（对酚酞指示液显中性）20ml溶解后，加酚酞指示液3滴，用氢氧化钠滴定液（0.1mo/L）滴定。每1ml氢氧化钠滴定液（0.1mo/L）相当于18.02mg的$C_9H_8O_4$。

【类别】解热镇痛、非甾体抗炎药，抗血小板聚集药。

【贮藏】密封，在干燥处保存。

【制剂】（1）阿司匹林片　（2）阿司匹林肠溶片　（3）阿司匹林肠溶胶囊　（4）阿司匹林泡腾片　（5）阿司匹林栓

即学即练2－1

在阿司匹林质量标准中：

1. 鉴别项下采用了几种原理不同的方法？
2. 通则0512收载在《中国药典》（2020年版）哪个部分中，记录的是什么内容？
3. 含量测定中，本品称重范围是多少，应选择何种精度天平精密称定？

答案解析

任务三　检验标准操作规范与分析检测技术指南

PPT

一、《中国药品检验标准操作规范》

《中国药品检验标准操作规范》（2019年版）是《中国食品药品检验检测技术系列丛书》之一，是根据《中国药典》收载的剂型和相关检测方法编写的检验技术和实验操作的具体规范，由中国食品药品检定研究院组织编写。本书包括制剂检验操作规范 38 个，通用检验方法 136 个，技术指导原则 7 个，并配合检验操作实例及分析。介绍了"分析方法验证、转移和确认指导原则""异常检验结果调查指导原则""药品检验分析仪器验证"等内容。

二、《中国药典分析检测技术指南》

《中国药典分析检测技术指南》（2017 年版）（简称"指南"）是由国家药典委员会组织编写，是《中国药典》配套技术规范丛书的重要组成部分。指南是就《中国药典》收载的相关检测方法以及分析技术的基本原理、方法操作、应用和发展进行全面系统的阐述，是为了保障《中国药典》的正确实施执行，指导药品监管以及研发、生产、检定等机构从业人员准确理解《中国药典》收载分析检测方法的原理、技术内涵和实验操作要点，帮助相关人员开展《中国药典》检验方法的选择、建立、应用和适用性研究等工作。指南内容设置主要包括：检测技术整体概况、检测原理与方法、操作要点及注意事项、案例分析、国内外技术方法对比和发展前景。

任务四　药品质量标准的制定 　微课 3

PPT

一、制定药品质量标准的目的

药品质量的优劣直接影响药品的安全性和有效性，关系到用药者的健康与生命安全。因药品质量受生产厂家的生产工艺、技术水平、设备条件等因素的影响，为保证药品的生产质量可控，确保用药的安全有效和合理，必须制定统一的药品质量标准。

二、制定质量标准的原则

药品质量标准的制定，是药品科研、生产、经营及临床应用等的总和成果。一个完整、合理、具有科学性的药品质量标准的制定，需要各个方面、各个环节的精心配合、通力合作，既要切合我国实际情况，又要借鉴国外有益的先进成果。药品质量标准的制定必须坚持"科学性、先进性、规范性和权威性"的原则。

（一）科学性

应充分考虑来源、生产、流通和使用等各个环节中影响药品质量的因素，设置科学的检测项目，建立科学的检测方法，规定合理的判断标准。

（二）先进性

药品标准要充分反映现阶段国内外药品质量控制的先进水平，注重新技术和新方法的应用，积极采用国际药品标准的先进方法，加快与国际接轨的步伐，促进我国药品标准的国际化。

（三）规范性

药品标准制定时，要做到体例格式、文字术语、计量单位、数字符号及通用检测方法等的统一规范。

（四）权威性

国家药品标准具有法律效力。应充分体现科学监管的理念，支持国家药品监督管理的科学发展需要，促进我国医药事业的健康发展。

三、药品质量标准内容

《中国药典》是国家药品标准的核心，以《中国药典》二部为例介绍药品质量标准的内容。

（一）名称

品种正文收载药品的中文名称通常按照《中国药品通用名称》收载的名称及其命名原则命名。药典收载的药品英文名称除另有规定外，均采用国际非专利药名（INN），没有 INN 名称的创新药物，可根据 INN 命名原则进行英文名命名。药品的化学名称系根据中国化学会编撰的《有机化学命名原则》命名。

（二）性状

性状项下记载药品的外观、臭、味、溶解度以及物理常数等。

1. 外观与臭、味　外观性状是对药品的色泽和外表感官的规定，其中臭与味指药品本身所固有的，可供制剂开发时参考。例如，《中国药典》（2020 年版）对卡托普利的描述为"本品为白色或类白色结晶性粉末；有类似蒜的特臭"。

2. 溶解度　溶解度是药物的一种物理性质，在一定程度上反映了药品的纯度。《中国药典》（2020 年版）采用"极易溶解""易溶""溶解""略溶""微溶""极微溶解""几乎不溶或不溶"来描述药品在不同溶剂中的溶解性能。

3. 物理常数　物理常数是药物固有的物理性质特征，在一定条件下是固定不变的。测定药品物理常数，既可以判断其真伪，又可以检验其纯度，有些物理常数还可用于药物含量测定。如，《中国药典》（2020 年版）维生素 C 的比旋度：取本品，精密称定，加水溶解并定量稀释制成每 1ml 中约含 0.10g 的溶液，依法测定（通则 0621），比旋度为 +20.5° 至 +21.5°。

（三）鉴别

鉴别是根据药物的特征，采用物理、化学或生物学方法，判断已知药物的真伪的试验。用于区分药物类别的试验称为"一般鉴别试验"，能够证实具体药物的试验称为"专属鉴别试验"。

在鉴别方法的选择上，要求专属性强、耐用性好、灵敏性好、操作简便快速等。尽可能采用药典已收载的方法。在制订标准时应采用化学法和仪器法相结合，一般选用 2 ~ 4 种不同类型的方法进行鉴别试验。化学药鉴别常用方法有化学法、光谱法、色谱法和生物学法。中药材及其提取物和制剂常用的鉴别方法还有显微鉴别法和指纹图谱鉴别法。

（四）检查

检查包括安全性、有效性、均一性和纯度要求四方面。

药品的安全性是指药品在正常的用法和用量下，不应引起与用药目的无关和意外的严重不良反应。体现药品安全性的指标有异常毒性、热原、细菌内毒素等。

药品质量控制的有效性是指研究建立的药品标准所使用的分析检测方法必须有效地满足药品质量检定的要求，所设置的项目和指标限度必须达到对药品特定临床使用目标的有效控制。药品的有效性大都通过药物制剂来实现,制剂有效性检查项目有崩解时限、溶出度、含量均匀度、片剂脆碎度等。

药品的均一性是指药物及其制剂按照批准的来源、处方、生产工艺、贮藏条件等所生产的每一批次的产品,都符合其质量标准的规定。体现药品均一性的检查项目有重量差异、含量均匀度、溶出度等。

药品的纯度检查是指对药品中所含杂质进行检查和控制,任何影响药品纯度的物质均称为杂质。药品的纯度检查也就是杂质检查。

(五)含量测定

药物含量是评价药物质量的重要指标。药物含量测定是运用化学、物理学或生物学及微生物学的方法,针对有效成分含量的测定,是评价药品质量的主要手段,也是药品质量标准的重要内容。药物含量测定可以分为两大类,一类是基于化学或物理学原理的"含量测定",结果一般用百分率(%)来表示;另一类是基于生物学原理的"效价测定",结果一般用效价来表示。

1. 含量测定方法选择 含量测定应选择专属性强、准确、灵敏和简便的方法。通常有滴定分析法、重量法、光谱法、色谱法、其他测定法等。

原料药纯度高,含量限度规定严,应侧重于测定方法的准确性,首选滴定分析法,一般不提倡用紫外-可见分光光度法。制剂含量测定应考虑辅料对有效成分、有效成分相互间的干扰,首选专属性强的分析方法,如色谱法,在无干扰情况下,也可采用分光光度法。酶类药物首选酶分析法,抗生素类药物首选高效液相色谱法和微生物法,放射性药物首选放射性测定法。

2. 含量限度的确定 在制订含量限度时,应考虑生产水平、剂型、主药含量、分析方法等因素。

(1)根据实际生产水平 从动植物中提取的药物,其纯度由提取分离的实际水平而定。如:硫酸长春新碱,含量限度最初为92.0%,但随着生产水平的提高,《中国药典》(1990年版)以来改为95.0%~105.0%。如:盐酸罂粟碱提取方法成熟稳定,含量为不得少于99.0%。

(2)根据剂型不同 原料药的含量(或效价)均按所含有效物质的重量百分数表示(%),含量限度范围大多数均规定为不得少于98.5%。制剂的含量限度按标示量的百分数表示,大多均规定为标示量的95.0%~105.0%。如:维生素B_1原料含量限度分别为不得少于99.0%,片剂、注射剂含量限度分别为90.0%~110.0%和93.0%~107.0%。

(3)根据主药含量 主药含量高的,一般为标示量的95.0%~105.0%;主药含量居中的片剂(1~30mg/片),一般为标示量的93.0%~107.0%;主药含量低的片剂(5~750μg/片),一般为标示量的90.0%~110.0%。

(4)根据不同的分析方法 滴定分析法下限一般为98.5%或99.0%,上限一般不列出,根据药典凡例规定不得超过101.0%。取样量应满足滴定精度要求(消耗滴定液约20ml);滴定终点判断要明确,指示剂变色敏锐;需做空白试验校正。

比色法通常为97.0%~103.0%。紫外-可见分光光度法中,采用吸收系数法,通常为97.0%~103.0%,百分吸收系数($E_{1cm}^{1\%}$)值小于100的一般不宜采用。色谱法中,采用内标法或外标法定量,含量限度一般为98.0%~102.0%。

(六)类别

药品的类别是指按药品的主要作用、主要用途或学科划分的类别。如解热镇痛药、抗生素等。

(七)贮藏

贮藏项下规定的贮藏条件,是根据药物的稳定性,对药品包装和贮存的基本要求,以避免或减缓药品在正常贮存期内的变质，其常用术语有遮光、密闭、密封、熔封或严封、阴凉处、凉暗处、冷处及常温等。

四、分析方法验证

分析方法验证的目的是证明建立的方法适合于相应检测要求。在建立药品质量标准、变更药品生产工艺或制剂的组分、修订原分析方法时，需对分析方法进行验证。

验证的分析项目和指标见表2-3。

表2-3 检验项目和验证指标

指标 项目	鉴别	杂质测定		含量测定－特性参数－含量或效价测定
		定量	限度	
专属性①	+	+	+	+
准确度	−	+	−	+
精密度 重复性	−	+	−	+
精密度 中间精密度	−	+②	−	+②
检测限	−	−③	+	−
定量限	−	+	−	−
线性	−	+	−	+
范围	−	+	−	+
耐用性	+	+	+	+

①如一种方法不够专属，可用其他分析方法予以补充。
②已有重现性验证，不需验证中间精密度。
③视具体情况予以验证。

（一）专属性

专属性系指在其他成分（如杂质、降解产物、辅料等）存在下，采用的分析方法能正确测定被测物的能力。鉴别反应、杂质检查和含量测定方法，均应考察其专属性。如方法专属性不强，应采用多种不同原理的方法予以补充。

（二）准确度

准确度系指用所建立方法测定的结果与真实值或参考值接近的程度，一般以回收率（%）表示。准确度应在规定的线性范围内试验。

对于化学药含量测定方法的准确度，原料药可用已知纯度的对照品或供试品进行测定，或用所测定结果与已知准确度的另一个方法测定的结果进行比较。制剂可在处方量空白辅料中，加入已知量被测物对照品进行测定。如不能得到制剂辅料的全部组分，可向待测制剂中加入已知量的被测物进行测定，或用所建立方法的测定结果与已知准确度的另一个方法测定结果进行比较。

在规定范围内，取同一浓度的供试品，用至少6份样品的测定结果进行评价；或设计至少3个不同浓度，每个浓度分别制备至少3份供试品溶液进行测定，用至少9份样品的测定结果进行评价，且浓度的设定应考虑样品的浓度范围。

岗位情景模拟

情景描述　某药品研究机构正在验证某片剂含量测定的准确度，主要考察片剂中其他组分对含量测定的影响。精密称取片剂粉末 15.00mg（已知含主药 10.00mg），向其中准确加入主药 12.50mg，依法测定，测得主药总量为 22.50mg。

讨　　论　如何计算方法的回收率？

答案解析

（三）精密度

精密度系指在规定的测定条件下，同一份均匀供试品，经多次取样测定所得结果之间的接近程度。精密度一般用偏差（d）、标准偏差（SD）或相对标准偏差（RSD）表示。

在相同条件下，由同一个分析人员测定所得结果的精密度称为重复性；在同一个实验室，不同时间由不同分析人员用不同设备测定结果之间的精密度，称为中间精密度；在不同实验室测定结果之间的精密度，称为重现性。

（四）检测限

检测限（LOD）系指试样中被测物能被检测出的最低量。检测限仅作为限度试验指标和定性鉴别的依据，没有定量意义。常用的方法有直观法、信噪比法（一般以信噪比为 3∶1 时相应浓度或注入仪器的量确定检测限）、基于响应值标准偏差和标准曲线斜率法。

（五）定量限

定量限（LOQ）系指试样中被测物能被定量测定的最低量，其测定结果应符合准确度和精密度要求。对微量或痕量药物分析、定量测定药物杂质和降解产物时，应确定方法的定量限。常用的方法有直观法、信噪比法（一般以信噪比为 10∶1 时相应浓度或注入仪器的量确定定量限）、基于响应值标准偏差和标准曲线斜率法。

（六）线性

线性系指在设计的范围内，线性试验结果与试样中被测物浓度直接呈比例关系的能力。

应在设计的范围内测定线性关系。可用同一对照品贮备液经精密稀释，或分别精密称取对照品，制备一系列对照溶液的方法进行测定，至少制备 5 份不同浓度水平。以测得的响应信号作为被测物浓度的函数作图，观察是否呈线性，再用最小二乘法进行线性回归。必要时，响应信号可经数学转换，再进行线性回归计算。或者可采用描述浓度－响应关系的非线性模型。数据要求：应列出回归方程、相关系数、残差平方和、线性图（或其他数学模型）。

（七）范围

范围系指分析方法能达到精密度、准确度和线性要求时的高低限浓度或量的区间。

范围应根据分析方法的具体应用及其线性、准确度、精密度结果和要求确定。原料药和制剂含量测定，范围一般为测定浓度的 80%～120%；制剂含量均匀度检查，范围一般为测定浓度的 70%～130%；特殊剂型（如：气雾剂和喷雾剂），范围可适当放宽；溶出度或释放度中的溶出量测定，范围一般为限度的 ±30%，如规定了限度范围，则应为下限的 -20% 至上限的 +20%；杂质测定，范围应根据初步实际测定数据，拟订为规定限度的 ±20%。如果一个试验同时进行含量测定和纯度检查，且仅使用 100%

的对照品，线性范围应覆盖杂质的报告水平至规定含量的 120%。

（八）耐用性

耐用性系指在测定条件有小的变动时，测定结果不受影响的承受程度，为所建立的方法用于日常检验提供依据。典型的变动因素有：被测溶液的稳定性、样品的提取次数、时间等。液相色谱法中典型的变动因素有：流动相的组成和 pH 值，不同品牌或不同批号的同类型色谱柱、柱温、流速等。气相色谱法变动因素有：不同品牌或批号的色谱柱，不同类型的担体、载气流速、柱温、进样口和检测器温度等。

即学即练 2 - 2

定量限系指试样中被测物能被定量测定的最低量，其测定结果应符合（　　）要求。

A. 专属性、耐用性　　　　　　B. 专属性、线性　　　　　　C. 准确度、精密度

D. 线性、范围、准确性　　　　E. 专属性、范围

答案解析

目标检测

答案解析

一、A 型题（最佳选择题）

1.《中国药典》所指的"精密称定"，系指称取重量应准确至所取重量的（　　）

　　A. 百分之一　　　　　　　　B. 千分之一　　　　　　　　C. 万分之一

　　D. 十万分之一　　　　　　　E. 百万分之一

2.《中国药典》（2020 年版）规定，称取"10g"系指（　　）

　　A. 称取重量可为 9～11g　　　　　　　　B. 称取重量可为 9.5～10.5g

　　C. 称取重量可为 9.95～10.05g　　　　　D. 称取重量可为 10.995～10.005g

　　E. 称取重量可为 9.9995～10.0005g

3.《中国药典》规定取用量为"约"若干时，系指取用量不得超过规定量的（　　）

　　A. ±0.1%　　　　　　　　　B. ±1%　　　　　　　　　　C. ±5%

　　D. ±10%　　　　　　　　　　E. ±2%

4.《中国药典》（2020 年版）规定，室温是指（　　）

　　A. 20℃　　　　　　　　　　B. 25℃　　　　　　　　　　C. 10～30℃

　　D. 15℃　　　　　　　　　　E. 15～25℃

5. 原料药含量百分数如未规定上限，系指不超过（　　）

　　A. 100.1%　　　　　　　　　B. 101.0%　　　　　　　　　C. 100.0%

　　D. 100%　　　　　　　　　　E. 110.0%

6. 准确度一般用（　　）来表示。

　　A. 信噪比　　　　　　　　　B. 相对标准偏差　　　　　　C. 回收率

　　D. 重复性　　　　　　　　　E. 线性

7. 我国现行版《中国药典》为（　　）

    A. 2000 年版　　　　　　　　B. 2005 年版　　　　　　　　C. 2010 年版

    D. 2015 年版　　　　　　　　E. 2020 年版

8. 《中国药典》（2020 年版）收载通则和药用辅料的是（　　）

    A. 一部　　　　　　　　　　B. 二部　　　　　　　　　　C. 三部

    D. 四部　　　　　　　　　　E. 五部

9. 一般以信噪比为（　　）时相应浓度或注入仪器的量确定定量限。

    A. 2∶1　　　　　　　　　　B. 3∶1　　　　　　　　　　C. 5∶1

    D. 10∶1　　　　　　　　　　E. 20∶1

10. 按照《中国药典》规定，下列对标准品的论述错误的是（　　）

    A. 用于鉴别、检查、含量或效价测定的标准物质

    B. 由国家药品监督管理局指定的单位制备、标定和供应

    C. 可用含量或效价符合要求的自制纯品替代

    D. 用于生物检定或效价测定的标准物质

    E. 应附有使用说明书

二、B 型题（配伍选择题）

（1~5 共用备选答案）

    A. 阴凉处　　　　　　　　　B. 避光　　　　　　　　　　C. 冷处

    D. 密闭　　　　　　　　　　E. 凉暗处

    《中国药典》（2020 年版）规定的药品贮藏条件

1. 2~10℃（　　）

2. 避免日光直射（　　）

3. 将容器密闭，以防止尘土及异物进入（　　）

4. 不超过 20℃（　　）

5. 避光并不超过 20℃（　　）

三、X 型题（多项选择题）

1. 药品质量标准的基本内容包括（　　）

    A. 名称　　　　　　　　　　B. 性状　　　　　　　　　　C. 鉴别

    D. 检查　　　　　　　　　　E. 含量测定

2. 药物的性状项下包括（　　）

    A. 外观与臭、味　　　　　　B. 溶解度　　　　　　　　　C. 有关物质检查

    D. 物理常数　　　　　　　　E. 有效性

3. 药物鉴别中药物分析方法学验证指标包括（　　）

    A. 专属性　　　　　　　　　B. 耐用性　　　　　　　　　C. 线性

    D. 准确度　　　　　　　　　E. 范围

4. 《中国药典》（2020 年版）中检查项目包括哪些方面（　　）

    A. 安全性　　　　　　　　　B. 有效性　　　　　　　　　C. 均一性

    D. 纯度　　　　　　　　　　E. 有害物质

5.《中国药典》（2020 年版）主要由哪几部分构成（   ）

    A. 凡例   B. 通用技术要求   C. 品种正文

    D. 品名目次   E. 索引

四、简答题

1. 简单论述中国药品标准主要包括哪些方面？

2. 我国现行的国家药品标准体系的组成是什么？

五、实例解析题

    《中国药典》（2020 年版）对人参进行含量测定，供试品溶液的制备方法如下：取本品粉末（过四号筛）约 1g，精密称定，置索氏提取器中，加三氯甲烷加热回流 3 小时，弃去三氯甲烷液，药渣挥干溶剂，连同滤纸筒移入 100ml 锥形瓶中，精密加水饱和正丁醇 50ml，密塞，放置过夜，超声处理（功率 250W，频率 50kHz）30 分钟，滤过，弃去初滤液，精密量取续滤液 25ml，置蒸发皿中蒸干，残渣加甲醇溶解并转移至 5ml 量瓶中，加甲醇稀释至刻度，摇匀，滤过，取续滤液，即得。

    讨论：

1. 取本品粉末（过四号筛）约 1g，精密称定，其称量范围是多少？称量准确度为多少？应选用何种规格（感量）的天平称量？

2. 精密加水饱和正丁醇 50ml，应选用何种量具？

3. 弃去初滤液，精密量取续滤液目的是什么？

书网融合……

知识回顾   微课3   习题

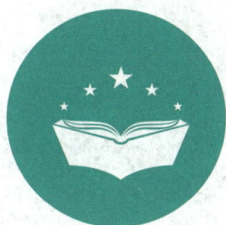

模块二
药物检测技术

项目三　药物性状检查

学习引导

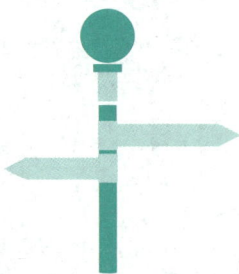

药物是能够起到预防、治疗、诊断和康复作用的特殊物质，对药物进行性状检查和真伪鉴别是药品质量控制的首要任务，能够切实保障药物质量，对于提高药物使用的安全性和有效性具有重要意义。我国药品质量标准中，性状项下记录药品外观、溶解度、物理常数，如何进行观察、测定，如何根据检验结果判断性状是否合格呢？

本项目主要介绍药物的性状检查、物理常数测定。

学习目标

1. **掌握**　相对密度、熔点、比旋度的测定原理、方法和注意事项；学会操作自动熔点仪、旋光计和折光计等分析仪器，并根据结果判断药物真伪；药物鉴别的重要意义。
2. **熟悉**　折光率、pH值的测定原理、方法和注意事项。
3. **了解**　制药用水电导率测定法。

任务一　药物性状　微课4

PPT

药物的性状反映了药物特有的物理性质，一般包括外观、臭、味、溶解度和物理常数等。药物性状一定程度上反映了药物纯杂程度及含量高低。

一、外观、臭、味

外观是指药品的外表感观和色泽，包括药品的聚集状态、晶型、颜色以及臭、味等性状。臭是药品本身固有的或应有的臭味。味是药品具有的特殊味觉，但毒、剧、麻药一般不作"味"记述（不主张用嘴尝试）。需要注意的是，臭与味是指药物本身所固有的，可供制剂开发时参考，日常质控时无需开展检验。例如《中国药典》（2020 年版）对维生素 C 的外观描述为"本品为白色结晶或结晶性粉末；无臭，味酸；久置色渐变微黄；水溶液显酸性反应。"

二、溶解度

溶解度是药物的一种物理性质，在一定程度上反映了药物的纯度。如《中国药典》（2020 年版）中对丙酸睾酮溶解度的描述为"本品在三氯甲烷中极易溶解，在甲醇、乙醇或乙醚中易溶，在乙酸乙酯中溶解，在植物油中略溶，在水中不溶。"

三、物理常数

物理常数是反映药物物理性质的特征常数，在一定条件下是固定不变的，是评价药物质量的主要指标之一。其测定结果不仅对药物鉴别有着一定意义，同时也在一定程度上反映了药物的纯度，有些物理常数还可用于药物的含量测定。《中国药典》（2020 年版）收载的物理常数包括相对密度、馏程、熔点、凝点、比旋度、折光率、黏度、吸收系数、碘值、皂化值和酸值等。

即学即练

下列不属于物理常数的是（　　）

A. 折光率　　　B. 旋光度　　　C. 相对密度　　　D. 比旋度　　　E. 吸收系数

答案解析

任务二　药物物理常数测定法

PPT

一、相对密度测定法

（一）概念

相对密度系指在相同温度、压力条件下，某物质的密度与水的密度之比。除另有规定外，温度为20℃，用 d_{20}^{20} 表示。用比重瓶测定时的环境（指比重瓶和天平的放置环境）温度略低于20℃或各品种项下规定的温度。

（二）测定方法

《中国药典》（2020 年版）规定：液体药品的相对密度，一般用比重瓶测定；易挥发液体的相对密度，可用韦氏比重秤测定；液体药品的相对密度也可采用振荡型密度计法测定。

1. 比重瓶法

（1）取洁净、干燥并精密称定重量的比重瓶，见图 3-1a，装满供试品（温度应低于20℃或各品种项下规定的温度）后，装上温度计（瓶中应无气泡），置20℃（或各品种项下规定的温度）的水浴中放置若干分钟，使内容物的温度达到20℃（或各品种项下规定的温度），用滤纸除去溢出侧管的液体，立即盖上罩。然后将比重瓶自水浴中取出，再用滤纸将比重瓶的外面擦净，精密称定，减去比重瓶的重量，求得供试品的重量后，将供试品倾去，洗净比重瓶，装满新沸过的冷水，再照上法测得同一温度时水的重量，按下式计算，即得。

$$供试品的相对密度 = \frac{供试品重量}{水重量}$$

（2）取洁净、干燥并精密称定质量的比重瓶，见图 3-1b，装满供试品（温度应低于20℃或各品种项下规定的温度）后，插入中心有

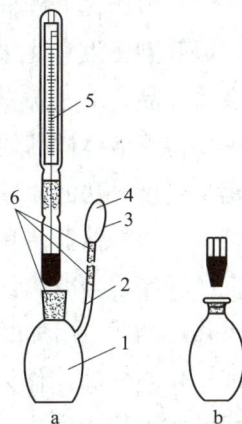

图 3-1　比重瓶

1. 比重瓶主体　2. 侧管　3. 侧孔
4. 罩　5. 温度计　6. 玻璃磨口

毛细孔的瓶塞，用滤纸将从塞孔溢出的液体擦干，置20℃（或各品种项下规定的温度）恒温水浴中，放置若干分钟，随着供试液温度的上升，过多的液体将不断从塞孔溢出，随时用滤纸将瓶塞顶端擦干，待液体不再由塞孔溢出，迅即将比重瓶自水浴中取出，照上述（1）法，自"再用滤纸将比重瓶的外面擦净"起，依法测定，即得。

2. 韦氏比重秤法　本法是根据一定体积的玻璃锤在待测液体中所受浮力与该液体的密度成正比的原理，利用浮力大小间接反映待测液体的相对密度。

韦氏比重秤由支架、横梁、游码、玻璃锤和玻璃圆筒五部分组成，见图3-2。横梁左端有一指针，当比重秤平衡时，可与支架左上方的另一指针对准。横梁的右半臂刻有等距离的9个格，将其分为10等份，在第10等份处有一秤钩，用来挂玻璃锤和砝码。比重秤配有大小不等的4种游码，分别为5g、500mg、50mg、5mg，每种2个，各游码在横梁最右端（第10等份处）悬挂时，分别表示相对密度为1、0.1、0.01和0.001，如果挂在第5个格时，分别表示相对密度为0.5、0.05、0.005、0.0005。

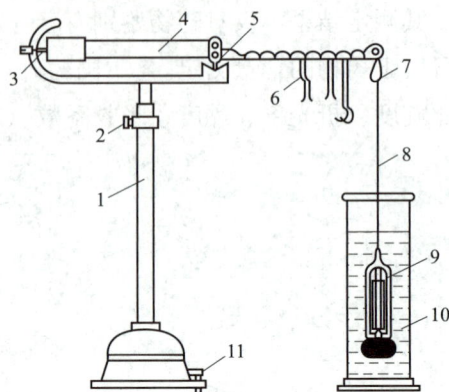

图3-2　韦氏比重秤

1. 支架　2. 调节器　3. 指针　4. 横梁　5. 刀口　6. 游码
7. 小钩　8. 细铂丝　9. 玻璃锤　10. 玻璃圆筒　11. 调整螺丝

韦氏比重秤法的具体操作过程为：取20℃时相对密度为1的韦氏比重秤，用新沸过的冷水将所附玻璃圆筒装至八分满，置20℃（或各品种项下规定的温度）的水浴中，搅动玻璃圆筒内的水，调节温度至20℃（或各品种项下规定的温度），将悬于秤端的玻璃锤浸入圆筒内的水中，秤臂右端悬挂游码于1.0000处，调节秤臂左端平衡用的螺旋使平衡，然后将玻璃圆筒内的水倾去，拭干，装入供试液至相同高度，并用同法调节温度后，再把拭干的玻璃锤浸入供试液中，调节秤臂上游码的数量与位置使平衡，读取数值，即得供试品的相对密度。

如该比重秤系在4℃时相对密度为1，则用水校准时游码应悬挂于0.9982处，并应将在20℃测得的供试液的相对密度除以0.9982。

3. 振荡型密度计法　本法是《中国药典》（2020年版）新增加的一种相对密度测定方法，与传统的比重瓶法和韦氏比重秤法相比，能够更快捷、准确的测出样品密度，便于恒温控制，且需要的样品用量更少。振荡型密度计主要由U型振荡管、电磁激发系统、频率计数器和控温系统组成。通过测定20℃时液体样品在U型振荡管中的振荡周期（或频率）从而测定样品的密度，再除以水在20℃时的密度，即得到待测液体样品的相对密度。

振荡型密度计法的原理是基于电磁引发的玻璃U型管的振荡频率，即利用一块磁铁固定在U型玻璃测量管上，由振荡器使其产生振动，玻璃管的振动周期将被振动传感器测量到。每一个U型玻璃管都有其特征的频率，当玻璃管中充满待测液体后其频率会发生改变，且频率的数值是管内填充物质质量的函数。当物质的质量增加时其频率会降低，即振动周期T增加。测量时选择已知密度的物质（如新沸过的冷水、干燥空气等）作为标准物质，测量频率后通过被测物质与标准物质之间振荡频率的差值计算出被测物质的密度值。

（三）注意事项

1. 比重瓶在每次使用前都要保持干燥、清洁。

2. 比重瓶内呈装水或供试液时不得有气泡，一旦出现气泡，应将其排出后再调节温度。

3. 当环境温度高于20℃时，瓶内温度升至20℃后，应迅速盖上罩，并尽快称量；否则供试液的温度可随环境温度而升高，导致液体继续溢出。

4. 当温度调好后，盖上罩子，比重瓶内必须充满供试液，外部溢出的液体必须用滤纸擦拭干净。

5. 供试品如为油类，测定后，应尽量倾出比重瓶中的油滴，连同瓶塞一起用乙醚、乙醇和水依次冲洗数次，方能向比重瓶中加入水，再进行后续的测定。

6. 比重秤应安装在稳固的水平台上，周围不得有强烈气流及腐蚀性气体，以免对测定造成干扰。

7. 玻璃锤和玻璃圆筒在每次使用前应保持洁净、干燥。

8. 安装好比重秤后，先用等重砝码调整水平螺丝使两指针对齐，整个系统平衡，然后取下游码，更换玻璃锤，此时衡梁应保持平衡。

9. 测定供试液和水时，玻璃圆筒内盛装的液体量应相等，保证玻璃锤两次浸入液面的深度一致；测定时，玻璃锤应全部浸入液面以下。

10. 比重瓶法和韦氏比重秤法都要求使用新沸过的冷水，以除去水中的空气对密度测定的干扰。

11. 振荡型密度计法在测量时应确保振荡管中没有气泡产生，并保证样品实际温度与测定温度一致。

12. 温度和黏度是影响振荡型密度计法测定结果准确度的两个重要因素。要保证测定温度尽可能是供试品实际温度。在进行高黏度样品测定时，可选用具有黏度补偿功能的数字式密度计进行测定，或选取与供试品密度和黏度相近的密度对照物质重新校准仪器。

（四）应用

纯物质的相对密度在特定条件下为不变的常数。但如物质的纯度不够，则其相对密度的测定值会随着纯度的变化而改变。因此，测定药品的相对密度，可用于检查药品的纯度。如《中国药典》（2020年版）对二甲硅油相对密度的描述：本品的相对密度（通则0601）为0.970～0.980。

二、熔点测定法

（一）概念

熔点系指物质按照规定方法测定，由固态转化为液态的温度、熔融同时分解的温度或在熔化时自初熔至终熔的一段温度范围（熔程、熔距）。熔融同时分解是指药品在一定温度时产生气泡、上升、变色或浑浊等现象。初熔是指供试品在毛细管内开始局部液化出现明显液滴时的温度。终熔是指供试品全部液化时的温度。熔距是指初熔与终熔的温度差值。

熔点是大多数固体有机物的重要物理常数，其大小与固体药物分子间的相互作用力类型及晶型有关。故测定熔点可以反映药物的分子结构和作用，有助于判断待测药物与已知药物是否具有相同结构，便于进行真伪鉴别。如果药物中混有大量杂质，造成分子间作用力的改变，也会造成熔点下降，熔距加大，因此测定熔点也有助于进行药物化学纯度的检查。对于多晶型的供试品，在保证化学纯度的基础上，熔距值大小也可以反映其晶型纯度。

（二）测定方法

依照待测物质的性质不同，《中国药典》（2020年版）中熔点测定法分为三种，第一法为测定易粉碎的固体药品，第二法为测定不易粉碎的固体药品（如脂肪、脂肪酸、石蜡、羊毛脂等），第三法为测定凡士林或其他类似物质。其中最常用的是第一法。各品种项下未注明时，均系指第一法。下面介绍第一法。

1. 传温液加热法

（1）取样，干燥　取供试品适量，研成细粉，除另有规定外，应按照各品种项下干燥失重的条件进行干燥。若该药品为不检查干燥失重、熔点范围低限在135℃以上、受热不分解的供试品，可采用105℃干燥；熔点在135℃以下或受热分解的供试品，可在五氧化二磷干燥器中干燥过夜或用其他适宜的干燥方法干燥，如恒温减压干燥。

（2）毛细管装样　分取供试品适量，置熔点测定用毛细管（简称毛细管，由中性硬质玻璃管制成，长9cm以上，内径0.9～1.1mm，壁厚0.10～0.15mm，一端熔封；当所用温度计浸入传温液6cm以上时，管长应适当增加，使露出液面3cm以上）中，轻击管壁或借助长短适宜的洁净玻璃管，垂直放在表面皿或其他适宜的硬质物体上，将毛细管自上口放入使自由落下，反复数次，使粉末紧密集结在毛细管的熔封端。装入供试品的高度为3mm。仪器装置见图3－3。

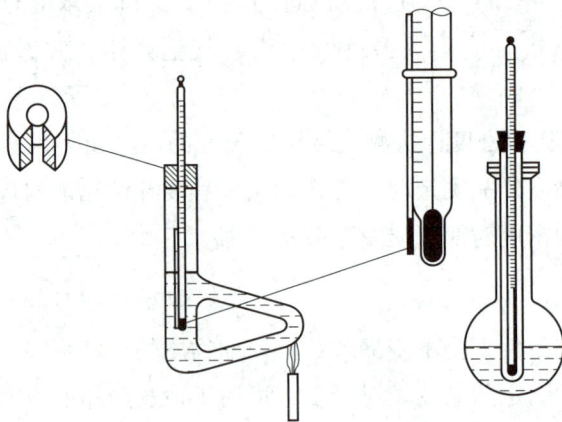

图3－3　传温液熔点测定法仪器装置

（3）装入分浸式温度计和传温液　另将温度计（分浸式，具有0.5℃刻度，经熔点测定用对照品校正）放入盛装传温液（熔点在80℃以下者，用水；熔点在80℃以上者，用硅油或液状石蜡）的容器中，使温度计汞球部的底端与容器的底部距离2.5cm以上（用内加热的容器，温度计汞球与加热器上表面距离为2.5cm以上）或使用经对照品校正后的电阻式数字温度计；加入传温液以使传温液受热后的液面在温度计的分浸线处。将传温液加热，待温度上升至较规定熔点低限约低10℃时，将装有供试品的毛细管浸入传温液，贴附在温度计上（可用橡皮圈或毛细管夹固定），位置须使毛细管的内容物部分位于温度计汞球中部；继续加热，调节升温速率为每分钟上升1.0～1.5℃，加热时须不断搅拌使传温液温度保持均匀，记录供试品自初熔至终熔时的温度，重复测定3次，取其平均值，即得。

（4）测定熔融同时分解的供试品　测定方法基本同上，但调节升温速率使每分钟上升2.5～3.0℃；供试品开始局部液化时（或开始产生气泡时）的温度作为初熔温度；供试品固相消失全部液化时的温度作为终熔温度。遇有固相消失不明显时，应以供试品分解物开始膨胀上升时的温度作为终熔温度。某些药品无法分辨其初熔、终熔时，可以其发生突变时的温度作为熔点，此时只有一个温度数据。

2. 电热块空气加热法　本法采用自动熔点仪进行熔点测定。自动熔点仪有两种测光方式：一种是透射光方式，一种是反射光方式；某些仪器兼有两种测光方式。大部分自动熔点仪可置多根毛细管同时测定。

分取经干燥处理（同"传温液加热法"）的供试品适量，置熔点测定用毛细管中；将自动熔点仪加热块加热至较规定的熔点低限约低10℃时，将装有供试品的毛细管插入加热块中，继续加热，调节升温速率为每分钟上升1.0～1.5℃，重复测定3次，取其平均值，即得。

测定熔融同时分解的样品时，方法如上述，但调节升温速率使每分钟上升2.5～3.0℃。

自动熔点仪的温度示值要定期采用熔点标准品进行校正。必要时，供试品测定应随行采用标准品校正。

若对电热块空气加热法测定结果持有异议，应以传温液加热法测定结果为准。

（三）注意事项

1. 供试品必须按规定要求研细并干燥后才能测定熔点。因为颗粒较大会使得在毛细管中填充不均匀、不紧密，最终导致测定误差增大。

2. 分浸式温度计分浸线高度宜在50～80mm，若分浸线<50mm，毛细管位置太靠近液面，熔点测定易受外界气温的影响；若分浸线>80mm，毛细管深入液面过多，易致漂浮不稳。

3. 温度计除了必须符合国家规定外，还必须经常用熔点标准品校正。校正时温度计浸入传温液的深度与测定供试品时浸入传温液的深度应该是一致的。校正时，按本法测定熔点标准品的熔点3次，以平均值为测定熔点。以测定熔点为横坐标，以熔点标准品的熔点为纵坐标，绘制温度计校正曲线。

通常采用与被测供试品熔点相近的上下两个熔点标准品进行测定，得出此两点的校正值，并按供试品熔点在两点之间的位置，计算出该点的校正值。选择两种已知熔点的标准品为标准，测定它们的熔点，以观察到的熔点作纵坐标，测得熔点与已知熔点差值作横坐标，画成曲线，即可从曲线上读出任一温度的校正值。

熔点测定用标准品见表3-1。

表3-1　熔点测定用标准品

标准品名称	熔点/℃	标准品名称	熔点/℃
偶氮苯	69	磺胺二甲嘧啶	200
香草醛	83	双氰胺	210.5
乙酰苯胺	116	糖精	229
非那西丁	136	咖啡因	237
磺胺	166	酚酞	263

4. 传温液的升温速率、毛细管内径、壁厚以及洁净程度、供试品的高度、紧密程度等都会影响熔点测定的准确性，因此必须按规定严格执行操作。

5. 初熔之前，毛细管内的供试物可能出现"发毛""收缩""软化""出汗"等现象，见图3-4，在未出现局部液化的明显液滴和持续熔融过程时，均不作初熔判断。但如上述现象严重，过程较长或因之影响初熔点的观察时，应视为供试品纯度不高的标志而予以记录；并设法与正常的该药品作对照测定，以便于最终判断。"发毛"系指毛细管内的柱状供试物因受热而在其表面呈现毛糙；"收缩"系指柱状供试物向其中心聚集紧缩，或贴在某一边壁上；"软化"系指柱状供试物在收缩后变软，而形成软质柱状物，并向下弯塌；"出汗"系指柱状供试物收缩后在毛细管内壁出现细微液滴，但尚未出现局部液化的明显液滴和持续的熔融过程。

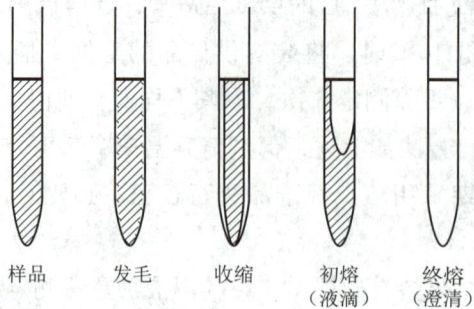

样品　　发毛　　收缩　　初熔　　终熔
　　　　　　　　　　　（液滴）　（澄清）

图 3-4　熔化过程中的几个常见状态

终熔时毛细管内的液体应完全澄清。若供试品在熔融成液体后会有小气泡停留在液体中，此时容易与未熔融的固体相混淆，应仔细辨别。

（四）应用

熔点测定法主要应用于固体药物的鉴别和纯度检查。用测定结果与《中国药典》中药物的熔点进行比较，判断是否符合规定。如：《中国药典》（2020 年版）对氢溴酸东莨菪碱熔点的描述：本品的熔点（通则 0612 第一法）为 195～199℃，熔融时同时分解。

三、旋光度测定法

（一）概念

平面偏振光通过含有某些光学活性化合物的液体或溶液时，能引起旋光现象，使偏振光的平面向左或向右旋转。旋转的度数称为旋光度，用 α 表示。使偏振光向右旋转者（顺时针方向）为右旋，以"+"表示；使偏振光向左旋转者（逆时针方向）为左旋，以"-"表示。

旋光度不是物理常数，但通过对旋光度的测定，可以得到比旋度，比旋度为旋光性物质的特性常数。

《中国药典》（2020 年版）规定，在一定波长与温度下，偏振光透过每 1ml 含有 1g 旋光性物质的溶液且光路长为 1dm 时，测得的旋光度称为比旋度，记作 $[\alpha]_D^t$，其中 t 表示测定温度为 20℃，D 代表光源为钠灯在可见光区的 D 线（589.3nm）。比旋度可以用于鉴别或检查光学活性药品的纯杂程度，也可用于测定光学活性药品的含量。

（二）测定方法

除另有规定外，旋光度测定法采用钠光谱的 D 线（589.3nm）测定旋光度，测定管长度为 1dm，测定温度为 20℃。用读数至 0.01°并经过检定的旋光计测定。目前使用的旋光仪一般为自动旋光仪。

旋光度测定一般应在溶液配制后 30 分钟内进行。测定时先将测定管用供试液或溶液（取固体供试品，按各品种项下的方法制成）冲洗数次，再缓缓注入供试液或溶液适量（避免产生气泡），而后置于旋光计内读数，即得供试液的旋光度。同法读取旋光度 3 次，取 3 次的平均值，照下列公式计算出供试品的比旋度。

对于液体供试品

$$[\alpha]_D^t = \frac{\alpha}{l \times d}$$

（式 3-1）

对于固体供试品

$$[\alpha]_D^t = \frac{100 \times \alpha}{l \times c}$$

（式 3 - 2）

式中，$[\alpha]_D^t$ 为比旋度；t 为测定时的温度，℃；D 为钠光谱的 D 线；α 为测出的旋光度；l 为测定管长度，dm；d 为液体的相对密度；c 为每 100ml 溶液中含有被测物质的重量（按干燥品或无水物计算），g。

旋光计的检定，可用标准石英旋光管进行，读数误差应符合规定。

（三）注意事项

1. 每次测定前应以溶剂作空白校正，测定后还需再校正 1 次，以确定零点有无变动；如第 2 次校正发现旋光度差值超过 ±0.01 时，则说明零点有变动，需重新测定旋光度。

2. 配制溶液及测定时，均应调节温度至 20℃ ±0.5℃（或各品种项下规定的温度）。

3. 供试液或固体物质的溶液应充分溶解，液体应澄清。

4. 物质的旋光度与测定光源、测定波长、药物化学结构、溶剂、浓度、光线通过的液层厚度和温度等因素有关，在表示物质旋光度时应注明测定条件。

5. 当已知供试品具有外消旋作用或旋光转化现象，则相应采取措施，对样品制备的时间以及将溶液装入旋光管的时间间隔进行规定。

（四）应用

许多有机药物结构中含有不对称的手性碳原子，具有旋光现象。利用旋光度的测定可以进行药物鉴别、纯度检查和含量测定。

1. 药物鉴别　比旋度是药物的物理常数，于《中国药典》"性状"项下收载。比旋度值的测定可用来对药物进行真伪鉴别。如《中国药典》（2020 年版）维生素 C 比旋度的测定：取本品，精密称定，加水溶解并定量稀释制成每 1ml 中约含 0.10g 的溶液，依法测定（通则 0621），比旋度为 +20.5° 至 +21.5°。

2. 杂质检查　具有光学活性的药物，其旋光性能可能存在区别，一般分为左旋体、右旋体和消旋体。利用药物和杂质在旋光性上的差别，测定药物中杂质的旋光度，通过控制供试液中旋光度的大小，从而控制杂质限量。如《中国药典》（2020 年版）对硫酸阿托品中杂质莨菪碱的检查：取本品，按干燥品计算，加水溶解并制成每 1ml 中含 50mg 的溶液，依法测定（通则 0621），旋光度不得过 −0.40°。

3. 含量测定　具有旋光性的药物，其旋光度在一定浓度范围内与药物浓度成正比，因此对于部分具有旋光性的药物来说，旋光度法可作为其含量测定的依据。如《中国药典》（2020 年版）中葡萄糖注射液含量测定方法：精密量取本品适量（约相当于葡萄糖 10g），置 100ml 量瓶中，加氨试液 0.2ml（10% 或 10% 以下规格的本品可直接取样测定），用水稀释至刻度，摇匀，静置 10 分钟，在 25℃ 时，依法测定旋光度（通则 0621），与 2.0852 相乘，即得供试量中含有 $C_6H_{12}O_6 \cdot H_2O$ 的重量（g）。

>> **岗位情景模拟**

情景描述　药品检验机构对葡萄糖注射液含量进行测定，按照《中国药典》（2020 年版）二部葡萄糖注射液标准中含量测定项下的规定，依法测定旋光度，检验的原始记录单计算结果见表 3 - 2。

答案解析

表 3 – 2 葡萄糖注射液的含量

检品名称：葡萄糖注射液　　　　　　　　　　　　　　　　　　　　　　检品编号：YW202001079
检验项目：含量测定 – 旋光度　　　　　　　　　　　　　　　　　　　　样　号：YW202001079001

使用仪器	仪器名称		型号	仪器编号
	鲁道夫自动旋光仪		Rudolph Autopol V Plus	HY – 10 – 06

实验操作	供试品溶液的配制	☑ 取样品直接测定 ☐ 供试品溶液的配制 精密量取样品100ml（规格：10ml：1g），置100ml量瓶中，摇匀，静置10分钟		
	旋光管长（dm）	1	溶液温度（℃）	25
	稀释倍数	1		

结果	99.0%
标准规定	含葡萄糖应为标示量的95.0% ~105.0%
结论	符合规定

供试品计算	序号	标示量（g/ml）	旋光度测定值 ☐ –　☑ +	$\bar{\alpha}$	换算系数	稀释倍数	标示量（%）	平均（%）	修约（%）
	1	0.1	4.748	4.748	2.0852	1	99.0053	98.9844	99.0
			4.748						
			4.747						
	2		4.747	4.746			98.9636		
			4.746						
			4.746						

公式	标示量(%) $= \dfrac{\alpha \times 稀释倍数 \times 换算系数}{旋光管长 \times 标示量 \times 100} \times 100\%$

讨　　论　换算系数有何意义？数值为什么是2.0852？

四、折光率测定法

（一）概念

光线自一种透明介质进入另一透明介质时，由于光线在两种介质中的传播速度不同，使光线在两种介质的平滑界面上发生折射。常用的折光率是指光线在空气中进行的速度与在供试品中进行速度的比值。根据折射定律，折光率（n）是光线入射角（i）的正弦与折射角（r）正弦的比值，即：

$$n = \frac{\sin i}{\sin r} \qquad\qquad （式 3 –3）$$

式中，n 为折光率；$\sin i$ 为光线的入射角的正弦；$\sin r$ 为光线的折射角的正弦。

物质的折光率与温度和入射光波长有关，透光物质的温度升高，折光率变小；入射光的波长越短，折光率越大。折光率以 n_D^t 表示，D 为钠光谱的 D 线，t 为测定时的温度。

（二）测定方法

《中国药典》（2020 年版）测定折光率系采用钠光谱的 D 线（589.3nm）测定供试品相对于空气的折光率。除另有规定外，供试品温度为20℃。测定用的折光仪须能读数至 0.0001，测定范围 1.3 ~1.7，如用阿培折光计或与其相当的仪器，测定时应调节温度至20℃±0.5℃（或各品种项下规定的温度），测量后再复读数2次，3次读数的平均值即为供试品的折光率。

（三）注意事项

1. 仪器必须置于光线充足、温度适宜的环境。

2. 使用时要注意保护棱镜，清洗时只能用擦镜纸而不能用滤纸等。加试样时不能将滴管口触及镜面，每次测定时，试样不可加得太多，一般只需加2~3滴即可。勿用折光计测定强酸、强碱或有腐蚀性的物质，凡测定稍带腐蚀性的供试品后必须立即用蒸馏水或有机溶剂洗净。

3. 大多数供试品的折光率受温度影响较大，因此要严格控制温度，开机后恒温至少30分钟后再测定。若测定折光率时的温度与规定温度不一致，应对所得结果进行校正。对于水溶液，温度每增减1℃，折光率就减增0.0001；对于油脂类，温度每增减1℃，折光率就减增0.00038。

4. 读数时，视野的明暗分界线必须清晰，且要准确位于十字交叉线的交叉点上，注意消除彩虹。有时在目镜中观察不到清晰的明暗分界线，而是畸形的，这是由于棱镜间未充满液体；若出现弧形光环，则可能是由于光线未经过棱镜而直接照射到聚光透镜上。若待测试样折射率不在1.3~1.7范围内，则阿培折光计不能测定，也看不到明暗分界线。

5. 注意保护仪器棱镜、刻度盘等组件，每次实验完毕，要在棱镜镜面上加几滴丙酮，并用擦镜纸擦干。最后用两层擦镜纸夹在两棱镜镜面之间，以免镜面损坏。

（四）应用

折光率是物质的物理常数，固体、液体和气体纯物质都会具有特征的折光率。因此测定折光率可以区分不同的油类物质，起到鉴别作用。同时，杂质的存在会使药物的折光率产生偏差，杂质越多，偏差越大，因此折光率也可用于检查药品的纯杂程度。

1. 药物鉴别 在规定条件下测定供试品的折光率，将其与《中国药典》（2020年版）中规定的药品折光率进行比较，观察数值是否一致。如《中国药典》（2020年版）性状项下对蓖麻油折光率要求，应为1.478~1.480（通则0622）。

2. 杂质检查 《中国药典》（2020年版）检查项下对满山红油折光率要求，应为1.500~1.520（通则0622）。

五、pH 值测定法

（一）概念

pH 值是水溶液中氢离子活度的直观表示方法。pH 值的定义为水溶液中氢离子活度（α_H^+）的负对数，即 $pH = -\lg \alpha_H^+$，但氢离子活度却难以由实验准确测定。为实用方便，溶液的 pH 值由下式测定：

$$pH = pH_S - \frac{E - E_S}{k} \qquad\qquad (式3-4)$$

式中，E 为含有待测溶液（pH）的原电池电动势，V；E_S 为含有标准缓冲液（pH_S）的原电池电动势，V；k 为与温度（t,℃）有关的常数，$k = 0.05916 + 0.000198 (t-25)$。

（二）测定方法

溶液的 pH 值使用 pH 计（酸度计）测定，实验测得的数值只是溶液的近似 pH 值。水溶液的 pH 值通常以玻璃电极为指示电极，以饱和甘汞电极或银－氯化银电极为参比电极进行测定。酸度计应定期进行计量检定，并符合国家有关规定。测定前，应采用下列标准缓冲液校正仪器，也可用国家标准物质管理部门发放的标示 pH 值准确至 0.01pH 单位的各种标准缓冲液校正仪器，见表 3 – 3。

表 3 – 3　不同温度时各种标准缓冲液的 pH 值

温度/℃	草酸盐标准缓冲液	邻苯二甲酸盐标准缓冲液	磷酸盐标准缓冲液	硼砂标准缓冲液	氢氧化钙标准缓冲液（25℃饱和溶液）
0	1.67	4.01	6.98	9.46	13.43
5	1.67	4.00	6.95	9.40	13.21
10	1.67	4.00	6.92	9.33	13.00
15	1.67	4.00	6.90	9.27	12.81
20	1.68	4.00	6.88	9.22	12.63
25	1.68	4.01	6.86	9.18	12.45
30	1.68	4.01	6.85	9.14	12.30
35	1.69	4.02	6.84	9.10	12.14
40	1.69	4.04	6.84	9.06	11.98
45	1.70	4.05	6.83	9.04	11.84
50	1.71	4.06	6.83	9.01	11.71
55	1.72	4.08	6.83	8.99	11.57
60	1.72	4.09	6.84	8.96	11.45

（三）注意事项

1. 测定前，按各品种项下的规定，选择两种或三种合适的标准缓冲液对仪器进行校正，使供试品溶液的 pH 值处于它们之间。

先采用两种标准缓冲液对仪器进行自动校正，使斜率为 90% ~ 105%，漂移值在 0 ± 30mV 或 ± 0.5pH 单位之内，再用 pH 值介于两种校正缓冲液之间且尽量与供试品接近的第三种标准缓冲液验证，至仪器示值与验证缓冲液的规定数值相差不大于 ± 0.05pH 单位；或者，选择两种 pH 值约相差 3 个 pH 单位的标准缓冲液，先取与供试品溶液 pH 值较接近的第一种缓冲液对仪器进行校正，使仪器示值与表 3 – 3 所列数值一致，再用第二种标准缓冲液核对仪器示值，与表 3 – 3 所列数值相差应不大于 ± 0.02pH 单位。若大于此偏差，则应小心调节斜率，使示值与第二种标准缓冲液的表列数值相符。然后重复上述定位于斜率调节操作，至仪器示值与标准缓冲液的规定数值相差不大于 0.02pH 单位，否则，需检查仪器或更换电极后，再行校正至符合要求。

2. 每次更换标准缓冲液或供试品溶液前，应用纯化水充分洗涤电极，再用所换的标准缓冲液或供试品溶液洗涤；或者用纯化水充分洗涤电极后将水吸尽。

3. 在测定高 pH 值的供试品和标准缓冲液时，应注意碱误差的问题，必要时选用适当的玻璃电极测定。

4. 如果供试品溶液的 pH 值超出上述标准缓冲液的 pH 范围，选择 pH 接近供试品的两种或三种标准缓冲溶液进行校正。

5. 对弱缓冲或无缓冲作用溶液的 pH 值测定来说，除另有规定外，先用邻苯二甲酸盐标准缓冲液校正仪器后测定供试品溶液，并重取供试品溶液再测，直至 pH 值的读数在 1 分钟内改变不超过 ± 0.05 为止；然后再用硼砂标准缓冲液校正仪器，再如上法测定；两次 pH 值的读数相差应不超过 0.1，取两次读数的平均值为其 pH 值。

6. 配制标准缓冲液与溶解供试品的水，应是新沸过并放冷的纯化水，其 pH 值应为 5.5 ~ 7.0。

7. 标准缓冲液一般可保持 2 ~ 3 个月，但发现有浑浊、发霉或沉淀等现象时，不能继续使用。

（四）应用

pH 值测定能够为杂质检查中的酸度检查提供重要数值依据。由于在药物生产和贮藏过程中，可能引入或释放酸性杂质，药物水解后也可能有酸性杂质产生，所以通过检查并限制溶液 pH 值在一定范围内，可以有效控制杂质的限量。在药物检测中广泛应用于注射剂、滴眼液和原料药的酸碱度检查中。

如《中国药典》（2020 年版）检查项下对乙酰氨基酚的酸度要求：取本品 0.10g，加水 10ml 使溶解，依法测定（通则 0631），pH 值应为 5.5 ~ 6.5。

六、制药用水电导率测定法

（一）概念

制药用水是药品的生产用水，作为生产用量大、使用范围广的一种辅料用于生产和药物制剂的制备。电导率是表征物体传导电流能力的物理量，其值为物体电阻率的倒数，单位是 S/cm（Siemens）或 μS/cm。在药品质量检测中，通过检查制药用水的电导率进而控制水中电解质的总量。

纯水中的水分子也会发生某种程度的电离而产生氢离子与氢氧根离子，所以纯水的导电能力尽管很弱，但也具有可测定的电导率。水的电导率与水的纯度密切相关，水的纯度越高，电导率越小，反之亦然。当空气中的二氧化碳等气体溶于水并与水相互作用后，便可形成相应的离子，从而使水的电导率增高。当然，水中含有其他杂质离子时，也会使电导率增高。另外，水的电导率还与水的 pH 值与温度有关。

（二）测定方法

测定水的电导率必须使用精密的并经校正的电导率仪，电导率仪的电导池包括两个平行电极，这两个电极通常由玻璃管保护，也可以使用其他形式的电导池。根据仪器设计功能和使用程度，应对电导率仪定期进行校正，电导池常数可使用电导标准溶液直接校正，或间接进行仪器比对，电导池常数必须在仪器规定数值的 ±2% 范围内。进行仪器校正时，电导率仪的每个量程都需要进行单独校正。仪器最小分辨率应达到 0.1μS/cm，仪器精密应达到 ±0.1μS/cm。

温度对样品的电导率测定值有较大影响，电导率仪可根据测定样品的温度自动补偿测定值并显示补偿后读数。水的电导率采用温度修正的计算方法所得数值误差较大，因此本法采用非温度补偿模式，温度测定的准确度应在 ±2℃ 以内。

1. 纯化水 可使用在线或离线电导率仪完成，记录测定温度。在表 3 - 4 温度和电导率限度表中，找到测定温度对应的电导率值即为限度值。如测定温度未在表中列出，采用线性内插法计算得到限度值。如测定的电导率值不大于限度值，则判为符合规定；如测定的电导率值大于限度值，则判为不符合规定。

表3-4 温度和电导率的限度（纯化水）

温度（℃）	电导率（μS/cm）	温度（℃）	电导率（μS/cm）
0	2.4	60	8.1
10	3.6	70	9.1
20	4.3	75	9.7
25	5.1	80	9.7
30	5.4	90	9.7
40	6.5	100	10.2
50	7.1		

内插法的计算公式为：

$$\kappa = \left(\frac{T - T_0}{T_1 - T_0}\right) \times (\kappa_1 - \kappa_0) + \kappa_0 \qquad\qquad （式3-5）$$

式中，κ 为测定温度下的电导率限度值；κ_1 为表3-4中高于测定温度的最接近温度对应的电导率限度值；κ_0 为表3-4中低于测定温度的最接近温度对应的电导率限度值；T 为测定温度；T_1 为表3-4中高于测定温度的最接近温度；T_0 为表3-4中低于测定温度的最接近温度。

2. 注射用水 注射用水的电导率采用三步法测定电导率等。

（1）可使用在线或离线电导率仪完成。在表3-5中，找到不大于测定温度的最接近温度值，对应的电导率值即为限度值。如测定的电导率值不大于表中对应的限度值，则判为符合规定；如测定的电导率值大于表中对应的限度值，则继续按（2）进行下一步测定。

表3-5 温度和电导率的限度表（注射用水）

温度（℃）	电导率（μS/cm）	温度（℃）	电导率（μS/cm）
0	0.6	55	2.1
5	0.8	60	2.2
10	0.9	65	2.4
15	1.0	70	2.5
20	1.1	75	2.7
25	1.3	80	2.7
30	1.4	85	2.7
35	1.5	90	2.7
40	1.7	95	2.9
45	1.8	100	3.1
50	1.9		

（2）取足够量的水样（不少于100ml）至适当容器中，搅拌，调节温度至25℃，剧烈搅拌，每隔5分钟测定电导率，当电导率值的变化小于0.1μS/cm时，记录电导率值。此步考虑到了由于环境中二氧化碳气体的存在，导致水的电导率变化，测定过程中剧烈搅拌水样，加速二氧化碳在水中的溶解，此时水样的电导率值升高是由于水中碳酸根离子浓度的增加，可避免相同的水样在空气中暴露的时间不同而导致判定结果不同。如测定的电导率不大于2.1μS/cm，则判为符合规定；如测定的电导率大于2.1μS/cm，

继续按（3）进行下一步测定。

（3）应在上一步测定后 5 分钟内进行，调节温度至 25℃，在同一水样中加入饱和氯化钾溶液（每 100ml 水样中加入 0.3ml），测定 pH 值，精确至 0.1pH 单位（通则 0631），在表 3-6 中找到对应的电导率限度，并与（2）中测得的电导率值比较。如（2）中测得的电导率值不大于该限度值，则判为符合规定；如（2）中测得的电导率值超出该限度值或 pH 值不在 5.0~7.0 范围内，则判为不符合规定。

表 3-6　pH 值和电导率的限度

pH 值	电导率（μS/cm）	pH 值	电导率（μS/cm）
5.0	4.7	6.1	2.4
5.1	4.1	6.2	2.5
5.2	3.6	6.3	2.4
5.3	3.3	6.4	2.3
5.4	3.0	6.5	2.2
5.5	2.8	6.6	2.1
5.6	2.6	6.7	2.6
5.7	2.5	6.8	3.1
5.8	2.4	6.9	3.8
5.9	2.4	7.0	4.6
6.0	2.4		

3. 灭菌注射用水　灭菌注射用水为注射用水按照注射剂生产工艺制备所得。测定电导率时，调节温度至 25℃，使用离线电导率仪进行测定。由于灭菌注射用水是由注射用水按注射剂生产工艺制备所得，不可避免引入各种离子，故规定限度为：标示装量为 10ml 或 10ml 以下时，电导率限度为 25μS/cm；标示装量为 10ml 以上时，电导率限度为 5μS/cm。测定的电导率值不大于限度值，则判为符合规定；如电导率值大于限度值，则判为不符合规定。

（三）注意事项

1. 电导仪除应符合中华人民共和国国家计量规程 JJG 379-2007 外，在使用离线测定时，应采用仪器生产厂家规定的，并与制药用水电导率最为接近的标准溶液进行校正。

2. 电导率的测定受温度影响较大，分子的运动决定溶液的电导率大小，温度影响分子的运动，为了便于比较测量结果，测定温度一般为 20℃ 或 25℃。"制药用水的电导率测定法"中，注射用水测定法的第一步和纯化水测定可在任一温度下进行，但注射用水测定法的第二步和第三步以及灭菌注射用水的测定必须恒定温度为 25℃。

3. 药品生产工艺中使用的大多为纯化水，普通的工艺环节中使用的纯化水水质不必要求与注射用水一致。

（四）应用

制药用水电导率的测定主要应用在纯化水、注射用水和灭菌注射用水的检查项目中，其质量直接影响药品的质量。测定制药用水电导率的数值从而控制水中阴阳离子的总量，保证其符合纯度要求。

如《中国药典》（2020 年版）检查项下对纯化水电导率的要求：应符合规定（通则 0681）。对注射用水电导率的描述：照纯化水项下方法检查，应符合规定。对灭菌注射用水电导率的描述：照注射用水项下方法检查，应符合规定。

📱 **知识链接** --

《中国药典》（2020 年版）对物理常数测定的增修订情况

《中国药典》（2020 年版）中关于 0600 物理常数测定法的增修订内容主要包括：0601 相对密度测定法，增加新方法—振荡型密度计法；0612 熔点测定法，修订相关表述，将"全熔"改为"终熔"，修订了"熔距"的定义和对传温液中的温度计作具体规定中的相关内容；0631 pH 测定法，将"酸度计"改为"pH 计"、将"苯二甲酸盐标准缓冲液"改为"邻苯二甲酸盐标准缓冲液"，同时修订标准缓冲溶液在不同温度下的 pH 值以及注意事项中的相关细则；0661 热分析法，增订热重－质谱（Thermogravimetry－Mass Spectrometry，TG－MS）联用技术，用于供试品中结晶性溶剂（含水）或其他可挥发性成分的定性和定量分析；0682 制药用水中总有机碳测定法，修订原水来源和标准、纯化水新增电渗析法、注射用水不再认可 4℃ 以下存放，以及强调关注原水质量和微生物影响、强调预防性维护和建立微生物警戒限及纠偏限等。

目标检测

答案解析

一、A 型题（最佳选择题）

1. 《中国药典》（2020 年版）规定测定液体的相对密度时温度一般应控制在（ ）
   A. 20℃　　　　　　B. 25℃　　　　　　C. 室温
   D. 30℃　　　　　　E. 35℃

2. 熔点测定法有 3 种，它们的分类依据是（ ）
   A. 供试品溶解度不同　　B. 供试品重量不同　　C. 供试品化学结构不同
   D. 供试品熔点不同　　E. 供试品固体状态不同

3. 具有旋光性的物质，分子结构中应具有（ ）
   A. 碳碳双键　　　　B. 羰基　　　　C. 羧基
   D. 手性碳原子　　　　E. 共轭结构

4. 《中国药典》（2020 年版）对药物进行折光率测定时，采用的光源是（ ）
   A. 自然光　　　　B. 钠光谱 D 线　　　　C. 紫外光
   D. 红外光　　　　E. 偏振光

5. 测定 pH 时，通常选择两种标准缓冲液的 pH 约相差（ ）
   A. 1 个 pH 单位　　B. 2 个 pH 单位　　C. 3 个 pH 单位
   D. 4 个 pH 单位　　E. 5 个 pH 单位

6. 以下物理常数可用来测定药物含量的是（ ）
   A. 相对密度　　　　B. 比旋度　　　　C. pH 值
   D. 制药用水电导率　　　　E. 熔点

二、X 型题（多项选择题）

1. 测定相对密度时，下列叙述正确的是（　　）

　　A. 比重瓶从水浴中拿出来要擦干

　　B. 韦氏比重秤的玻璃圆筒应盛满供试液

　　C. 韦氏比重秤法中的游码有 5 种类型

　　D. 盛满供试液的比重瓶应在规定温度下放置过夜

　　E. 韦氏比重秤法适用于易挥发液体的测定

2. 影响旋光度测定的因素包括（　　）

　　A. 温度　　　　　　　　B. 浓度　　　　　　　　C. 波长

　　D. 溶剂　　　　　　　　E. 压强

3. 下列关于比旋度的描述，正确的是（　　）

　　A. 偏振光透过长 1dm，每 1ml 中含有旋光物质 1g 的溶液时的旋光度

　　B. 在一定温度和一定波长下，偏振光透过长 1dm，每 100ml 中含有旋光物质 1g 的溶液时的旋光度

　　C. 在一定温度和一定波长下，偏振光透过长 1dm，每 1ml 中含有旋光物质 1g 的溶液时的旋光度

　　D. 比旋度不能直接测定，而是通过旋光度计算得到的

　　E. 用旋光计测定读数时应平行测定 3 次，取平均值作为最终结果

三、简答题

　　简述旋光度测定的方法和注意事项。

四、实例解析题

　　精密称取氯霉素 5.4592g，置 100ml 量瓶中，加无水乙醇溶液溶解并定量稀释至刻度，用 2dm 测定管于 20℃ 测定旋光度为 +2.3°。《中国药典》（2020 年版）规定比旋度应为 +18.5° 至 +21.5°。试问供试品的比旋度是否符合规定？

书网融合……

知识回顾　　　　　微课 4　　　　　习题

学习引导

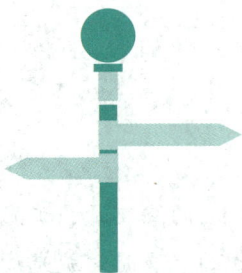

鉴别，即判断药物的真伪，是药物检验工作的首项任务。在通过外观、溶解度和物理常数对药物性状进行初步检查之后，进而运用化学法、光谱法、色谱法以及生物学法对药物的真伪进行判断。在药品质量标准项下，一般收载 2 ~ 4 种鉴别方法。好的鉴别方法一般具有专属性强、重现性好、灵敏度高、操作简便等优点，能够为药物检验工作提供支撑性结论。药物的常用鉴别方法和操作技术有哪些，以及如何根据检验结果判断药物真伪呢？

本项目主要介绍药物的常用鉴别技术、应用以及结果判断。

学习目标

1. **掌握**　鉴别技术的分类、基本原理、特点；药物鉴别的意义；根据化学鉴别现象判断药品类别；学会操作紫外 – 可见分光光度计、高效液相色谱仪等分析仪器以及薄层色谱法，并根据鉴别结果判断药物真伪。
2. **熟悉**　显微鉴别技术适用范围；红外分光光度法在鉴别中的应用。
3. **了解**　气相色谱法、纸色谱法在鉴别中的应用。

PPT

任务一　显微鉴别技术

药物的鉴别（identification）是根据药物的组成、结构与性质，采用化学、物理或生物学方法来判断药物的真伪，是药品质量检验工作的首项任务。只有在鉴别无误的前提下，再进行杂质检查和含量测定才有意义。

药物鉴别方法要求专属性强、重现性好、灵敏度高、操作简便快速等。质量标准中药物的鉴别方法虽然具有一定的专属性，可用于鉴别贮藏在有标签容器中的药物是否为其所标示的药物，但这些鉴别方法不足以确证化合物的化学结构，因此不能赖以鉴别未知物。

按照鉴别方法原理不同，分为显微鉴别法、化学鉴别法、光谱鉴别法和色谱鉴别法等。药物的鉴别试验常设置 2 ~ 4 个鉴别项目，采用的鉴别方法通常将化学鉴别和仪器鉴别方法相结合，也有采用两种不同测定原理的仪器分析方法进行鉴别。

一、基本概念

显微鉴别法系指用显微镜对药材（饮片）切片、粉末、解离组织或表面制片及含饮片粉末的制剂中饮片的组织、细胞或内含物等特征进行鉴别的一种方法。该鉴别法主要用于鉴别中药及含有原饮片粉末直接入药的制剂。

二、操作方法

（一）制片

进行显微鉴别时首先根据观察的对象和目的，选择具有代表性的供试品，按各品种显微鉴别项的规定将样品制成适于镜检的切片，然后依法鉴别。

制片的种类有横切片、纵切片、粉末制片、表面制片、解离组织制片、花粉粒与孢子制片、矿物药磨片制片。药材及饮片组织构造与细胞形态的鉴别可以根据需要或要求进行显微制片。对于完整的药材或饮片可制成各种切面的切片；对于粉末药材或饮片（包括丸、散等成方制剂）一般可采用直接取粉末或研磨成粉末后按粉末制片法制片。例如蜜丸制片：蜜丸应先切开，用水洗净除去蜜后，取沉淀物少量制片，根据观察对象不同，分别按粉末制片法制片（1~5片）。对于细胞内含物和细胞壁性质检查，也应按相应的规定进行。

粉末制片法是将供试品粉末过四号或五号筛，挑取少许置载玻片上，滴加甘油醋酸试液、水合氯醛试液或其他适宜的试液，盖上盖玻片。必要时，滴加水合氯醛试液后，在酒精灯上加热透化，并滴加甘油乙醇试液或稀甘油，再盖上盖玻片。

（二）显微观察

一般需观察2~5个显微标本片，根据能否观察到某药材的专属性特征，一般是对细胞壁和细胞内含物的性质的鉴别，判断制剂中该药材是否存在。为提高显微鉴别的准确性，可与对照药材进行对照观察。

1. 细胞壁性质的鉴别　细胞壁的显微化学反应是利用特定的化学试剂处理植物组织，在显微镜下鉴别细胞壁的化学反应结果，用以确认植物细胞壁的化学性质，从而达到鉴别的一种方法。对于细胞壁的主要鉴别特征有木质化、木栓化或角质化、纤维素、硅质化。

2. 细胞内含物性质的鉴别　显微化学反应可通过检查中药细胞内含物的化学性质来达到鉴别的目的。对于细胞内含物的主要鉴别特征有淀粉粒、糊粉粒、脂肪油、菊糖、草酸钙结晶、碳酸钙结晶、硅质等。

（三）显微测量

可用目镜测微尺与载物台测微尺测量，在显微镜下测量细胞及细胞内含物等的大小。

显微鉴别法具有操作简便、准确可靠、使用器具简单、耗费少的特点。一般只需要光学显微镜、载玻片、盖玻片、酒精灯等，常用的试剂、试液有氢氧化钾、氯酸钾、甘油醋酸试液、水合氯醛试液、间苯三酚试液等。显微鉴别时需注意选专属性的特征进行鉴别。随着扫描电子显微镜的使用，药材不需要制作切片和染色即可直接观察，获得更精细的三维结构特征。

（四）应用实例

如《中国药典》（2020年版）中黄柏显微鉴别：本品粉末鲜黄色。纤维鲜黄色，直径16~38μm，常成束，周围细胞含草酸钙方晶，形成晶纤维；含晶细胞壁木化增厚。石细胞鲜黄色，类圆形或纺锤形，直径 35～128μm，有的呈分枝状，枝端锐尖，壁厚，层纹明显；有的可见大型纤维状的石细胞，长可达 900μm。草酸钙方晶众多。

关黄柏显微鉴别：本品粉末绿黄色或黄色。纤维鲜黄色，直径 16～38μm，常成束，周围细胞含草酸钙方晶，形成晶纤维；含晶细胞壁木化增厚。石细胞鲜黄色，类圆形或纺锤形，直径 35～80μm，有的呈分枝状，壁厚，层纹明显。草酸钙方晶直径约 24μm。

六味地黄丸显微鉴别：取本品，置显微镜下观察：淀粉粒三角状卵形或矩圆形，直径 24～40μm，脐点短缝状或人字状（山药特征）。不规则分枝状团块无色，遇水合氯醛试液溶化；菌丝无色，直径 4～6μm（茯苓特征）。薄壁组织灰棕色至黑棕色，细胞多皱缩，内含棕色核状物（熟地黄特征）。草酸钙簇晶存在于无色薄壁细胞中，有时数个排列成行（牡丹皮特征）。果皮表皮细胞橙黄色，表面观类多角形，垂周壁略连珠状增厚（酒萸肉特征）。薄壁细胞类圆形，有椭圆形纹孔，集成纹孔群；内皮层细胞垂周壁波状弯曲，较厚，木化，有稀疏细孔沟（泽泻特征）。

任务二　化学鉴别技术

PPT

化学鉴别法是指在一定条件下，根据药物与化学试剂发生反应，通过产生的现象如显示颜色、生成沉淀、呈现荧光或释放出气体等判断药物真伪的方法。化学鉴别法操作简便、快速，是最常用的鉴别方法。

一、分类

化学鉴别法所根据反应现象的不同可以分为呈色反应鉴别法、沉淀生成反应鉴别法、气体生成反应鉴别法、荧光反应鉴别法、焰色反应鉴别法等。

（一）呈色反应鉴别法

在供试品溶液中加入适当的试剂，在一定条件下进行反应，通过观察反应过程的颜色变化进行鉴别的方法。颜色的变化有两种情况，一种情况是加入试剂后，有颜色生成；另一种情况是，加入试剂后，试剂颜色褪色。呈色反应简单、快速，在无机物的鉴别和有机物的鉴别中均有应用。如：铁盐的鉴别加入硫氰酸铵显色；含有酚羟基结构的药物加入三氯化铁呈色；含不饱和双键的药物加入碘液后颜色褪去。

（二）沉淀生成反应鉴别

在供试品溶液中加入适当的试剂，在一定条件下进行反应，观察所生成沉淀的颜色或形状进行鉴别的方法。沉淀生成反应是药物鉴别试验常用的方法，应用广泛。如：巴比妥类药物与重金属离子反应，生成不同颜色与形式沉淀；生物碱及其盐类药物与生物碱沉淀剂反应生成沉淀。

（三）气体生成反应鉴别法

在供试品溶液中加入适当的试剂，在一定条件下进行反应，通过观察反应生成的气体的颜色、臭味或通过一定的方法判别生成的气体种类进行鉴别的方法。该方法具有较强的专属性。如：化学结构中含硫的药物，加入强酸后加热，可产生具有臭鸡蛋气味的硫化氢气体；含碘有机药物经直火加热，可生成紫色碘蒸气；酰脲类药物以及许多胺类药物、某些酰胺类药物，加入强碱加热水解后，可产生氨气，而氨气可以通过用湿润的红色石蕊试纸显蓝色进行判断；含醋酸酯和乙酰胺类药物经硫酸水解后，加乙醇可产生乙酸乙酯的香味。

（四）荧光反应鉴别法

将供试品用适当的溶剂溶解，直接进行观察，或加入试剂后观察荧光的生成或消失进行判断的鉴别方法。该方法灵敏度高、专属性强。如：维生素 B_1 的鉴别，在碱性条件下加入氧化剂，溶于正丁醇溶液中显蓝色荧光，加酸，荧光消失，加碱，荧光复生成。还有些中药及其制剂中某些成分，如黄酮类、蒽醌类等，直接在可见光或紫外灯照射下，即可见到荧光，有些成分本身不具有荧光，但经过加酸、碱或其他化学方法处理后，也可产生荧光供鉴别使用。因为荧光强度较弱，一般需要在暗室中观察，避免紫外灯对人眼睛和皮肤的损伤。

（五）焰色反应鉴别法

将含有某些金属元素的药物在无色火焰中燃烧时，使火焰呈现特征颜色的反应。该鉴别法主要用于鉴别金属盐类药物，具有一定的专属性。如钾离子的焰色呈紫色，钠离子的焰色呈鲜黄色，钙离子的焰色呈砖红色等。

二、常见无机离子的鉴别方法

（一）钠盐

1. 取铂丝，用盐酸湿润后，蘸取供试品，在无色火焰中燃烧，火焰即显鲜黄色。（焰色反应）

2. 取供试品约 100mg，置 10ml 试管中，加水 2ml 溶解，加 15% 碳酸钾溶液 2ml，加热至沸，应不得有沉淀生成；加焦锑酸钾试液 4ml，加热至沸；置冰水中冷却，必要时，用玻棒摩擦试管内壁，应有致密的沉淀生成。（沉淀生成反应）

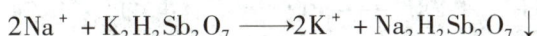

$$2Na^+ + K_2H_2Sb_2O_7 \longrightarrow 2K^+ + Na_2H_2Sb_2O_7 \downarrow$$

（二）钾盐

1. 取铂丝，用盐酸湿润后，蘸取供试品，在无色火焰中燃烧，火焰即显紫色；但有少量的钠盐混存时，须隔蓝色玻璃透视，方能辨认。（焰色反应）

2. 取供试品，加热炽灼除去可能杂有的铵盐，放冷后，加水溶解，再加 0.1% 四苯硼钠溶液与醋酸，即生成白色沉淀。（沉淀生成反应）

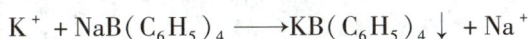

$$K^+ + NaB(C_6H_5)_4 \longrightarrow KB(C_6H_5)_4 \downarrow + Na^+$$

（三）亚铁盐

1. 取供试品溶液，加铁氰化钾试液，即生成深蓝色沉淀；分离，沉淀在稀盐酸中不溶，但加氢氧化钠试液，即分解成棕色沉淀。（沉淀生成反应）

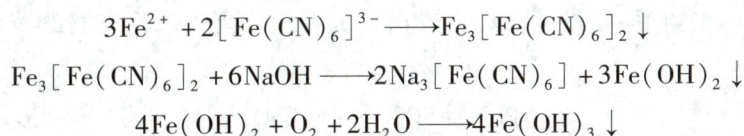

$$3Fe^{2+} + 2[Fe(CN)_6]^{3-} \longrightarrow Fe_3[Fe(CN)_6]_2 \downarrow$$

$$Fe_3[Fe(CN)_6]_2 + 6NaOH \longrightarrow 2Na_3[Fe(CN)_6] + 3Fe(OH)_2 \downarrow$$

$$4Fe(OH)_2 + O_2 + 2H_2O \longrightarrow 4Fe(OH)_3 \downarrow$$

2. 取供试品溶液，加 1% 邻二氮菲的乙醇溶液数滴，即显深红色。（呈色反应）

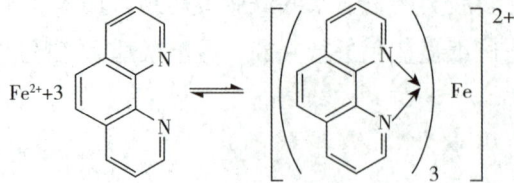

$$Fe^{2+}+3 \left[\text{phenanthroline}\right] \rightleftharpoons \left[\text{Fe(phenanthroline)}_3\right]^{2+}$$

（四）铁盐

1. 取供试品溶液，滴加亚铁氰化钾试液，即生成深蓝色沉淀；分离，沉淀在稀盐酸中不溶，但加氢氧化钠试液，即分解成棕色沉淀。（沉淀生成反应）

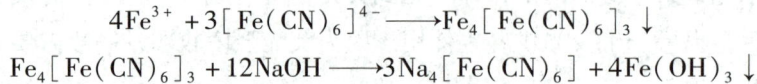

$$4Fe^{3+} + 3\left[Fe(CN)_6\right]^{4-} \longrightarrow Fe_4\left[Fe(CN)_6\right]_3 \downarrow$$

$$Fe_4\left[Fe(CN)_6\right]_3 + 12NaOH \longrightarrow 3Na_4\left[Fe(CN)_6\right] + 4Fe(OH)_3 \downarrow$$

2. 取供试品溶液，加硫氰酸铵试液，即显血红色。（呈色反应）

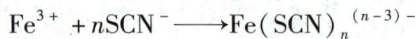

$$Fe^{3+} + nSCN^- \longrightarrow Fe(SCN)_n^{(n-3)-}$$

（五）铵盐

1. 取供试品，加过量的氢氧化钠试液后，加热，即分解，发生氨臭；遇湿润的红色石蕊试纸，能使之变蓝色，并能使湿润的硝酸亚汞试液滤纸显黑色。（气体生成反应）

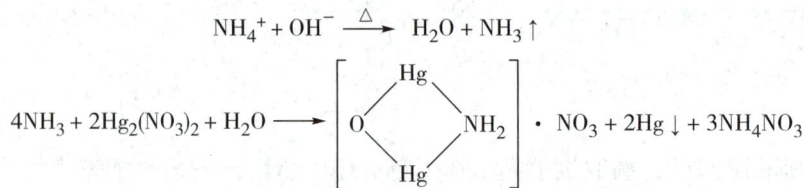

$$NH_4^+ + OH^- \xrightarrow{\triangle} H_2O + NH_3 \uparrow$$

$$4NH_3 + 2Hg_2(NO_3)_2 + H_2O \longrightarrow \left[O \genfrac{}{}{0pt}{}{Hg}{Hg} NH_2\right] \cdot NO_3 + 2Hg \downarrow + 3NH_4NO_3$$

2. 取供试品溶液，加碱性碘化汞钾试液 1 滴，即生成红棕色沉淀。（沉淀生成反应）

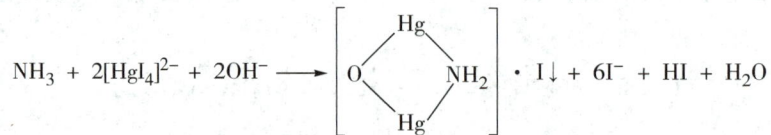

$$NH_3 + 2[HgI_4]^{2-} + 2OH^- \longrightarrow \left[O \genfrac{}{}{0pt}{}{Hg}{Hg} NH_2\right] \cdot I \downarrow + 6I^- + HI + H_2O$$

（六）银盐

1. 取供试品溶液，加稀盐酸，即生成白色凝乳状沉淀；分离，沉淀能在氨试液中溶解，加硝酸，沉淀复生成。（沉淀生成反应）

2. 取供试品的中性溶液，滴加铬酸钾试液，即生成砖红色沉淀；分离，沉淀能在硝酸中溶解。（沉淀生成反应）

（七）硫酸盐

1. 取供试品溶液，加氯化钡试液，即生成白色沉淀；分离，沉淀在盐酸或硝酸中均不溶解。（沉淀生成反应）

2. 取供试品溶液，滴加醋酸铅试液，即生成白色沉淀；分离，沉淀在醋酸铵试液或氢氧化钠试液中溶解。（沉淀生成反应）

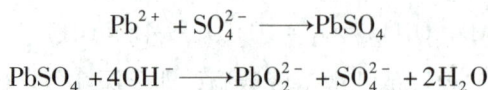

$$Pb^{2+} + SO_4^{2-} \longrightarrow PbSO_4$$

$$PbSO_4 + 4OH^- \longrightarrow PbO_2^{2-} + SO_4^{2-} + 2H_2O$$

$$PbSO_4 + 2CH_2COO^- \longrightarrow SO_4^{2-} + Pb(CH_3COO)_2$$

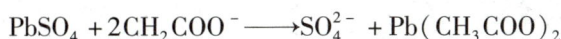

3. 取供试品溶液，加盐酸，不生成白色沉淀（与硫代硫酸盐区别）。

（八）硝酸盐

1. 取供试品溶液，置试管中，加等量的硫酸，小心混合，冷后，沿管壁加硫酸亚铁试液，使成两液层，接界面显棕色。（呈色反应）

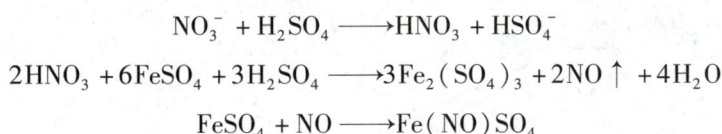

$$NO_3^- + H_2SO_4 \longrightarrow HNO_3 + HSO_4^-$$

$$2HNO_3 + 6FeSO_4 + 3H_2SO_4 \longrightarrow 3Fe_2(SO_4)_3 + 2NO\uparrow + 4H_2O$$

$$FeSO_4 + NO \longrightarrow Fe(NO)SO_4$$

2. 取供试品溶液，加硫酸与铜丝（或铜屑），加热，即发生红棕色的蒸气。（气体生成反应）

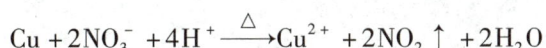

$$Cu + 2NO_3^- + 4H^+ \xrightarrow{\triangle} Cu^{2+} + 2NO_2\uparrow + 2H_2O$$

3. 取供试品溶液，滴加高锰酸钾试液，紫色不应褪去（与亚硝酸盐区别）。

（九）碳酸盐与碳酸氢盐

1. 取供试品溶液，加稀酸，即泡沸，发生二氧化碳气，导入氢氧化钙试液中，即生成白色沉淀。（气体、沉淀生成反应）

2. 取供试品溶液，加硫酸镁试液，如为碳酸盐溶液，即生成白色沉淀；如为碳酸氢盐溶液，须煮沸，始生成白色沉淀。（沉淀生成反应）

3. 取供试品溶液，加酚酞指示液，如为碳酸盐溶液，即显深红色；如为碳酸氢盐溶液，不变色或仅显微红色。（呈色反应）

（十）氯化物

1. 取供试品溶液，加硝酸使成酸性后，加硝酸银试液，即生成白色凝乳状沉淀；分离，沉淀加氨试液即溶解，再加稀硝酸，沉淀复生成。如供试品为生物碱或其他有机碱的盐酸盐，须先加氨试液使成碱性，将析出的沉淀滤过除去，取滤液进行试验。（沉淀生成反应）

2. 取供试品少量，置试管中，加等量的二氧化锰，混匀，加硫酸湿润，缓缓加热，即发生氯气，能使用水湿润的碘化钾淀粉试纸显蓝色。（气体生成反应）

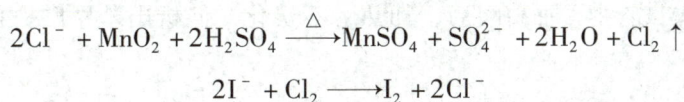

$$2Cl^- + MnO_2 + 2H_2SO_4 \xrightarrow{\triangle} MnSO_4 + SO_4^{2-} + 2H_2O + Cl_2\uparrow$$

$$2I^- + Cl_2 \longrightarrow I_2 + 2Cl^-$$

（十一）溴化物

1. 取供试品溶液，滴加硝酸银试液，即生成黄色凝乳状沉淀；分离，沉淀能在氨试液中微溶，但在硝酸中几乎不溶。（沉淀生成反应）

$$Br^- + Ag^+ \longrightarrow AgBr\downarrow$$

2. 取供试品溶液，滴加氯试液，溴即游离，加三氯甲烷振摇，三氯甲烷层显黄色或红棕色。（呈色反应）

$$2Br^- + Cl_2 \longrightarrow Br_2 + 2Cl^-$$

（十二）碘化物

1. 取供试品溶液，滴加硝酸银试液，即生成黄色凝乳状沉淀；分离，沉淀在硝酸或氨试液中均不

药物检测技术

溶解。（沉淀生成反应）

$$I^- + Ag^+ \longrightarrow AgI\downarrow$$

2. 取供试品溶液，加少量的氯试液，碘即游离；如加三氯甲烷振摇，三氯甲烷层显紫色；如加淀粉指示液，溶液显蓝色。（呈色反应）

$$2I^- + Cl_2 \longrightarrow I_2 + 2Cl^-$$

三、常见有机酸根的鉴别方法

（一）水杨酸盐

1. 取供试品的中性或弱酸性稀溶液，加三氯化铁试液 1 滴，即显紫色。（呈色反应）

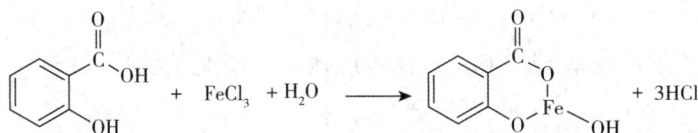

2. 取供试品溶液，加稀盐酸，即析出白色水杨酸沉淀；分离，沉淀在醋酸铵试液中溶解。（沉淀生成反应）

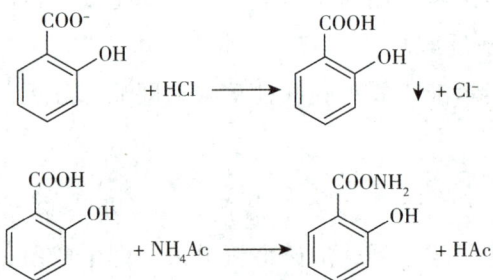

（二）苯甲酸盐

1. 取供试品的中性溶液，滴加三氯化铁试液，即生成赭色沉淀；再加稀盐酸，变为白色沉淀。（沉淀生成反应）

2. 取供试品，置干燥试管中，加硫酸后，加热，不炭化，但析出苯甲酸，在试管内壁凝结成白色升华物。

（三）乳酸盐

取供试品溶液 5ml（约相当于乳酸 5mg），置试管中，加溴试液 1ml 与稀硫酸 0.5ml，置水浴上加热，并用玻棒小心搅拌至褪色，加硫酸铵 4g，混匀，沿管壁逐滴加入 10% 亚硝基铁氰化钠的稀硫酸溶液 0.2ml 和浓氨试液 1ml，使成两液层；在放置 30 分钟内，两液层的接界面处出现一暗绿色的环。（呈色反应）

（四）枸橼酸盐

1. 取供试品溶液 2ml（约相当于枸橼酸 10mg），加稀硫酸数滴，加热至沸，加高锰酸钾试液数滴，振摇，紫色即消失；溶液分成两份，一份中加硫酸汞试液 1 滴，另一份中逐滴加入溴试液，均生成白色沉淀。（沉淀生成反应）

54

$$2\ \underset{CH_2COOH}{\overset{CH_2COOH}{\underset{|}{C(OH)COOH}}}\ +O_2\ \xrightarrow{H^+}\ 2\ \underset{CH_2COOH}{\overset{CH_2COOH}{\underset{|}{C=O}}}\ +2CO_2\uparrow+2H_2O$$

$$2HgSO_4+2H_2O\longrightarrow Hg_2(OH)_2SO_4+H_2SO_4$$

$$\underset{CH_2COOH}{\overset{CH_2COOH}{\underset{|}{C=O}}}\ +\ \underset{HOHgO}{\overset{HOHgO}{S}}\overset{O}{\underset{O}{}}\longrightarrow \underset{CH_2COOHgO}{\overset{CH_2COOHgO}{\underset{|}{C=O}}}S\overset{O}{\underset{O}{}}\downarrow+2H_2O$$

$$\underset{CH_2COOH}{\overset{CH_2COOH}{\underset{|}{C=O}}}\ +5Br_2\longrightarrow \underset{CBr_3}{\overset{CHBr_2}{\underset{|}{C=O}}}\downarrow+2CO_2\uparrow+5HBr$$

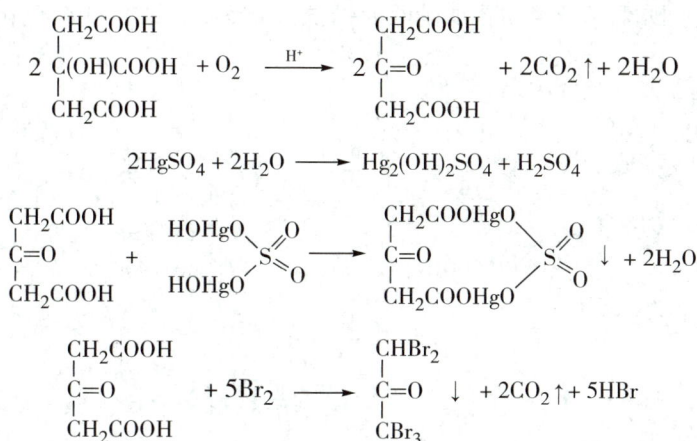

2. 取供试品约 5mg，加吡啶 – 醋酐（3：1）约 5ml，振摇，即生成黄色到红色或紫红色的溶液。（呈色反应）

（五）酒石酸盐

1. 取供试品的中性溶液，置洁净的试管中，加氨制硝酸银试液数滴，置水浴中加热，银即游离并附在管的内壁成银镜。（沉淀生成反应）

$$2Ag(NH_3)_2OH+\underset{HO-CH-COOH}{\overset{HO-CH-COOH}{|}}\xrightarrow{\triangle}\underset{HO-C-CHOONH_4}{\overset{HO-C-CHOONH_4}{\parallel}}+2Ag\downarrow+2NH_3\uparrow+2H_2O$$

2. 取供试品溶液，加醋酸成酸性后，加硫酸亚铁试液 1 滴和过氧化氢试液 1 滴，俟溶液褪色后，用氢氧化钠试液碱化，溶液即显紫色。（呈色反应）

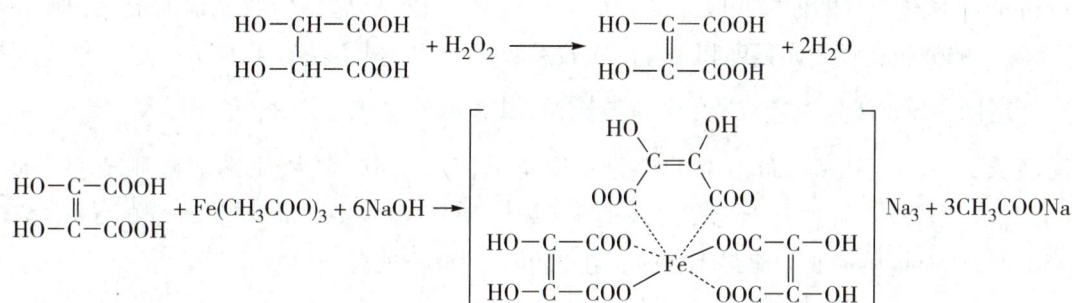

$$\underset{HO-CH-COOH}{\overset{HO-CH-COOH}{|}}+H_2O_2\longrightarrow \underset{HO-C-COOH}{\overset{HO-C-COOH}{\parallel}}+2H_2O$$

$$\underset{HO-C-COOH}{\overset{HO-C-COOH}{\parallel}}+Fe(CH_3COO)_3+6NaOH\longrightarrow \left[\begin{array}{c}\end{array}\right]Na_3+3CH_3COONa$$

（六）醋酸盐

1. 取供试品，加硫酸和乙醇后，加热，即分解产生乙酸乙酯的香气。（气体生成反应）

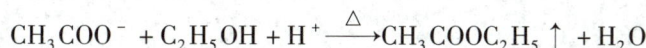

$$CH_3COO^-+C_2H_5OH+H^+\xrightarrow{\triangle}CH_3COOC_2H_5\uparrow+H_2O$$

2. 取供试品的中性溶液，加三氯化铁试液 1 滴，溶液呈深红色，加稀无机酸，红色即褪去。（呈色反应）

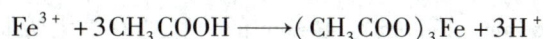

$$Fe^{3+}+3CH_3COOH\longrightarrow (CH_3COO)_3Fe+3H^+$$

四、有机氟化物

取供试品约 7mg，照氧瓶燃烧法（通则 0703）进行有机破坏，用水 20ml 与 0.01mol/L 氢氧化钠溶液 6.5ml 为吸收液，俟燃烧完毕后，充分振摇；取吸收液 2ml，加茜素氟蓝试液 0.5ml，再加 12% 醋酸钠的稀醋酸溶液 0.2ml，用水稀释至 4ml，加硝酸亚铈试液 0.5ml，即显蓝紫色；同时做空白对照试验。（呈色反应）

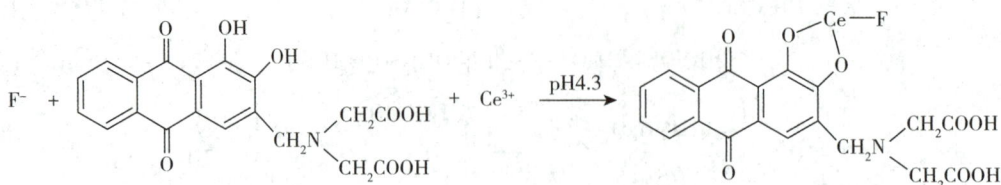

任务三　光谱鉴别技术

PPT

光谱鉴别法是通过测定被测物质在特定波长处或一定波长范围内的吸光度或发光强度，对该物质进行定性鉴别的方法。常用的有紫外 – 可见分光光度法（ultraviolet – visible spectrophotometry，UV）、红外分光光度法（infrared spectrophotometry，IR）等。

一、紫外 – 可见分光光度法　微课5　微课7

紫外 – 可见分光光度法是在 190～800nm 波长范围内测定物质的吸光度，用于鉴别、杂质检查和定量测定的方法。由于物质的吸收光谱具有与其结构相关的特征性，有机化合物分子结构中如含有共轭体系、芳香环等发色基团，均可在紫外区（200～400nm）或可见光区（400～760nm）有特征吸收。《中国药典》（2020 年版）收载的许多品种中，一般采用对比法鉴别。即将一定溶剂中的样品化合物的吸收光谱与相同溶剂中该化合物的标准吸收光谱特征进行对照、比较，包括吸收光谱的形状、吸收峰数目、各吸收峰（谷）的波长、吸收光强度和相应的吸收系数等。常用的方法有下列几种。

（一）测定最大吸收波长 λ_{max}、最小吸收波长 λ_{min} 或肩峰的峰位

《中国药典》（2020 年版）布洛芬的鉴别：取本品，加 0.4% 氢氧化钠溶液制成每 1ml 中约含 0.25mg 的溶液，照紫外 – 可见分光光度法（通则 0401）测定，在 265nm 与 273nm 的波长处有最大吸收，在 245nm 与 271nm 的波长处有最小吸收，在 259nm 的波长处有一肩峰。

（二）测定一定浓度的供试品溶液在最大吸收波长处的吸光度 $A_{\lambda max}$

《中国药典》（2020 年版）氟胞嘧啶的鉴别：取本品，加盐酸溶液（9→100）溶解并稀释制成每 1ml 中约含 10μg 的溶液，照紫外 – 可见分光光度法（通则 0401）测定，在 286nm 波长处有最大吸收，吸光度约为 0.71。

（三）测定规定波长处的吸光度比值 $A_{\lambda 1}/A_{\lambda 2}$

《中国药典》（2020 年版）维生素 B_2 的鉴别：取含量测定项下的供试品溶液，照紫外 – 可见分光光度法（通则 0401）测定，在 267nm、375nm 与 444nm 的波长处有最大吸收。375nm 波长处的吸光度与 267nm 波长处的吸光度的比值应为 0.31～0.33；444nm 波长处的吸光度与 267nm 波长处的吸光度的比值应为 0.36～0.39。

（四）测定最大吸收波长处的百分吸收系数 $E_{1cm}^{1\%}$

《中国药典》（2020 年版）齐多夫定的鉴别：取本品，加水溶解并定量稀释制成每 1ml 中含 10μg 的

溶液，照紫外－可见分光光度法（通则0401）测定，在267nm的波长处有最大吸收，在234nm的波长处有最小吸收。在267nm波长处的吸收系数（$E_{1cm}^{1\%}$）应为361～399。

紫外－可见分光光度法的特点是仪器简单普及、易于操作，应用范围广。但其吸收光谱较为简单，曲线形态变化少，故利用紫外－可见分光光度法进行鉴别，其专属性不如红外分光光度法。在实际鉴别时，往往和其他鉴别方法，如化学法、其他仪器法联合起来使用，以提高方法的专属性。

> ▶▶ **岗位情景模拟**
>
> **情景描述** 某药厂为生产对乙酰氨基酚片，新购入对乙酰氨基酚原料500公斤，需要进行质量检验，化验室已经依次完成取样、分样工作，化验室主任将对乙酰氨基酚原料鉴别工作交给作为化验员的你来完成。请思考你该如何完成此项工作？
>
> **讨　　论** 1. 你将如何制定检验方案？
> 2. 药物鉴别的方法和特点？
> 3. 药物鉴别的意义？
>
> 答案解析

二、红外分光光度法 ⓔ 微课6

红外分光光度法是在4000～400cm^{-1}波数范围内测定物质的吸收光谱，用于化合物的鉴别、检查或含量测定的方法。药物的红外光谱能反映其分子的结构特点，除部分光学异构体及长链烷烃同系物外，几乎没有两个化合物具有相同的红外光谱，据此可以对化合物进行定性和结构分析；化合物对红外辐射的吸收程度与其浓度的关系符合朗伯－比尔定律，是红外分光光度法定量分析的依据。实际工作中，该法主要用于药物定性鉴别。

国内外药典广泛采用红外分光光度法鉴别药物的真伪。《中国药典》采用标准图谱对照法，即供试品的红外光吸收图谱与国家药典委员会编订的《药品红外光谱集》的对照图谱进行对比，要求供试品的光谱图和对照光谱图的峰位、峰形、相对强度应一致。《美国药典》则采用对照品法。

供试品的制备通常采用压片法、糊法、膜法、溶液法和气体吸收法等。凡是易于粉碎的固体样品的试样制备方法常用压片法。压片时，通常取供试品约1～1.5mg，置玛瑙研钵中，加入干燥的溴化钾或氯化钾细粉约200～300mg（与供试品的比约为200∶1）作为分散剂，充分研磨后于模具中铺布均匀，抽真空约2分钟后，加压至$0.8×10^6$kPa，保持2分钟，去除真空，取出即得制成的供试品片。目视检查该片应均匀透明，无明显颗粒。

红外分光光度法具有专属性强、准确度高的特点，不仅适用于组分单一、结构明确的原料药，也可用于药物晶型的鉴别以及组成固定的混合物，如制剂的鉴别。原料药鉴别除另有规定外，应按照国家药典委员会编订的《药品红外光谱集》各卷收载的各光谱图所规定的方法制备样品。制剂品种鉴别项下应明确规定制剂的前处理方法，通常采用溶剂提取法。提取时应选择适宜的溶剂，以尽可能减少辅料的干扰，避免致可能的晶型转变。提取的样品再经适当干燥后依法进行红外光谱鉴别。

《中国药典》（2020年版）丙谷胺片采用红外分光光度法鉴别：取本品的细粉适量（约相当于丙谷胺0.2g），加乙醇20ml，使充分溶解后，滤过，滤液水浴蒸干，得结晶，105℃干燥1小时，依法测定。本品的红外光吸收图谱应与对照的图谱（光谱集67图）一致。

进行红外分光光度法鉴别图谱比对时，需要考虑供试品是否存在多晶现象、纯度如何，供试品制备时的研磨程度或吸水程度存在差异，各种红外分光光度计的仪器性能不同以及其他外界干扰，均会造成光谱的形状有所不同，因此要综合考虑各因素的影响。

任务四　色谱鉴别技术 微课8

PPT

色谱鉴别法是利用不同物质在不同色谱条件下，产生各自的特征色谱行为（比移值 R_f 或保留时间 t_R）进行鉴别试验。常用的方法有薄层色谱法（thin layer chromatography，TLC）、高效液相色谱法（high-performance liquid chromatography，HPLC）、气相色谱法（gas chromatography，GC）、纸色谱法（paper chromatography，PC）。

一、薄层色谱法 微课9

薄层色谱法系将供试品溶液点于薄层板上，在展开容器内用展开剂展开，使供试品所含成分分离，所得色谱图与适宜的标准物质按同法所得的色谱图对比，亦可用薄层色谱扫描仪进行扫描，用于鉴别、检查或含量测定。薄层色谱鉴别的依据是在相同的色谱条件下，相同物质的比移值 R_f 相同，$R_f = \dfrac{L}{L_0}$，如图4-1所示。

薄层色谱法一般包括薄层板的制备、点样、展开、显色与检视、记录等步骤。在实际鉴别工作中，一般采用对照品（或标准品）比较法，即将供试品与对照品（或标准品）按药品标准的规定，用同种溶剂配成相同浓度的溶液，在同一薄层板上点样、展开并检视，供试品色谱图所显主斑点的位置和颜色（或荧光）应与对照品（或标准品）色谱图的斑点一致。

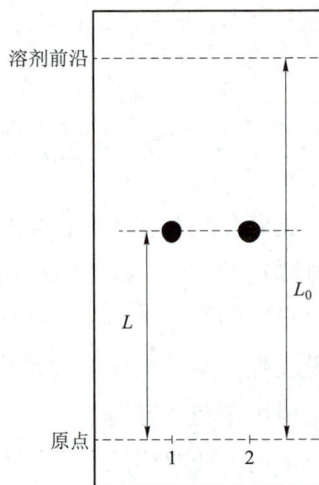

图4-1　薄层色谱鉴别示意图
1. 供试品　2. 对照品

《中国药典》（2020年版）中醋酸丙氨瑞林采用薄层色谱法鉴别：取本品与醋酸丙氨瑞林对照品，分别加水溶解并稀释制成每1ml中约含2mg的供试品和对照品溶液，照薄层色谱法（通则0502）试验，吸取上述两种溶液各2μl分别点于同一硅胶G薄层板上，以三氯甲烷-甲醇-冰醋酸-水（60∶45∶6∶14）为展开剂，展开晾干，熏氯气（在一容器底部放一烧杯，加入5%高锰酸钾溶液10ml，再加盐酸3ml，密闭），晾干，再喷以碘化钾淀粉指示液使显色，供试品溶液所显主斑点的位置和颜色应与对照品溶液的斑点相同。

采用薄层色谱法鉴别时，还可以采用供试品溶液和对照品溶液等体积混合点样、展开，与标准物质相应斑点应为单一、紧密的斑点。

薄层色谱法是简便、经济、高效的鉴别方法，是最经典的色谱技术之一。随着商品化的薄层板供应以及高效薄层板的出现，极大地提高了薄层色谱法结果的便利性和准确性，其应用范围日益扩大。尤其在中药及其制剂鉴别中，该方法运用广泛，除采用对照品对照外，还常使用对照中药材进行对照。

即学即练

答案解析

　　对乙酰氨基酚质量标准中〔鉴别〕项下记录：（3）本品的红外光吸收图谱应与对照的图谱（光谱集131图）一致。试回答：
　　1. 进行对乙酰氨基酚供试品制备时通常采用哪种方法？
　　2. 供试品的红外光吸收图谱与对照图谱比对的内容有哪些？

二、高效液相色谱法

　　高效液相色谱法系采用高压输液泵将规定的流动相泵入装有填充剂的色谱柱，对供试品进行分离测定的色谱方法。注入的供试品由流动相带入色谱柱内，各组分在柱内被分离，并进入检测器检测，由积分仪或数据处理系统记录和处理色谱信号。

　　采用高效液相色谱法进行鉴别时，除另有规定外，一般按供试品"含量测定"项下规定的高效液相色谱法的条件进行试验。要求供试品和对照品色谱峰的保留时间（t_R）应一致，如图 4 - 2 所示。若含量测定方法未采用 HPLC，也可以采用有关物质项下的色谱方法进行鉴别。

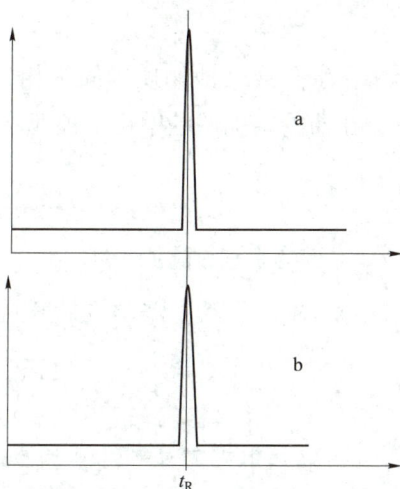

图 4 - 2　高效液相色谱对照品比较法鉴别示意图
a：对照品高效液相色谱图　　b：供试品高效液相色谱图

　　《中国药典》（2020 年版）中格列喹酮采用高效液相色谱法鉴别：在含量测定项下记录的色谱图中，供试品溶液主峰的保留时间应与对照品溶液主峰的保留时间一致。

　　《中国药典》（2020 年版）中格列喹酮片（含量测定方法为紫外 - 可见分光光度法）采用有关物质项下的色谱方法鉴别：取本品细粉适量，加流动相适量，超声使格列喹酮溶解并稀释制成每 1ml 中约含 0.1mg 的溶液，滤过，滤液作为供试品溶液；另取格列喹酮对照品适量，加流动相超声使溶解并稀释制成每 1ml 中约含 0.1mg 的溶液，作为对照品溶液。照有关物质检查项下的方法，取供试品溶液与对照品溶液各 20μl，分别注入液相色谱仪，记录色谱图，供试品溶液主峰的保留时间应与对照品溶液主峰的保留时间一致。

　　高效液相色谱法具有灵敏度高、专属性强、分析速度快的特点，是各国药典和药品标准中大多数化学药物鉴别的重要手段之一。操作时，要按各品种项下的要求进行系统适用性试验，详见"项目八、任务三"。

三、气相色谱法

气相色谱法系采用气体为流动相（载气）流经装有填充剂的色谱柱进行分离测定的色谱方法。物质或其衍生物气化后，被载气带入色谱柱进行分离，各组分先后进入检测器，用数据处理系统记录色谱信号。气相色谱鉴别法和高效液相色谱鉴别法要求一致。同样需要在鉴别前，按各品种项下的规定进行系统适用性试验。

《中国药典》（2020 年版）中维生素 E 采用气相色谱法鉴别：在含量测定项下记录的色谱图中，供试品溶液主峰的保留时间应与对照品溶液主峰的保留时间一致。在含量测定项下色谱条件与系统适用性试验（见有关物质项下）：用硅酮（OV–17）为固定液，涂布浓度为 2% 的填充柱，或用 100% 二甲基聚硅氧烷为固定液的毛细管柱；柱温为 265℃。理论板数按维生素 E 峰计算不低于 500（填充柱）或 5000（毛细管柱），维生素 E 峰与内标物质峰的分离度应符合要求。

气相色谱法灵敏度高、专属性强、分析速度快，适合高温下稳定、容易气化药物的鉴别，而应用最广的是测定残留溶剂与检测农药残留。

四、纸色谱法

纸色谱法系以纸为载体，以纸上所含水分或其他物质为固定相，用展开剂进行展开的分配色谱法。存在分离效能低、分析时间长等缺点，在药物鉴别试验中逐渐被薄层色谱法或其他色谱法所取代。

📖 知识链接

药物鉴别试验的条件

药物鉴别试验的影响因素来源于多个方面，主要包括溶液的浓度、试剂用量、溶液的温度、溶液的酸碱度、反应时间及反应介质等。在建立鉴别试验方法时，应考察条件对试验结果的影响，选择出最佳的鉴别试验条件。

1. 溶液的浓度　药物和有关试剂的浓度直接影响鉴别反应的颜色深浅、沉淀的生成以及有关参数的测定，因此必须严格规定。

2. 溶液的温度　反应温度每升高 10℃，可使化学反应速度增加 2~4 倍。但温度的升高也可能使某些生成物发生分解，导致溶液颜色变浅、沉淀溶解，甚至不能观察到试验结果。

3. 溶液的酸碱度　许多鉴别反应都需要在一定酸碱度的条件下才能进行，能使反应生成物处于稳定和易于观测的状态。

4. 干扰成分的存在　药物中的其他成分如辅料，或复方制剂中的其他药物成分，也可能参与反应，干扰试验结果，可采取掩蔽、提取分离或选择专属性更高的鉴别方法排除干扰后，再进行试验。

5. 反应介质　反应介质不同可得到不同的试验结果。

6. 试验时间　有些反应的反应速度较慢，因此，鉴别反应完成需要一定时间。

目标检测

答案解析

一、A 型题（最佳选择题）

1. 显微鉴别适用于哪类药物（   ）

    A. 生化药物   B. 抗生素   C. 中药饮片

    D. 中药提取物   E. 化学药品

2. 药典鉴别试验的对象是（   ）

    A. 结构待确证的药物   B. 贮藏在有标签容器中的药物

    C. 仅限结构类似的药物   D. 仅限原料药

    E. 仅限结构差异大的药物

3. 钠盐的焰色反应颜色为（   ）

    A. 砖红色   B. 黄绿色   C. 黄色

    D. 绿色   E. 棕色

4. 关于红外分光光度法用于鉴别时，表述正确的是（   ）

    A. 固体、液体、气体样品均适用

    B. 仅适用于原料药鉴别

    C. ChP、USP 均采用标准图谱对照法

    D. 压片时，一般用碘化钾为分散剂

    E. 化学结构相同的原料药，红外光吸收图谱一定相同

5. HPLC 法用于鉴别的参数是（   ）

    A. 峰面积   B. 比移值   C. 保留时间

    D. 峰宽   E. 拖尾因子

6. 氯化物鉴别：取供试品溶液，加稀硝酸使成酸性后，滴加（   ）试液，即生成白色凝乳状沉淀；分离，沉淀加氨试液即溶解，再加稀硝酸酸化后，沉淀复生成。

    A. 硝酸亚汞   B. 硝酸银   C. 氯化钡

    D. 醋酸铅   E. 硝酸铜

7. 含碘有机药物经直火加热，可生成的挥发性物质是（   ）

    A. 加成反应产物   B. 紫色碘蒸气   C. 氧化反应产物

    D. 过氧化物   E. 二氧化碳

8. 鉴别硝酸盐：取供试品溶液，置试管中，加等量的硫酸，小心混合，冷却后，沿管壁加（   ）试液，使成两液层；接界面显棕色。

    A. 氯化钡   B. 硫酸铁   C. 硫酸亚铁

    D. 硫酸铜   E. 氯化汞

二、B 型题（配伍选择题）

（1～5 共用备选答案）

    A. 取供试品溶液，滴加氯化钡试液，即生成白色沉淀；分离，沉淀在盐酸或硝酸中均不溶解

B. 取供试品溶液 2ml，加稀硫酸数滴，加热至沸，加高锰酸钾试液数滴，振摇，紫色即消失；溶液分成两份，一份中加硫酸汞试液 1 滴，另一份中逐滴加入溴试液，均生成白色沉淀

C. 取供试品的中性溶液，置洁净的试管中，加氨制硝酸银试液数滴，置水浴中加热，银即游离并附在试管的内壁成银镜

D. 取供试品的中性溶液，加三氯化铁试液，即生成赭色沉淀；再加稀盐酸，变为白色沉淀

E. 取供试品的稀溶液，加三氯化铁试液 1 滴，即显紫色

以下各类药物的鉴别试验是：

1. 酒石酸盐（　　）

2. 枸橼酸盐（　　）

3. 水杨酸盐类（　　）

4. 苯甲酸盐（　　）

5. 硫酸盐（　　）

（6～10 共用备选答案）

A. 供试品溶液点于薄层板上，在展开容器内用展开剂展开，使供试品所含成分分离，与标准物质对照，以比移值为参数进行鉴别

B. 供试品制备时研磨程度的差异或吸水程度不同等原因，均会影响光谱的形状

C. 吸收光谱简单，曲线形状变化不大，用作鉴别的专属性远不如红外光吸收图谱

D. 利用高压泵，由流动相将样品各组分带入色谱柱内，各组分在柱内被分离，与标准物质对照，以色谱峰保留时间来鉴别

E. 利用显微镜对药材（饮片）切片、粉末、解离组织或表面制片及含饮片粉末的制剂中饮片的组织、细胞或内含物等特征进行鉴别

上述说法中，用来描述下列鉴别方法的是：

6. 紫外－可见分光光度法（　　）

7. 红外分光光度法（　　）

8. 高效液相色谱法（　　）

9. 显微鉴别法（　　）

10. 薄层色谱法（　　）

三、X 型题（多项选择题）

1. 紫外－可见分光光度计可采用的光源是（　　）

A. 无极放电灯　　　　　　B. 钨灯　　　　　　　　C. 卤钨灯

D. 空心阴极灯　　　　　　E. 氘灯

2. 红外分光光度法鉴别试验时，试样的制备方法有（　　）

A. 糊法　　　　　　　　　B. 膜法　　　　　　　　C. 氧瓶燃烧法

D. 溶液法　　　　　　　　E. 压片法

3. 为提高紫外－可见分光光度法鉴别的专属性，以下方法（　　）可单个应用，也可几个结合起来使用。

A. 测定最大吸收波长，或同时测定最小吸收波长

B. 规定一定浓度的供试液在最大吸收波长处的吸光度

C. 规定吸收波长和吸收系数法

D. 规定吸收波长和吸收度比值法

E. 经化学处理后，测定其反应产物的吸收光谱特性

4. 采用薄层色谱法（TLC）进行药物鉴别时，可供鉴别的参数有（　　）

A. 比移值　　　　　　　　B. 斑点颜色　　　　　　　　C. 化学位移

D. 保留时间　　　　　　　E. 斑点大小

四、简答题

1. 药物的鉴别方法主要有哪些？

2. 常用的色谱鉴别法包括哪些？

书网融合……

知识回顾　　微课5　　微课6　　微课7　　微课8　　微课9　　习题

项目五　药物杂质检查技术

学习引导

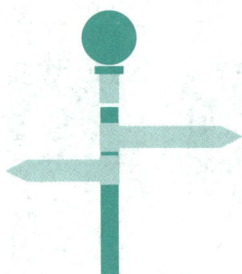

2013 年 3 月 26 日，中央电视台《经济半小时》曝出消息：广药集团子公司广西盈康药业有限责任公司生产的维 C 银翘片用山银花的枝梗替代山银花花冠，且山银花经过工业硫黄熏蒸，含剧毒砷汞残留。4 月 9 日，广西药监局发布公告称，对盈康维 C 银翘片库存和已上市产品进行检验，重金属砷、汞、铅、镉、铜及二氧化硫的含量，均低于《中国药典》的限量规定。药物中的重金属砷和汞属于杂质，其含量超出限量会影响用药安全吗？如何对药物的杂质进行检查？

本项目主要介绍药物杂质的概念、表示方法、检查方法，一般杂质和特殊杂质检查方法的原理、操作步骤及注意事项。

学习目标

1. **掌握**　杂质限量的概念、限量检查的常用方法、限量的表示方法及有关计算；氯化物、硫酸盐、铁盐、重金属、砷盐、干燥失重、残留溶剂、甲醇量一般杂质的检查原理和方法；药物中特殊杂质的检查原理和方法。
2. **熟悉**　药物纯度的概念，药物纯度与化学试剂纯度的区别；药物中杂质的来源和分类。
3. **了解**　水分、炽灼残渣、易炭化物、溶液颜色、澄清度的检查原理和方法。

药物的杂质是指存在于药物中的无治疗作用或影响药物的稳定性和疗效、甚至对人体健康有害的物质。由于药物在生产和贮存过程中会不可避免地引入杂质，为了确保药物的安全性、有效性和稳定性，同时也为药品生产和流通领域的质量保证提供依据，因此需对药物中的杂质进行检查。

任务一　杂质检查基础知识

PPT

一、杂质的来源与分类

（一）药物纯度

药物纯度是指药物的纯净程度。药物中的杂质是影响药物纯度的主要因素，主要通过药品质量标准中的"检查"项下的杂质检查来控制，因此纯度检查通常又称为杂质检查。如果药物中所含杂质超过质量标准规定的纯度要求，就可能引起药物的外观性状、物理常数的变化，甚至会影响药物的稳定性、降低疗效和增加副作用。因此杂质检查是控制药物质量的一个重要环节，对药物纯度的评价应综合考虑药物的性状、理化常数、杂质检查和含量测定等方面。

临床用药的纯度又称药用纯度或药用规格，符合纯度要求的药品属于药用规格，与化学试剂的纯度或试剂规格不能混淆。前者主要从用药安全性、有效性以及对药物稳定性的影响等方面考虑，后者是从杂质可能引起的化学变化对试剂的使用范围和使用目的影响来考虑的，并不考虑对人体的生理作用及毒副作用。因此，药品只有合格品与不合格品，化学试剂可根据杂质的含量高低分为不同级别（如色谱纯、基准试剂、优级纯、分析纯和化学纯等）。因此，化学试剂不能代替药品使用。

随着临床用药经验的不断积累和分离检测技术的不断提高，人们对药物纯度的认识也发生着改变，能够进一步发现存在于药物中的新杂质，从而对药物纯度的要求不断地提高，通过完善药品生产工艺，使药物中杂质的检查项目或限量要求不断地改变或提高。

（二）杂质的来源

药物中的杂质主要来源于两个方面，一是由生产过程中引入，二是由贮存过程中引入。

1. 生产过程引入　药物在生产过程中由于所用原料不纯、反应不完全、生成的副产物、加入的试剂和溶剂等在精制时未完全除净、使用的生产器皿等原因，可能引入未反应完全的原料、试剂、中间体或副产物以及其他杂质。例如以水杨酸为原料合成阿司匹林时，若乙酰化反应不完全可能引入水杨酸；地塞米松磷酸钠在生产过程中使用大量甲醇和丙酮，可能会残留在成品中。从植物原料中提取分离药物时，由于含有与药物结构性质相近的物质，很难完全分离，可能引入产品中。药物在制备过程中，也可能引入新的杂质。

2. 贮存过程中引入　药物在贮存过程中，由于贮存保管不当，或贮存时间过长，在外界条件如温度、湿度、光照、空气、微生物等影响下，可能使药物发生水解、氧化、分解、异构化、晶型转变、聚合、潮解和发霉等变化而产生有关杂质。其中，药物因发生水解及氧化反应而产生杂质较为常见。如酯、内酯、酰胺、环酰胺、卤代烃及苷类等药物在水分的存在下均容易水解；如阿司匹林可水解产生水杨酸和醋酸；阿托品可水解产生莨菪醇和消旋莨菪酸等。

此外，药物中还可能存在一些与有效成分生物活性有很大差异的无效、低效异构体或晶型。如肾上腺素水溶液加热或室温放置可发生消旋化，即部分左旋体转变为右旋体，致使药物活性降低。如棕榈氯霉素存在多晶型现象，B 晶型为活性型，易被酯酶水解而吸收，而 A 晶型则不易被酯酶水解、活性很低。甲苯达唑有 A、B、C 三种晶型，其中 C 晶型的驱虫率为 90%，B 晶型为 40% ~ 60%，A 晶型的驱虫率小于 20%。在生产中低效、无效的异构体或晶型较难除尽，且生产工艺、结晶溶剂的不同以及贮存条件的影响也可引起异构化或晶型的转变。

（三）杂质的分类

为有效地控制药物的杂质，保障药物的安全性、有效性和稳定性，应对药物中杂质的种类及其性质有所了解。药物中杂质多种多样，其分类方法不同，杂质种类也不同。

1. 按性质分类

（1）影响药物稳定性的杂质　药物中金属离子的存在可能会催化氧化还原反应，如 Cu^{2+} 的存在可使维生素 A 和维生素 E 易被氧化；水分的存在可使含有酯键和酰胺键结构的药物发生水解，从而影响药物的安全性和有效性。

（2）毒性杂质　药物中重金属（如银、铅、汞、铜、镉、铋、锑、锡、镍、锌等）和砷盐的过量存在，会导致人体中毒，影响到用药的安全性，应严格控制其限量。

（3）信号杂质　药物中氯化物、硫酸盐等杂质少量存在不会对人体产生危害，但是此类杂质的存在水平可以反映药物的生产工艺和贮存状况是否正常，因此，此类杂质称为"信号杂质"。控制这类杂质的限量，同时也就控制了有关杂质的限量，从而有助于指导生产工艺和贮存条件的改善。

2. 按来源分类

（1）一般杂质　一般杂质是指在自然界中分布比较广泛，在多种药物的生产和贮存过程中容易引入的杂质。由于多种药物涉及此类杂质的控制，故在药典中均规定了它们的检查方法。《中国药典》（2020 年版）四部通则规定了氯化物、硫酸盐、硫化物、硒、氟、氰化物、铁盐、重金属、砷盐、铵盐、酸碱度、干燥失重、水分、炽灼残渣、易炭化物以及残留溶剂等项目检查。

（2）特殊杂质　特殊杂质是指药物在生产和贮存过程中，由于药物本身的性质、生产方法和工艺的不同，可能引入的杂质。如肾上腺素中的酮体，硫酸阿托品中的莨菪碱，阿司匹林中的游离水杨酸等。一般来说，某种特殊杂质只存在于某种特定的药物中，故其检查方法收载于药典的正文中。

3. 按杂质的结构分类

（1）无机杂质　可能来源于生产过程，如氯化物、硫酸盐、硫化物、氰化物、重金属等，一般是已知和确定的。

（2）有机杂质　主要包括合成中未完全反应的原料、中间体、副产物、分解产物、异构体和残留溶剂等。

在某些情况下，杂质应属于一般杂质还是特殊杂质，并无严格区分。无论哪种杂质，都要根据其性质、特点和来源，在保证用药安全、有效的前提下，以科学、合理的方法严格进行控制。

二、杂质限量

药物杂质来源较多，对于药物而言，其杂质的含量当然越少越好，但要把药物中的杂质完全除去，既不可能也没有必要。因为不仅会增加成本，也会受到生产工艺和条件的制约。因此，在保证用药安全、有效，不影响药物稳定性的原则下，允许药物中存在一定量的杂质。

药物中所含杂质的最大允许量称为杂质限量。通常用百分之几或百万分之几来表示。对信号杂质允许的限量值较大，但对危害人体健康或影响药物稳定性的杂质允许限量值很低。如砷对人体有毒，其限量一般不超过百万分之十。重金属易在体内蓄积中毒，并影响药物的稳定性，其限量一般不超过百万分之二十。药物中杂质限量除考虑杂质本身的性质外，还要根据生产所能达到的水平，并参考各国的药典标准来制定。

药物中杂质的检查，一般不要求测定其含量，而只检查杂质的量是否超过限量。这种杂质检查的方法叫做杂质的限量检查。

知识链接

杂质检查项目及限量制定的原则

质量标准中规定的杂质和限量是根据正常生产和贮藏过程中可能引入的杂质而制定的。制定杂质的检查项目和限量不是永远不变的，随着生产工艺水平的提高，或生产工艺发生改变，或对杂质认识的逐渐深入等，杂质检查的项目、方法和限量都是不断完善和提高的。

制定杂质的检查项目和限量不能追求越纯越好，要结合实际水平和条件制定。严重危害人体健康和影响药物稳定性的杂质必须制定相应的检查项目，并严格控制其限量。药物的杂质检查项目和限量规定与化学试剂的杂质控制项目和限量是完全不同的，不能混淆。

三、杂质检查方法

药物的杂质检查按照操作方法不同，分为以下三种。

（一）对照法

对照法是指取一定量待检杂质的对照溶液与一定量供试品溶液在相同条件下加入一定的试剂处理后，比较反应结果，从而判断供试品中所含杂质是否超过限量。使用本法检查药物的杂质，须遵循平行原则。该法的检测结果，只能判定药物所含杂质是否符合限量规定，一般不能测定杂质的准确含量。各国药典主要采用本法检查药物的杂质。杂质的限量可用下式进行计算：

$$杂质限量 = \frac{允许杂质存在的最大量}{供试品量} \times 100\%$$

由于供试品（S）中所含杂质是否超过限量是通过与一定量杂质标准溶液进行比较来确定的，杂质的最大允许量就是标准溶液的浓度（C）与体积（V）的乘积，因此，杂质限量（L）的计算又可用下式表示：

$$杂质限量 = \frac{标准溶液的浓度 \times 标准溶液的体积}{供试品量} \times 100\%$$

$$或\ L = \frac{C \times V}{S} \times 100\% \tag{式5-1}$$

应用示例一　口服 $NaHCO_3$ 原料药中氯化物检查

取本品 0.15g（供口服用），加水溶解使成 25ml，滴加硝酸使成微酸性后，置水浴中加热除尽二氧化碳，放冷，依法检查，与标准氯化钠溶液 3.0ml（10μgCl/ml）制成的对照液比较，不得更浓。计算氯化物的限量。

解析：$L = \dfrac{C \times V}{S} \times 100\% = \dfrac{10 \times 10^{-6} \times 3.0}{0.15} \times 100\% = 0.02\%$

应用示例二　丙磺舒中重金属检查

取丙磺舒 1.0g，依法检查，重金属不得超过百万分之十，应取标准铅溶液多少毫升（每 1ml 相当于 10μg 的 Pb）？

解析：$V = \dfrac{L \times S}{C} = \dfrac{10 \times 10^{-6} \times 1.0}{10 \times 10^{-6}} = 1.0ml$

应用示例三　氯化钠中砷盐的检查

取标准砷溶液 2.0ml（每 1ml 相当于 1μg 的 As）制备标准砷斑，要求含砷量不得超过 0.00004%。问应取供试品多少克？

解析：$S = \dfrac{C \times V}{L} = \dfrac{1 \times 10^{-6} \times 2.0}{0.4 \times 10^{-6}} = 5.0g$

（二）灵敏度法

灵敏度法是以在检测条件下反应的灵敏度来控制杂质限量的一种方法。灵敏度法不需要杂质对照溶液，比对照法对杂质的要求更为严格。如纯化水中的氯化物检查，是在 50ml 纯化水中加入硝酸 5 滴及硝酸银试液 1ml，要求不得发生浑浊。该法就是利用氯离子与银离子生成氯化银沉淀反应的灵敏度来控制纯化水中氯化物的限量。

（三）比较法

比较法是指取一定量供试品依法检查，测得待检杂质的吸光度或旋光度等与规定的限量比较，不得更大。如盐酸去氧肾上腺素中酮体的检查：取本品，加水制成每 1ml 中含 4.0mg 的溶液，照紫外 – 可见分光光度法（通则 0401），在 310nm 的波长处测定吸光度，不得大于 0.20。硫酸阿托品中莨菪碱的检查：取本品，加水制成每 1ml 中含 50mg 的溶液，依法测定（通则 0621），旋光度不得超过 – 0.40°。本法的特点是准确测定杂质的吸光度或旋光度（从而可计算出杂质的准确含量）并与规定限量比较，不需要对照物质。

应用示例 肾上腺素中肾上腺酮的检查

取本品 0.20g，置 100ml 量瓶中，加盐酸溶液（9→2000）溶解，并稀释至刻度，摇匀，在 310nm 处测定吸光度，不得超过 0.05，酮体百分吸收系数（$E_{1cm}^{1\%}$）为 435，求酮体的限量？

解析：$C_{酮体} = \dfrac{A}{E_{1cm}^{1\%}} \times \dfrac{1}{100} = \dfrac{0.05}{435} \times \dfrac{1}{100} = 1.15 \times 10^{-6}\,g/ml$

$$L = \dfrac{C_{酮体}}{C} \times 100\% = \dfrac{1.15 \times 10^{-6}}{2.0 \times 10^{-3}} \times 100\% = 0.06\%$$

任务二　一般杂质检查方法

PPT

一般杂质是指广泛存在于自然界，在多种药物的生产和贮存过程中容易引入的杂质。《中国药典》（2020 年版）对一般杂质检查多采用对照法。即在遵循平行操作的原则下，比较供试管与对照管的浊度、颜色等以判断供试品中杂质限量是否符合规定。如果检查结果不符合规定或在限度边缘时，应对供试品和对照品各复查两份。

一、氯化物检查法

氯化物广泛存在于自然界中，在药物的生产过程中极易引入。少量的氯化物虽对人体无害，但氯化物属于信号杂质，其存在量可以反映出药物的纯净程度以及生产工艺和贮存条件是否正常。

（一）检查原理

利用氯化物在硝酸酸性条件下与硝酸银试液作用，生成氯化银白色浑浊，与一定量标准氯化钠溶液在相同条件下生成的氯化银浑浊比较，以判断供试品中的氯化物是否超过限量。

$$Cl^- + Ag^+ \longrightarrow AgCl\downarrow（白）$$

（二）操作方法

取规定量的供试品，加水使溶解成 25ml（溶液如显碱性，可滴加硝酸使成中性），再加稀硝酸 10ml，溶液如不澄清，应滤过，置 50ml 纳氏比色管中，加水使成约 40ml，摇匀，即得供试品溶液。另取药品项下规定量的标准氯化钠溶液，置 50ml 纳氏比色管中，加稀硝酸 10ml，加水使成 40ml，摇匀，即得对照品溶液。于供试品溶液与对照品溶液中，分别加入硝酸银试液 1.0ml，用水稀释使成 50ml，摇匀，在暗处放置 5 分钟，同置黑色背景上，从比色管上方向下观察、比较，即得。

（三）注意事项

1. 标准氯化钠溶液应为临用前配制，每 1ml 相当于 10μg 的 Cl^-。在检测条件下，以 50ml 中含 50～

$80\mu g$ 的 Cl^- 为宜，在此范围内氯化物与硝酸银反应产生的浑浊梯度明显，便于比较。因此，在设计检查方法时应根据氯化物的限量考虑供试品的取用量。

2. 检测中加入稀硝酸的作用是为了去除 CO_3^{2-}、PO_4^{3-}、SO_3^{2-} 等杂质的干扰，同时还可以加速氯化银沉淀的生成并产生较好的乳浊。酸度以 50ml 溶液中含 10ml 稀硝酸为宜。

3. 暗处放置 5 分钟，避免光线使单质银析出。

4. 有机药物的氯化物检查。溶于水的有机药物，按规定方法直接检查。不溶于水的有机药物，多数采用加水振摇，使所含氯化物溶解，滤除不溶物或加热溶解供试品，放冷后析出沉淀，滤过，取滤液检查。用滤纸滤过时，滤纸中如含有氯化物，可预先用含有硝酸的水溶液洗净后使用。

5. 检查有机氯杂质，可根据有机氯杂质结构，选择适宜的有机破坏方法，使有机氯转变为无机氯化物后，再依法检查。

6. 检查碘化物或溴化物中氯化物时，由于氯、溴、碘性质相近，应采用适当的方法去除干扰后再检查。

7. 供试溶液如带颜色，通常采用内消色法处理。也可采用外消色法，即加入某种试剂，使供试品溶液褪色后再检查。如高锰酸钾的氯化物检查，加入适量乙醇，使颜色消失后再检查。

二、硫酸盐检查法

硫酸盐也是一种广泛存在于自然界中的信号杂质，是许多药物都需要检查的一种杂质。

（一）检查原理

利用硫酸盐在盐酸酸性溶液中与氯化钡生成白色浑浊，与一定量标准硫酸钾溶液在相同条件下与氯化钡生成的浑浊比较，以判断药物中硫酸盐是否超过限量。

$$SO_4^{2-} + Ba^{2+} \longrightarrow BaSO_4 \downarrow （白）$$

（二）操作方法

取规定量的供试品，加水溶解使成约 40ml（如溶液显碱性，可滴加盐酸使成中性），溶液如不澄清，应滤过，置 50ml 纳氏比色管中，加稀盐酸 2ml，摇匀，即得供试品溶液。另取各药品项下规定量的标准硫酸钾溶液，按同样方法制成对照品溶液，于供试品溶液与对照品溶液中，分别加入 25% 氯化钡溶液 5ml，用水稀释至 50ml，充分摇匀，放置 10 分钟，同置黑色背景上，从比色管上方向下观察、比较，即得。

（三）注意事项

1. 标准硫酸钾溶液每 1ml 相当于 $100\mu g$ 的 SO_4^{2-}，本法适宜的比浊浓度范围为 50ml 溶液中含 $0.1 \sim 0.5mg$ 的 SO_4^{2-}，相当于标准硫酸钾溶液 $1 \sim 5ml$，在此范围内浊度梯度明显。

2. 加入 25% 氯化钡溶液后，应充分摇匀，以免影响浊度。25% 氯化钡溶液存放时间过久，如有沉淀析出，不能使用，应予重配。

3. 供试液中加入稀盐酸的作用是为了防止 CO_3^{2-}、PO_4^{3-} 等与 Ba^{2+} 生成沉淀而干扰测定，加入稀盐酸的量以 50ml 溶液中含稀盐酸 2ml，使溶液的 pH 值约为 1 为宜，如果酸度过高，灵敏度会下降。

4. 温度对产生浑浊有影响，温度太低产生浑浊慢且不稳定，当温度低于 10℃时，应将比色管在 $25 \sim 30℃$ 水浴中放置 10 分钟后再比浊。

5. 如供试液加入盐酸后不澄明，可先用盐酸使成酸性的水洗过的滤纸滤过后再测定。如供试液有颜色，可采用内消色法处理。

📖 **知识链接**

内消色法

内消色法是指在供试品中加入沉淀剂，使待检测杂质离子沉淀后，反复过滤至溶液完全澄清后，将滤液作为配制对照品溶液的溶剂，此时对照管与供试管溶液的颜色完全一致。对照管中再加入规定量的标准杂质溶液，加入规定的试剂反应后，与供试管进行比浊。例如枸橼酸铋钾中硫酸盐的检查，取两份供试品溶液，于其中一份中先加入25%氯化钡溶液，反复滤过，至滤液澄清，即得无硫酸盐杂质又具有相同颜色的澄清溶液，再加入规定量的标准硫酸钾溶液与水适量，作为对照品溶液；另一份中加入25%氯化钡溶液与水适量使成50ml，作为供试品溶液，再依法检查。

三、铁盐检查法

药物中铁盐的存在可以使药物发生氧化及其他反应而变质，因此，需要控制药物中铁盐的限量。《中国药典》（2020年版）采用硫氰酸盐法检查。

（一）检查原理

铁盐在盐酸酸性溶液中与硫氰酸铵生成红色可溶性硫氰酸铁配位离子，与一定量的标准铁溶液用同法处理后进行比色，以控制铁盐的限量。

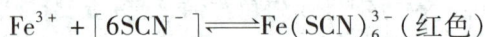

$$Fe^{3+} + [6SCN^-] \Longrightarrow Fe(SCN)_6^{3-}（红色）$$

（二）操作方法

取规定量的供试品，加水溶解使成25ml，移置50ml纳氏比色管中，加稀盐酸4ml与过硫酸铵50mg，用水稀释使成35ml后，加30%的硫氰酸铵溶液3ml，再加水适量稀释成50ml，摇匀，如显色，立即与标准铁溶液一定量按相同方法制成的对照溶液比较，即得。

（三）注意事项

1. 用硫酸铁铵 $[FeNH_4(SO_4)_2 \cdot 12H_2O]$ 配制标准铁贮备液，并加入硫酸防止铁盐水解。标准铁溶液为临用前取贮备液稀释而成，每1ml标准铁溶液相当于10μg的Fe。本法以50ml溶液中含Fe^{3+} 10 ~ 50μg时为宜，在此范围内，所显色泽梯度明显，便于目视比色。

2. 若供试管与对照管色调不一致或所呈红色太浅而不能比较时，可分别移入分液漏斗中，各加正丁醇或异戊醇提取后比色。因硫氰酸铁配位离子在正丁醇等有机溶剂中溶解度大，故能增加颜色深度，且能排除某些干扰物质的影响。

3. 测定中加入氧化剂过硫酸铵可将供试品可能存在的Fe^{2+}氧化成Fe^{3+}，同时可以防止硫氰酸铁受光照还原或分解。

4. 某些药物如葡萄糖、糊精、硫酸镁等，在检测过程中需加硝酸处理，则不再加过硫酸铵。但须加热煮沸除去氧化氮，因硝酸中可能含亚硝酸，能与硫氰酸根离子作用，生成红色亚硝酰硫氰化物，影响比色。

5. 因为铁盐与硫氰酸根生成配位离子的反应是可逆的，加入过量硫氰酸铵可以增加生成配位离子的稳定性，提高反应灵敏度。

6. 硫氰酸根离子能与多种金属离子发生反应，如高汞、锌、锑、银、铜、钴等，在设计方法时应予以注意。

7. 许多酸根阴离子如 SO_4^{2-}、Cl^-、PO_4^{3-}、枸橼酸根等可与 Fe^{3+} 形成无色配位化合物而干扰检查。排除干扰的方法是适当增加酸度，增加硫氰酸铵试剂的用量，用正丁醇提取后比色等。

8. 某些有机药物，特别是环状结构的有机药物，在实验条件下不溶解或对检查有干扰，需经炽灼破坏，使铁盐呈三氧化二铁留于残渣中，处理后再依法检查。

四、重金属检查法

重金属系指在规定实验条件下能与硫代乙酰胺或硫化钠试液作用而显色的金属杂质，如银、铅、汞、铜、镉、铋、锑、锡、镍、锌等。重金属可以影响药物的稳定性及安全性，故必须严格控制其在药物中的含量。药品在生产过程中引入铅的机会较多，铅易在体内蓄积而引起中毒，故检查重金属以铅为代表，以铅的限量表示重金属限度。

（一）检查原理

《中国药典》（2020 年版）收录重金属检查方法有三种，分别为：硫代乙酰胺法、炽灼后硫代乙酰胺法、硫化钠法。检查中使用的显色剂主要是硫代乙酰胺和硫化钠试液。微量重金属离子（以 Pb^{2+} 为代表）与硫代乙酰胺在酸性（pH 3.5 醋酸盐缓冲液）条件下水解产生的硫化氢，或在碱性条件下与硫化钠反应生成黄色到棕黑色的硫化物混悬液，与一定量的标准铅溶液在相同条件下反应生成的有色混悬液比色，不得更深。

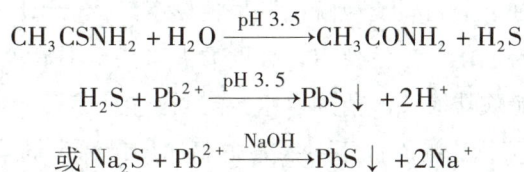

$$CH_3CSNH_2 + H_2O \xrightarrow{pH\,3.5} CH_3CONH_2 + H_2S$$

$$H_2S + Pb^{2+} \xrightarrow{pH\,3.5} PbS \downarrow + 2H^+$$

$$或\ Na_2S + Pb^{2+} \xrightarrow{NaOH} PbS \downarrow + 2Na^+$$

（二）操作方法

1. 第一法（硫代乙酰胺法）　适用于无需有机破坏，溶于水、稀酸、乙醇的药物中的重金属检查，为最常用的方法。取 25ml 纳氏比色管三支，甲管中加标准铅溶液一定量与醋酸盐缓冲液（pH 3.5）2ml 后，加水或各品种项下规定的溶剂稀释成 25ml，乙管中加入按各品种项下规定的方法制成的供试品溶液 25ml，丙管中加入与乙管相同重量的供试品，加配制供试品溶液的溶剂适量使溶解，再加与甲管相同量的标准铅溶液与醋酸盐缓冲液（pH 3.5）2ml 后，用溶剂稀释成 25ml；若供试品溶液带颜色，可在甲管中滴加少量的稀焦糖溶液或其他无干扰的有色溶液，使之与乙管、丙管一致；再在甲、乙、丙三管中分别加硫代乙酰胺试液各 2ml，摇匀，放置 2 分钟，同置白纸上，自上向下透视，当丙管中显出的颜色不浅于甲管时，乙管中显示的颜色与甲管比较，不得更深。如丙管中显出的颜色浅于甲管，应取样按第二法重新检查。

> **即学即练 5-1**
>
> 硫代乙酰胺法中制备丙管的目的是什么？
>
> 答案解析

2. 第二法（炽灼后硫代乙酰胺法） 适用于难溶或不溶于水、稀酸或乙醇的药品，或受某些因素（如自身有颜色的药品、药品中的重金属不呈游离状态或重金属离子与药品形成配位化合物等）干扰不适宜采用第一法检查的药品的重金属检查。取各品种项下规定量的供试品，按炽灼残渣检查法进行炽灼处理，然后取遗留的残渣；或直接取炽灼残渣项下遗留的残渣；如供试品为溶液，则取各品种项下规定量的溶液，蒸发至干，再按上述方法处理后取遗留的残渣；加硝酸 0.5ml，蒸干，至氧化氮蒸气除尽后（或取供试品一定量，缓缓炽灼至完全炭化，放冷，加硫酸 0.5～1ml，使恰湿润，用低温加热至硫酸除尽后，加硝酸 0.5ml，蒸干，至氧化氮蒸气除尽后，放冷，在 500～600℃炽灼使完全灰化），放冷，加盐酸 2ml，置水浴上蒸干后加水 15ml，滴加氨试液至对酚酞指示液显微粉红色，再加醋酸盐缓冲液（pH 3.5）2ml，微热溶解后，移置纳氏比色管中，加水稀释成 25ml，作为乙管；另取配制供试品溶液的试剂，置瓷皿中蒸干后，加醋酸盐缓冲液（pH 3.5）2ml 与水 15ml，微热溶解后，移置纳氏比色管中，加标准铅溶液一定量，再用水稀释成 25ml，作为甲管；再在甲、乙两管中分别加硫代乙酰胺试液各 2ml，摇匀，放置 2 分钟，同置白纸上，自上向下透视，乙管中显出的颜色与甲管比较，不得更深。

3. 第三法（硫化钠法） 适用于溶于碱而不溶于稀酸或在稀酸中即生成沉淀的药物中重金属杂质的检查。取供试品适量，加氢氧化钠试液 5ml 与水 20ml 溶解后，置纳氏比色管中，加硫化钠试液 5 滴，摇匀，与一定量的标准铅溶液同样处理后的颜色比较，不得更深。

（三）注意事项

1. 用硝酸铅配制标准铅贮备液，并加入硝酸防止铅盐水解。标准铅溶液于临用前取贮备液稀释而成，每 1ml 标准铅溶液相当于 $10\mu g$ 的 Pb^{2+}。配制与贮存标准铅溶液使用的玻璃容器，均不得含有铅。本法的适宜目视比色范围为 27ml 溶液中含 $10～20\mu g\ Pb^{2+}$，相当于标准铅溶液 1～2ml。

2. 第一法中，溶液的 pH 对于金属离子与硫化氢呈色影响较大，pH 3.0～3.5 时，硫化铅沉淀较完全。若酸度增大，重金属离子与硫化氢呈色变浅，酸度太大时甚至不显色。故供试品若用强酸溶解或在处理中用了强酸，则应在加入醋酸盐缓冲液前加氨水至对酚酞指示剂显中性。

3. 若供试液呈色，应在加硫代乙酰胺前于对照管中滴加少量稀焦糖溶液或其他无干扰的有色溶液，使之与对照液颜色一致，然后再加硫代乙酰胺试液比色。如在甲管中滴加稀焦糖溶液或其他无干扰的有色溶液，仍不能使颜色一致时，应取样按第二法检查。

4. 供试品如含高铁盐影响重金属检查时，可在甲、乙、丙三管中分别加入相同量的维生素 C 0.5～1.0g，再照上述方法检查。

5. 在用第二法检查时，炽灼温度控制在 500～600℃，温度太低灰化不完全，温度过高重金属挥发损失，如：铅在 700℃经 6 小时炽灼，回收率只有 32%。加硝酸有机物进一步破坏后，一定要蒸干除尽氧化氮，防止亚硝酸氧化硫代乙酰胺水解产生的硫化氢而析出硫，影响比色。

6. 第三法中，显色剂硫化钠试液对玻璃有一定的腐蚀性，而且久置会产生絮状物，应临用前配制。

即学即练 5-2

答案解析

碳酸氢钠的重金属检查应采用第几法？

A. 第一法　　　　　B. 第二法　　　　　C. 第三法　　　　　D. 第四法

五、砷盐检查法

砷盐是毒性杂质，多由药物生产过程中使用的无机试剂及搪瓷反应器引入。《中国药典》（2020 年版）收载的砷盐检查方法有古蔡氏法和二乙基二硫代氨基甲酸银法。

（一）古蔡氏法 🅔 微课 10

1. 检查原理　利用金属锌与酸作用产生新生态的氢，与药物中微量砷盐反应生成具有挥发性的砷化氢，遇溴化汞试纸，产生黄色至棕色的砷斑，与同等条件下一定量标准砷溶液所生成的砷斑比较，判定药物中砷盐的限量。

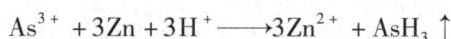

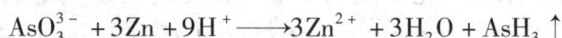

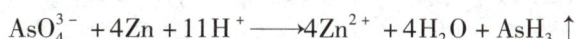

$$As^{3+} + 3Zn + 3H^+ \longrightarrow 3Zn^{2+} + AsH_3 \uparrow$$

$$AsO_3^{3-} + 3Zn + 9H^+ \longrightarrow 3Zn^{2+} + 3H_2O + AsH_3 \uparrow$$

$$AsO_4^{3-} + 4Zn + 11H^+ \longrightarrow 4Zn^{2+} + 4H_2O + AsH_3 \uparrow$$

砷化氢与溴化汞试纸作用：

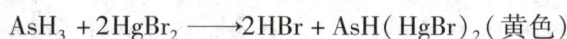

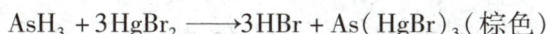

$$AsH_3 + 2HgBr_2 \longrightarrow 2HBr + AsH(HgBr)_2 (黄色)$$

$$AsH_3 + 3HgBr_2 \longrightarrow 3HBr + As(HgBr)_3 (棕色)$$

2. 操作方法　古蔡氏法检查砷的装置见图 5 - 1。

测定时，在导气管 C 中装入醋酸铅棉花 60mg，装管高度约 60 ~ 80mm，于旋塞 D 的顶端平面放一片溴化汞试纸（试纸的大小能覆盖孔径而不露出平面外为宜），盖上旋塞盖 E 并旋紧。

标准砷斑的制备：精密量取标准砷溶液 2ml，置 A 瓶中，加盐酸 5ml 与水 21ml，再加碘化钾试液 5ml 与酸性氯化亚锡试液 5 滴，在室温放置 10 分钟后，加锌粒 2g，立即将装妥的导气管 C 密塞于 A 瓶上，并将 A 瓶置 25 ~ 40℃ 的水浴中，反应 45 分钟，取出溴化汞试纸，即得。

供试品检查：取按各品种项下规定方法制成的供试液，置 A 瓶中，照标准砷斑的制备，自 "再加碘化钾试液 5ml" 起，依法操作，将生成的砷斑与标准砷斑比较，不得更深。

图 5 - 1　古蔡氏法检砷装置

A. 100ml 标准磨口锥形瓶　B. 中空的标准磨口塞

C. 导气管　D. 具孔的有机玻璃旋塞

E. 具孔有机玻璃旋塞盖

3. 注意事项

（1）标准砷溶液临用前取三氧化二砷配制的贮备液稀释而成，每 1ml 标准砷溶液相当于 $1\mu g$ 的 As。砷斑颜色过深或过浅都会影响比色的准确性。《中国药典》（2020 年版）规定标准砷斑为 2ml 标准砷溶液制成，可得清晰的砷斑。药物的含砷限量不同，应在标准砷溶液取量为 2ml 的前提下，改变供试品的取用量。

（2）反应液中加入碘化钾及氯化亚锡的作用是将供试品中可能存在的 As^{5+} 还原成 As^{3+}，加快反应速度。因为五价砷在酸性溶液中比三价砷被金属锌还原为砷化氢的速度慢。另外，碘化钾被氧化生成的碘又可被氯化亚锡还原为碘离子，碘离子又可与反应中产生的锌离子形成稳定的配位离子，有利于生成砷化氢反应的不断进行。

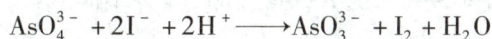

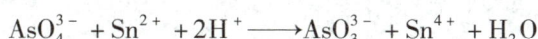

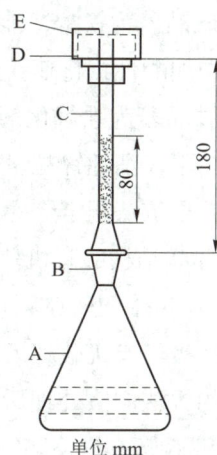

$$AsO_4^{3-} + 2I^- + 2H^+ \longrightarrow AsO_3^{3-} + I_2 + H_2O$$

$$AsO_4^{3-} + Sn^{2+} + 2H^+ \longrightarrow AsO_3^{3-} + Sn^{4+} + H_2O$$

$$I_2 + Sn^{2+} \longrightarrow 2I^- + Sn^{4+}$$

$$4I^- + Zn^{2+} \longrightarrow [ZnI_4]^{2-}$$

氯化亚锡与碘化钾还能抑制锑化氢的生成，因锑化氢也能与溴化汞试纸作用生成锑斑。在实验条件下，100μg锑存在也不致干扰测定。氯化亚锡又可与锌作用，在锌粒表面形成锌锡齐，起去极化作用，从而使氢气均匀而连续地产生。

（3）醋酸铅棉花用于吸收供试品及锌粒中可能含有少量的硫化物。在酸性条件下产生的硫化氢气体，避免硫化氢气体与溴化汞试纸作用产生硫化汞色斑干扰测定结果。导气管中的醋酸铅棉花应保持干燥，如有润湿，应重新更换。醋酸铅棉花的松紧也应合适，太松硫化氢气体过滤的不完全；太紧砷化氢气体不能通过，从而影响砷斑的形成。

（4）溴化汞试纸与砷化氢作用较氯化汞试纸灵敏，其灵敏度为1μg（以As_2O_3计），但所呈砷斑不够稳定，反应中应保持干燥及避光，反应完毕立即比色。制备溴化汞试纸所用的滤纸宜采用质地疏松的中速定量滤纸，一般新鲜制备。

（5）供试品若为硫化物、亚硫酸盐、硫代硫酸盐等，在酸性溶液中能产生硫化氢或二氧化硫气体，与溴化汞作用生成黑色硫化汞或金属汞，干扰比色。应先加硝酸处理，使氧化成硫酸盐，过量的硝酸及产生的氮氧化物须蒸干除尽。如硫代硫酸钠中砷盐的检查。

（6）供试品若为铁盐，能消耗碘化钾、氯化亚锡等还原剂，影响测定条件，并能氧化砷化氢，干扰测定，应先加酸性氯化亚锡试液，将高铁离子还原成低铁离子后再依法检测。

（7）供试品若为强氧化剂或在酸性溶液中能产生强氧化性物质者，如亚硝酸钠在酸性中能产生亚硝酸和硝酸，不仅消耗锌粒且产生的氮氧化物能氧化新生态的氢，影响砷化氢的生成。因此，需加入硫酸先行分解后再依法测定。

（8）具环状结构的有机药物，因砷可能以共价键与其结合，要先进行有机破坏，否则检出结果偏低或难以检出。《中国药典》（2020年版）采用碱破坏法，常用的碱是石灰。

若供试品需经有机破坏后再进行检砷的，则制备标准砷斑时，应取标准砷溶液2ml代替供试品，照供试品规定的方法同法处理后，再依法制备标准砷斑。

（9）砷斑遇光、热及湿气则褪色。如需保存，可将砷斑在石蜡饱和的石油醚溶液中浸过晾干或避光置于干燥器内，也可将砷斑用滤纸包好夹在记录本中保存。

（二）二乙基二硫代氨基甲酸银法（Ag-DDC）

1. 检查原理 利用金属锌与酸作用产生新生态氢，与微量砷盐反应生成具挥发性的砷化氢，还原二乙基二硫代氨基甲酸银，产生红色的胶态银，与相同条件下定量的标准砷溶液所呈色进行目视比色或在510nm波长处测定吸光度，进行比较，以判定砷盐的限量或测定含量。

$$AsH_3 + 6 \quad \begin{array}{c} C_2H_5 \\ C_2H_5 \end{array}\!N\!-\!C\!\!\begin{array}{c} S \\ S \end{array}\!\!Ag \rightleftharpoons 6Ag + As\left[\begin{array}{c} C_2H_5 \\ C_2H_5 \end{array}\!N\!-\!C\!\!\begin{array}{c} S \\ S \end{array}\right]_3 + 3\;\begin{array}{c} C_2H_5 \\ C_2H_5 \end{array}\!N\!-\!C\!\!\begin{array}{c} S \\ SH \end{array}$$

本反应为可逆反应，加入有机碱使与二乙基二硫代氨基甲酸（HDDC）结合，有利于反应向右定量进行完全，所以《中国药典》（2020年版）规定配制Ag-DDC试液时，加入一定量的三乙胺。

2. 操作方法 二乙基二硫代氨基甲酸银法检查砷的装置见图5-2。

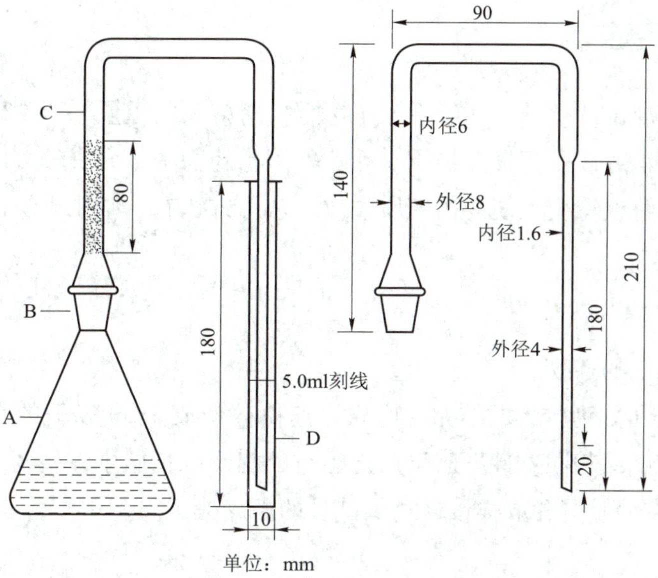

图 5-2　二乙基二硫代氨基甲酸银法检砷装置

A. 100ml 标准磨口锥形瓶　B. 中空的标准磨口塞　C. 导气管　D. 平底玻璃管

测定时，于导气管 C 中装入醋酸铅棉花 60mg，装管高度约 80mm，并于 D 管中精密加入二乙基二硫代氨基甲酸银试液 5ml。

标准砷对照液的制备：精密量取标准砷溶液 2ml，置 A 瓶中，加盐酸 5ml 与水 21ml，再加碘化钾试液 5ml 与酸性氯化亚锡试液 5 滴，在室温放置 10 分钟后，加锌粒 2g，立即将导气管 C 与 A 瓶密塞，使生成的砷化氢气体导入 D 管中，并将 A 瓶置 25～40℃的水浴中反应 45 分钟，取出 D 管，添加三氯甲烷至刻度，混匀，即得。

检查法：取照各品种项下规定方法制成的供试品溶液，置 A 瓶中，照标准砷对照液的制备，自"再加碘化钾试液 5ml"起，依法操作。将所得溶液与标准砷对照液置白色背景上，从 D 管上方向下观察、比较，所得溶液的颜色不得比标准砷对照液更深。必要时，可将所得溶液转移至 1cm 吸收池中，照紫外－可见分光光度法（通则 0401），在 510nm 波长处以二乙基二硫代氨基甲酸银试液作空白，测定吸光度，与标准砷对照液按同法测得的吸光度比较，即得。

岗位情景模拟

情景描述　在分析工作岗位上要进行葡萄糖原料药的砷盐检查，通过查阅《中国药典》（2020 年版），在葡萄糖正文〔检查〕项下记录砷盐，描述如下"取本品 2.0g，加水 5ml 溶解后，加稀硫酸 5ml 与溴化钾溴试液 0.5ml，置水浴上加热约 2 分钟，使保持稍过量的溴存在，必要时，再补加溴化钾溴试液适量，并随时补充蒸散的水分，放冷，加盐酸 5ml 与水适量使成 28ml，依法检查（通则 0822 第一法），应符合规定（0.0001%）"。

讨　论　面对这项任务，你该如何操作呢？依法检查前对供试品处理的目的是什么？

答案解析

六、干燥失重测定法

干燥失重系指药物在规定的条件下，经干燥至恒重后所减失的重量，通常以百分率表示。干燥失重检查法主要控制药物中的水分以及挥发性物质，如乙醇等。药物中若含有较多的水分，不仅使药物含量降低，还会引起药物的水解或霉变，使药物变质失效。常用方法有：常压干燥法、干燥剂干燥法、减压干燥法三种。

（一）常压干燥法

本法适用于受热较稳定的药物。

取供试品，混合均匀（如为较大的结晶，应先迅速捣碎使成2mm以下的小粒），取约1g或各品种项下规定的重量，置与供试品相同条件下已干燥至恒重的扁形称量瓶中，精密称定，除另有规定外，在105℃干燥至恒重，由减失的重量和取样量计算供试品的干燥失重。

（二）干燥剂干燥法

本法适用于受热易分解或挥发的药物。如：氯化铵、苯佐卡因等。

将供试品置于干燥器内，利用干燥器内的干燥剂吸收供试品中的水分，干燥至恒重。常用的干燥剂有硅胶、硫酸和五氧化二磷等，其中五氧化二磷的吸水效力、吸水容量和吸水速度均较好，但价格较贵，且不能反复使用。硫酸的吸水效力与吸水速度次于五氧化二磷，但吸水容量比五氧化二磷大，价格也较便宜。硅胶的吸水效力仅次于五氧化二磷，大于硫酸，由于其使用方便、价廉、无腐蚀性且可反复使用，所以是最常用的干燥剂。硅胶加有氯化钴后为变色硅胶，干燥后生成无水氯化钴而呈蓝色，吸水后生成含两分子结晶水的氯化钴而呈淡红色，于140℃干燥后又复成蓝色，可反复使用。

（三）减压干燥法

本法适用于熔点低、受热不稳定及难赶除水分的药物。

在减压条件下，可降低干燥温度和缩短干燥时间。有的药物熔点低，或对热不稳定不能加热，则可在减压干燥器中采用减压下干燥的方法。能耐受一定温度的药物，可采用减压下加热干燥的方法。干燥器中常用的干燥剂为无水氯化钙、硅胶或五氧化二磷。

减压下加热干燥时使用恒温减压干燥箱，采用减压干燥器或恒温减压干燥箱时，常用的干燥剂为五氧化二磷，温度应按各品种项下的规定设置，除另有规定外，压力应在2.67kPa（20mmHg）以下。

（四）干燥失重计算

$$干燥失重\% = \frac{供试品干燥至恒重后减失的重量}{供试品取样量} \times 100\% \qquad （式5-2）$$

七、水分测定法

药物中水分的存在，可使药物发生水解、霉变等，《中国药典》（2020年版）采用五种方法：费休氏法、烘干法、减压干燥法、甲苯法和气相色谱法测定药物中的水分，但主要采用费休氏法。该法也叫卡尔费休水分滴定法，其特点是操作简便、专属性强、准确度高，适用于受热易破坏的药物。

（一）测定原理

费休氏法是非水溶液中的氧化还原滴定，采用的标准滴定液称费休氏试液，是由碘、二氧化硫、吡啶和甲醇按一定比例组成。测定原理是利用碘氧化二氧化硫为三氧化硫时，需要一定量的水分参加反应。

$$I_2 + SO_2 + H_2O \rightleftharpoons 2HI + SO_3$$

由于上述反应是可逆的，为了使反应向右进行完全，加入无水吡啶定量地吸收 HI 和 SO_3，形成氢碘酸吡啶（$C_5H_5N \cdot HI$）和硫酸酐吡啶（$C_5H_5N \cdot SO_3$）。但生成的硫酸酐吡啶不够稳定，加入无水甲醇可使其转变成稳定的甲基硫酸氢吡啶（$C_5H_5N \cdot HSO_4CH_3$）。滴定的总反应为：

$$I_2 + SO_2 + 3C_5H_5N + CH_3OH + H_2O \longrightarrow 2C_5H_5N \cdot HI + C_5H_5N \cdot HSO_4CH_3$$

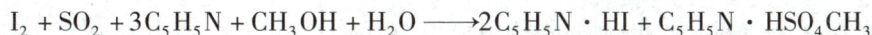

由滴定总反应可知，每 1mol 水需要 2mol 碘，1mol 二氧化硫、3mol 吡啶和 1mol 甲醇。吡啶和甲醇不仅参与滴定反应，是反应产物的组成部分，而且还起溶剂作用。指示滴定终点的方种有两种：①自身作指示剂：即利用碘的颜色指示终点，终点前溶液呈浅黄色，终点时为红棕色（微过量的费休氏试液中碘的颜色）。②永停滴定法：按永停滴定法操作，终点时电流计指针突然偏转，并持续数分钟不退回。该法灵敏、准确，尤其适用于有颜色溶液的测定。

（二）操作方法

1. 费休氏试液的制备　称取碘（置硫酸干燥器内 48 小时以上）110g，置干燥的具塞锥形瓶（或烧瓶）中，加无水吡啶 160ml，注意冷却，振摇至碘全部溶解，加无水甲醇 300ml，称定重量，将锥形瓶（或烧瓶）置冰浴中冷却，在避免空气中水分侵入的条件下，通入干燥的二氧化硫至重量增加 72g，再加无水甲醇使成 1000ml，密塞，摇匀，在暗处放置 24 小时。

2. 费休氏试液的标定　精密称取纯化水 10～30mg，用水分测定仪直接标定；或精密称取纯化水 10～30mg，置干燥的具塞锥形瓶中，除另有规定外，加无水甲醇适量，在避免空气中水分侵入的条件下，用费休氏试液滴定至溶液由浅黄变为红棕色，或用永停滴定法（通则 0701）指示终点；另作空白试验校正，按下式计算费休氏试液的滴定度：

$$F = \frac{W}{A - B} \tag{式 5-3}$$

式中，F 为滴定度（每 1ml 费休氏试液相当于水的重量），mg；W 为纯化水的重量，mg；A 为滴定时所消耗费休氏试液的体积，ml；B 为空白所消耗费休氏试液的体积，ml。

3. 供试品的测定　精密称取供试品适量（约消耗费休氏试液 1～5ml）除另有规定外，溶剂为无水甲醇，用水分测定仪直接测定。或精密称取供试品适量，置干燥的具塞锥形瓶中，加溶剂适量，在不断振摇（或搅拌）下用费休氏试液滴定至溶液由浅黄色变为红棕色，或用永停滴定法（通则 0701）指示终点，另作空白试验，按下式计算：

$$供试品中水分含量\% = \frac{(A - B) \times F}{W} \times 100\% \tag{式 5-4}$$

式中，A 为供试品所消耗费休氏试液的体积，ml；B 为空白所消耗费休氏试液的体积，ml；F 为每 1ml 费休氏试液相当于水的重量，mg；W 为供试品的重量，mg。

（三）注意事项

1. 测定供试品中水分时可根据费休氏试剂的 F 值及供试品的含水限量来确定供试品的取样量，供试品的取样量一般以消耗费休试液 1～5ml 为宜，费休氏试液的 F 值应在 4.0mg/ml 上下为宜，F 值降低至 3.0mg/ml 以下时，滴定终点不敏锐，不宜再用。整个操作应迅速，且不宜在阴雨或空气湿度太大时进行。

2. 费休氏法不适用于测定氧化剂、还原剂以及能与试液生成水的化合物的药物。一些羰基化合物如活泼的醛、酮可与试剂中的甲醇作用，生成缩醛和水，也会干扰测定。

3. 《中国药典》（2020 年版）甲苯法测定药物的水分常用于测定颜色较深的药品或氧化剂、还原剂、皂类、油类等药物中水分。

八、炽灼残渣检查法

有机药物经炭化或挥发性无机药物加热分解后，加硫酸湿润，先低温再高温（700～800℃）炽灼，使完全灰化，有机物分解挥发，残留的非挥发性无机杂质（多为金属氧化物或无机盐类）成为硫酸盐，称为炽灼残渣（residue on ignition）。《中国药典》（2020 年版）对某些不含金属的有机药物，规定进行炽灼残渣检查，应符合限量规定。

方法：取供试品 1.0～2.0g 或各品种项下规定的重量，置已炽灼至恒重的坩埚（如供试品分子结构中含有碱金属或氟元素，则应使用铂坩埚）中，精密称定，缓缓炽灼直至完全炭化，放冷，除另有规定外，加硫酸 0.5～1ml 使湿润，低温加热至硫酸蒸气除尽后，在 700～800℃ 炽灼使完全灰化，移置干燥器内，放冷至室温，精密称定后，再在 700～800℃ 炽灼至恒重，计算限量。

$$炽灼残渣\% = \frac{炽灼至恒重后残渣重量}{供试品取样量} \times 100\% \qquad （式 5-5）$$

药物的炽灼残渣限量一般为 0.1%～0.2%，供试品的取用量应根据炽灼残渣限量和称量误差决定。取量过多，炭化和灰化时间太长，过少，加大称量相对误差。一般应使炽灼残渣量为 1～2mg。因此，如限量为 0.1% 者，取样量约为 1g，若限量为 0.05%，取样量则应约为 2g；限量在 1% 以上者，取样可在 1g 以下。如贵重药物或供试品数量不足时，取样可酌情减少。

重金属在高温下易挥发，如供试品需将残渣留作重金属检查，则炽灼温度须控制在 500～600℃。挥发性无机药物如盐酸、氯化铵等受热挥发或分解，残留非挥发性杂质，也按上法检查炽灼残渣。

九、易炭化物检查法

易炭化物检查是检查药物中夹杂的遇硫酸易炭化或易氧化而呈色的微量有机杂质。此类杂质多数是结构未知的，用硫酸呈色的方法可以简便地控制此类杂质的总量。

方法：取内径一致的比色管两支，甲管中加放各品种项下规定的对照液 5ml；乙管中加硫酸〔含 H_2SO_4 94.5%～95.5%（g/g）〕5ml 后，分次缓缓加入规定量的供试品，振摇使溶解。除另有规定外，静置 15 分钟后，将两管同置白色背景前，平视观察，乙管中所显颜色不得较甲管更深。

供试品如为固体，应先研细。如需加热才能溶解时，可取供试品与硫酸混合均匀，加热溶解后，放冷至室温，再移置比色管中。

对照液主要有三类：①"溶液颜色检查"项下的标准比色液；②比色用氯化钴液、比色用重铬酸钾液和比色用硫酸铜液按规定方法配成的对照液；③一定浓度的高锰酸钾溶液。

十、溶液颜色检查法

溶液颜色检查法是控制药物在生产过程或贮存过程中产生有色杂质限量的方法。《中国药典》（2020 年版）采用目视比色法、分光光度法及色差计法检查药物溶液的颜色。

（一）目视比色法

取各品种项下规定量的供试品，加水溶解，置于25ml 的纳氏比色管中，加水稀释至10ml，另取规定色调和色号的标准比色液10ml，置于另一25ml 纳氏比色管中，两管同置白色背景上，自上向下透视，或同置白色背景前，平视观察，供试品管呈现的颜色与对照品管比较，不得更深。品种项下规定的"无色"系指供试品溶液的颜色相同于水或所用溶剂，"几乎无色"系指供试品溶液的颜色不深于相应色调0.5 号标准比色液。

标准比色液由三种有色无机盐重铬酸钾、硫酸铜和氯化钴按不同比例配制而成。其方法如下。

1. 比色用重铬酸钾液（黄色原液）、比色用硫酸铜液（蓝色原液）和比色用氯化钴液（红色原液）比色液的配制。重铬酸钾液为每1ml 水溶液中含 0.800mg 的 $K_2Cr_2O_7$。硫酸铜液为每1ml 水溶液中含 62.4mg 的 $CuSO_4 \cdot 5H_2O$。氯化钴液为每1ml 水溶液中含 59.5mg $CoCl_2 \cdot 6H_2O$。

2. 按表5-1，分别取不同比例的氯化钴、重铬酸钾、硫酸铜液和水，配成绿黄、黄绿、黄、橙黄、橙红和棕红六种色调的标准贮备液。

表5-1　各种色调标准贮备液的配制

色调	比色用氯化钴液/ml	比色用重铬酸钾液/ml	比色用硫酸铜液/ml	水/ml
绿黄色	—	27	15	58
黄绿色	1.2	22.8	7.2	68.8
黄色	4.0	23.3	0	72.7
橙黄色	10.6	19.0	4.0	66.4
橙红色	12.0	20.0	0	68.0
棕红色	22.5	12.5	20.0	45.0

3. 按表5-2，精密量取各色调标准贮备液与水，混合摇匀，配制各种色调色号标准比色液。

表5-2　各种色调色号标准比色液的配制

色号	0.5	1	2	3	4	5	6	7	8	9	10
贮备液/ml	0.25	0.5	1.0	1.5	2.0	2.5	3.0	4.5	6.0	7.5	10.0
加水量/ml	9.75	9.5	9.0	8.5	8.0	7.5	7.0	5.5	4.0	2.5	0

检查时根据药物有色杂质的颜色以及对其限量的要求，选择相应颜色一定色号的标准比色液作为对照液，进行比较。如对乙酰氨基酚乙醇溶液的颜色检查：取本品 1.0g，加乙醇 10ml 溶解后，如显色，与棕红色 2 号或橙红色 2 号标准比色液（通则 0901 第一法）比较，不得更深。

（二）分光光度法

分光光度法是通过测定溶液的吸光度检查药物中有色杂质限量的方法，更能反映溶液中有色杂质的变化。如维生素 C 易受外界条件影响而变色，溶液颜色检查：取本品 3.0g，加水 15ml，振摇使溶解，溶液经4 号垂熔玻璃漏斗滤过，滤液于 420nm 波长处定吸光度，不得过 0.03。

（三）色差计法

色差计法是通过色差计直接测定溶液的透射三刺激值，对其颜色进行定量表述和分析的方法。当目视比色法较难判定供试品与标准比色液之间的差异时，应采用本法进行测定与判断。

十一、澄清度检查法

澄清度（clarity）检查是检查药品溶液中的不溶性杂质，一定程度上可反映药品的质量和生产工艺水平，尤其对于注射用原料药，检查其溶液的澄清度，有较为重要的意义。《中国药典》（2020 年版）中收录了第一法（目视法）、第二法（浊度仪法）两种方法，除另有规定外，应采用第一法进行检测。

（一）第一法（目视法）

1. 方法 在室温条件下，将用水稀释至一定浓度的供试品溶液与等量的浊度标准液分别置于配对的比浊用玻璃管中，在浊度标准液制备 5 分钟后，在暗室内垂直同置于伞棚灯下，照度为 1000lx，从水平方向观察、比较，判断供试品澄清度是否合格。品种项下规定的"澄清"，系指供试品溶液的澄清度与所用溶剂相同，或不超过 0.5 号浊度标准液的浊度。"几乎澄清"，系指供试品溶液的浊度介于 0.5 号至 1 号浊度标准液的浊度之间。

大多数药物的澄清度检查是以水为溶剂，但也有时用酸、碱或有机溶剂（如乙醇、甲醇、丙酮等）作溶剂，对于有机酸的碱金属盐类药物，通常强调用"新沸过的冷水"，因为水中若有二氧化碳会影响其澄清度。

2. 浊度标准液的制备 浊度标准贮备液的制备：称取于 105℃ 干燥至恒重的硫酸肼 1.00g，置 100ml 容量瓶中，加水适量使溶解，必要时可在 40℃ 的水浴中温热溶解，并用水稀释至刻度，摇匀，放置 4~6 小时；取此溶液与等容量的 10% 乌洛托品溶液混合，摇匀，于 25℃ 避光静置 24 小时，即得。该溶液置冷处避光保存，可在 2 个月内使用，用前摇匀。

浊度标准原液的制备：取浊度标准贮备液 15.0ml，置 1000ml 容量瓶中，加水稀释至刻度，摇匀，取适量，置 1cm 吸收池中，照紫外 – 可见分光光度法（通则 0401），在 550nm 波长处测定，其吸光度应在 0.12~0.15 范围内。该溶液应在 48 小时内使用，用前摇匀。

浊度标准液的制备取浊度标准原液与水，按表 5-3 配制，即得不同级号的浊度标准液。临用现配，使用前充分摇匀。

表 5-3 不同级号浊度标准液的配制

级号	0.5	1	2	3	4
浊度标准原液/ml	2.50	5.0	10.0	30.0	50.0
水/ml	97.50	95.0	90.0	70.0	50.0

（二）第二法（浊度仪法）

溶液中不同大小、不同特性的微粒物质使入射光产生散射，该法通过测定透射光或散射光的强度，检查供试品溶液的浊度。当第一法无法准确判定两者的澄清度差异时，改用第二法进行测定并以其测定结果进行判定。

分别取供试品溶液和相应浊度标准液进行测定，测定前应摇匀，并避免产生气泡，读取浊度值。供试品溶液浊度值不得大于相应浊度标准液的浊度值。

十二、残留溶剂测定法

药品中的残留溶剂是指在原料药或辅料的生产中，以及在制剂制备过程中使用的，但在工艺过程中未能完全去除的有机溶剂。《中国药典》（2020 年版）收载了残留溶剂测定法，按有机溶剂毒性的程度分为三类，一类有机溶剂毒性较大，且具有致癌作用并对环境有害，应尽量避免使用；二类有机溶剂对人有一定毒性，应限制使用；三类有机溶剂对人的健康危险性较小，应根据 GMP 或其他质控要求限制使用。除另有规定外，第一、二、三类溶剂的残留量应符合表 5-4 中的规定；对其他溶剂，应根据生产工艺的特点，制定相应的限度，使其符合产品规范、GMP 或其他基本的质量要求。

表 5-4　药品中常见的残留溶剂及限度

溶剂名称	限度（%）	溶剂名称	限度（%）
第一类溶剂		第三类溶剂	
（应该避免使用）		（GMP 或其他质控要求限制使用）	
苯	0.0002	甲氧基苯	0.5
四氯化碳	0.0004	正丁醇	0.5
1，2-二氯乙烷	0.0005	仲丁醇	0.5
1，1-二氯乙烯	0.0008	乙酸丁酯	0.5
1，1，1-三氯乙烷	0.15	叔丁基甲基醚	0.5
第二类溶剂		二甲亚砜	0.5
（应该限制使用）		乙醇	0.5
乙腈	0.041	乙酸乙酯	0.5
氯苯	0.036	乙醚	0.5
三氯甲烷	0.006	甲酸乙酯	0.5
环己烷	0.388	甲酸	0.5
1，2-二氯乙烯	0.187	正庚烷	0.5
二氯甲烷	0.06	乙酸异丁酯	0.5
1，2-二甲氧基乙烷	0.01	乙酸异丙酯	0.5
N，N-二甲氧基乙酰胺	0.109	乙酸甲酯	0.5
N，N-二甲氧基甲酰胺	0.088	3-甲基-1-丁醇	0.5
二氧六环	0.038	丁酮	0.5
2-乙氧基乙醇	0.016	异丁醇	0.5
乙二醇	0.062	正戊烷	0.5
甲酰胺	0.022	正戊醇	0.5
正己烷	0.029	正丙醇	0.5
甲醇	0.3	异丙醇	0.5
2-甲氧基乙醇	0.005	乙酸丙酯	0.5
甲基丁基酮	0.005	三乙胺	0.5
甲基环己烷	0.118	第四类溶剂	
N-甲基吡咯烷酮	0.053	（尚无足够毒理学资料）[2]	
硝基甲烷	0.005	1，1-二乙氧基丙烷	
吡啶	0.02	1，1-二甲氧基甲烷	
环丁砜	0.016	2，2-二甲氧基丙烷	
四氢化萘	0.01	异辛烷	
四氢呋喃	0.072	异丙醚	
甲苯	0.089	甲基异丙基酮	
1，1，2-三氯乙烯	0.008	甲基四氢呋喃	
二甲苯[1]	0.217	石油醚	
异丙基苯	0.007	三氯醋酸	
甲基异丁基酮	0.45	三氟醋酸	
第三类溶剂			
（GMP 或其他质量要求限制使用）			
醋酸	0.5		
丙酮	0.5		

①通常含有 60% 间二苯、14% 对二甲苯、9% 邻二甲苯和 17% 乙苯。
②药品生产企业在使用时应提供该类溶剂在制剂中残留水平的合理性论证报告。

（一）测定方法

《中国药典》（2020年版）采用气相色谱法测定药物中的残留溶剂，色谱柱可使用不同极性的毛细管柱或填充柱。除另有规定外，极性相同的不同牌号毛细管色谱柱之间可以互换使用；填充柱以直径为0.18～0.25mm的二乙烯苯－乙基乙烯苯型高分子多孔小球或其他适宜的填料作为固定相。

1. 系统适用性试验

（1）用待测物的色谱峰计算，毛细管色谱柱的理论板数一般不低于5000；填充柱的理论板数一般不低于1000。

（2）色谱图中，待测物色谱峰与其相邻色谱峰的分离度应大于1.5。

（3）以内标法测定时，对照品溶液连续进样5次，所得待测物与内标物峰面积之比的RSD应不大于5%；若以外标法测定，所得待测物峰面积的RSD应不大于10%。

2. 测定方法

（1）第一法　毛细管柱顶空进样等温法。

（2）第二法　毛细管柱顶空进样系统程序升温法。

（3）第三法　溶液直接进样法。

3. 计算方法

（1）限度检查　除另有规定外，按品种项下规定的供试品溶液浓度测定。以内标法测定时，供试品溶液所得被测溶剂峰面积与内标峰面积之比不得大于对照品溶液的相应比值。以外标法测定时，供试品溶液所得被测溶剂峰面积不得大于对照品溶液的相应峰面积。

（2）定量测定　按内标法或外标法计算各残留溶剂的量。

（二）注意事项

1. 供试品溶液与对照品溶液平行原则，对照品溶液与供试品溶液必须使用相同的顶空条件。

2. 测定含氮碱性化合物时，应采用惰性的硅钢材料或镍钢材料管路，减少其对含氮碱性化合物的吸附性。通常采用弱极性的色谱柱或其填料预先经碱处理过的色谱柱分析含氮碱性化合物，如果采用胺分析专用柱进行分析，效果更好。采用溶液直接进样法测定时，供试品溶液应不呈酸性，以免待测物与酸反应后不易气化。

3. 对含卤素元素的残留溶剂如二氯甲烷等，采用电子捕获检测器，易得到较高的灵敏度。

4. 残留溶剂的限量除另有规定外，第一、第二、第三类溶剂的残留量应符合表5-4中的规定，其他溶剂，应在保证用药安全、有效的前提下，根据生产工艺的特点，提出该类溶剂在制剂中残留水平的合理性论证。

十三、甲醇量检查法

醇类常作为中药饮片有效成分提取溶剂之一。由于甲醇和乙醇性质相似，沸点比乙醇低，因而易混入蒸馏酒中影响药物安全性。《中国药典》（2020年版）在酒剂和酊剂通则中规定了甲醇量的检查项目，其测定法为气相色谱法。

《中国药典》（2020年版）收录的测定方法有两种，分别是：第一法（毛细管柱法），第二法（填充柱法）。如采用填充柱法时，内标物质峰相应的位置出现杂质峰，可改用外标法测定。最好选择大口径、厚液膜色谱柱，规格为30m×0.53mm×3.00μm。

PPT

任务三 特殊杂质检查方法

特殊杂质是指药物生产和贮存过程中，由于药物本身性质、生产方法与工艺不同，有可能引入的中间体、分解产物以及副产物等杂质。特殊杂质的检查方法在《中国药典》（2020年版）中列入该药品品种的检查项下。药物的品种繁多，特殊杂质也多种多样，检查方法各异，主要是利用药物和杂质在物理、化学、生物学等方面差异进行检查。

一、物理法

利用药物与杂质在臭、味、挥发性、颜色、溶解性、旋光性等物理性质差异进行检查，控制杂质限量。

（一）臭味及挥发性的差异

利用药物中存在的杂质具特殊臭味，判断该杂质的存在。如麻醉乙醚中检查"异臭"。取本品10ml，置瓷蒸发皿中，使自然挥发，挥散完毕后，不得有异臭。

利用药物与杂质挥发性差异，判断杂质限量。如乙醇中检查"不挥发物"。取本品40ml，于水浴上蒸干后，置105℃干燥2小时，遗留残渣不得过1mg。

（二）颜色的差异

某些药物无色，而其分解产物有色，或从生产中引入了有色的有关物质，可通过检查供试品溶液的颜色来控制其有色杂质的量。如葡萄糖溶液的颜色检查。取本品5.0g，加热水溶解后，放冷，用水稀释至10ml，溶液应澄清无色；如显色，与对照液（取比色用氯化钴液3.0ml、比色用重铬酸钾液3.0ml与比色用硫酸铜液6.0ml，加水稀释成50ml）1.0ml加水稀释至10ml比较，不得更深。

（三）溶解行为的差异

有些药物可溶于水、有机溶剂或酸、碱中，其杂质不溶或杂质可溶而药物不溶，利用药物和杂质溶解行为的差异可以检查药物中的杂质。如葡萄糖中糊精的检查，利用葡萄糖溶于热乙醇，而糊精溶解度小，取本品1.0g，加乙醇20ml，置水浴上加热回流约40分钟，溶液应澄清。

（四）旋光性质的差异

利用药物与杂质旋光性不同控制杂质限量。如硫酸阿托品中莨菪碱的检查，硫酸阿托品为消旋体，莨菪碱为左旋体，取硫酸阿托品，加水溶解并制成每1ml中含50mg的溶液，依法测定，旋光度不得过$-0.40°$。

知识链接

比旋度（或）旋光度的数值与药物纯度关系

比旋度（或）旋光度的数值可以用来反映药物的纯度，限定杂质的含量。如《中国药典》（2020年版）规定黄体酮在乙醇溶液中的比旋度为$+186°$至$+198°$，如供试品的测定值不在此范围，则表明其纯度不符合要求。这是因为黄体酮与其生产中间体（醋酸妊娠烯醇酮、醋酸双烯醇酮和妊娠烯醇酮）在乙醇溶液中的比旋度差异很大，若供试品中所含的这些杂质超过限量，则测得的比旋度将偏离规定范围。

二、化学法

利用药物和杂质在化学性质上的差异，通常是选择杂质所特有的化学反应，以检查杂质的存在。

（一）酸碱性的差异

药物中存在的杂质具有酸性或碱性，将杂质与药物分离，控制其限量。如硫酸吗啡中其他生物碱的检查。取本品的干燥品 0.50g，精密称定，置分液漏斗中，加水 15ml 与氢氧化钠试液 5ml，用三氯甲烷振摇提取 3 次，每次 10ml，合并三氯甲烷液，先用 0.4% 氢氧化钠溶液 10ml 振摇洗涤，再用水洗涤 2 次，每次 5ml，分取三氯甲烷层，置水浴上蒸干，在 105℃ 干燥至恒重，遗留残渣不得过 7.5mg。

（二）氧化还原性的差异

利用药物与杂质的氧化性或还原性的不同对药物中的杂质进行检查。如维生素 E 中生育酚（天然型）的检查。取本品 0.10g，加无水乙醇 5ml 溶解后，加二苯胺试液 1 滴，用硫酸铈滴定液（0.01mol/L）滴定，消耗的硫酸铈滴定液（0.01mol/L）不得过 1.0ml。

（三）杂质与一定试剂产生颜色

利用杂质与一定试剂反应产生颜色来检查杂质，根据限量要求，可规定一定反应条件下不得产生某种颜色，或与杂质对照品在相同条件下呈现的颜色进行目视比色，也可用分光光度法测定反应液的吸光度，应符合规定。如盐酸吗啡中罂粟酸的检查。取本品 0.15g，加水 5ml 溶解后，加稀盐酸 5ml 及三氯化铁试液 2 滴，不得显红色。

三、光谱法

（一）紫外－可见分光光度法

配制一定浓度供试品溶液，选择药品无吸收而杂质有吸收的波长处测定吸光度，以吸光度大小控制其限量。如肾上腺素中酮体的检查。肾上腺酮在 310nm 处有吸收，而肾上腺素在此波长处无吸收，通过控制肾上腺素在 310nm 处吸光度控制酮体含量，见图 5－3。取本品，加盐酸溶液（9→2000）制成每 1ml 含 2.0mg 的溶液，照紫外－可见分光光度法（通则 0401），在 310nm 波长处测定，吸光度不得过 0.05，已知肾上腺酮在该波长处吸收系数（$E_{1cm}^{1\%}$）为 453。通过计算可知酮体的限量为 0.06%。

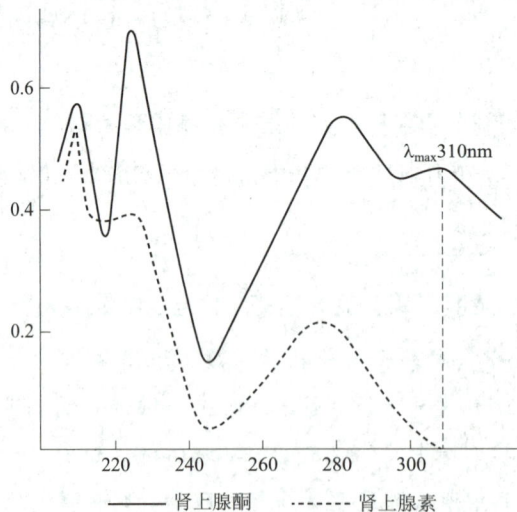

图 5－3　肾上腺素和肾上腺酮的紫外吸收光谱图

当杂质和药物在一定波长范围内都有吸收时，可用药物在某两个波长处的吸光度比值来控制杂质的量。如碘解磷定注射液中分解产物的检查，避光操作，取含量测定项下的溶液，在1小时内，照紫外-可见分光光度法（通则0401），在294nm与262nm波长处分别测定吸光度，其比值应不小于3.1。

（二）原子吸收分光光度法

原子吸收分光光度法是利用待测元素灯发出的特征谱线通过供试品蒸气时，被蒸气中待测元素的基态原子所吸收，通过测定辐射光强度减弱的程度可求出供试品中待测元素的含量。通常是借比较标准品和供试品的吸光度，求得样品中待测元素的含量。如维生素C中铜的检查。取本品2.0g两份，分别置25ml量瓶中，一份中加0.1mol/L硝酸溶液溶解并稀释至刻度，摇匀，作为供试品溶液（B）；另一份中加标准铜溶液（精密称取硫酸铜393mg，置1000ml容量瓶中，加水溶解并稀释至刻度，摇匀，精密量取10ml，置100ml容量瓶中，用水稀释至刻度，摇匀）1.0ml，加0.1mol/L硝酸溶液溶解并稀释至刻度，摇匀，作为对照溶液（A）。照原子吸收分光光度法（通则0406），在324.8nm的波长处分别测定，对照溶液（A）测吸光度值为a，供试品溶液（B）测吸光度值为b，当$b < (a-b)$时，杂质检查符合规定。

（三）红外分光光度法

红外分光光度法在杂质检查中主要用于药物中无效或低效晶型的检查。如甲苯达唑中A晶型的检查。取本品与含A晶型为10%的甲苯达唑对照品各约25mg，分别加液状石蜡0.3ml，研磨均匀，制成厚度约0.15mm的石蜡糊片，同时制作厚度相同的空白液状石蜡糊片作参比，照红外分光光度法（通则0402）测定，并调节供试品与对照品在803cm^{-1}波数处的透光率为90%～95%，分别记录620～803cm^{-1}波数处的红外光吸收图谱。在约620cm^{-1}和803cm^{-1}波数处的最小吸收峰间连接一基线，再在640cm^{-1}和662cm^{-1}波数处的最大吸收峰之顶处作垂线与基线相交，用基线吸光度法求出相应吸收峰的吸光度值，供试品在约640cm^{-1}与662cm^{-1}波数处吸光度之比，不得大于含A晶型为10%的甲苯达唑对照品在该波数处的吸光度之比。

四、色谱法

色谱法利用药物与杂质在吸附或分配性质上的差异，实现了分离同时分析，在特殊杂质检查中广泛应用。常用的有纸色谱法（PC）、薄层色谱法（TLC）、高效液相色谱法（HPLC）和气相色谱法（GC）。下面介绍薄层色谱法、高效液相色谱法、气相色谱法。

（一）薄层色谱法

在特殊杂质检查中，薄层色谱法是较常用的一种方法。该法具有简便、快速、灵敏、不需特殊设备等优点。通常有以下几种方法。

1. 灵敏度法（不允许有杂质斑点出现） 该法是在规定的试验条件下，利用显色剂对规定量杂质的最小检出量来控制杂质限量的方法。如异烟肼中游离肼的检查。取本品，加丙酮-水（1∶1）溶解并稀释制成每1ml中约含100mg的溶液，作为供试品溶液；另取硫酸肼对照品，加丙酮-水（1∶1）溶解并稀释制成每1ml中约含0.08mg（相当于游离肼20μg）的溶液，作为对照品溶液；取异烟肼与硫酸肼各适量，加丙酮-水（1∶1）溶解并稀释制成每1ml中分别含异烟肼100mg及硫酸肼0.08mg的混合溶液，作为系统适用性溶液。照薄层色谱法（通则0502）试验，吸取上述三种溶液各5μl，分别点于同一硅胶G薄层板上，以异丙醇-丙酮（3∶2）为展开剂，展开，晾干，喷以乙醇制对二甲氨基苯甲醛试液，15

分钟后检视。系统适用性溶液所显游离肼与异烟肼的斑点应完全分离，游离肼的 R_f 值约为 0.75，异烟肼的 R_f 值约为 0.56。在供试品溶液主斑点前方与对照品溶液主斑点相应的位置上，不得显黄色斑点。

2. 限量法（以一定浓度的待检杂质溶液为对照品） 该法适用于待检杂质已经确定，且具备该杂质的对照品。检查时，取一定浓度已知杂质的对照品溶液和供试品溶液，分别点在同一薄层板上，展开、显色定位后检查，供试品所含该杂质斑点的大小和颜色，不得超过杂质对照品斑点。如卡比马唑片中甲巯咪唑的检查。取本品 20 片，研细，加三氯甲烷适量，研磨使卡比马唑溶解，滤过，用三氯甲烷洗涤滤器，合并滤液与洗液，置 10ml 量瓶中，加三氯甲烷稀释至刻度，摇匀，作为供试品溶液；另取甲巯咪唑对照品，加三氯甲烷溶解并定量稀释制成每 1ml 中含 100μg 的溶液，作为对照品溶液，分别吸取上述两溶液各 10μl，分别点于同一硅胶 G 薄层板上，以三氯甲烷–丙酮（4∶1）为展开剂，展开，晾干，喷以稀碘化铋钾试液使显色。供试品溶液如显与对照相应的杂质斑点，其颜色与对照品主斑点比较，不得更深（1.0%）。

3. 选用可能存在的某种物质作为杂质对照品 当药物中存在的杂质未完全确认或待检杂质不止一种时，可根据药物合成路线、化学性质等推断可能存在的杂质，并且能获得该物质的对照品，即可采用此法。应用本法需注意杂质斑点与对照品应具有可比性。

4. 将供试品稀释到适当浓度作为杂质对照溶液 当杂质的结构难以确定，或无杂质的对照品时，可采用此法。检查时将供试品溶液按限量要求稀释至一定浓度作为对照溶液，与供试品溶液分别点于同一薄层板上，展开后显色，供试品溶液所显杂质斑点颜色不得深于对照溶液所显主斑点颜色（或荧光强度）。如磺胺多辛中有关物质的检查。取本品，加乙醇–浓氨溶液（9∶1）制成每 1ml 中约含 2.5mg 的溶液，作为供试品溶液；精密量取适量，用乙醇–浓氨溶液（9∶1）定量稀释制成每 1ml 中约含 25μg 的溶液，作为对照溶液。照薄层色谱法（通则 0502）试验，吸取上述两种溶液各 10μl，分别点于同一以 0.1% 羧甲基纤维素钠为黏合剂的硅胶 H 薄层板上，以三氯甲烷–甲醇–N,N–二甲基甲酰胺（20∶2∶1）为展开剂，展开，晾干，喷以乙醇制对二甲氨基苯甲醛试液使显色。供试品溶液如显杂质斑点，与对照溶液的主斑点比较，不得更深。

（二）高效液相色谱法

高效液相色谱法不仅可以分离，而且可以准确地测定各组分的含量。因此，该法在药物杂质检查中的应用日益广泛。通常有以下几种方法。

1. 内标法加校正因子测定供试品中某个杂质含量 按各品种项下规定，精密称（量）取杂质对照品和内标物质，分别配成溶液，精密量取各溶液，配成校正因子测定用的对照溶液。取一定量注入高效液相色谱仪，记录色谱图，测量对照品和内标物质的峰面积或峰高，计算校正因子。

再取各品种项下含有内标物质的供试品溶液注入高效液相色谱仪，记录色谱图，测量供试品中待测成分（或其杂质）和内标物质的峰面积或峰高，计算含量。

2. 外标法 测定供试品中某个杂质含量按各品种项下的规定，精密称（量）取杂质对照品和供试品，配制成溶液，分别精密取一定量，注入高效液相色谱仪，记录色谱图，测量对照品和供试品待测成分的峰面积或峰高，计算含量。如盐酸普鲁卡因中对氨基苯甲酸的检查。取本品，精密称定，加水溶解并定量稀释制成每 1ml 中含 0.2mg 的溶液，作为供试品溶液；另取对氨基苯甲酸对照品，精密称定，加水溶解并定量稀释制成每 1ml 中约含 1μg 的溶液，作为对照品溶液；取供试品溶液 1ml 与对照品溶液 9ml 混合均匀，作为系统适用性溶液。照高效液相色谱法（通则 0512）试验，用十八烷基硅烷键合硅胶为填充剂；以含 0.1% 庚烷磺酸钠的 0.05mol/L 磷酸二氢钾溶液（用磷酸调节 pH 值至 3.0）–甲醇

（68∶32）为流动相；检测波长为279nm。取系统适用性溶液10μl，注入液相色谱仪，理论板数按对氨基苯甲酸峰计算不低2000，普鲁卡因峰和对氨基苯甲酸峰的分离度应大于2.0。精密量取对照品溶液与供试品溶液各10μl，分别注入液相色谱仪，记录色谱图。供试品溶液色谱图中如有与对氨基苯甲酸峰保留时间一致的色谱峰，按外标法以峰面积计算，不得超过0.5%。

3. 加校正因子的主成分自身对照法　测定杂质含量时，可采用加校正因子的主成分自身对照法。在建立方法时，按各品种项下的规定，精密称（量）取杂质对照品和待测成分对照品各适量，配制测定杂质校正因子的溶液，进样，记录色谱图，计算杂质的校正因子。此校正因子可直接载入各品种项下，用于校正杂质的实测峰面积。这些需作校正计算的杂质，通常以主成分为参照，采用相对保留时间定位。其数值一并载入各品种项下。

测定杂质含量时，按各品种项下规定的杂质限度，将供试品溶液稀释成与杂质限度相当的溶液作为对照溶液，进样，记录色谱图，必要时，调节纵坐标范围（以噪声水平可接受为限）使对照溶液的主成分色谱峰的峰高约达满量程的10%～25%。除另有规定外，通常含量低于0.5%的杂质，峰面积的RSD应小于10%；含量在0.5%～2%的杂质，峰面积的RSD应小于5%；含量大于2%的杂质，峰面积的RSD应小于2%。然后，取供试品溶液和对照品溶液适量，分别进样，除另有规定外，供试品溶液的记录时间，应为主成分色谱峰保留时间的2倍，测量供试品溶液色谱图上各杂质的峰面积，分别乘以相应的校正因子后与对照溶液主成分的峰面积比较，依法计算各杂质含量。

4. 不加校正因子的主成分自身对照法　测定杂质含量时，若无法获得待测杂质的校正因子，或校正因子可以忽略，也可采用该法。检查时，将供试品溶液稀释成一定浓度的溶液，作为对照溶液。分别取供试品溶液和对照溶液进样，将供试品溶液中各杂质峰面积及其总和，与对照溶液主成分峰面积比较，依法计算供试品中杂质的含量。

如醋酸甲羟孕酮中有关物质的检查。取本品，加甲醇溶解并稀释制成每1ml中约含0.8mg的溶液，作为供试品溶液；精密量取1ml，置50ml量瓶中，用甲醇稀释至刻度，摇匀，作为对照溶液。照含量测定项下的色谱条件，精密量取供试品溶液与对照溶液各10μl分别注入液相色谱仪，记录色谱图至主成分峰保留时间的1.5倍。供试品溶液色谱图中如有杂质峰，不得多于4个，单个杂质峰面积不得大于对照溶液主峰面积的0.5倍（1.0%），各杂质峰面积的和不得大于对照溶液主峰面积的0.75倍（1.5%）。供试品溶液色谱图中小于对照溶液主峰面积0.05倍（0.1%）的峰忽略不计。

5. 面积归一化法　该法检查时，取供试品溶液进样，经高效液相色谱分离后，测定各杂质及药物的峰面积和色谱图上除溶剂峰以外的总色谱峰面积，计算各杂质峰面积及其总和占总峰面积的百分率，不得超过规定的限量。本法不适用于微量杂质的检查。如硫酸庆大霉素中C组分的检查。精密称取庆大霉素标准品适量，加流动相溶解并定量稀释制成每1ml中约含庆大霉素总C组分1.0mg、2.5mg、5.0mg的溶液，作为标准品溶液（1）（2）（3）。精密量取上述三种溶液各20μl，分别注入液相色谱仪，记录色谱图，计算标准品溶液各组分浓度对数值与相应峰面积对数值的线性回归方程，相关系数（r）应不小于0.99；另精密称取本品适量，加流动相溶解并定量稀释制成每1ml中约含庆大霉素2.5mg的溶液，同法测定，用庆大霉素各组分的线性回归方程分别计算供试品中对应组分的量（C_{tCx}），并按下面公式计算出各组分的含量（%，mg/mg），C_1应为14%～22%，C_{1a}应为10%～23%，$C_{2a}+C_2$应为17%～36%，四个组分总含量不得低于50.0%。

$$C_x(\%) = \frac{C_{tCx}}{\dfrac{m_t}{V_t}} \times 100\%$$

式中，C_x 为庆大霉素各组分的含量（%），mg/mg；C_{tCx} 为由回归方程计算出的各组分的含量，mg/ml；m_t 为供试品重量，mg；V_t 为体积，ml。

根据所得组分的含量，按下面公式计算出庆大霉素各组分的相对比例。C_1 应为 25% ~ 50%，C_{1a} 应为 15% ~ 40%，$C_{2a} + C_2$ 应为 20% ~ 50%。

$$C_x'(\%) = \frac{C_x}{C_1 + C_{1a} + C_2 + C_{2a}} \times 100\%$$

式中，C_x' 为庆大霉素各组分的相对比例。

（三）气相色谱法

气相色谱法主要用于药物中挥发性杂质及有机溶剂残留量的检查。如《中国药典》（2020 年版）四部通则中收载有"残留溶剂测定法"限量检查方法，采用气相色谱法。

目标检测

答案解析

一、A 型题（最佳选择题）

1. 药物的杂质限量是指（　　）

　　A. 杂质的检查量　　　　　　　　B. 杂质的最小允许量　　　　　　C. 杂质的最大允许量

　　D. 杂质的合适含量　　　　　　　E. 杂质的存在量

2. 下列各项中不属于一般杂质的是（　　）

　　A. 氯化物　　　　　　　　　　　B. 砷盐　　　　　　　　　　　　C. 硫酸盐

　　D. 旋光活性物　　　　　　　　　E. 重金属

3. 用 $AgNO_3$ 试液作沉淀剂，检查药物中氯化物时，为了调整溶液适宜的酸度和排除某些阴离子的干扰，应加入一定量的（　　）

　　A. 稀 HNO_3　　　　　　　　　　B. $NaOH$ 试液　　　　　　　　　C. 稀 H_2SO_4

　　D. 稀 HCl　　　　　　　　　　　E. 浓 HCl

4. 检查硫酸盐时，对照溶液的制备是用（　　）

　　A. $NaCl$ 溶液　　　　　　　　　B. 标准 $NaCl$ 溶液　　　　　　　C. 氯化钡溶液

　　D. 硫酸钾溶液　　　　　　　　　E. 标准硫酸钾溶液

5. 检查铁盐的方法中，加入氧化剂过硫酸铵的作用是（　　）

　　A. 防止 Fe^{3+} 水解　　　　　　　B. 防止 Fe^{2+} 变成 Fe^{3+}　　　　C. 增加稳定性

　　D. 将存在的 Fe^{2+} 氧化成 Fe^{3+}　　E. 加快生成 $[Fe(SCN)_6]^{3-}$ 稳定性

6. 用古蔡氏法检砷时，与砷化氢气体产生砷斑的试纸是（　　）

　　A. $PbAc_2$ 试纸　　　　　　　　　B. $HgBr_2$ 试纸　　　　　　　　　C. HgI_2 试纸

　　D. $HgCl_2$ 试纸　　　　　　　　　E. HgS 试纸

7. 药物中的重金属杂质是指（　　）

　　A. 能与金属配合剂反应的金属

　　B. 能与硫代乙酰胺或硫化钠试液作用而显色的金属

　　C. 碱土金属

D. 比重较大的金属

E. 碱金属

8. 砷盐检查法中，在检砷装置导气管中塞入醋酸铅棉花的作用是（　　）

  A. 吸收砷化氢　　　　　　B. 吸收溴化氢　　　　　　C. 吸收硫化氢

  D. 吸收氯化氢　　　　　　E. 吸收碘化氢

9.《中国药典》（2020 年版）中检查硫酸阿托品中的莨菪碱，采用的方法是（　　）

  A. 薄层色谱法　　　　　　B. 紫外 – 可见分光光度法　　　C. 旋光法

  D. 高效液相色谱法　　　　E. 气相色谱法

10. 检查重金属时，以硫代乙酰胺为显色剂，所用缓冲液及其 pH 为（　　）

  A. 醋酸盐缓冲液 pH 2.5　　　　B. 醋酸盐缓冲液 pH 3.5

  C. 磷酸盐缓冲液 pH 5.5　　　　D. 磷酸盐缓冲液 pH 2.5

  E. 硼砂缓冲液 pH 9.0

11.《中国药典》（2020 年版）规定，检查药物中的残留溶剂，应采用的方法是（　　）

  A. 高效液相色谱法　　　　B. 比色法　　　　　　C. 紫外 – 可见分光光度法

  D. 气相色谱法　　　　　　E. 旋光法

二、X 型题（多项选择题）

1. 杂质的检查方法包括（　　）

  A. 对照法　　　　　　　　B. 灵敏度法　　　　　　C. 比较法

  D. 标准曲线法　　　　　　E. 熔点测定法

2. 属于信号杂质的是（　　）

  A. 砷盐　　　　　　　　　B. 重金属杂质　　　　　C. 氯化物

  D. 硫酸盐　　　　　　　　E. 酸碱杂质

3. 引入杂质的途径有（　　）

  A. 原料不纯　　　　　　　B. 生产过程中的中间体　　C. 生产时所用容器不洁

  D. 药物进入体内分解　　　E. 药物保存不当

4. 干燥失重测定，常采用的干燥方法有（　　）

  A. 常压干燥　　　　　　　B. 干燥剂干剂　　　　　C. 减压干燥

  D. 加压干燥　　　　　　　E. 高温下用干燥剂干燥

5. 关于古蔡氏法的叙述，错误的有（　　）

  A. 反应生成的砷化氢遇溴化汞，产生黄色至棕色的砷斑

  B. 加碘化钾可使五价砷还原为三价砷

  C. 金属锌与碱作用可生成新生态的氢

  D. 加酸性氯化亚锡可防止碘还原为碘离子

  E. 在反应中氯化亚锡不会与锌发生作用

三、简答题

1. 砷盐检查中加入醋酸铅棉花、酸性氯化亚锡和碘化钾的作用是什么？

2. 药物特殊杂质检查常用的方法有哪些？

四、实例解析题

1. 取葡萄糖 4.0g，加水 23ml 溶解后，加醋酸盐缓冲溶液（pH 3.5）2ml，依法检查重金属，规定含重金属不得超过百万分之五，问应取标准铅溶液多少 ml？（每 1ml 相当于 $10\mu g$ Pb^{2+}）。

2. 检查某药物中的砷盐：取标准砷溶液 2.0ml（每 1ml 相当于 $1\mu g$ 的 As），砷盐限量为 0.0001%，应取供试品的量为多少？

3. 对乙酰氨基酚中硫酸盐的检查：取本品 2.0g，加水 100ml，加热溶解后，冷却、滤过，取滤液 25ml，依法检查，与标准硫酸钾溶液 1.0ml（$100\mu g/ml$ SO_4^{2-}）制成的对照液比较，不得更浓。计算硫酸盐的限量。

书网融合……

知识回顾　　　微课 10　　　习题

学习引导

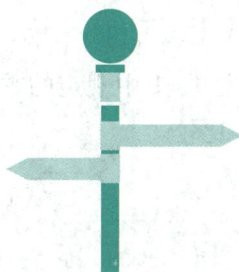

2020 年 5 月 14 日，国家药监局发布了《关于开展化学药品注射剂仿制药质量和疗效一致性评价工作的公告》，要求已上市的化学药品注射剂仿制药需开展一致性评价。工作要求仿制药品要在质量和疗效上与原研药品一致，临床上与原研药品可以相互替代。这项工作对提升我国药品质量，保障药品安全性和有效性具有十分重要意义。《化学药品注射剂仿制药质量和疗效一致性评价技术要求》中规定开展注射剂的关键质量属性研究，包括装量/重量差异、含量均匀度、可见异物等项目。各种剂型的质量检查项目有哪些？如何开展制剂质量检查？

本项目主要介绍片剂、注射剂、胶囊剂等主要药物剂型的质量检查项目、方法、结果判定。

学习目标

1. **掌握**　常见剂型的常规检查项目、适用范围、操作方法、技术要求和结果判定标准；能根据药品质量标准的规定，正确开展药物制剂检查工作。
2. **熟悉**　制剂质量检查的常用仪器用具。
3. **了解**　常见剂型检查意义。

任务一　重量差异检查法

PPT

一、基本概念

片剂在生产过程中，由于颗粒的均匀度和流动性较差，工艺不稳定、生产设备性能较低等原因，可能使片剂的重量产生差异，从而引起各片间主药的含量差异。因此，进行重量差异检查对于保证临床用药的安全性和有效性是十分必要的。

重量差异检查法系指按规定称量方法称量片剂时，每片的重量与平均片重之间的差异。具体来讲，取药片 20 片，精密称定总重量，求得平均片重后，再分别精密称定每片的重量，计算每片重量与平均片重差异的百分率。重量差异检查是通过控制各片间重量的一致性以保证用药剂量准确性的检查方法。

二、仪器用具

1. **仪器**　感量 0.1mg（适用于平均片重 0.30g 以下的片剂）或感量 1mg（适用于平均片重 0.30g 或

0.30g 以上的片剂）的分析天平。

2. 用具 扁形称量瓶，弯头或平头手术镊子。

三、操作方法

1. 取空称量瓶，精密称定重量；再取供试品 20 片，置此称量瓶中，精密称定。记录重量（m），此重量除以 20，得平均重量（$\overline{m}$）。

2. 从已称定总重量的供试品中，依次用镊子取出 1 片，分别精密称定重量，得各片重量（m_i）并记录。

3. 记录与计算

（1）记录每次称量数据。

（2）求出平均片重（$\overline{m}$），保留三位有效数字。修约至两位有效数字，按表 6 - 1 中规定的重量差异限度，求出允许片重范围（$\overline{m} \pm \overline{m} \times$ 重量差异限度），将称得的各片重量进行比较。

$$重量差异 = \frac{m_i - \overline{m}}{\overline{m}} \times 100\% \qquad （式 6 - 1）$$

表 6 - 1 片剂重量差异限度表

剂型	供试品数量	平均片重或标示片重	重量差异限度
片剂	20	0.30g 以下	±7.5%
		0.30g 或 0.30g 以上	±5%

四、结果判定

1. 每片（粒）重量均未超出允许片重范围。

2. 与平均重量相比较，均未超出重量差异限度。

3. 超出重量差异限度的供试品不多于 2 片，且均未超出限度 1 倍。

以上情况均判为"符合规定"，否则判为"不符合规定"。

五、注意事项

1. 在称量前后，均应仔细查对供试品的批号与数量。称量过程中，应避免用手直接接触供试品。已取出的供试品，不得再放回供试品原包装容器内。

2. 称量瓶应预先洗净并干燥。如有检出超出重量差异限度的供试品，宜另器保存，供必要时复核之用。

3. 糖衣片的片芯应检查重量差异并符合规定，包糖衣后不再检查重量差异。

4. 薄膜衣片应在包薄膜衣后检查重量差异并符合规定。

5. 凡规定检查含量均匀度的片剂，一般不再进行重量差异检查。

6. 栓剂、丸剂、膜剂、单剂量包装的干混悬及眼、耳、鼻用的固体制剂，重量差异测定方法基本相同，主要区别是供试品数量和重量差异限度不同。

应用示例 布洛芬片（规格 0.2g）的重量差异检查

布洛芬片 20 片总重量 4.0326g，各片片重测定数据见表 6 - 2。请判断重量差异检查是否合格。

表 6 - 2 布洛芬片片重记录表（单位：g）

序号	1	2	3	4	5	6	7	8	9	10
片重	0.2102	0.1999	0.1999	0.2037	0.2105	0.2015	0.1997	0.2015	0.1998	0.1981
序号	11	12	13	14	15	16	17	18	19	20
片重	0.1978	0.1999	0.2011	0.2115	0.1899	0.2101	0.2001	0.2011	0.1812	0.2136

解析：平均片重为 4.0326/20 = 0.202g，修约为 0.20g；允许片重范围：0.20 ± 0.20 × 7.5%，即 0.18 ~ 0.22g。

上述 20 片重量，有 1 片（0.1812g）超出允许的重量范围，需要检查其超出的幅度，（0.1812 - 0.202）/0.202 × 100% = -10.3%。

结果判定：本批布洛芬片，20 片中仅有 1 片超出允许的重量范围，但该片未超出限度 1 倍，所以判定为符合规定。

任务二 装量检查法

一、基本概念

为保证单剂量注射液及注射用浓溶液，单剂量和多剂量灌装的合剂（口服液）装量不少于标示量，达到临床用药剂量的要求，需对以上剂型进行装量检查。

二、仪器用具

1. 预先标化的量筒（规格 1ml、2ml、5ml、10ml、20ml、50ml）。
2. 干燥注射器（量入式，含 7 号针头）及注射针头。

三、操作方法

（一）注射液及注射用浓溶液的装量检查操作方法

1. 标示装量为不大于 2ml 者取供试品 5 支（瓶），2ml 以上至 50ml 者取供试品 3 支（瓶）。

2. 开启时注意避免损失，将内容物分别用相应体积的干燥注射器及注射针头抽尽。

3. 然后注入经标化的量入式量筒内（量筒的大小应使待测体积至少占其额定体积的 40%），在室温下检视。

（二）单剂量灌装的合剂（口服液）装量检查操作法

取供试品 5 支，将内容物分别倒入经标化的量入式量筒内，在室温下检视。

（三）记录与计算

1. 记录室温。

2. 记录抽取供试品支数，供试品的标示装量，每支供试品的实测装量（准确至装量的百分之一）。

四、结果判定

每支注射液及注射用溶液的装量均不得少于其标示装量（准确至标示装量的百分之一），如有少于其标示装量者，即判为不符合规定。每支口服液装量与标示装量相比较，少于标示装量的不得多于1支，并不得少于标示装量的95%。

五、注意事项

1. 所用注射器及量筒必须洁净、干燥并经定期校正；其最大容量应与供试品的标示装量相一致，且需与规定的精度相匹配。

2. 注射器应配上适宜号数的注射器针头，其大小与临床使用情况相近为宜。

3. 测定油溶液或混悬液的装量时，应先加温充分摇匀，再用干燥注射器及注射针头抽尽后，同前法操作，放冷，检视，每支的装量均不得少于其标示量。

4. 供试品如为黏稠液体，将内容物倾入量筒后，应将容器倒置15分钟，使尽量倾净，再读出每瓶内容物的装量。

5. 凡规定检查含量均匀度者，一般不再进行装量检查。

6. 标示装量为50ml以上的注射液及注射用浓溶液；多剂量包装的口服溶液剂、口服混悬剂、口服乳剂和干混悬剂按照《中国药典》（2020年版）四部"最低装量检查法"检查，应符合规定。

任务三　装量差异检查法　📱微课11

PPT

一、基本概念

装量差异检查用于注射剂中的注射用无菌粉末、胶囊剂，单剂量包装的散剂、颗粒剂、丸剂（糖丸除外）、喷雾剂、干混悬剂、植入剂、袋装搽剂与煎煮搽剂、眼用和鼻用固体制剂或半固体制剂中药物的均匀性，是保证临床用药剂量的基础。上述剂型装量差异检查方法基本一样，主要区别是供试品数量和装量差异限度不同，见表6-3。

表6-3　主要剂型装量差异限度表

剂型	供试品数量	标示装量或平均装量	装量差异限度
注射用无菌粉末	5	0.05g以下至0.05g	±15%
		0.05g以上至0.15g	±10%
		0.15g以上至0.50g	±7%
		0.50g以上	±5%
胶囊剂	20（中药10）	0.30g以下	±10%
		0.30g或0.30g以上	±7.5%（中药±10%）
散剂	10	0.1g及0.1g以下	±15%
		0.1g以上至0.5g	±10%
		0.5g以上至1.5g	±8%（中药、化学药）
			±7.5%（生物制品）

续表

剂型	供试品数量	标示装量或平均装量	装量差异限度
散剂	10	1.5g 以上至 6.0g	±7%（中药、化学药） ±5%（生物制品）
		6.0g 以上	±5%（中药、化学药） ±3%（生物制品）
颗粒剂	10	1.0g 及 1.0g 以下	±10%
		1.0g 以上至 1.5g	±8%
		1.5g 以上至 6.0g	±7%
		6.0g 以上	±5%

下面以注射用无菌粉末和胶囊剂为例对装量差异检查方法进行介绍。

二、仪器用具

1. 仪器 感量 0.1mg（适用于平均装量为 0.15g 及以下的粉针剂）或感量 1mg（适用于平均装量为 0.15g 以上的粉针剂）分析天平。

2. 用具 药匙、水、乙醇、脱脂棉、平头手术镊子、手术剪刀、刀片、小毛刷。

三、操作方法

（一）注射用无菌粉末装量差异检查

1. 取供试品 5 瓶（支），除去标签（纸制的标签可用水润湿后除去纸屑；直接印在玻璃瓶上的油印标签可用有机溶剂擦除字迹），容器外壁用脱脂棉蘸乙醇擦净，置干燥器中 12 小时，待干燥后，用平头手术镊子和手术剪刀配合除去铝盖，分别编号，依次放于固定位置。

2. 轻叩橡胶塞或安瓿颈部，使上面附着的粉末全部落下，小心开启容器，注意开启时避免玻璃屑等异物落入容器中，分别迅速精密称定每瓶（支）重量，并及时记录。

3. 容器为玻璃瓶的注射用无菌粉末，首先应小心开启内塞，使容器内外气压平衡，盖紧后精密称定。

4. 倾出内容物，容器用水、乙醇洗净，依次放回原来的位置。在适宜条件下干燥后，再分别精密称定每一空容器的重量。每瓶（支）装量与平均装量相比较，应符合规定，如有一瓶（支）不符合规定，应另取 10 瓶（支）复试，应符合规定。注射用无菌粉末装量差异限度的规定见表 6-3。

5. 记录与计算

（1）记录每次称量数据。

（2）根据每瓶（支）的重量（m_i）与其空容器重（m'_i）之差，求算每瓶（支）内容物重量（$m_i - m'_i$）。

（3）每瓶（支）内容物重量之和除以 5（复试时除以 10），即得平均装量（$\overline{m}$），保留三位有效数字。

（4）按表 6-3 规定装量差异限度，求出允许装量范围（$\overline{m} \pm \overline{m} \times$ 重量差异限度）。

6. 结果判定

（1）每瓶（支）中的装量均未超出允许装量范围（$\overline{m} \pm \overline{m} \times$ 重量差异限度）；或其装量差异均未超过表 6 - 3 规定者，均判为符合规定。

（2）每瓶（支）中的装量与平均装量相比较，超过装量差异限度的供试品多于 1 瓶者，判为不符合规定。

（3）初试结果如仅有 1 瓶（支）的装量差异超过装量差异限度时，应另取 10 瓶（支）复试。复试结果每瓶（支）中的装量差异与装量差异限度相比较，均未超过者，可判为符合规定；若仍有 1 瓶（支）或 1 瓶（支）以上超出时，则判为不符合规定。

（二）胶囊剂装量差异检查

1. 硬胶囊 取硬胶囊 20 粒（如阿卡波糖胶囊），分别精密称定每粒重量后，取开囊帽，倾出内容物（不得损失囊壳），用小毛刷或其他适宜用具将囊壳（包括囊体和囊帽）内外拭净，并依次精密称定每一胶囊壳的重量，即可求出每粒内容物的装量和平均装量。

2. 软胶囊 取软胶囊 20 粒（如维生素 E 胶丸），分别精密称定每粒重量后，依次放置于固定位置；分别用剪刀或刀片划破囊壳，倾出内容物（不得损失囊壳），用乙醚等易挥发性溶剂洗净，置通风处使溶剂自然挥尽，再依次精密称定每一囊壳的重量，即可求出每粒内容物的装量和平均装量。

3. 记录与计算

（1）依次记录每粒胶囊重量（m_i）及其自身囊壳重量（m'_i）。

（2）计算每粒内容物重量（$m_i - m'_i$），保留三位有效数字。

（3）求得每粒平均装量（$\overline{m}$），保留三位有效数字。

（4）按表 6 - 3 规定的装量差异限度，求出允许装量范围（$\overline{m} \pm \overline{m} \times$ 重量差异限度）。

4. 结果判定 每粒装量与平均装量相比较（有标示装量的胶囊剂，每粒装量应与标示装量比较），均未超过表 6 - 3 中的数量差异限度，或超出装量差异限度的不得多于 2 粒，且均未超出限度 1 倍，均判为符合规定。

四、注意事项

1. 开启安瓿装粉针时，应避免玻璃屑落入或溅失；开启橡皮塞铝盖玻璃瓶装粉针时，应先稍稍打开橡皮内塞使瓶内外的气压平衡，再盖紧后称重。

2. 用水、乙醇洗涤倾去内容物后的容器时，慎勿将瓶外编号的字迹擦掉，以免影响称量结果，并将空容器与原橡皮塞或安瓿颈部配对放于原固定位置。

3. 空容器的干燥，一般可于 60 ~ 70℃加热 1 ~ 2 小时，也可在干燥器内干燥较长时间。

4. 称量空容器时，应注意瓶身与瓶塞（或折断的瓶颈部分）的配对。

5. 凡规定检查含量均匀度的注射用无菌粉末、胶囊剂，一般不再进行装量差异检查。

6. 每粒胶囊的两次称量中，应注意编号顺序以及囊体和囊帽的对号，不得混淆。

7. 洗涤软胶囊壳应用与水互不混溶又易挥发的有机溶剂，其中以乙醚最常用。挥散溶剂时，应在通风处使其自然挥散，不得加热或长时间置干燥处，以免囊壳失水。

8. 在称量前后，均应仔细查对胶囊数。称量过程中，应避免用手直接接触供试品。已取出的胶囊，不得再放回供试品原包装容器内。

任务四 崩解时限检查法 Ⓔ 微课12 Ⓔ 微课15

PPT

一、基本概念

崩解时限检查法系用于检查口服固体制剂（片剂、胶囊剂、滴丸剂）在规定条件下的崩解情况。本法主要用于易溶性药物的检查，难溶性药物应检查溶出度或释放度。

崩解系指口服固体制剂在规定条件下全部崩解溶散或成碎粒，除不溶性包衣材料或破碎的胶囊壳外，应全部通过筛网（筛孔内径2.0mm）。如有少量不能通过筛网，但已软化或轻质上漂且无硬心者，可作符合规定论。

口服固体制剂在胃肠道中的崩解是药物溶解、被机体吸收、发挥药理作用的前提，如不能在规定时间内在体内崩解，将严重影响其疗效。为控制产品质量，保证疗效，《中国药典》（2020年版）规定本检查项目。

二、仪器用具

1. 仪器与用具 专用的升降式崩解仪（主要结构为一能升降的金属支架与下端镶有筛网的吊篮，并附有挡板，结构见图6-1）、1000ml烧杯、温度计（分度值1℃）、量筒。

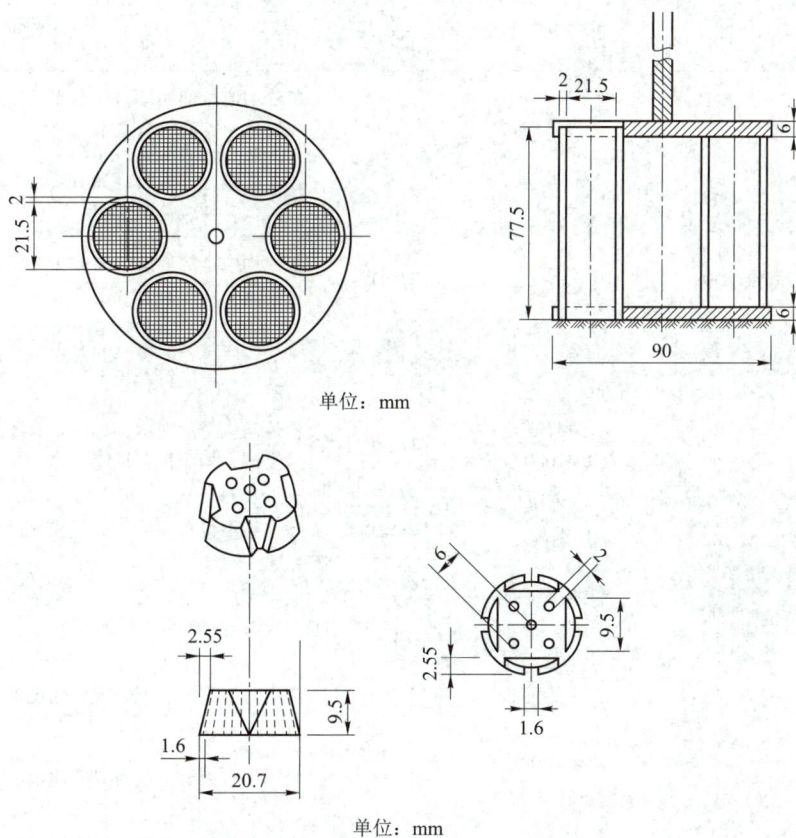

单位：mm

单位：mm

图6-1 升降式崩解仪吊篮及挡板结构

2. 试药与试液 人工胃液（供以明胶为基质的软胶囊剂和滴丸剂检查用）：取稀盐酸16.4ml，加水约800ml与胃蛋白酶10g，摇匀后，加水稀释成1000ml，即得。

人工肠液（供肠溶胶囊剂检查用）：取磷酸二氢钾6.8g，加水500ml使溶解，用0.1mol/L氢氧化钠溶液调节pH值至6.8；另取胰酶10g，加水适量使溶解，将两液混合后，加水稀释至1000ml，即得。

磷酸盐缓冲液（pH 6.8）、盐酸溶液（9→1000）、纯化水。

三、操作方法

（一）片剂

1. 将升降式崩解仪水浴槽中注入水，开启加温。以纯化水为介质，装入1000ml烧杯中，至已标记的液面位置，将盛有介质的烧杯放入水浴槽的孔中，通过水浴加热，使烧杯内的水温维持在37℃±1℃。

2. 将吊篮通过上端的不锈钢轴悬挂于金属支架上，浸入1000ml烧杯中，并调节吊篮位置使其下降时筛网距烧杯底部25mm，烧杯内盛有温度为37℃±1℃的水，调节水位高度使吊篮上升时筛网在水面下15mm处，支架上下移动的距离为55mm±2mm，往返速率为每分钟30~32次。

3. 除另有规定外，取供试品6片，分别置上述吊篮的玻璃管中，每管各加1片，然后将吊篮悬挂于金属支架上，浸入烧杯中，启动升降式崩解仪进行检查，各片均应在15分钟内全部崩解。如有1片不能完全崩解，应另取6片复试，均应符合规定。各剂型崩解时限检查条件见表6-4。

表6-4 各剂型崩解时限检查条件及结果判定

片剂类型	检查单位	崩解时限（分钟）	溶剂	溶剂温度（℃）	结果判定
普通片	6	15	水	37±1	各片均应全部崩解，如有1片不能完全崩解，应另取6片复试，均应符合规定
中药（半）浸膏片	6	60	水	37±1	各片均应全部崩解，如有1片不能完全崩解，应另取6片复试，均应符合规定
中药全粉片	6	30	水	37±1	各片均应全部崩解，如有1片不能完全崩解，应另取6片复试，均应符合规定
糖衣片	6	60	水	37±1	各片均应全部崩解，如有1片不能完全崩解，应另取6片复试，均应符合规定
化药薄膜衣片中药薄膜衣片	6	30 60	盐酸溶液（9→1000）	37±1	各片均应全部崩解，如有1片不能完全崩解，应另取6片复试，均应符合规定
肠溶衣片	6	120	盐酸溶液（9→1000）	37±1	各片均不得有裂缝、崩解或软化现象
		60	磷酸盐缓冲液（pH 6.8）	37±1	应全部崩解。如有1片不能完全崩解，应另取6片复试，均应符合规定
结肠定位肠溶片	6	—	盐酸溶液（9→1000）	37±1	应不得有裂缝、崩解或软化现象
		—	磷酸盐缓冲液（pH 6.8以下）	37±1	应不得有裂缝、崩解或软化现象
		60	磷酸盐缓冲液（pH 7.5~8.0）	37±1	应全部崩解。如有1片不能完全崩解，应另取6片复试，均应符合规定

续表

片剂类型	检查单位	崩解时限（分钟）	溶剂	溶剂温度（℃）	结果判定
含片	6	—	水	37±1	各片均不应在10分钟内全部崩解或溶化。如有1片不符合规定，应另取6片复试，均应符合规定
舌下片	6	5	水	37±1	应全部崩解并溶化。如有1片不能完全崩解，应另取6片复试，均应符合规定
可溶片	6	3	水	20±5	应全部崩解并溶化。如有1片不能完全崩解，应另取6片复试，均应符合规定
泡腾片	6	5	水	20±5	应全部崩解。如有1片不能完全崩解，应另取6片复试，均应符合规定
口崩片	6	1	水	37±1	应全部崩解并通过筛网，如有少量轻质上漂或黏附于不锈钢管内壁或筛网，但无硬心者，可作符合规定论。如有1片不符合规定，应另取6片复试，均应符合规定
硬胶囊剂	6	30	水	37±1	应全部崩解。如有1粒不能完全崩解，应另取6粒试，均应符合规定
软胶囊剂	6	60	水或人工胃液（明胶囊壳）	37±1	应全部崩解。如有1粒不能完全崩解，应另取6粒复试，均应符合规定
肠溶胶囊	6	120	盐酸溶液（9→1000）	37±1	每粒的囊壳均不得有裂缝或崩解现象
		60	人工肠液	37±1	应全部崩解。如有1粒不能完全崩解，应另取6粒复试，均应符合规定
结肠溶胶囊	6	120	盐酸溶液（9→1000）	37±1	每粒的囊壳均不得有裂缝或崩解现象
		180	磷酸盐缓冲液（pH 6.8）	37±1	每粒的囊壳均不得有裂缝或崩解现象
		60	磷酸盐缓冲液（pH 7.8）	37±1	应全部溶散。如有1粒不能完全溶散，应另取6粒复试，均应符合规定
滴丸剂	6	30	水或人工胃液（明胶基质）	37±1	应全部溶散。如有1粒不能完全溶散，应另取6粒复试，均应符合规定
包衣滴丸剂	6	60	水或人工胃液（明胶基质）	37±1	应全部溶散。如有1粒不能完全溶散，应另取6粒复试，均应符合规定

4. 记录　记录应包括仪器型号、制剂类型、崩解或溶散时间及现象。初试不符合规定者，应记录不符合规定的片数及现象、复试结果等。

（二）胶囊剂

硬胶囊或软胶囊，除另有规定外，取供试品6粒，按片剂的装置与方法（化药胶囊如漂浮于液面，可加挡板；中药胶囊加挡板）进行检查。如有1粒不能完全崩解，应另取6粒复试，均应符合规定。

肠溶胶囊，除另有规定外，取供试品6粒，按上述装置与方法，先在盐酸溶液（9→1000）中不加挡板检查 2 小时，每粒的囊壳均不得有裂缝或崩解现象；继将吊篮取出，用少量水洗涤后，每管加入挡板，再按上述方法，改在人工肠液中进行检查，1 小时内应全部崩解。如有 1 粒不能完全崩解，应另取 6 粒复试，均应符合规定。

（三）滴丸剂

按片剂的装置，但不锈钢丝网的筛孔内径应为 0.42mm；除另有规定外，取供试品 6 粒，按上述方法检查，应在 30 分钟内全部溶散，包衣滴丸应在 1 小时内全部溶散。如有 1 粒不能完全溶散，应另取 6 粒复试，均应符合规定。以明胶为基质的滴丸，可改在人工胃液中进行检查。

四、注意事项

1. 检验用水均为纯化水。

2. 在测试过程中，烧杯内的水温（或介质温度）应保持在 37℃ ±1℃。每次检查应使用校准过温度计监测介质的温度。

3. 测试时需要加挡板，应使挡板 V 型槽朝正方向。加挡板的供试品有中药（半）浸膏片、中药糖衣片、肠溶片、胶囊剂等。

4. 测试结束后，应将水浴槽中的水放出。

5. 每测试一次后，应清洗吊篮的玻璃内壁及筛网、挡板等，并重新更换水或规定的介质，并在水浴中保温至规定温度，才可进行下一次的测定。

6. 咀嚼片不进行崩解时限检查；除另有规定外，凡规定检查溶出度、释放度或分散均匀性的制剂，不再进行崩解时限检查。

任务五　溶出度与释放度测定法 📱微课 13

PPT

一、基本概念

溶出度系指活性药物从片剂、胶囊剂或颗粒剂等普通制剂在规定条件下溶出的速率和程度，在缓释制剂、控释制剂、肠溶制剂及透皮贴剂等制剂中也称释放度，是评价药物质量的一个指标。

《中国药典》（2020 年版）共收载七种方法用以测定溶出度和释放度。第一法为篮法，第二法为桨法、第三法为小杯法、第四法为桨碟法、第五法为转筒法、第六法为流池法、第七法为往复筒法。

除另有规定外，凡检查溶出度、释放度的制剂，不再进行崩解时限的检查。

> **即学即练 6 -1**
>
> 凡检查溶出度的制剂，不再做哪一项检查（　　）
>
> 答案解析　A. 释放度　　　B. 含量均匀度　　　C. 重量差异　　　D. 崩解时限

二、仪器装置

（一）第一法（篮法）

（1）转篮　分篮体与篮轴两部分，均为不锈钢或其他惰性材料制成，其形状尺寸如图 6－2 所示。篮体 A 由方孔筛网（丝径为 0.28mm ± 0.03mm，网孔为 0.40mm ± 0.04mm）制成，呈圆柱形，转篮内径为 20.2mm ± 1.0mm，上下两端都有封边。篮轴 B 的直径为 9.75mm ± 0.35mm，轴的末端连一圆盘，作为转篮的盖；盖上有一通气孔（孔径为 2.0mm ± 0.5mm）；盖边系两层，上层直径与转篮外径相同，下层直径与转篮内径相同；盖上的 3 个弹簧片与中心呈 120°角。

（2）溶出杯　一般由硬质玻璃或其他惰性材料制成的底部为半球形的 1000ml 杯状容器，内径为 102mm ± 4mm（圆柱部分内径最大值和内径最小值之差不得大于 0.5mm），高为 185mm ± 25mm；溶出杯配有适宜的盖子，盖上有适当的孔，中心孔为篮轴的位置，其他孔供取样或测量温度用。溶出杯置恒温水浴或其他适当的加热装置中。

（3）篮轴与电动机相连，由速度调节装置控制电动机的转速，使篮轴的转速在各品种项下规定转速的 ±4% 范围之内。运转时整套装置应保持平稳，均不能产生明显的晃动或振动（包括装置所处的环境）。转篮旋转时，篮轴与溶出杯的垂直轴在任一点的偏离均不得大于 2mm，转篮下缘的摆动幅度不得偏离轴心 1.0mm。

（4）仪器一般配有 6 套以上测定装置。

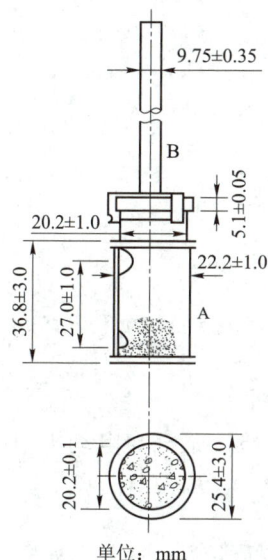

单位：mm

图 6－2　转篮装置

（二）第二法（桨法）

除将转篮换成搅拌桨外，其他装置和要求与第一法相同。搅拌桨的下端及桨叶部分可涂适当的惰性材料（如聚四氟乙烯），其形状尺寸见图 6－3 所示。桨杆对称度（即桨轴左侧距桨叶左边缘距离与桨轴右侧距桨叶右边缘距离之差）不得超过 0.5mm，桨轴和桨叶垂直度 90° ± 0.2°；桨杆旋转时，桨轴与溶出杯的垂直轴在任一点的偏差均不得大于 2mm；搅拌桨旋转时 A、B 两点的摆动幅度不得超过 0.5mm。

（三）第三法（小杯法）

（1）搅拌桨　桨杆上部直径为 9.75mm ± 0.35mm，桨杆下部直径为 6.0mm ± 0.2mm；桨杆对称度（即桨轴左侧距桨叶左边缘距离与桨轴右侧距桨叶右边缘距离之差）不得超过 0.5mm，桨轴和桨叶垂直度 90° ± 0.2°；桨杆旋转时，桨轴与溶出杯的垂直轴在任一点的偏差均不得大于 2mm；搅拌桨旋转时，A、B 两点的摆动幅度不得超过 0.5mm。其形状尺寸如图 6－4a 所示。

（2）溶出杯　一般由硬质玻璃或其他惰性材料制成的底部为半球形的 250ml 杯状容器。内径为 62mm ± 3mm（圆柱部分内径最大值和内径最小值之差不得大于 0.5mm），高为 126mm ± 6mm，溶出杯配有适宜的盖子，盖上有适当的孔，中心孔为篮轴的位置，其他孔供取样或测量

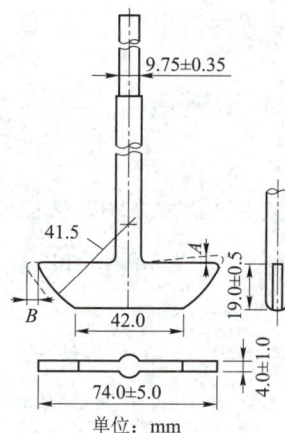

单位：mm

图 6－3　搅拌桨装置

温度用。溶出杯置恒温水浴或其他适当的加热装置中。其形状尺寸如图6-4b所示。

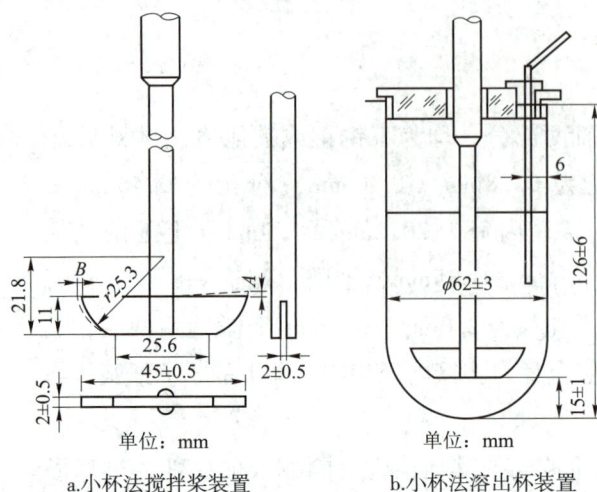

a.小杯法搅拌桨装置　　　　　b.小杯法溶出杯装置

图6-4　小杯法搅拌桨及溶出杯装置

（3）桨杆与电动机相连，转速应在各品种项下规定转速的±4%范围之内。其他要求同第二法。

（四）第四法（桨碟法）

搅拌桨、溶出杯按第二法，溶出杯中放入用于放置贴片的不锈钢网碟，网碟分上层网碟和下层网碟。搅拌桨的下端与上层网碟的距离应为25mm±2mm，将透皮贴剂固定于两层碟片的中央，释放面向上，再将网碟水平置于溶出杯下部，并使贴剂与桨叶底部平行。

（五）第五法（转筒法）

溶出杯按第二法，但搅拌桨另用不锈钢转筒装置替代。组成搅拌装置的杆和转筒均由不锈钢制成。

（六）第六法（流池法）

装置由溶出介质的贮液池、用于输送溶出介质的泵、流通池和保持溶出介质温度的恒温水浴组成，接触介质与样品的部分均为不锈钢或其他惰性材料制成。应使用品种正文项下规定尺寸的流通池。

（七）第七法（往复筒法）

装置由溶出杯、往复筒、电动机、恒温水浴或其他适当的加热装置等组成。

📱 **知识链接** --

溶出度检查方法增修订情况

溶出度试验是一种模拟口服固体制剂在胃肠道中崩解和溶出的体外试验方法。在《中国药典》（2020年版）中83个品种增订或修订溶出度检查项，699个制剂收载溶出度或释放度检查项。新版《中国药典》收载7种溶出度检查方法，参考国外药典新增流池法、往复筒法，这也是对接国际标准，提升我国药品的国际竞争力。296个品种采用第一法（篮法）、356个品种采用第二法（桨法）、53个品种采用第三法（小杯法）、1个品种采用第四法（桨碟法），尚未有品种采用新增方法，待积累应用经验后进一步规范化、标准化。由于溶出度、释放度在药品质量控制中的特殊性，国家药品质量标准及时吸纳仿制药质量和疗效一致性评价成果，将一致性评价建立溶出度检查方法与条件收载入《中国药典》质量标准。

三、测定方法

（一）第一法和第二法

1. 普通制剂 测定前，应对仪器装置进行必要的调试，使转篮或桨叶底部距溶出杯的内底部25mm±2mm。分别量取溶出介质置各溶出杯内，实际量取的体积与规定体积的偏差应在±1%范围之内，待溶出介质温度恒定在37℃±0.5℃后，取供试品6片（粒、袋），如为第一法，分别投入6个干燥的转篮内，将转篮降入溶出杯中；如为第二法，分别投入6个溶出杯内。注意避免供试品表面产生气泡，立即按各品种项下规定的转速启动仪器，计时；至规定的取样时间（实际取样时间与规定时间的差异不得过±2%），吸取溶出液适量（取样位置应在转篮或桨叶顶端至液面的中点，距溶出杯内壁10mm处；需多次取样时，所量取溶出介质的体积之和应在溶出介质的1%之内，如超过总体积的1%时，应及时补充相同体积的温度为37℃±0.5℃的溶出介质，或在计算时加以校正），立即用适当的微孔滤膜滤过，自取样至滤过应在30秒内完成。取澄清滤液，照该品种项下规定的方法测定，计算每片（粒、袋）的溶出量。

2. 缓释制剂或控释制剂 照普通制剂方法操作，但至少采用三个取样时间点，在规定取样时间点，吸取溶液适量，及时补充相同体积的温度为37℃±0.5℃的溶出介质，滤过，自取样至滤过应在30秒内完成。照各品种项下规定的方法测定，计算每片（粒）的溶出量。

3. 肠溶制剂 按方法1或方法2操作。

（1）方法1　酸中溶出量　除另有规定外，分别量取0.1mol/L盐酸溶液750ml置各溶出杯内，实际量取的体积与规定体积的偏差应在±1%范围之内，待溶出介质温度恒定在37℃±0.5℃，取供试品6片（粒）分别投入转篮或溶出杯中（当品种项下规定需要使用沉降篮时，可将胶囊剂先装入规定的沉降篮内；品种项下未规定使用沉降篮时，如胶囊剂浮于液面，可用一小段耐腐蚀的细金属丝轻绕于胶囊外壳），注意避免供试品表面产生气泡，立即按各品种项下规定的转速启动仪器，2小时后在规定取样点吸取溶出液适量，滤过，自取样至滤过应在30秒内完成。按各品种项下规定的方法测定，计算每片（粒）的酸中溶出量。其他操作同第一法和第二法项下普通制剂。

缓冲液中溶出量　上述酸液中加入温度为37℃±0.5℃的0.2mol/L磷酸钠溶液250ml（必要时用2mol/L盐酸溶液或2mol/L氢氧化钠溶液调节pH值至6.8），继续运转45分钟，或按各品种项下规定的时间，在规定取样点吸取溶出液适量，滤过，自取样至滤过应在30秒内完成。按各品种项下规定的方法测定，计算每片（粒）的缓冲液中溶出量。

（2）方法2　酸中溶出量　除另有规定外，量取0.1mol/L盐酸溶液900ml，注入每个溶出杯中，照方法1酸中溶出量项下进行测定。

缓冲液中溶出量　弃去上述各溶出杯中酸液，立即加入温度为37℃±0.5℃的磷酸盐缓冲液（pH6.8）（取0.1mol/L盐酸溶液和0.2mol/L磷酸钠溶液，按3∶1混合均匀，必要时用2mol/L盐酸溶液或2mol/L氢氧化钠溶液调节pH值至6.8）900ml，或将每片（粒）转移入另一盛有温度为37℃±0.5℃的磷酸盐缓冲液（pH6.8）900ml的溶出杯中，照方法1缓冲液中溶出量项下进行测定。

（二）第三法

1. 普通制剂 测定前，应对仪器装置进行必要的调试，使桨叶底部距溶出杯的内底部15mm±2mm。分别量取溶出介质置各溶出杯内，介质的体积150~250ml，实际量取的体积与规定体积的偏差应在±1%范围之内（当品种项下规定需要使用沉降装置时，可将胶囊剂先装入规定的沉降装置内；品种项下未规定使用沉降装置时，如胶囊剂浮于液面，可用一小段耐腐蚀的细金属丝轻绕于胶囊外壳）。以下操作同第二法。取样位置应在桨叶顶端至液面的中点，距溶出杯内壁6mm处。

2. 缓释制剂或控释制剂　照第三法普通制剂方法操作，其余要求同第一法和第二法项下缓释制剂或控释制剂。

（三）第四法

（1）透皮贴剂　分别量取溶出介质置各溶出杯内，实际量取的体积与规定体积的偏差应在±1%范围之内，待溶出介质预温至32℃±0.5℃；将透皮贴剂固定于两层碟片之间（方法1）或网碟上（方法2），溶出面朝上，尽可能使其保持平整。再将网碟水平放置于溶出杯下部，并使网碟与桨底旋转面平行，两者相距25mm±2mm，按品种正文规定的转速启动装置。在规定取样时间点，吸取溶出液适量，及时补充相同体积的温度为32℃±0.5℃的溶出介质。

（2）其他操作同第一法和第二法项下缓释制剂或控释制剂。

（四）第五法

（1）透皮贴剂　分别量取溶出介质置各溶出杯内，实际量取的体积与规定体积的偏差应在±1%范围之内，待溶出介质预温至32℃±0.5℃；除另有规定外，按下述进行准备，除去贴剂的保护套，将有黏性的一面置于一片铜纺上，铜纺的边比贴剂的边至少大1cm。将贴剂的铜纺覆盖面朝下放置于干净的表面，涂布适宜的胶黏剂于多余的铜纺边。如需要，可将胶黏剂涂布于贴剂背面。干燥1分钟，仔细将贴剂涂胶黏剂的面安装于转筒外部，使贴剂的长轴通过转筒的圆心。挤压铜纺面除去引入的气泡。将转筒安装在仪器中，试验过程中保持转筒底部距溶出杯内底部25mm±2mm，立即按品种正文规定的转速启动仪器。在规定取样时间点，吸取溶出液适量，及时补充相同体积的温度为32℃±0.5℃的溶出介质。同法测定其他透皮贴剂。

（2）其他操作同第一法和第二法项下缓释制剂或控释制剂。

（五）第六法

1. 普通制剂与缓、控释制剂　取玻璃珠置品种正文项下规定的流通池中。按品种正文项下规定，取1片（粒）样品放在玻璃珠上，或置于支架上。装好滤头并将所有部件用夹子固定好。加热使溶出介质温度保持在37℃±0.5℃或正文规定的温度，并以品种正文项下规定的溶出介质与流速经流通池底部连续泵入池内，流速的测定应准确至5%。至规定的每一次取样时间，取溶出液适量，按各品种正文项下规定的方法测定，计算溶出量。重复试验其他样品。

2. 肠溶制剂　使用各品种正文项下规定的溶出介质；除另有规定外，同第一法项下的肠溶制剂。

（六）第七法

1. 普通制剂　量取各品种项下规定体积的溶出介质置于各溶出杯中，待溶出介质温度恒定在37℃±0.5℃，取供试品6片（粒）置于6个往复筒中，注意避免供试品表面产生气泡，立即按各品种正文项下规定的试验参数（如筛网孔径和材质、往复筒进入溶出杯之后开始往复运动前的停留时间、往复筒由上一列溶出杯出来进入下一列溶出杯之前的停留时间、单排管或多排管等）进行试验计时；在向上和向下的运动过程中，往复筒移动的距离为10cm±0.1cm；至各品种项下规定的取样时间，吸取规定体积的溶出液，立即用适当的微孔滤膜过滤，自取样至滤过应在30秒内完成。照各品种项下规定的方法测定，计算每片（粒）的溶出量。

2. 缓释制剂或控释制剂　照普通制剂的方法操作，但至少采用三个取样时间点，在各品种项下规定取样时间点，吸取规定体积的溶出液，滤过，自取样至滤过应在 30 秒内完成。照各品种项下规定的方法测定，计算每片（粒）的溶出量。

3. 肠溶制剂　除另有规定外，按第一法与第二法中肠溶制剂的要求进行，采用各品种项下规定的体积，一列用作酸中溶出量的试验，另一列用作缓冲液中溶出量的试验。照各品种项下规定的方法测定，计算每片（粒）的溶出量。

以上七种测定法中，除第七法往复筒法外，当采用原位光纤实时测定时，辅料的干扰应可以忽略，或可以通过设定参比波长等方法消除；原位光纤实时测定主要适用于溶出曲线和缓释制剂溶出度的测定。

四、结果判定

（一）普通制剂

符合下述条件之一者，可判为符合规定。

（1）6 片（粒、袋）中，每片（粒、袋）的溶出量按标示量计算，均不低于规定限度（Q）。

（2）6 片（粒、袋）中，如有 1~2 片（粒、袋）低于规定限度 Q，但不低于 $Q-10\%$，且其平均溶出量不低于 Q。

（3）6 片（粒、袋）中，有 1~2（粒、袋）低于 Q，其中仅有 1 片（粒、袋）低于 $Q-10\%$，但不低于 $Q-20\%$，且其平均溶出量不低于 Q 时，应另取 6 片（粒、袋）复试；初、复试的 12 片（粒、袋）中有 1~3 片（粒、袋）低于 Q，其中仅有 1 片（粒、袋）低于 $Q-10\%$，且不低于 $Q-20\%$，且其平均溶出量不低于 Q。

结果判定中所示的 10%、20% 是指相对于标示量的百分率（%）。

（二）缓释制剂或控释制剂

除另有规定外，符合下述条件之一者，可判为符合规定。

（1）6 片（粒）中，每片（粒）在每个时间点测得的溶出量按标示量计算，均未超出规定范围。

（2）6 片（粒）中，在每个时间点测得的溶出量，如有 1~2 片（粒）超出规定范围，但未超出规定范围的 10%，且在每个时间点测得的平均溶出量未超出规定范围。

（3）6 片（粒）中，在每个时间点测得的溶出量，如有 1~2 片（粒）超出规定范围，其中仅有 1 片（粒）超出规定范围的 10%，但未超出规定范围的 20%，且其平均溶出量未超出规定范围，应另取 6 片（粒）复试；初、复试的 12 片（粒）中，在每个时间点测得的溶出量，如有 1~3 片（粒）超出规定范围，其中仅有 1 片（粒）超出规定范围的 10%，但未超出规定范围的 20%，且其平均溶出量未超出规定范围。

以上结果判定中所示超出规定范围的 10%、20% 是指相对于标示量的百分率（%），其中超出规定范围 10% 是指：每个时间点测得的溶出量不低于低限的 -10%，或不超过高限的 +10%；每个时间点测得的溶出量应包括最终时间测得的溶出量。

（三）肠溶制剂

除另有规定外，符合下述条件之一者，可判为符合规定。

1. 酸中溶出量

（1）6 片（粒）中，每片（粒）的溶出量均不大于标示量的 10%。

（2）6 片（粒）中，有 1～2 片（粒）大于 10%，但其平均溶出量不大于 10%。

2. 缓冲液中溶出量

（1）6 片（粒）中，每片（粒）的溶出量按标示量计算均不低于规定限度（Q）；除另有规定外，Q 应为标示量的 70%。

（2）6 片（粒）中仅有 1～2 片（粒）低于 Q，但不低于 $Q-10\%$，且其平均溶出量不低于 Q。

（3）6 片（粒）中如有 1～2 片（粒）低于 Q，其中仅有 1 片（粒）低于 $Q-10\%$，但不低于 $Q-20\%$，且其平均溶出量不低于 Q 时，应另取 6 片（粒）复试；初、复试的 12 片（粒）中有 1～3 片（粒）低于 Q，其中仅有 1 片（粒）低于 $Q-10\%$，但不低于 $Q-20\%$，且其平均溶出量不低于 Q。

以上结果判定中所示的 10%、20% 是指相对于标示量的百分率（%）。

（四）透皮贴剂

除另有规定外，同缓释制剂或控释制剂。

五、注意事项

1. 溶出度仪的适用性及性能确认试验　除仪器的各项机械性能应符合上述规定外，还应用溶出度标准片对仪器进行性能确认试验，按照标准片的说明书操作，试验结果应符合标准片的规定。

2. 溶出介质　应使用各品种项下规定的溶出介质，除另有规定外，室温下体积为 900ml，并应新鲜配制和经脱气处理；如果溶出介质为缓冲液，当需要调节 pH 值时，一般调节 pH 值至规定 pH 值 ±0.05 之内。

3. 取样时间　应按照品种各论中规定的取样时间取样，自 6 杯中完成取样的时间应在 1 分钟内。

4. 除另有规定外，颗粒剂或干混悬剂的投样应在溶出介质表面分散投样，避免集中投样。

5. 如胶囊壳对分析有干扰，应取不少于 6 粒胶囊，除尽内容物后，置一个溶出杯内，按该品种项下规定的分析方法测定空胶囊的平均值，作必要的校正。如校正值大于标示量的 25%，试验无效。如校正值不大于标示量的 2%，可忽略不计。

▶▶ 岗位情景模拟

　　情景描述　某工作日，药厂的质量控制（QC）部门质检员 A 某收到待检验的一批药品胶囊制剂，按检验要求，需要对该批胶囊的溶出度进行检验，该胶囊的《检验标准操作规程》得知其检测方法如下。

　　取本品，照溶出度与释放度测定法第一法，以水 900ml 为溶出介质，转速为每分钟 50 转，依法操作，经 30 分钟时，取溶液适量，滤过，精密量取续滤液适量，用溶出介质定量稀释制成每 1ml 约 5μg 的溶液，作为供试品溶液，照紫外 - 可见分光光度法，在 256nm 的波长处测定吸光度；另取该药对照品适量，精密称定，加溶出介质溶解并定量稀释制成每 1ml 中约含 5μg 的溶液，同法测定，计算每粒的溶出量。限度为标示量的 75%，应符合规定。

　　讨　论　1. 为了完成此项检测，质检员 A 在实验前应对溶出仪和溶出介质进行哪些准备工作？

　　2. 为了保证该胶囊溶出度检测的准确性，在取样阶段有哪些注意事项？

答案解析

任务六 含量均匀度检查法 微课 14

PPT

一、基本概念

含量均匀度系指单剂量的固体制剂、半固体制剂和非均相液体制剂含量符合标示量的程度。本检查法的目的在于控制单剂量制剂含量的均一性，保证批间和批内药物含量的一致性，以确保临床给药剂量的准确性。

一些情况下，可以通过检查产品的重量（装量）差异控制产品的差异程度，但当各种原辅料难以混合均匀时，重量（装量）差异便不能反映产品的剂量单位均匀度，此时应以含量均匀度替代重量（装量）差异。因此，凡检查含量均匀度的制剂，一般不再检查重（装）量差异；当全部主成分均进行含量均匀度检查时，复方制剂一般亦不再检查重（装）量差异。

《中国药典》（2020 年版）规定，除另有规定外，片剂、硬胶囊剂、颗粒剂或散剂等，每一个单剂标示量小于 25mg 或主药含量小于每一个单剂重量 25% 者；药物间或药物与辅料间采用混粉工艺制成的注射用无菌粉末；内充非均相溶液的软胶囊；单剂量包装的口服混悬液、透皮贴剂和栓剂等品种项下规定含量均匀度应符合要求的制剂，均应检查含量均匀度。复方制剂仅检查符合上述条件的组分，多种维生素或微量元素一般不检查含量均匀度。

二、检查与结果判定

（一）检查方法

1. 除另有规定外，取供试品 10 个，照各品种项下规定的方法，分别测定每个单剂的响应值（如吸光度或峰面积等）或含量。根据测定的响应值，分别计算出每一个单剂以标示量为 100 的相对含量 x_i，求其均值 $\overline{X}$ 和标准差 S（$S = \sqrt{\dfrac{\sum\limits_{i=1}^{n}(x_i - \overline{X})^2}{n-1}}$）以及标示量与均值之差的绝对值 A（$A = |100 - \overline{X}|$）。

2. 当含量测定方法与含量均匀度检查所用方法不同时，而且含量均匀度未能从响应值求出每一个单剂含量的情况下，可取供试品 10 个，照该品种含量均匀度项下规定的方法，分别测定，得仪器测定的响应值 Y_i（可为吸光度、峰面积等），求其均值 $\overline{Y}$。另由含量测定法测得以标示量为 100 的含量 X_A，由 X_A 除以响应值的均值 $\overline{X}$，得比例系数 K（$K = X_A / \overline{Y}$）。将上述诸响应值 Y_i 与 K 相乘，求得每一个单剂以标示量为 100 的相对含量（%）x_i（$x_i = KY_i$），同上法求 $\overline{X}$ 和 S 以及 A。

3. 每一个单剂以标示量为 100 的相对含量 X 和标准差 S 以及标示量与均值之差 A 均应保留至小数点后 2 位。

（二）结果判定

1. 若 $A + 2.2S \leq L$，则供试品的含量均匀度符合规定；若 $A + S > L$，则不符合规定；若 $A + 2.2S > L$，且 $A + S \leq L$，则应另取 20 片（个）复试。

2. 根据初、复试结果，计算 30 片（个）的均值 $\overline{X}$、标准差 S 和标示量与均值之差的绝对值 A，再按下述公式计算并判定。

（1）当 $A \leqslant 0.25L$ 时，若 $A^2 + S^2 \leqslant 0.25L^2$，则供试品的含量均匀度符合规定；若 $A^2 + S^2 > 0.25L^2$，则不符合规定。

（2）当 $A > 0.25L$ 时，若 $A + 1.7S \leqslant L$，则供试品的含量均匀度符合规定；若 $A + 1.7S > L$，则不符合规定。

（3）上述公式中 L 为规定值。除另有规定外，$L = 15.0$；单剂量包装的口服混悬液、内充非均相溶液的软胶囊、胶囊型或泡囊型粉雾剂、单剂量包装的眼用、耳用、鼻用混悬剂、固体或半固体制剂 $L = 20.0$；透皮贴剂、栓剂 $L = 25.0$。

（4）如该品种项下规定含量均匀度的限度为 ±20% 或其他数值时，$L = 20.0$ 或其他相应的数值。

3. 结果判定中的计算结果要按照《有效数字和数值的修约及其运算》修约至小数点后 1 位。

任务七　可见异物检查法

PPT

一、基本概念

可见异物系指存在于注射剂、眼用液体制剂和无菌原料药中，在规定条件下目视可以观测到的不溶性物质，其粒径或长度通常大于 $50\mu m$。可见异物既可由外源污染产生，如金属屑、玻璃屑、纤毛、块状物等；也可由内源产生，如药物中存在或产生的不溶物、析出的沉淀物、结晶等。

注射剂、眼用液体制剂应在符合 GMP 的条件下生产，产品在出厂前应采用适宜的方法逐一检查并同时剔除不合格产品。临用前，需在自然光下目视检查（避免阳光直射），如有可见异物，不得使用。

二、检查方法

《中国药典》（2020 年版）采用了灯检法和光散射法两种检查方法。一般常用灯检法，也可采用光散射法。灯检法难于判定时可采用光散射法；灯检法不适用的品种，如：用深色透明容器包装或液体色泽较深（一般深于各标准比色液 7 号）的品种可选用光散射法；混悬型、乳状液型注射液和滴眼液不能使用光散射法。

实验室检测时应避免引入可见异物。当制备注射用无菌粉末和无菌原料药供试品溶液时，或供试品溶液的容器不适于检测（如不透明、不规则形状容器等），需转移至适宜容器中时，均应在 B 级的洁净环境（如层流净化台）中进行。

用于本试验的供试品，必须按规定随机抽样。

（一）第一法（灯检法）

1. 检查装置与人员

（1）检查装置　①光源：用带遮光板的日光灯，光照度在 1000～4000lx 范围内可以调节。用无色透明容器包装的无色供试品溶液，观察所在处的光照度应为 1000～1500lx；用透明塑料容器包装、棕色透明容器包装的供试品溶液或有色供试品溶液，观察所在处的光照度应为 2000～3000lx；混悬型供试品或乳状液，光照度应增加至约 4000lx。②背景：不反光的黑色面作为检查无色或白色异物的背景；不反光的白色面作为检查有色异物的背景。

检查装置如图 6－5 所示。

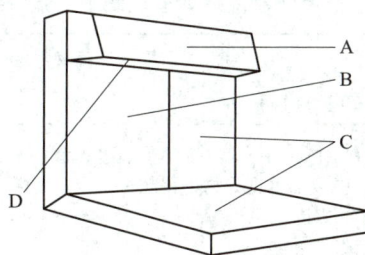

图 6 - 5　灯检法示意图

A. 带有遮光板的日光灯光源（光照度可在 1000～4000lx 范围内调节）；B. 不反光的黑色背景；
C. 不反光的白色背景和底部（供检查有色异物）；D. 反光的白色背景（指遮光板内侧）

（2）检查人员条件　远距离和近距离视力测验，均应为 4.9 及以上（矫正后视力应为 5.0 及以上）；应无色盲。

2. 操作方法　灯检操作应在暗室中进行。

按以下各类供试品的要求，取规定量供试品，除去容器标签，擦净容器外壁，必要时将药液转移至洁净透明的适宜容器内，将供试品置遮光板边缘处，在明视距离（指供试品至人眼的清晰观测距离，通常为 25cm），手持容器颈部，轻轻旋转和翻转容器（但应避免产生气泡），使药液中可能存在的可见异物悬浮，分别在黑色和白色背景下目视检查，重复观察，总检查时限为 20 秒。供试品装量每支（瓶）在 10ml 及 10ml 以下的，每次可手持 2 支（瓶）检查，50ml 或 50ml 以上大容量注射液按直、横、倒三步法旋转检视。供试品溶液中有大量气泡产生影响观察时，需静置足够时间至气泡消失后检查。

（1）注射液　除另有规定外，取供试品 20 支（瓶），按上述方法检查。

（2）注射用无菌制剂　除另有规定外，取供试品 5 支（瓶），用适宜的溶剂和适当的方法使药粉完全溶解后，按上述方法检查。配带有专用溶剂的注射用无菌制剂，应先将专用溶剂按注射液要求检查并符合注射液的规定后，再用其溶解注射用无菌制剂。如经真空处理的供试品，必要时应用适当的方法破其真空，以便于药物溶解。低温冷藏的品种，应先将其放至室温，再进行溶解和检查。

（3）无菌原料药　除另有规定外，按抽样要求称取各品种制剂项下的最大规格量 5 份，分别置洁净透明的适宜容器内，采用适宜的溶剂及适当的方法使药物全部溶解后，按上述方法检查。

注射用无菌制剂及无菌原料药所选用的适宜溶剂应无可见异物。如为水溶性药物，一般使用不溶性微粒检查用水进行溶解制备，如使用其他溶剂，则应在各品种正文中明确规定。溶剂量应确保药物溶解完全并便于观察。注射用无菌制剂及无菌原料药溶解所用的适当方法应与其制剂使用说明书中注明的临床使用前处理的方式相同。

（4）眼用液体制剂　除另有规定外，取供试品 20 支（瓶），按上述方法检查。临用前配制的滴眼剂所带的专用溶剂，应先检查合格后，再用其溶解滴眼用制剂。

3. 结果判定

（1）供试品中不得检出金属屑、玻璃屑、长度超过 2mm 的纤维、最大粒径超过 2mm 的块状物以及静置一定时间后轻轻旋转肉眼可见的烟雾状微粒沉积物、无法计数的微粒群或摇不散的沉淀，以及在规定时间内较难计数的蛋白质絮状物等明显可见异物。

（2）供试品中如检出点状物、2mm 以下的短纤维和块状物等微细可见异物，生化药品或生物制品若检出半透明的小于约 1mm 的细小蛋白质絮状物或蛋白质颗粒等微细可见异物，除另有规定外，应分别符合表 6 - 5、表 6 - 6 中的规定。

表 6 – 5　生物制品注射液、滴眼剂结果判定

类别	微细可见异物限度	
	初试 20 支（瓶）	初、复试 40 支（瓶）
注射液	装量 50ml 及以下，每支（瓶）中微细可见异物不得超过 3 个 装量 50ml 以上，每支（瓶）中微细可见异物不得超过 5 个 如仅有 1 支（瓶）超出，符合规定	2 支（瓶）以上超出，不符合规定
滴眼剂	如检出 2 支（瓶）超出，复试 如检出 3 支（瓶）及以上超出，不符合规定	3 支（瓶）以上超出，不符合规定

表 6 – 6　非生物制品注射液、滴眼剂结果判定

类别		微细可见异物限度	
		初试 20 支（瓶）	初、复试 40 支（瓶）
注射液	静脉用	如 1 支（瓶）检出，复试 如 2 支（瓶）或以上检出，不符合规定	超过 1 支（瓶）检出，不符合规定
	非静脉用	如 1～2 支（瓶）检出，复试 如 2 支（瓶）以上检出，不符合规定	超过 2 支（瓶）检出，不符合规定
滴眼剂		如 1 支（瓶）检出，符合规定 如 2～3 支（瓶）检出，复试 如 3 支（瓶）以上检出，不符合规定	超过 3 支（瓶）检出，不符合规定

（3）既可静脉用也可非静脉用的注射液，以及脑池内、硬膜外、椎管内用的注射液应执行静脉用注射液的标准，混悬液与乳状液仅对明显可见异物进行检查。

（4）注射用无菌制剂 5 支（瓶）检查的供试品中如检出微细可见异物，每支（瓶）中检出微细可见异物的数量应符合表 6 – 7 的规定；如有 1 支（瓶）超出下表中限度规定，另取 10 支（瓶）同法复试，均应不超出表 6 – 7 中限度规定。

表 6 – 7　注射用无菌制剂结果判定

类别		每支（瓶）中微细可见异物限度
生物制品	复溶体积 50ml 及以下	≤3 个
	复溶体积 50ml 以上	≤5 个
非生物制品	冻干	≤3 个
	非冻干	≤5 个

（5）无菌原料药　5 份检查的供试品中如检出微细可见异物，每份供试品中检出微细可见异物的数量应符合相应注射用无菌制剂的规定；如有 1 份超出限度规定，另取 10 份同法复试，均应不超出限度规定。

（二）第二法（光散射法）

1. **检测原理**　当一束单色激光照射溶液时，溶液中存在的不溶性物质使入射光发生散射，散射的能量与不溶性物质的数量和大小有关。本方法通过对溶液中不溶性物质引起的光散射能量的测量，并与规定的阈值比较，以检查可见异物。

2. **仪器装置**　仪器由旋瓶装置、激光光源、图像采集器、数据处理系统和终端显示系统组成，并配有自动上瓶和下瓶装置。

3. 仪器校准　仪器应具备自动校准功能，在检测供试品前可采用标准粒子进行校准。除另有规定外，分别用粒径为 $40\mu m$ 和 $60\mu m$ 的标准粒子溶液对仪器进行标定。根据标定结果得到曲线方程并计算出与粒径 $50\mu m$ 相对应的检测像素值。当把检测像素参数设定为与粒径 $50\mu m$ 相对应的数值时，对 $60\mu m$ 的标准粒子溶液测定 3 次，应均能检出。

4. 操作方法

（1）溶液型供试品　除另有规定外，取供试品 20 支（瓶），除去不透明标签，擦净容器外壁，置仪器检测装置上，从仪器提供的菜单中选择与供试品规格相应的参数设置，并根据供试品瓶体大小将参数进行适当调整后，启动仪器，连续测定 3 次，记录结果。凡仪器判定有 1 次不合格者，用灯检法进行确认。但用有色透明容器包装或供试品色泽较深等灯检法检查困难的品种，不用灯检法复检。

（2）注射用无菌粉末　除另有规定外，取供试品 5 支（瓶），用适宜的溶剂及适当的方法使药物全部溶解后，按上述方法检查。

（3）无菌原料粉末　除另有规定外，取各品种制剂项下的最大规格量 5 份，分别置洁净透明的适宜玻璃容器内，采用适宜的溶剂及适当的方法使药物全部溶解后，按上述方法检查。

5. 注意事项

（1）供试品溶液应为目视透明溶液，安瓿上的印字在仪器旋瓶时如不脱落并不影响测定结果。

（2）检测参数特别是取样视窗大小、旋瓶时间、静置时间等对测定结果影响较大。

（3）本法不适用于易产生气泡且气泡不易消除的供试品，如高分子溶液。

6. 结果判定　同灯检法。

即学即练 6 - 2

可见异物检查采用的方法是（　　）

答案解析　　A. 光阻法　　　　B. 显微计数法　　　　C. 灯检法　　　　D. 往复筒法

任务八　不溶性微粒检查法

一、基本概念

不溶性微粒系指可流动的随机存在于静脉注射用药物中不溶于水的微小颗粒，粒径一般在 $2\sim50\mu m$，肉眼难以看见。静脉用注射剂（溶液型注射液、注射用无菌粉末、注射用浓溶液）及供静脉注射用无菌原料药需检查不溶性微粒的大小及数量。

二、检查方法

《中国药典》（2020 年版）收载了光阻法和显微计数法。当光阻法测定结果不符合规定或供试品不适于用光阻法测定时，应采用显微计数法进行测定，并以显微计数法的测定结果作为判定依据。

微粒检查用水（或其他适宜溶剂），使用前须经不大于 $1.0\mu m$ 的微孔滤膜滤过，并按《中国药典》（2020 年版）规定检查不溶性微粒数，应符合以下要求：光阻法取 50ml 测定，要求每 10ml 中含 $10\mu m$ 及 $10\mu m$ 以上的不溶性微粒应在 10 粒以下，含 $25\mu m$ 及 $25\mu m$ 以上的不溶性微粒应在 2 粒以下；显微计数法取 50ml 测定，含 10μm 及 10μm 以上的不溶性微粒应在 20 粒以下，含 25μm 及 25μm 以上的不溶性微粒应在 5 粒以下。

（一）第一法（光阻法）

1. 实验环境、仪器与用具

（1）实验环境　实验操作环境应不得引入外来微粒，测定前的操作在洁净工作台进行。

（2）仪器与用具　不溶性微粒测定仪通常包括定量取样器、传感器和数据处理器三部分。测量粒径范围为 2~100μm，检测微粒浓度为 0~10000 个/毫升。不溶性微粒测定仪器应定期校准与检定（至少每 6 个月校准一次），校准项目包括：取样体积、微粒计数及传感器分辨率。如所用仪器附有自检功能，可进行自检。玻璃仪器和其他所需的用品均应洁净、无微粒。

2. 检查法

（1）标示装量为 25ml 或 25ml 以上的静脉用注射液或注射用浓溶液　除另有规定外，取供试品至少 4 个，分别按下法测定：用水将容器外壁洗净，小心翻转 20 次，使溶液混合均匀，立即小心开启容器，先倒出部分供试品溶液冲洗开启口及取样杯，再将供试品溶液倒入取样杯中，静置 2 分钟或适当时间脱气，置于取样器上（或将供试品容器直接置于取样器上）。开启搅拌，使溶液混匀（避免气泡产生），每个供试品依法测定至少 3 次，每次取样应不少于 5ml，记录数据，弃第一次测定数据，取后续测定数据的平均值作为测定结果。

（2）标示装量为 25ml 以下的静脉用注射液或注射用浓溶液　除另有规定外，取供试品至少 4 个，分别按下法测定：用水将容器外壁洗净，小心翻转 20 次，使溶液混合均匀，静置 2 分钟或适当时间脱气，小心开启容器，直接将供试品容器置于取样器上，开启搅拌或以手缓缓转动，使溶液混匀（避免产生气泡），由仪器直接抽取适量溶液（以不吸入气泡为限），测定并记录数据；弃第一次测定数据，取后续测定数据的平均值作为测定结果。

（1）（2）项下的注射用浓溶液如黏度太大，不便直接测定时，可经适当稀释，依法测定。也可采用适宜的方法，在洁净工作台小心合并至少 4 个供试品的内容物（使总体积不少于 25ml），置于取样杯中，静置 2 分钟或适当时间脱气，置于取样器上。开启搅拌，使溶液混匀（避免气泡产生），依法测定至少 4 次，每次取样应不少于 5ml。弃第一次数据，取后续 3 次测定数据的平均值作为测定结果，根据取样体积与每个容器的标示装量体积，计算每个容器所含的微粒数。

（3）静脉注射用无菌粉末　除另有规定外，取供试品至少 4 个，分别按下法测定：用水将容器外壁洗净，小心开启瓶盖，精密加入适量微粒检查用水（或适宜的溶剂），小心盖上瓶盖，缓缓振摇使内容物溶解，静置 2 分钟或适当时间脱气，小心开启容器，直接将供试品容器置于取样器上，开启搅拌或以手缓缓转动，使溶液混匀（避免气泡产生），由仪器直接抽取适量溶液（以不吸入气泡为限），测定并记录数据；弃第一次测定数据，取后续测定数据的平均值作为测定结果。

也可采用适宜的方法，取至少 4 个供试品，在洁净工作台上用水将容器外壁洗净，小心开启瓶盖，分别精密加入适量微粒检查用水（或适宜的溶剂），缓缓振摇使内容物溶解，小心合并容器中的溶液（使总体积不少于 25ml），置于取样杯中，静置 2 分钟或适当时间脱气，置于取样器上。开启搅拌，使溶液混匀（避免气泡产生），依法测定至少 4 次，每次取样应不少于 5ml。弃第一次测定数据，取后续测定数据的平均值作为测定结果。

（4）供注射用无菌原料药　按品种项下规定，取供试品适量（相当于单个制剂的最大规格量）4 份，分别置取样杯或适宜的容器中，照上述（3）法，自"精密加入适量微粒检查用水（或适宜的溶剂），缓缓振摇使内容物溶解"起，依法操作，测定并记录数据；弃第一次测定数据，取后续测定数据的平均值作为测定结果。

3. 结果判定

（1）标示装量为 100ml 或 100ml 以上的静脉用注射液　除另有规定外，每 1ml 中含 $10\mu m$ 及 $10\mu m$ 以上的微粒不得过 25 粒，含 $25\mu m$ 及 $25\mu m$ 以上的微粒不得过 3 粒，判为符合规定。

（2）标示装量为 100ml 以下的静脉用注射液、静脉注射用无菌粉末、注射用浓溶液及供注射用无菌原料　除另有规定外，每个供试品容器（份）中含 $10\mu m$ 及 $10\mu m$ 以上的微粒不得过 6000 粒，含 $25\mu m$ 及 $25\mu m$ 以上的微粒不得过 600 粒，判为符合规定。

4. 注意事项

（1）光阻法不适于黏度过高和易析出结晶的制剂，如：乳剂、胶体溶液、混悬液、脂肪乳、甘露醇注射液等，也不适用于进入传感器时容易产生气泡的制剂（如碳酸盐缓冲液制成的制剂）。对于黏度过高，采用两种方法都无法直接测定的注射液，可用适宜的溶剂稀释后测定。

（2）在多支样品的测定过程中，应尽量保持操作的一致性（如容器翻转次数、取样方式、除气泡方式、搅拌速度等），以确保测定结果的可靠性。

（二）第二法（显微计数法）

1. 仪器与用具　通常包括洁净工作台、显微镜、微孔滤膜、夹式定量滤器、平头无齿镊子、平皿和计数器。具体要求如下。

（1）洁净工作台　高效空气过滤器孔径为 $0.45\mu m$，气流方向由里向外。

（2）显微镜　双筒大视野显微镜，目镜内附标定的测微尺（每格 $5\sim10\mu m$）。坐标轴前后、左右移动范围均应大于 30mm，显微镜装置内附有光线投射角度、光强度均可调节的照明装置。检测时放大 100 倍。

（3）微孔滤膜　孔径 $0.45\mu m$、直径 25mm 或 13mm，一面印有间隔 3mm 的格栅；膜上如有 $10\mu m$ 及 $10\mu m$ 以上的不溶性微粒，应在 5 粒以下，并不得有 $25\mu m$ 及 $25\mu m$ 以上的微粒，必要时，可用微粒检查用水冲洗使符合要求。

2. 操作方法

（1）检查前的准备　在洁净工作台上，将滤器用微粒检查用水（或其他适宜溶剂）冲洗至洁净，用平头无齿镊子夹取测定用滤膜，用微粒检查用水（或其他适宜溶剂）冲洗后，置滤器托架上；固定滤器，倒置，反复用微粒检查用水（或其适宜他溶剂）冲洗滤器内壁，沥干后安装在抽滤瓶上，备用。

（2）检查法

①标示装量为 25ml 或 25ml 以上的静脉用注射液或注射用浓溶液：除另有规定外，取供试品至少 4 个，分别按下法测定：用水将容器外壁洗净，在洁净工作台上小心翻转 20 次，使溶液混合均匀，立即小心开启容器，用适宜的方法抽取或量取供试品溶液 25ml，沿滤器内壁缓缓注入经预处理的滤器（滤膜直径 25mm）中。静置 1 分钟，缓缓抽滤至滤膜近干，再用微粒检查用水 25ml，沿滤器内壁缓缓注入，洗涤并抽滤至滤膜近干，然后用平头镊子将滤膜移至平皿上（必要时，可涂抹极薄层的甘油使滤膜平整），微启盖子使滤膜适当干燥后，将平皿闭合，置显微镜载物台上。调好入射光，放大 100 倍进行显微测量，调节显微镜至滤膜格栅清晰，移动坐标轴，分别测定有效滤过面积上最长粒径大于 $10\mu m$ 和 $25\mu m$ 的微粒数。计算三个供试品测定结果的平均值。

②标示装量为 25ml 以下的静脉用注射液或注射用浓溶液：除另有规定外，取供试品至少 4 个，用

水将容器外壁洗净，在洁净工作台上小心翻转 20 次，使混合均匀，立即小心开启容器，适宜的方法直接抽取每个容器中的全部溶液，沿滤器内壁缓缓注入经预处理的滤器（滤膜直径 13mm）中，照上述①同法测定。

③静脉注射用无菌粉末及供注射用无菌原料药：除另有规定外，照光阻法中检查法的（3）或（4）制备供试品溶液，照上述①同法测定。

3. 结果判定

（1）标示装量为 100ml 或 100ml 以上的静脉用注射液　除另有规定外，每 1ml 中含 10μm 及 10μm 以上的微粒不得过 12 粒，含 25μm 及 25μm 以上的微粒不得过 2 粒，判为符合规定。

（2）标示装量为 100ml 以下的静脉用注射液、静脉注射用无菌粉末、注射用浓溶液及供注射用无菌原料　除另有规定外，每个供试品容器（份）中含 10μm 及 10μm 以上的微粒不得过 3000 粒，含 25μm 及 25μm 以上的微粒不得过 300 粒，判为符合规定。

4. 注意事项

（1）各种形状的微粒应以实测到的最长粒径计算，重叠微粒和聚合胶体微粒均以单个微粒计数；结晶析出不属于检测范围，故不应计算。

（2）显微计数法不适用于乳液型和混悬型注射剂，对于黏度过高者，光阻法和显微计数法均无法测定时，可用适宜的溶剂经适量稀释后测定。

目标检测

答案解析

一、A 型题（最佳选择题）

1. 片剂崩解时限检查时，普通片的崩解时间限度为（　　）

A. ≤30 分钟　　　　　　　　B. ≤15 分钟　　　　　　　　C. ≤60 分钟

D. ≤120 分钟　　　　　　　　E. ≤90 分钟

2. 《中国药典》（2020 年版）除另有规定外，凡检查含量均匀度的制剂，不再作哪一项检查（　　）

A. 释放度　　　　　　　　B. 溶出度　　　　　　　　C. 重量差异

D. 崩解时限　　　　　　　E. 不溶性微粒检查

3. 在片剂重量差异检查中，取药片的数量为（　　）

A. 5 片　　　　　　　　B. 10 片　　　　　　　　C. 20 片

D. 30 片　　　　　　　E. 15 片

4. 糖衣片的重量差异检查方法是（　　）

A. 与普通片一样

B. 取普通片的 2 倍量进行检查

C. 在包衣前检查片芯的重量差异，包衣后再检查

D. 包衣前检查片芯，包衣后不检查

E. 包衣前检查片芯，包衣后按普通片一样检查

5. 普通片崩解时限的检查操作中，介质的温度应控制为（　　）

A. 室温　　　　　　　　B. 25℃ ±0.5℃　　　　　　　　C. 30℃

D. 37℃±1℃　　　　　　　　　　　E. 37℃±0.5℃

6.《中国药典》（2020 年版）用升降式崩解仪进行崩解时限检查，吊篮下降时筛网距烧杯底部的距离为
（　　）

A. 15mm　　　　　　　　　B. 20mm　　　　　　　　　C. 25mm

D. 30mm　　　　　　　　　E. 35mm

7. 下列不属于胶囊剂检查项目的有（　　）

A. 装量差异　　　　　　　　B. 含量均匀度　　　　　　　C. 溶出度

D. 粒度　　　　　　　　　　E. 水分

8. 下列不属于溶出度检查的方法是（　　）

A. 篮法　　　　　　　　　　B. 桨法　　　　　　　　　　C. 崩解法

D. 小杯法　　　　　　　　　E. 流池法

9. 下列关于《中国药典》（2020 年版）溶出度测定法描述不正确的是（　　）

A. 溶出度测定法中第一法（篮法）取样位置应在转篮顶端至液面中点，距溶出杯内壁 10mm 处

B. 实际取样时间与规定时间的偏差不得过 ±3%

C. 供试品溶出液取样至滤过应在 30 秒内完成

D. 普通制剂结果判定：6 片（粒、袋）中，如有 1~2 片（粒、袋）低于规定限度 Q，但不低于 Q－
10%，且其平均溶出量不低于 Q，可判定为符合规定

E. 溶出度系指活性药物从片剂、胶囊剂或颗粒剂等普通制剂在规定条件下溶出的速率和程度

10. 下列不属于颗粒剂一般检查项目的有（　　）

A. 装量差异　　　　　　　　B. 粒度　　　　　　　　　　C. 干燥失重

D. 溶化性　　　　　　　　　E. 可见异物检查

11. 下列关于可见异物检查法描述不正确的是（　　）

A. 灯检法应在暗室中进行

B. 用深色透明容器包装或液体色泽较深（一般深于各标准比色液 7 号）的品种可见异物检查可选
用光散射法

C. 用灯检法检查时，需将试品放至人眼观测距离 25cm 以内

D. 混悬型、乳状液型的注射液和滴眼液不得使用光散射法

E. 用灯检法检查时，供试品总检查时限为 20 秒

12. 根据含量均匀度检查法的要求，不需要进行含量均匀度检查的是（　　）

A. 片剂、硬胶囊剂或注射用无菌粉末，每一个单剂标示量小于 25mg 者

B. 内容物为非均相溶液的软胶囊

C. 透皮贴剂和栓剂

D. 多剂量包装的口服混悬液

E. 片剂、硬胶囊剂或注射用无菌粉末，主药含量小于每一个单剂重量 25% 者

13. 不需进行不溶性微粒检查的制剂是（　　）

A. 用于静脉注射用的溶液型注射剂　　　　　　　B. 注射用无菌粉末

C. 注射用的浓溶液　　　　　　　　　　　　　　D. 眼用液体制剂

E. 供静脉注射用无菌原料药

二、B型题（配伍选择题）

（1～4共用备选答案）

A. 15分钟   B. 1小时   C. 30分钟

D. 2小时   E. 5分钟

1. 糖衣片在水中应在（　　）内崩解

2. 泡腾片在水中应在（　　）内崩解

3. 肠溶片在磷酸盐缓冲液（pH 6.8）中应在（　　）内崩解

4. 化药薄膜衣片在盐酸溶液中应在（　　）内崩解

三、X型题（多项选择题）

1.《中国药典》（2020年版）不溶性微粒检查法包括（　　）

A. 光阻法   B. 显微计数法   C. 光散射法

D. 电阻法   E. 沉降法

2. 下列关于灯检法检查药物制剂中可见异物的叙述正确的是（　　）

A. 用无色透明容器包装的无色供试品溶液，观察所在处的光照度应1000～1500lx

B. 检查有色异物应以不反光的白色面作为背景

C. 检查应在B级的洁净环境中进行

D. 乳状液或混悬液观察所在处的光照度应2000～3000lx

E. 不反光的黑色面作为检查无色或白色异物的背景

四、简答题

1. 请说明崩解时限检查仪主要组成部分，并简要写明其使用过程。

2. 在进行布洛芬硬胶囊剂装量差异检查时，测得20粒胶囊的平均装量为0.325g，发现20粒胶囊中有3粒胶囊的重量超过了允许装量范围，但与装量范围很接近，判断该胶囊装量差异检查是否合格，并说明原因。

书网融合……

知识回顾   微课11   微课12   微课13   微课14   微课15   习题

项目七　药物生物检查技术

学习引导

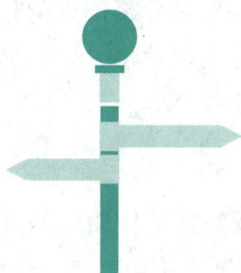

2006 年 8 月，卫生部紧急叫停某制药公司生产的克林霉素磷酸酯葡萄糖注射液（即欣弗注射液），部分患者使用该药后出现严重不良反应，其中有 11 人死亡。这起不良事件的主要原因是该公司未经严格验证，擅自增加灭菌柜装载量，降低工艺灭菌参数，中国食品药品检定研究院对相关药品样品检验结果表明，该药品无菌检查不符合规定。2008 年 10 月，卫生部紧急叫停某厂生产的刺五加注射液，6 例患者使用该厂生产的两批刺五加注射液后，出现严重不良反应，其中 3 人死亡。抽检结果显示部分样品存在细菌污染。无菌检查是确保药品安全性的重要检查项目，如何进行检查？表征药品安全性的指标还有哪些？如何实施检查与结果判定？

本项目主要介绍无菌检查、微生物限度检查、异常毒性检查等常用的药物生物检查技术。

学习目标

1. **掌握**　药物质量控制过程中常用的生物检查技术；能正确、熟练、规范运用生物检查技术进行药物无菌检查、微生物限度检查、异常毒性检查等。
2. **熟悉**　药物生物检查的基本概念；基本操作技术。
3. **了解**　药物生物检查的基本原理；《中国药典》有关生物检查的常规技术要求。

药品生物检定技术是指利用生物体（微生物、细胞、离体组织或动物）对药物的特定药理、毒理作用，来测定生物药品的有效性、安全性及研究药物的量效关系的方法。生物检查技术是药品生物检定技术中确保药品安全性的重要检查内容，本项目将重点介绍药物的无菌检查法、微生物限度检查法、异常毒性检查法、热原检查法、细菌内毒素检查法、升压及降压物质检查法等生物检查技术。

任务一　无菌检查法　微课16

PPT

一、概述

无菌检查法系用于检查药典要求无菌的药品、生物制品、医疗器械、原料、辅料及其他品种是否无菌的一种方法，可用于判断供试品在该检验条件下有无微生物污染。常用的无菌检查方法是将药品或材料，在严格的无菌操作条件下，接种于适合各种微生物生长的不同培养基中，置于适宜温度下培养一定的时间，逐日观察有无微生物生长，以判定供试品是否染菌。

无菌检查应在无菌条件下进行，在 B 级背景下的 A 级单向流洁净区域内或隔离系统中进行，其全过程应严格遵守无菌操作，防止微生物污染，防止污染的措施不得影响供试品中微生物的检出。A 级和 B 级区域的空气供给应通过终端高效空气过滤器（high efficiency particulate air filter，HEPA）。单向流空气区、工作台面及环境应定期按医药工业洁净室（区）悬浮粒子、浮游菌和沉降菌的测试方法的现行国家标准进行洁净度确认。

二、培养基

无菌检查需按照药典规定选择适合需氧菌、厌氧菌或真菌生长的培养基，按规定处方制备，亦可使用按该处方生产的符合规定的脱水培养基或商品化的预制培养基。配制后应采用验证合格的灭菌程序灭菌，制备好的培养基在 2～25℃避光保存于无菌密闭容器中，并在经验证的保存期内使用，试验前需做适用性检查。

（一）培养基的种类

《中国药典》（2020 年版）无菌检查法培养基种类变化不大，保留了硫乙醇酸盐流体培养基（需氧菌、厌氧菌培养基）、胰酪大豆胨液体培养基（真菌、需氧菌培养基）、中和或灭活用培养基、0.5% 葡萄糖肉汤培养基（用于硫酸链霉素等抗生素的无菌检查）、胰酪大豆胨琼脂培养基、沙氏葡萄糖液体培养基和沙氏葡萄糖琼脂培养基。新增了马铃薯葡萄糖琼脂培养基（PDA），可用于培养黑曲霉。

（二）培养基的适用性检查

硫乙醇酸盐流体培养基和胰酪大豆胨液体培养基，在供试品的无菌检查进行前或检查的同时，应做适用性检查，包括无菌性检查及灵敏度检查，检查合格后方可进行无菌检查方法验证试验和供试品的无菌检查。

1. 无菌性检查 每批培养基随机取不少于 5 支（瓶），置各培养基规定的温度培养 14 天，应无菌生长。

2. 灵敏度检查 确保无菌检查时所加菌种能够在培养基中生长良好。适用性检查的菌种有金黄色葡萄球菌、铜绿假单胞菌、枯草芽孢杆菌、生孢梭菌、白色念珠菌和黑曲霉，检查前需制备相应菌液。

培养基的接种：取适宜装量的硫乙醇酸盐流体培养基 7 支，分别接种不大于 100cfu 的金黄色葡萄球菌、铜绿假单胞菌、生孢梭菌各 2 支，另 1 支不接种作为空白对照，培养时间不超过 3 天；取适宜装量的胰酪大豆胨液体培养基 7 支，分别接种不大于 100cfu 的枯草芽孢杆菌、白色念珠菌、黑曲霉各 2 支，另 1 支不接种作为空白对照，培养时间不超过 5 天。

结果判定：空白对照管应无菌生长，若加菌的培养基管均生长良好，判该培养基的灵敏度检查符合规定。

三、方法适用性试验

进行产品无菌检查时，应进行方法适用性试验，以确认所采用的方法适合于该产品的无菌检查，例如：需要先确认供试品是否具有抑菌作用，避免假阴性结果。若检验程序或产品发生变化可能影响检验结果时，应重新进行方法适用性试验。

方法适用性试验的菌种为金黄色葡萄球菌、枯草芽孢杆菌、生孢梭菌、白色念珠菌、黑曲霉和大肠埃希菌，菌液制备方法同培养基灵敏度检查。对于具有抑菌作用的供试品，可采用增加冲洗量，增加培养基的用量，使用中和剂或灭活剂如β-内酰胺酶、对氨基苯甲酸，或更换滤膜品种等方法，消除供试品的抑菌作用，并重新进行方法验证。方法适用性试验也可与供试品的无菌检查同时进行。

四、无菌检查法

（一）检验数量及检验量

检验数量是指一次试验所用供试品最小包装容器的数量。检验量是指供试品每个最小包装接种至每份培养基的最小量。《中国药典》（2020 年版）在四部"1101 无菌检查法"列出"批出厂产品及生物制品的原液和半成品最少检验数量""上市抽验样品的最少检验数量"和"供试品的最少检验量"，可按表中的规定取量检验。

（二）对照试验

供试品在做无菌检查的同时还需做对照试验，包括阳性对照和阴性对照。

1. 阳性对照　阳性对照用以证明微生物确实可在应用的试验条件下生长。应根据供试品特性选择阳性对照菌，见表 7-1。阳性对照试验的菌液制备同方法适用性试验，加菌量不大于 100cfu，供试品用量同供试品无菌检查试验。阳性对照管培养不超过 5 天，应生长良好。

表 7-1　供试品及其相应对照菌

供试品	对照菌
无抑菌作用和抗革兰阳性菌为主的供试品	金黄色葡萄球菌
抗革兰阴性菌为主的供试品	大肠埃希菌
抗厌氧菌的供试品	生孢梭菌
抗真菌的供试品	白色念珠菌

2. 阴性对照　取试验所用的相应溶剂和稀释液、冲洗液，同法操作，作为阴性对照。用以检查试验过程中使用的溶剂、表面活性剂、灭活剂、中和剂、稀释液等对微生物生长及存活无影响。要求阴性对照不得有菌生长。

（三）供试品检查方法

无菌检查法包括薄膜过滤法和直接接种法。只要供试品性状允许，应采用薄膜过滤法。检验方法和检验条件应与验证试验的方法相同。

1. 薄膜过滤法　适用性广，准确性强，尤其适用于具有抑菌作用的供试品。该法通过滤膜过滤，将供试品中可能存在的微生物富集于滤膜上，再冲洗掉滤膜上的抑菌成分后，在薄膜过滤器滤筒内加入培养基，在所需温度下培养，观察是否有菌生长。

该法一般应采用封闭式薄膜过滤器，根据供试品及其溶剂的特性选择滤膜材质。滤膜孔径应不大于 0.45μm，直径约为 50mm。不同类型的供试品，过滤操作的方法有所不同。每张滤膜每次冲洗量一般为 100ml，总冲洗量一般不超过 500ml，最高不得超过 1000ml。《中国药典》（2020 年版）分别介绍了水溶性液体供试品、水溶性固体和半固体供试品、非水溶性供试品、可溶于十四烷基异丙酯的膏剂和黏性油剂供试品、无菌气雾剂供试品、装有药物的注射器和具有导管的医疗器械（输血、输液袋等）供试品的薄膜过滤操作方法。

2. 直接接种法　操作简便，适用于无法用薄膜过滤法进行无菌检查的供试品。该法将规定量供试品分别等量接种至硫乙醇酸盐流体培养基及胰酪大豆胨液体培养基中。

不同类型的供试品，样品的处理和接种方式也有所区别，《中国药典》（2020 年版）分别介绍了混悬液等非澄清水溶性液体供试品、固体供试品、非水溶性供试品、敷料供试品、灭菌医用器械、放射性药品及肠线、缝合线等供试品的取样量、处理及接种方法。

3. 培养及观察　将上述接种供试品后的培养基容器分别按各培养基规定的温度培养不少于 14 天，培养期间应定期观察并记录是否有菌生长。如在加入供试品后或在培养过程中，培养基出现浑浊，培养 14 天后，不能从外观上判断有无微生物生长，可取该培养液适量转种至同种新鲜培养基中，将原始培养物和新接种的培养基继续培养不少于 4 天，观察是否再出现浑浊；或取培养液涂片、染色、镜检，判断是否有菌。

五、结果判断

阳性对照管应生长良好，阴性对照管不得有菌生长。否则，试验无效。

1. 若供试品管均澄清，或虽显浑浊但经确证无菌生长，判供试品符合规定。

2. 若供试品管中任何一管显浑浊并确证有菌生长，判供试品不符合规定，除非能充分证明试验结果无效，即生长的微生物非供试品所含。

3. 试验若经评估确认无效后，应重试。

▶▶ 岗位情景模拟

情景描述　某药厂生产了一批维生素 C 注射液（2ml：0.1g），批产量为 100 瓶，由于注射剂属于无菌制剂，须对该批次产品进行无菌检查。

讨　　论　1. 请确定样品的检验数量和检验量。

2. 请根据供试品特性选择合适的阳性对照菌，设计阳性和阴性对照试验。

3. 请按照薄膜过滤法进行供试品的无菌检查，并同时进行阳性和阴性对照试验。判定该批次维生素 C 注射液的无菌检查是否符合规定。

答案解析

即学即练

答案解析

以下哪种情况可判定药品的无菌检查合格？
A. 供试品管、阳性对照管和阴性对照管均澄清
B. 供试品管均澄清、阳性对照管呈阳性、阴性对照管呈阴性
C. 供试品管均澄清、阳性对照管呈阴性、阴性对照管呈阳性
D. 供试品管、阳性对照管和阴性对照管均呈阳性

PPT

任务二　微生物限度检查法

一、概述

中药、化学药物制剂以及生物制品的原料、辅料、包装材料在生产、贮藏和流通等环节极易受到微生物的污染，这些微生物可能导致药物活性降低，甚至使药品丧失疗效，从而对患者健康造成潜在的危害。因此微生物限度成为非无菌制剂保证药品质量的重要检查内容，也是综合评价药品生产各环节卫生状况的依据。微生物限度检查法系检查非无菌制剂及其原、辅料受到微生物污染程度的方法。《中国药典》（2020年版）新增了中药饮片微生物限度检查法，本任务主要介绍非无菌产品微生物限度检查的微生物计数和控制菌的检查法。

（一）技术要求

1. 检查应在不低于 D 级背景下的生物安全柜或 B 级洁净区域内进行。检验全过程必须严格遵守无菌操作，防止再污染。

2. 单向流空气区域、工作台面及环境应定期进行监测。

3. 如供试品有抗菌活性，应尽可能去除或中和。供试品检查时，若使用了中和剂或灭活剂，应确认其有效性及对微生物无毒性。供试液制备时如果使用了表面活性剂，应确认其对微生物无毒性以及与所使用中和剂或灭活剂的相容性。

4. 需氧菌培养温度为 30~35℃；霉菌、酵母菌培养温度为 20~25℃；控制菌培养温度为 30~35℃。

5. 检验结果以 1g、1ml、10g、10ml 或 $10cm^2$ 为单位报告。

（二）检验量

检验量即一次试验所用的供试品量（g、ml 或 cm^2）。除另有规定外，一般供试品的检验量为 10g 或 10ml；膜剂、贴剂和贴膏剂为 $100cm^2$；贵重药品、微量包装药品的检验量可以酌减。检验时，应从 2 个以上最小包装单位中抽取供试品，大蜜丸还不得少于 4 丸，膜剂、贴剂和贴膏剂还不得少于 4 片。

二、供试品制备

根据供试品的理化特性和生物学特性，采用适宜的方法制备供试液。若需加温时，应均匀加热，且温度不应超过 45℃，制备时间不得超过 1 小时。《中国药典》（2020年版）四部"1105 非无菌产品微生物限度检查：微生物计数法"中提供了水溶性供试品、水不溶性非油脂类供试品、油脂类供试品、膜剂供试品、肠溶及结肠溶制剂供试品、气雾剂供试品，及贴剂、贴膏剂供试品的制备方法。

三、菌种及培养基

（一）菌种

微生物计数检查所需菌种为金黄色葡萄球菌、铜绿假单胞菌、枯草芽孢杆菌、白色念珠菌和黑曲霉；控制菌检查所需菌种为金黄色葡萄球菌、铜绿假单胞菌、大肠埃希菌、乙型副伤寒沙门菌、白色念珠菌和生孢梭菌。上述菌种适用于方法验证试验，所用的菌株传代次数不得超过 5 代，并采用适宜的菌种保藏技术，以保证试验菌株的生物学特性。

（二）培养基

微生物限度检查中，用于微生物计数法的培养基有胰酪大豆胨琼脂或液体培养基、沙氏葡萄糖琼脂或液体培养基，用于控制菌检查法的培养基有肠道菌增菌液体培养基、紫红胆盐葡萄糖琼脂培养基、麦康凯液体或琼脂培养基、RV 沙门菌增菌液体培养基等。试验时需根据药典规定的方法及要求进行选择，如大肠埃希菌，做微生物计数时使用胰酪大豆胨液体培养基，而做控制菌检查时，需使用麦康凯液体或琼脂培养基。

四、方法验证

建立微生物限度检查法时，应先进行方法验证，以确认所采用的方法适合于该药品的需氧菌、霉菌、酵母菌的菌落计数测定或控制菌检查。方法验证时需选择法定试验菌按照规定的方法及要求进行。

五、微生物限度检查法

（一）微生物计数法

微生物计数法检测的是药物在单位质量或体积内所存在的活菌数量，包括需氧菌总数、霉菌和酵母菌总数，需氧菌总数是指胰酪大豆胨琼脂培养基或胰酪大豆胨液体培养基上生长的总菌落数（包括真菌菌落数）；霉菌和酵母菌总数是指沙氏葡萄糖琼脂培养基上生长的总菌落数（包括细菌菌落数）。法定检查方法包括平皿法、薄膜过滤法和最可能数法（most probable – number method，MPN）。

1. 计数方法的验证　微生物计数法的验证试验，用以保证方法中供试液没有抗菌活性、培养条件适宜细菌、霉菌及酵母菌生长、制备过程中稀释剂未受微生物干扰、供试液稀释级选择适宜。验证试验需测定试验组、供试品对照组和菌液对照组的菌落数来判断该试验方法是否适宜。若各试验菌回收试验均符合要求，该供试液制备方法及计数法适合于测定其需氧菌、霉菌及酵母菌总数。

2. 检查方法

（1）平皿法　平皿法有倾注法和涂布法。倾注法取适宜的连续 2 ~ 3 个稀释级的供试液各 1ml，置直径 90mm 的无菌平皿中，注入 15 ~ 20ml 温度不超过 45℃ 的熔化的胰酪大豆胨琼脂或沙氏葡萄糖琼脂培养基，混匀，凝固，倒置培养。平皿法以培养后需氧菌、霉菌或酵母菌在琼脂平板上形成的独立可见的菌落为计数依据，按照菌数报告规则进行报告。涂布法先制备含有上述培养基的干燥平板，再接种规定量供试品，培养。每稀释级每种培养基至少制备 2 个平板。

同时取试验用的稀释液 1ml，同法操作，作为阴性对照试验。每种计数用的培养基各制备 2 个平板，均不得有菌生长。

《中国药典》（2020 年版）对不同类型的非无菌制剂规定了相应的微生物限度标准，见表 7 – 2，如计数超过规定限量即可认定不合格。

表7-2 《中国药典》（2020年版）部分微生物限度标准

给药途径	微生物限度检查项目	标准（cfu/g、cfu/ml或cfu/10cm²）
口服给药制剂	需氧菌总数	固体制剂：10^3 液体及半固体制剂：10^2
	霉菌和酵母菌总数	固体制剂：10^2 液体及半固体制剂：10^1
	大肠埃希菌	每1g或1ml不得检出
	沙门菌（含脏器的提取物制剂）	每10g或10ml不得检出
口腔黏膜给药制剂 齿龈给药制剂 鼻用制剂	需氧菌总数	10^2
	霉菌和酵母菌总数	10^1
	大肠埃希菌、金黄色葡萄球菌 铜绿假单胞菌	每1g、1ml或10cm²不得检出
耳用制剂 皮肤给药制剂	需氧菌总数	10^2
	霉菌和酵母菌总数	10^1
	金黄色葡萄球菌、铜绿假单胞菌	每1g、1ml或10cm²不得检出
呼吸道吸入给药制剂	需氧菌总数	10^2
	霉菌和酵母菌总数	10^1
	大肠埃希菌、金黄色葡萄球菌、铜绿假单胞菌、耐胆盐革兰阴性菌	每1g或1ml不得检出
阴道、尿道给药制剂	需氧菌总数	10^2
	霉菌和酵母菌总数	10^1
	金黄色葡萄球菌、铜绿假单胞菌、白色念珠菌、梭菌（中药制剂）	每1g、1ml或10cm²不得检出
直肠给药制剂	需氧菌总数	固体及半固体制剂：10^3 液体制剂：10^2
	霉菌和酵母菌总数	固体及半固体制剂：10^2 液体制剂：10^2
	金黄色葡萄球菌、铜绿假单胞菌	每1g或1ml不得检出
其他局部给药制剂	需氧菌总数、霉菌和酵母菌总数	10^2
	金黄色葡萄球菌、铜绿假单胞菌	每1g、1ml或10cm²不得检出

（2）薄膜过滤法 所用滤膜孔径应不大于0.45μm，直径一般为50mm。取相当于1g、1ml或10cm²供试品的供试液（或适宜稀释级的供试液），加至适量稀释液中，立即过滤，冲洗。冲洗后取出滤膜，菌面朝上贴于胰酪大豆胨琼脂培养基或沙氏葡萄糖琼脂培养基上培养，培养条件和计数方法同平皿法。根据菌数报告规定计数，如超过规定限量即可认定不合格。

同时取试验用的稀释液1ml同法操作，作为阴性对照，阴性对照不得有菌生长。

（3）MPN法 MPN法的精密度和准确度略差，仅在供试品需氧菌总数没有适宜计数方法的情况下使用，测定结果为需氧菌总数。取规定量供试品，按方法适用性试验确认的方法进行供试液（至少3个连续稀释级）制备和供试品接种，所有试验管在30~35℃培养3~5天，如果需要确认是否有微生物生长，按方法适应性试验确定的方法进行。记录每一稀释级微生物生长的管数，并查对每1g、1ml或10cm²供试品中需氧菌总数的最可能数。

（二）控制菌检查法

控制菌检查法旨在检查非无菌制剂在规定试验条件下是否存在有特定的微生物。《中国药典》（2020 年版）非无菌产品控制菌检查项目包括耐胆盐革兰阴性菌、大肠埃希菌、沙门菌、金黄色葡萄球菌、铜绿假单胞菌、梭菌及白色念珠菌。

1. 培养基适用性检查 控制菌检查用培养基的适用性检查项目包括促生长能力、抑制能力及指示能力，以确保培养条件适宜控制菌生长。

2. 方法适用性试验 控制菌检查方法的适用性试验，用以确认所采用的方法适合于该药品的控制菌检查。取规定量供试液及不大于 100cfu 的试验菌接入规定的培养基中，在规定的温度和最短时间下培养，应能检出所加试验菌相应的反应特征。

3. 阳性对照试验和阴性对照试验 方法适用性试验后，进行供试品控制菌检查时，还需进行试验菌的阳性对照试验和稀释液的阴性对照试验，阳性对照应检出相应的控制菌，阴性对照应无菌生长。

4. 控制菌检查法 控制菌检查过程：供试液制备→增菌培养→选择和分离培养→生化试验→结果判定。使用无选择性增菌培养基（胰酪大豆胨液体培养基）培养，使受损的细菌得到修复，提高检出率。

（1）耐胆盐革兰阴性菌 取供试液在胰酪大豆胨液体培养基的预培养物，将预培养物接种至肠道菌增菌液体培养基中，30～35℃培养 24～48 小时后，划线接种于紫红胆盐葡萄糖琼脂培养基平板上，30～35℃培养 18～24 小时。如果平板上无菌落生长，判供试品未检出耐胆盐革兰阴性菌。还可以对耐胆盐革兰阴性菌进行定量测定。

（2）大肠埃希菌 取供试液在胰酪大豆胨液体培养基的预培养物 1ml 接种至 100ml 麦康凯液体培养基中，42～44℃培养 24～48 小时。取麦康凯液体培养物划线接种于麦康凯琼脂培养基平板上，30～35℃培养 18～72 小时。若麦康凯琼脂培养基平板上有菌落生长，应进行分离、纯化及适宜的鉴定试验，确证是否为大肠埃希菌。

（3）沙门菌 取供试液在胰酪大豆胨液体培养基中的培养物 0.1ml 接种至 RV 沙门菌增菌液体培养基中，30～35℃培养 18～24 小时。取少量 RV 沙门菌增菌液体培养物划线接种于木糖赖氨酸脱氧胆酸盐琼脂培养基平板上，30～35℃培养 18～48 小时。根据平板上有无菌落生长，或生长的菌落形态特征，判断是否检出沙门菌。疑似菌落通过用三糖铁琼脂培养基高层斜面进行斜面和高层穿刺接种做进一步判断。

（4）铜绿假单胞菌 取供试液在胰酪大豆胨液体培养基中的预培养物，划线接种于溴化十六烷基三甲铵琼脂培养基平板上，30～35℃培养 18～72 小时。取上述平板上生长的菌落进行氧化酶试验，或采用其他适宜方法进一步鉴定，判断是否检出铜绿假单胞菌。

（5）金黄色葡萄球菌 取供试液在胰酪大豆胨液体培养基中的预培养物，划线接种于甘露醇氯化钠琼脂培养基平板上，30～35℃培养 18～72 小时。根据平板上有无菌落生长，或生长的菌落形态特征，判断是否检出金黄色葡萄球菌。

（6）梭菌 取供试液在梭菌增菌培养基的培养物少量，涂抹接种于哥伦比亚琼脂培养基平板上，置厌氧条件下 30～35℃培养 48～72 小时。平板上有或无芽孢的厌氧杆菌生长，且过氧化氢酶反应阴性的，应进一步进行适宜的鉴定试验，确证是否为梭菌。

（7）白色念珠菌 取供试液在沙氏葡萄糖液体培养基中的预培养物，划线接种于沙氏葡萄糖琼脂培养基平板上，30～35℃培养 24～48 小时。疑似菌落可转接至念珠菌显色培养基平板上培养鉴定。

（三）非无菌药品微生物限度标准

非无菌药品的微生物限度标准是基于药品的给药途径和对患者健康潜在的危害而制订的，是药品生产、贮存、销售过程中的检验，原料及辅料的检验，新药标准制定、进口药品标准复核、药品质量考察及仲裁等的依据。《中国药典》（2020 年版）规定无菌及标示无菌的制剂和原辅料、用于手术、严重烧伤、严重创伤的局部给药制剂应符合无菌检查法规定。对非无菌化学药品制剂、生物制品制剂、不含药材原粉的中药制剂、非无菌含药材原粉的中药制剂、非无菌的药用原料及辅料以及中药提取物及中药饮片等规定微生物限度标准。部分标准的有关内容见表 7 - 2。

知识链接

微生物在线实时检测系统实时监控药品生产环境

在工业 4.0 时代，新兴技术的特点从连通性转变到了高级分析、机器人和自动化，未来 5 ~ 10 年内，这些技术可也应用于药品生产过程中，用以解决药品生产过程中的微生物污染问题。虽然大多数药企严格把控药品质量，但药品微生物污染事件却频频发生，被污染的药品会对患者的身体健康造成严重威胁。微生物在线实时检测系统将液体细菌鉴别技术与光谱技术相结合，可实现对药品生产环境的实时监控，根据结果反馈排查环境中出现的问题，可提高对于偏差的响应速度，降低生产风险。

任务三 安全性检查

PPT

一、异常毒性检查法

异常毒性有别于药物本身所具有的毒性特征，是指由生产过程中引入或其他原因所致的毒性。本法系给予动物一定剂量的供试品溶液，在规定时间内观察动物出现异常反应或死亡情况，检查供试品中是否污染外源性毒性物质以及是否存在意外的不安全因素。

异常毒性检查使用的试验动物应健康合格，正常饲养，做过本试验的动物不得重复使用。对于非生物制品试验，分别给 5 只小鼠（体重 18 ~ 22g）静脉给予 0.5ml 供试品溶液。除另有规定外，全部小鼠在给药后 48 小时内不得死亡；如有死亡时，应另取 10 只小鼠（体重 19 ~ 21g）复试，全部小鼠在 48 小时内不得有死亡。对于生物制品试验，除另有规定外，应包括小鼠试验和豚鼠试验。分别取规定量的小鼠或豚鼠，腹腔注射规定量的供试品溶液，观察 7 天。观察期内，动物应全部健存，且无异常反应，到期时每只动物体重应增加，则判定供试品符合规定。试验中还应设同批动物空白对照。

二、热原检查法

本法系将一定剂量的供试品，静脉注入家兔体内，在规定时间内，观察家兔体温升高的情况，以判定供试品中所含热原的限度是否符合规定。

热原检查时选取适用家兔 3 只，测定正常体温后 15 分钟以内，自耳静脉缓缓注入规定剂量并温热至约 38℃的供试品溶液，再每隔 30 分钟测量体温 1 次，共测 6 次，以 6 次体温中最高的一次减去正常体温为家兔体温的升高温度（℃）。必要时应另取 5 只家兔复试。如初试的 3 只家兔中，体温升高均低于 0.6℃，并且 3 只家兔体温升高总和低于 1.3℃；或在复试的 5 只家兔中，体温升高 0.6℃或高于

0.6℃的家兔不超过1只，并且初试、复试合并8只家兔的体温升高总和为3.5℃或低于3.5℃，均判定供试品的热原检查符合规定。

测量家兔体温应使用精密度为±0.1℃的测温装置，测温探头或肛温计插入肛门的深度和时间各兔应相同，深度一般约6cm，时间不得少于1.5分钟。

三、细菌内毒素检查法

本法系利用鲎试剂来检测或量化由革兰阴性菌产生的细菌内毒素，以判断供试品中细菌内毒素的限量是否符合规定，包括凝胶法和光度测定法，供试品检测时，可使用其中任何一种方法进行试验，当测定结果有争议时，除另有规定外，以凝胶限度试验结果为准。

（一）凝胶法

凝胶法系通过鲎试剂与内毒素产生凝集反应的原理进行限度检测或半定量检测内毒素的方法。当使用新批号的鲎试剂或试验条件发生了任何可能影响检验结果的改变时，应进行鲎试剂灵敏度复核试验；当进行新药的内毒素检查或无内毒素检查项的品种建立内毒素检查法时，须进行干扰试验。

1. 凝胶限度试验　按规定制备凝胶限度试验溶液，依法操作，保温60分钟±2分钟后观察结果。若阴性对照溶液均为阴性，供试品阳性对照溶液均为阳性，阳性对照溶液均为阳性，试验有效；若供试品溶液组均为阴性，判定供试品符合规定。

2. 凝胶半定量试验　本法系通过确定反应终点浓度来量化供试品中内毒素的含量，系列供试品溶液中每一系列平行管的内毒素浓度均小于规定的限值，判定供试品符合规定。

（二）光度测定法

光度测定法分为浊度法和显色基质法。浊度法系利用检测鲎试剂与内毒素反应过程中的浊度变化而测定内毒素含量的方法。显色基质法系利用检测鲎试剂与内毒素反应过程中，产生的凝固酶使特定底物释放出呈色团的多少，而测定内毒素含量的方法。

四、升压及降压物质检查法

升压物质检查法系比较赖氨酸升压素标准品与供试品升高大鼠血压的程度，以判定供试品中所含升压物质的限度是否符合规定。降压物质检查法系比较组胺对照品与供试品引起麻醉猫血压下降的程度，以判定供试品中所含降压物质的限度是否符合规定。

试验时选择健康合格、体重300g以上的成年雄性大鼠（升压物质检查法）或健康合格、体重2kg以上的猫（降压物质检查法），麻醉后手术安装供注射药液用的静脉插管，并通过颈动脉与血压测定装置相连。选定赖氨酸升压素标准品溶液或组胺标准品的剂量（d_S）以及供试品溶液品种项下规定的剂量（d_T），按照d_S、d_T、d_T、d_S顺序注射，分别记录血压。比较第一与第三、第二与第四次的反应，以d_T所致的反应值均不大于d_S所致反应值的一半，则判定供试品的升压物质（或降压物质）检查符合规定。

五、过敏反应检查法

过敏反应检查法系将一定量的供试品溶液注入豚鼠体内，间隔一定时间后静脉注射供试品溶液进行激发，观察动物出现过敏反应的情况，以判定供试品是否引起动物全身过敏反应。

供试用的豚鼠应健康合格，体重 250～350g，雌鼠应无孕。在试验前和试验过程中，均应按正常饲养条件饲养。做过本试验的豚鼠不得重复使用。

除另有规定外，按品种项下规定的浓度制成供试品溶液。例如，注射用抑肽酶的过敏反应检查，供试品规定的浓度为每 1ml 中含 0.065 单位的抑肽酶。取上述豚鼠 6 只，隔日每只每次腹腔或适宜的途径注射供试品溶液 0.5ml，共 3 次，进行致敏。每日观察每只动物的行为和体征，首次致敏和激发前称量并记录每只动物的体重。然后将其均分为 2 组，每组 3 只，分别在首次注射后第 14 日和第 21 日，由静脉注射供试品溶液 1ml 进行激发。观察激发后 30 分钟内动物有无过敏反应症状。静脉注射供试品溶液 30 分钟内，不得出现过敏反应。如在同一只动物上出现竖毛、发抖、干呕、连续喷嚏 3 声、连续咳嗽 3 声、紫癜和呼吸困难等现象中的 2 种或 2 种以上，或出现二便失禁、步态不稳或倒地、抽搐、休克、死亡现象之一者，判定供试品不符合规定。

📲 知识链接

中药注射剂的安全性检查

近年来，由于对药品安全性的逐渐重视，中药注射剂不良反应的报道逐年增加，如鱼腥草事件（2006 年）、刺五加事件（2008 年）、茵栀黄事件（2008 年）、双黄连事件（2009 年）、生脉注射液事件（2015 年）、神经节苷脂注射液事件（2018 年）。为提高化学药品和中药注射剂临床使用的安全性，《中国药典》（2020 年版）四部"9301 注射剂安全性检查法应用指导原则"指出注射剂安全性检查包括异常毒性、细菌内毒素（或热原）、降压物质（包括组胺类物质）、过敏反应、溶血与凝聚等项。其中，细菌内毒素检查与热原检查项目间、降压物质检查与组胺类物质检查项目间，可以根据适用性研究结果相互替代，选择两者之一作为检查项目，中药注射剂首选热原检查项。

目标检测

答案解析

一、A 型题（最佳选择题）

1. 药品监督管理部门对无菌产品进行质量监督，判断产品是否被微生物污染的指标是（　　）
   A. 无菌检查　　　　　　　B. 微生物限度检查　　　　C. 控制菌检查
   D. 内毒素检查　　　　　　E. 热原检查

2. 无菌检查需要的环境洁净度级别是（　　）
   A. A 级　　　　　　　　　B. B 级以下　　　　　　　C. C 级以下
   D. D 级以下　　　　　　　E. 无规定级别

3. 无菌检查时适用于需氧菌、厌氧菌检查的培养基是（　　）
   A. 硫乙醇酸盐流体培养基　B. 改良马丁培养基　　　　C. 选择性培养基
   D. 营养肉汤培养基　　　　E. 沙氏葡萄糖培养基

4. 无抑菌作用及抗革兰阳性菌为主的供试品，其对照菌是（　　）
   A. 金黄色葡萄球菌　　　　B. 大肠埃希菌　　　　　　C. 生孢梭菌
   D. 白色念珠菌　　　　　　E. 铜绿假单胞菌

5. 药品微生物限度检查中常用的微生物计数法有（　　）

A. 直接过滤法　　　　　　B. 平皿法　　　　　　　C. 直接接种法

D. 菌回收率试验　　　　　E. 比浊法

6. 鲎试剂是哪种安全性检查项目的试验试剂（　　）

A. 异常毒性　　　　　　　B. 热原　　　　　　　　C. 细菌内毒素

D. 升压和降压物质　　　　E. 无菌检查

二、B 型题（配伍选择题）

（1~5 共用备选答案）

A. 猫　　　　　　　　　　B. 家兔　　　　　　　　C. 大鼠

D. 豚鼠　　　　　　　　　E. 小鼠

1. 降压物质检查使用（　　）

2. 过敏反应检查使用（　　）

3. 热原检查使用（　　）

4. 升压物质检查（　　）

5. 非生物制品异常毒性检查法（　　）

（6~9 共用备选答案）

A. 30~35℃　　　　　　　B. 20~25℃　　　　　　C. 23~28℃

D. 35~37℃　　　　　　　E. 45℃

6. 细菌的培养温度（　　）

7. 霉菌及酵母菌培养温度（　　）

8. 控制菌培养温度（　　）

9. 注入平皿的培养基温度不超过（　　）

三、X 型题（多项选择题）

1. 微生物限度检查法系检查非规定灭菌制剂及其原、辅料受到微生物污染程度的方法，检查项目包括（　　）

A. 无菌检查　　　　　　　B. 需氧菌总数　　　　　C. 霉菌数

D. 酵母菌数　　　　　　　E. 控制菌检查

2. 下列属于微生物限度检查中控制菌检查项目的是（　　）

A. 大肠埃希菌　　　　　　B. 沙门菌　　　　　　　C. 枯草芽孢杆菌

D. 白色念珠菌　　　　　　E. 金黄色葡萄球菌

3. 药品生物检查的常规检验项目有（　　）

A. 异常毒性　　　　　　　B. 热原　　　　　　　　C. 细菌内毒素

D. 升压和降压物质　　　　E. 过敏反应

书网融合……

知识回顾　　　　微课16　　　　习题

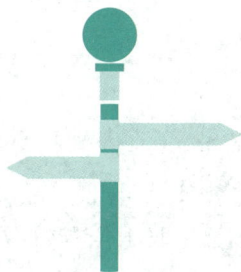

药品的含量测定是指准确测定药品有效成分或指标性成分的含量，是评价药品质量、判断药物优劣和保证药品疗效的重要手段。含量测定时应遵循以下原则：①所用器具均应经过校正后使用，所用试液均应按《中国药典》规定配制；②称取或量取药品的量应符合规定要求；③称量挥发性或吸湿性的物质，必须用密封性好的容器进行操作；④测定必须排除干扰；⑤结果至少测定两次，其结果应在允许的相对偏差范围内，以算术平均值为测定结果；⑥计算过程可多保留 1 位有效数字。含量测定方法有哪些？如何操作？数据如何处理？

本项目主要介绍滴定分析法、光谱法、色谱法在含量测定中的应用、数据处理、结果判断。

1. **掌握**　常见含量测定方法的基本原理，测定方法及分析结果的计算。容量瓶、吸量管、滴定管等容量仪器及紫外 – 可见分光光度计、高效液相色谱仪等分析仪器的规范操作，获得准确含量测定数值，对数据进行处理判定药品质量。

2. **熟悉**　常见含量测定方法的注意事项。

3. **了解**　常用分析仪器的维护与保养。

含量测定需在鉴别无误和杂质检查符合规定的基础上进行。除个别品种不收载含量测定外，原则上均按药品质量标准进行含量测定，应根据所测成分的理化性质选择相应的测定方法。

药物含量测定方法很多，包括化学分析法、仪器分析法、生物测定法等。化学分析法包括重量分析法、滴定分析法，仪器分析法包括光谱法、色谱法和电化学分析法等。近年来发展起来的现代分析技术，如毛细管电泳法、气相色谱 – 质谱联用技术、液相色谱 – 质谱联用技术等在药物检测中的应用越来越广泛。滴定分析法、紫外 – 可见分光光度法、高效液相色谱法、气相色谱法是《中国药典》（2020 年版）收载最多的含量测定方法。

应根据药物的性质、含量的高低以及辅料对测定是否有干扰来设计和选择含量测定方法，含量较低时，可选灵敏度高的方法，如紫外 – 可见分光光度法、高效液相色谱法等；主药含量高，辅料含量低，干扰影响较小，可选滴定分析法；反之，辅料对测定有干扰时，应选择专属性强的方法。

任务一　滴定分析法　📱微课17

PPT

将一种已知准确浓度的试剂溶液（即滴定液）准确滴加至待测溶液中，直到化学反应按计量关系完全作用为止，根据所消耗的溶液体积和浓度，计算待测物质含量的方法，称为滴定分析法。由于该法需要准确量取溶液体积，故该法又称为容量分析法。准确量取液体体积的玻璃仪器叫容量仪器，主要有吸量管/移液管、容量瓶和滴定管等。

滴定分析法具有分析精度高、仪器简单、操作简便快速等优点，尽管在《中国药典》收载的含量测定方法中所占比率呈下降趋势，但仍作为原料药含量分析的首选方法，为制药企业及药品法定检验所广泛采用。本任务主要介绍中和法、氧化还原法和非水溶液滴定法。

一、概述

（一）滴定液

滴定液系指在滴定分析中用于滴定被测物质含量的标准溶液，具有准确浓度（取4位有效数字），滴定液的浓度以"mol/L"表示，滴定液的配制方法有间接配制法与直接配制法两种，应按《中国药典》（2020年版）通则8006规定进行配制。

1. 配制

（1）采用间接配制法制成滴定液的浓度值应为其名义值的0.95～1.05；如超出范围应加入适量的溶质或溶剂予以调整。

（2）采用直接配制法时，其溶质应采用"基准试剂"，并按规定条件干燥至恒重后称取，取用量应为精密称定（精确至4～5位有效数字），并置1000ml量瓶定容。配制过程中应有核对人，并在记录中签名以示负责。

（3）配制浓度等于或低于0.02mol/L的滴定液时，除另有规定外，应于临用前精密量取浓度等于或大于0.1mo/L的滴定液适量，加新沸过的冷水或规定的溶剂定量稀释制成。

2. 标定　"标定"系指根据规定的方法，用基准物质或已标定的滴定液准确测定滴定液浓度（mol/L）的操作过程。

（1）工作中所用分析天平及砝码、滴定管、量瓶和移液管等，均应经过检定合格；其校正值与原标示值之比的绝对值大于0.05%时，应在计算中采用校正值予以补偿。

（2）标定工作宜在室温（10～30℃）下进行，并应在记录中注明标定时的室内温度。

（3）所用基准物质应采用"基准试剂"，取用时应先用玛瑙乳钵研细，干燥，置干燥器中放冷至室温后，精密称取（精确至4～5位数）；有引湿性的基准物质宜采用"减量法"进行称重。

（4）标定工作应由初标者（一般为配制者）和复标者在相同条件下各做平行试验3份；各项原始数据经校正后，根据计算公式分别进行计算：3份平行试验结果的相对平均偏差，除另有规定外，不得大于0.1%；初标平均值和复标平均值的相对偏差也不得大于0.1%；标定结果按初、复标的平均值计算，取4位有效数字。

3. 贮藏与使用

（1）滴定液在配制后应按各滴定液规定的〔贮藏〕条件贮存，一般宜采用质量较好的具玻璃塞的玻瓶。

（2）应在滴定液贮瓶外的醒目处贴上标签，写明滴定液名称及其标示浓度；并在标签下方加贴表8-1内容的表格，根据记录填写。

表8-1　滴定液标签内容

配制或标定日期	室温	浓度或校正因子（"F"值）	配制者	标定者	复核者

（3）滴定液经标定所得的浓度或其"F"值，除另有规定外，可在3个月内应用；过期应重新标定。当标定与使用时的室温相差未超过10℃时，除另有规定外，其浓度值可不加温度补正值；但当室温之差超过10℃，应加温度补正值，或按要求重新标定。

（4）取用滴定液时，一般应事先轻摇贮存有大量滴定液的容器，使与黏附于瓶壁的液滴混合均匀，而后分取略多于需用量的滴定液置于洁净干燥的具塞玻瓶中，用以直接转移至滴定管内，或用移液管量取，避免因多次取用而反复开启贮存滴定液的大容器；取出后的滴定液不得倒回原贮存容器中，以避免污染。

（5）当滴定液出现浑浊或其他异常情况时，该滴定液应即弃去，不得再用。

（二）滴定度

1. 滴定度　滴定度系指每1ml某摩尔浓度的滴定液（标准溶液）相当于被测药物的质量（g/ml），它是根据滴定液中的溶质与被测物质之间的化学计量关系求得。《中国药典》中一般直接给出滴定度，在含量测定项下以"每1ml某滴定液（Xmol/L）相当于Tmg的某被测药物"表示，"T"即为滴定度。

如：用中和法测定水杨酸的含量，规定"每1ml氢氧化钠滴定液（0.1mol/L）相当于13.81mg的$C_7H_6O_3$"。用溴量法测定司可巴比妥钠的含量，规定"每1ml溴滴定液（0.05mol/L）相当于13.01mg的$C_{12}H_{17}N_2NaO_3$"。

2. 校正因子"F"　滴定液的实际配制浓度与规定浓度的比值称为校正因子，常用"F"表示。《中国药典》中给出的滴定度都是滴定液的规定浓度，在实际工作中，所配制的滴定液的浓度不可能恰好与滴定液的规定浓度一致。此时就需要将《中国药典》给出的滴定度乘以滴定液的浓度校正因子，换算成实际的滴定度T'。

$$F = \frac{滴定液实际浓度}{滴定液规定浓度}$$

$$T' = F \times T$$

（三）含量计算

含量测定的结果是判断药品优劣的重要依据，计算方法因分析测定方法不同而异，容量分析常用直接滴定法和剩余滴定法，其计算方法如下。

1. 直接滴定法

（1）原料药　原料药的含量用百分含量表示，除另有注明者外，均按重量计。

$$含量\% = \frac{测得量}{供试品量} = \frac{m_x}{m} \times 100\%$$

①不需做空白实验时

$$含量\% = \frac{V \times T'}{m} \times 100\% = \frac{V \times T \times F}{m} \times 100\% \qquad (式 8-1)$$

②需做空白试验校正时

$$含量\% = \frac{(V - V_0) \times T \times F}{m} \times 100\% \qquad (式 8-2)$$

式中，m_x 为实测量，g；m 为供试品取样量，g；V 为供试品消耗滴定液体积，ml；V_0 为空白消耗滴定液体积，ml。

（2）制剂　制剂的含量用标示量的百分含量表示。标示量即规格量，是指该剂型单位剂量的制剂中规定的主药含量。如维生素 C 片规格为 50mg，表示每片维生素片中含主药维生素 C 为 50mg，即标示量为 50mg。

$$标示量\% = \frac{每片（每支）实测量}{标示量} \times 100\%$$

$$标示量\% = \frac{m_x}{S} \times 100\%$$

①片剂　片剂的含量测定结果常用含量占标示量的百分比表示：

$$标示量\% = \frac{m_x}{S} \times 100\% = \frac{\dfrac{测得量}{供试品量} \times 平均片重}{S} \times 100\% = \frac{V \times T \times F \times \overline{W}}{m \times S} \times 100\% \qquad (式 8-3)$$

式中，m 为供试品片粉的取样量，g；$\overline{W}$ 为平均片重，g；其他各符号意义同原料药。片剂的含量计算公式因所用方法不同而有区别。

②注射剂　注射剂的含量测定结果一般用实测浓度占标示浓度的百分比表示：

$$标示量\% = \frac{C_{实测}}{C_{标示}} \times 100\% = \frac{V \times T'}{V_S \times C_{标示}} \times 100\% = \frac{V \times T \times F}{V_S \times C_{标示}} \times 100\% \qquad (式 8-4)$$

式中，V_S 为供试品的取样体积，ml；V 为供试品消耗滴定液的体积，ml，$C_{标示}$ 为注射剂的标示量，g/ml 或 mg/ml；其他各符号意义同原料药。注射剂的含量计算公式因所用方法不同而有区别。

2. 剩余滴定法　剩余滴定法是先在待测样品溶液中加定量、过量的滴定液 A，使它和样品反应，等反应结束后，再用另一种滴定液 B 来回滴剩余的滴定液 A。

①不做空白实验时

$$含量\% = \frac{(V_A F_A - V_B F_B) \times T}{m} \times 100\% \qquad (式 8-5)$$

式中，V_A 为先加入定量过量的滴定液 A 的体积，ml；V_B 为滴定液 B 消耗的体积，ml；F_A 为滴定液 A 的浓度校正因子；F_B 为滴定液 B 的浓度校正因子；其他各符号意义同原料药。

从上式可以看出，不做空白试验时，剩余滴定液需要用到两种标准标定的滴定液，操作烦琐。如做空白试验，则第一种滴定液无须准确标定，仅需标定第二种滴定液即可。

②做空白试验校正时

$$含量\% = \frac{(V_0 - V) \times T \times F}{m} \times 100\% \qquad (式 8-6)$$

式中，V_0 为空白消耗滴定液体积，ml；V 为供试品消耗滴定液的体积，ml；其他各符号意义同原料药。

上述原料药含量计算公式中的供试品取用量均不扣除干燥失重或水分。当原料药规定含量按干燥品或无水物计算时，则上述计算公式中的供试品取用量应扣除干燥失重或水分。

$$含量\% = \frac{V \times T \times F}{m \times (1 - 水分或干燥失重百分数)} \times 100\% \qquad (式8-7)$$

滴定分析法测定原料药及制剂含量的计算公式见表8-2。

表8-2　滴定分析法测定原料药及制剂含量的计算公式

方法	原料药	制剂
直接滴定法	不做空白：$含量\% = \frac{V \times T \times F}{m} \times 100\%$　　做空白：$含量\% = \frac{(V - V_0) \times T \times F}{m} \times 100\%$	片剂：$标示量\% = \frac{V \times T \times F \times \overline{W}}{m \times S} \times 100\%$　　注射剂：$标示量\% = \frac{V \times T \times F}{V_S \times C_{标示}} \times 100\%$
剩余滴定法	不做空白：$含量\% = \frac{(V_A F_A - V_B F_B) \times T}{m} \times 100\%$　　做空白：$含量\% = \frac{(V_0 - V) \times T \times F}{m} \times 100\%$	片剂：$标示量\% = \frac{(V_0 - V) \times T \times F \times \overline{W}}{m \times S} \times 100\%$　　注射剂：$标示量\% = \frac{(V_0 - V) \times T \times F}{V_S \times C_{标示}} \times 100\%$
符号含义	V_0为空白消耗滴定液的体积，ml；V为供试品消耗滴定液的体积，ml；T为滴定度，mg/ml；F为滴定液的浓度校正因子，m为供试品的取样量，g；S为片剂的标示量，g；$\overline{W}$为平均片重，g；V_A为先加入定量过量的滴定液A的体积，ml；V_B为滴定液B消耗的体积，ml；F_A为滴定液A的浓度校正因子，F_B为滴定液B浓度校正因子；V_S为供试品的取样体积，ml；$C_{标示}$为注射剂的标示量，g/ml或mg/ml	

二、中和法

中和法是指以酸碱中和反应为基础的滴定分析法，又称酸碱滴定法。该法在药品检验中的应用十分广泛。

（一）基本原理

该滴定法一般以酸（碱）性滴定液滴定被测物质，以酸碱指示剂或仪器指示终点，根据酸（碱）滴定液的浓度和消耗的体积，计算出被测物质的含量。

（二）常用标准溶液

最常用的标准溶液是 HCl 和 NaOH，也可用 H_2SO_4、HNO_3、KOH 等其他强酸、强碱。浓度一般为 0.01～1mol/L，最常用的浓度是 0.1mol/L。通常采用标定法配制。

1. 酸标准溶液　HCl 标准溶液一般用浓 HCl 标定法配制。先配制成大致浓度后用基准物质标定。常用的基准物质是无水碳酸钠。

无水碳酸钠（Na_2CO_3）易制得纯品，价格便宜，但吸湿性强，用前应在 270～300℃ 干燥至恒重，置干燥器中保存备用。

盐酸滴定液（1mol/L）的配制：取盐酸90ml，加水适量使成1000ml，摇匀。

盐酸滴定液（1mol/L）的标定：取在 270～300℃ 干燥至恒重的基准无水碳酸钠约 1.5g，精密称定，加水 50ml 使溶解，加甲基红 - 溴甲酚绿混合指示液 10 滴，用本液滴定至溶液由绿色转变为紫红色时，煮沸 2 分钟，冷却至室温，继续滴定至溶液由绿色变为暗紫色。

2. 碱标准溶液　碱标准溶液一般用 NaOH 配制，NaOH 易吸潮，也易吸收空气中的 CO_2 生成 Na_2CO_3，因此用标定法配制。标定 NaOH 常用的基准物质有邻苯二甲酸氢钾（$KHC_8H_4O_4$，KHP）、草酸等。

邻苯二甲酸氢钾易获得纯品，不吸潮，摩尔质量大。可选用酚酞作指示剂。

氢氧化钠滴定液（1mol/L）的配制：取氢氧化钠适量，加水振摇使溶解成饱和溶液，冷却后，置聚乙烯塑料瓶中，静置数日，澄清后备用。取澄清的氢氧化钠饱和溶液56ml，加新沸过的冷水使成1000ml，摇匀。

氢氧化钠滴定液（1mol/L）的标定：取在105℃干燥至恒重的基准邻苯二甲酸氢钾约6g，精密称定，加新沸过的冷水50ml，振摇，使其尽量溶解，加酚酞指示液2滴，用本液滴定，在接近终点时，应使邻苯二甲酸氢钾完全溶解，滴定至溶液显粉红色。

（三）应用

酸碱滴定法在药品检验中的应用十分广泛，按滴定方式的不同，其操作方法如下。

1. 直接滴定法 强酸、$C \cdot K_a \geqslant 10^{-8}$ 的弱酸、混合酸、多元酸及强酸弱碱盐（$K_b < 10^{-7}$）等可用碱滴定液直接滴定；强碱、$C \cdot K_b \geqslant 10^{-8}$ 的弱碱及强碱弱酸盐（$K_a < 10^{-7}$）等都可用酸滴定液直接滴定。精密称取供试品适量，置于锥形瓶中，加入适当的溶剂使其溶解，加指示液数滴，用酸（碱）滴定液滴定至规定的突变颜色为终点，如溶剂和指示剂消耗滴定液，应做空白试验校正。

2. 剩余滴定法 若药物难溶于水或有其他原因不宜采用直接滴定法时，可采用剩余滴定法，即精密称取供试品适量，置于锥形瓶中，加入适当的溶剂使其溶解，精密加入定量过量的酸（碱）滴定液待反应完全后，加指示液数滴，再用碱（酸）滴定液滴定至规定的突变颜色即为终点。

（四）实例分析

应用示例一 直接滴定法测定烟酸片的含量

取本品（规格：0.1g/片）10片，精密称定为1.5838g，研细，精密称取片粉0.3325g（约相当于烟酸0.2g），加新沸过的冷蒸馏水50ml，置水浴上加热，并时时振摇使烟酸溶解后，冷却至室温，加酚酞指示剂3滴，用氢氧化钠滴定液（0.1002mol/L）滴定，消耗16.87ml。每1ml氢氧化钠滴定液（0.1mol/L）相当于12.31mg $C_6H_5NO_2$。《中国药典》（2020年版）规定，本品含 $C_6H_5NO_2$ 应为标示量的95.0%~105.0%。本品是否符合《中国药典》规定的含量限度？

解析：

$$标示量\% = \frac{V \times T \times F \times \overline{W}}{m \times S} \times 100\%$$

$$= \frac{16.87 \times 12.31 \times \dfrac{0.1002}{0.1} \times \dfrac{1.5838}{10} \times 10^{-3}}{0.3325 \times 0.1} \times 100\% = 99.12\%$$

本品含烟酸（$C_6H_5NO_2$）为标示量的99.12%，符合规定。

应用示例二 直接滴定法测定呋塞米原料药含量

取本品0.4988g，加乙醇30ml，微温使溶解，放冷，加甲酚红指示液4滴与麝香草酚蓝指示液1滴，用氢氧化钠滴定液（0.1003mol/L）滴定至溶液显紫红色，消耗氢氧化钠滴定液（0.1003mol/L）14.86ml；并将滴定的结果用空白试验校正；消耗氢氧化钠滴定液（0.1003mol/L）0.05ml。每1ml氢氧化钠滴定液（0.1mol/L）相当于33.07mg的呋塞米。按干燥品计算，含 $C_{12}H_{11}ClN_2O_3S$ 不得少于99.0%。

解析：

$$含量\% = \frac{(V - V_0) \times T \times F}{m} \times 100\%$$

$$= \frac{(14.86 - 0.05) \times 33.07 \times \dfrac{0.1003}{0.1} \times 10^{-3}}{0.4988} \times 100\% = 98.48\%$$

本品含呋塞米（$C_{12}H_{11}ClN_2O_5S$）98.48%，由于 98.48% < 99.0%，故本品含量不合格。

应用示例三　剩余滴定法测定氯贝丁酯原料药含量

取本品 2.001g，至锥形瓶中，加中性乙醇（对酚酞指示剂显中性）10ml 与酚酞指示剂数滴，滴加氢氧化钠滴定液（0.1mol/L）至粉红色，再精密加氢氧化钠滴定液（0.5mol/L）20ml，加热回流 1 小时至油珠完全消失，放冷，用新沸过的冷水洗涤冷凝管，洗液并入锥形瓶。加酚酞指示液数滴，用盐酸滴定液（0.5003mol/L）滴定至红色消失，消耗盐酸滴定液（0.5003mol/L）2.72ml，并将滴定的结果用空白试验校正，消耗盐酸滴定液（0.5003mol/L）19.00ml。每 1ml 氢氧化钠滴定液（0.5mol/L）相当于 121.4mg 的 $C_{12}H_{15}ClO_3$。含 $C_{12}H_{15}ClO_3$ 不得少于 98.5%。

解析：氯贝丁酯结构如下。

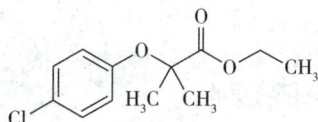

氯贝丁酯分子中不含酸性基团，不能用直接酸碱滴定法测定，但氯贝丁酯含酯键，可在碱性溶液中定量水解，故可用剩余滴定法测定含量。此法可用于其他酯类药物测定。方法中"滴加氢氧化钠滴定液（0.1mol/L）滴定至粉红色"是为了中和氯贝丁酯生成过程中引入的其他酸性杂质。

$$含量\% = \frac{(V_0 - V) \times T \times F}{m} \times 100\%$$

$$= \frac{(19.00 - 2.72) \times 121.4 \times \dfrac{0.5003}{0.5} \times 10^{-3}}{2.001} \times 100\% = 98.83\%$$

本品含氯贝丁酯（$C_{12}H_{15}ClO_3$）98.83%，符合规定。

（五）注意事项

1. 用浓盐酸配制各种不同浓度的盐酸滴定液，应在通风橱内进行。

2. 用浓硫酸配制各种不同浓度的硫酸滴定液时，严禁将纯化水倒入浓硫酸中，而应将浓硫酸慢慢导入水中，边倒边搅拌。

3. 在中和滴定操作中，CO_2 的影响不可忽略，因为溶液中的 CO_2 与碱发生中和反应，增加碱的消耗量，从而影响测定结果。因此用基准物质碳酸钠标定硫酸或盐酸滴定液时，近终点应加热 2 分钟，以除去溶液中的 CO_2。

4. 氢氧化钠溶液侵蚀玻璃，最好贮存在塑料瓶中；如贮存于玻璃瓶中，应用橡皮塞。

5. 因指示剂本身具有酸碱性，应按规定量加入，否则影响指示剂的灵敏度。

6. 应同时做平行试验，相对标准偏差（RSD）应在 0.2% 以内。

三、氧化还原法

氧化还原滴定法是建立在氧化还原反应基础上的一种滴定分析方法。根据所应用氧化剂或还原剂的不同，氧化还原滴定法有碘量法、亚硝酸钠法、铈量法、溴量法、高锰酸钾法和重铬酸钾法等。下面重点介绍在药物检测中运用较多的碘量法和亚硝酸钠法。

（一）碘量法

碘量法是以 I_2 的氧化性或 I^- 的还原性进行的氧化还原滴定分析方法。

1. 基本原理 碘量法的反应实质，是碘分子在反应中得到电子，碘离子在反应中失去电子。

半反应式：

$$I_2 + 2e \Longleftrightarrow 2I^-$$

$$2I^- - 2e \Longleftrightarrow I_2$$

$I_2/2I^-$ 电对的标准电极电位大小适中，根据滴定方式不同分类，见表 8 - 3。

表 8 - 3 碘量法的分类及应用

	直接碘量法	间接碘量法
标准溶液	I_2 滴定液（弱氧化剂）	$Na_2S_2O_3$ 滴定液（还原剂）
被测物	$\varphi < \varphi^{\theta}_{I_2/2I^-}$ 的还原性物质	$\varphi > \varphi^{\theta}_{I_2/2I^-}$ 的氧化性物质
指示剂	淀粉（蓝色出现）	淀粉（近终点时加入，蓝色消失）
滴定条件	酸性、中性或弱碱性溶液	中性，弱酸性 减少 I_2 的挥发和 I^- 氧化
应用	较强还原性的药物	剩余碘量法：还原性物质的测定 置换碘量法：强氧化剂的测定

（1）**直接碘量法** 是用碘滴定液直接滴定较强还原剂的方法。用淀粉指示剂指示终点，也可利用碘自身的颜色指示终点，化学计量点后，溶液中稍过量的碘显黄色而指示终点。

（2）**剩余碘量法** 是在供试品中先加入一定量、过量的碘滴定液，待 I_2 与测定组分反应完全后，再用硫代硫酸钠滴定液滴定剩余的碘，根据与药物作用的碘的量来计算药物含量。

（3）**置换碘量法** 主要用于强氧化剂的测定，如 $K_2Cr_2O_7$、H_2O_2 等。在供试品溶液中加入碘化钾，氧化剂将碘化钾中的 I^- 氧化成 I_2，再用硫代硫酸钠滴定液滴定生成的 I_2。

2. 应用 碘量法的测定范围广泛，可测定强还原性物质和强氧化性物质，如维生素 C、安乃近、葡萄糖等。

3. 实例分析

应用示例一 直接滴定法测定维生素 C 注射液的含量

精密量取本品（规格：1ml：0.25g）适量（约相当于维生素 C 0.2g），加水 15ml 与丙酮 2ml，摇匀，放置 5 分钟，加稀醋酸 4ml 与淀粉指示液 1ml，用碘滴定液（0.05033mol/L）滴定，至溶液显蓝色并持续 30 秒钟不褪，消耗碘滴定液 22.30ml。每 1ml 碘滴定液（0.05mol/L）相当于 8.806mg 的 $C_6H_8O_6$。本品含维生素 C（$C_6H_8O_6$）应为标示量的 93.0% ~ 107.0%。

解析：

$$标示量\% = \frac{V \times T \times F}{V_S \times C_{标示}} \times 100\% = \frac{22.30 \times 8.806 \times \frac{0.05033}{0.05} \times 10^{-3}}{0.80 \times \frac{0.25}{1}} \times 100\% = 98.83\%$$

本品含维生素 C 为标示量的 98.83%，符合规定。

应用示例二 剩余滴定法测定右旋糖酐 20 葡萄糖注射液中葡萄糖的含量

精密量取本品 2ml，置 250ml 碘瓶中，精密加碘滴定液（0.05mol/L）25ml，边振摇边滴加 NaOH 滴定液（0.1mol/L）50ml，密塞，在暗处放置30分钟。加稀硫酸5ml，摇匀。用硫代硫酸钠滴定液（0.1mol/L）滴定，近终点时加淀粉指示液2ml，继续滴定至蓝色消失，同时用空白试验进行校正。1ml碘滴定液（0.1mol/L）相当于9.909mg的$C_6H_{12}O_6 \cdot H_2O$。

解析：葡萄糖分子中的醛基有还原性，能在碱性条件下被I_2氧化成羧基。先加入一定量过量的碘滴定液，待反应完全后，用硫代硫酸钠滴定液滴定剩余的碘。

4. 注意事项

（1）碘在水中难以溶解，加入碘化钾不但能增强其溶解度，而且能降低其挥发性。碘滴定液中含有2%~4%的碘化钾，即可起到助溶和稳定作用。

（2）碘滴定液应贮存于棕色具玻塞玻璃瓶，在暗凉处避光保存。碘滴定液不可与软木塞、橡胶管或其他有机物接触，以防碘浓度改变。

（3）由于碘离子易被空气氧化，故凡是含有过量I^-和较高酸度的溶液在滴定碘前不可放置过久，且应密塞避光。

（4）间接碘量法中，淀粉指示剂须在近终点时加入，即溶液呈浅黄色时。因为当溶液中含有大量碘存在时，碘被淀粉表面牢固地吸附，不易与$Na_2S_2O_3$立即作用，导致颜色变化迟钝，妨碍终点判定。

▶▶ 岗位情景模拟 8-1

情景描述 某制药厂生产维生素C原料药，药物检验工小李在该药物出厂前负责对维生素C进行质量检验，其中含量测定项目的操作如下：取本品约0.2g，精密称定，加新沸过的冷水100ml与稀醋酸10ml使溶解，加淀粉指示液1ml，立即用碘滴定液（0.1mol/L）滴定，至溶液显蓝色并在30秒钟内不褪。每1ml碘滴定液（0.1mol/L）相当于8.806mg的$C_6H_8O_6$。经测定，维生素C的含量为99.58%，符合《中国药典》（2020年版）规定。

讨　　论 1. 含量测定方法是什么？

2. 为什么加入稀醋酸？

3. 含量测定结果如何计算和判断？

答案解析

（二）亚硝酸钠法

以亚硝酸钠为滴定液的滴定分析法称为亚硝酸钠法。

1. 基本原理 亚硝酸钠滴定法是利用亚硝酸钠在盐酸存在下可与具有芳香第一胺的化合物发生重氮化反应，定量生成重氮盐，根据滴定时消耗亚硝酸钠的浓度和体积来计算药物含量的方法。

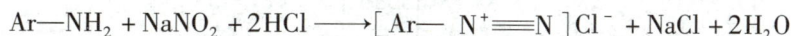

$$Ar—NH_2 + NaNO_2 + 2HCl \longrightarrow [Ar—\overset{+}{N} \equiv N]Cl^- + NaCl + 2H_2O$$

2. 标准溶液 $NaNO_2$易吸水，在空气中易被缓慢氧化而变质，所以溶液常用标定法配制。溶液在碱性（pH 10）条件下较稳定，故在配制时常加入少量的碳酸钠作为稳定剂，三个月浓度基本不变。

标定$NaNO_2$溶液最常用的基准物质是对氨基苯磺酸。对氨基苯磺酸在水中溶解缓慢，常加入氨水使生成铵盐溶于水，再加入盐酸中和剩余的氨，并使溶液的酸度为1mol/L。

亚硝酸钠滴定液（0.1mol/L）的配制：取亚硝酸钠7.2g，加无水碳酸钠0.10g，加水适量使溶解成1000ml，摇匀。

亚硝酸钠滴定液（0.1mol/L）的标定：取在120℃干燥至恒重的基准对氨基苯磺酸约0.5g，精密称定，加水 30ml 及浓氨试液 3ml，溶解后，加盐酸（1→2）20ml，搅拌，在 30℃ 以下用本液迅速滴定，滴定时将滴定管尖端插入液面下约 2/3 处，随滴随搅拌；至近终点时，将滴定管尖端提出液面，用少量水洗涤尖端，洗液并入溶液中，继续缓缓滴定，用永停法指示终点。

3. 应用 对于含有芳香第一胺或水解或还原后能生成芳香第一胺的化合物，可选用亚硝酸钠法测定。如磺胺嘧啶、盐酸普鲁卡因等。

本法受滴定条件的影响很大，主要的滴定条件如下。

（1）加入过量的盐酸 加入过量的盐酸可加快反应的速度，重氮盐在酸性溶液中稳定，同时可防止偶氮氨基化合物的形成。

（2）在室温条件（10～30℃）下滴定 温度太高，可使亚硝酸逸失；温度过低，反应的速度太慢。

（3）滴定时加入溴化钾作为催化剂，以加快滴定反应的速度。

（4）滴定速度及方式 先快后慢。开始时，反应液中含有大量被测物，反应较快。为了减免滴定过程中亚硝酸的逸失和分解，滴定时将滴定管尖端插入液面下约 2/3 处，一次将大部分亚硝酸钠滴定液在搅拌下迅速加入使其尽快反应。在近终点时，药物浓度极稀滴定反应的速度变慢，故应缓缓滴定，其具体操作是将滴定管尖端提出液面，用少量水淋洗尖端，洗液并入溶液中，再缓缓滴定至终点。若使用自动永停终点仪，则直接将滴定管尖端和电极插入液面下，在磁力搅拌器搅拌下由仪器自动滴定。

（5）指示终点的方法 指示终点的方法有电位滴定法、永停滴定法、指示剂法。《中国药典》（2020 年版）采用永停滴定法指示终点，永停滴定装置见图 8-1。终点前，溶液中无亚硝酸，线路无电流通过，电流指针指零。化学计量点后，溶液中有微量亚硝酸存在，电极即起氧化还原反应，电路中有电流通过，使电流计指针突然偏转，不再回复，即为终点。若用自动永停终点仪则可通过指示灯指示终点，终点时仪器指示灯亮，并发出蜂鸣声。电极反应如下：

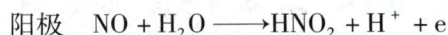

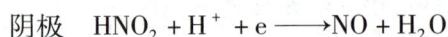

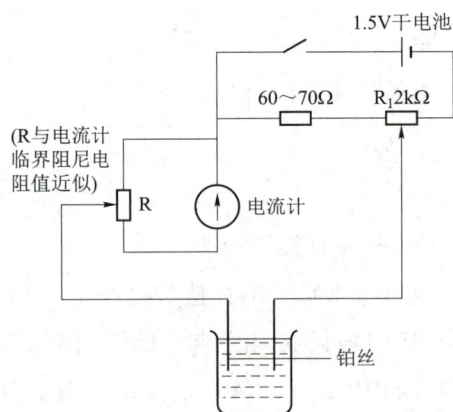

$$阳极 \quad NO + H_2O \longrightarrow HNO_2 + H^+ + e$$

$$阴极 \quad HNO_2 + H^+ + e \longrightarrow NO + H_2O$$

图 8-1 永停滴定装置

4. 实例分析

应用示例 磺胺多辛片的含量测定

取本品 10 片（标示量为 0.5g），精密称定为 5.4658g，研细，精密称取 0.6556g（约相当于磺胺多辛 0.6g），照永停滴定法（通则 0701），用亚硝酸钠滴定液（0.1024mol/L）滴定，消耗亚硝酸钠滴定液 19.34ml。每 1ml 亚硝酸钠滴定液（0.1mol/L）相当于 31.03mg 的 $C_{12}H_{14}N_4O_4S$。本品含磺胺多辛

（$C_{12}H_{14}N_4O_4S$）应为标示量的95.0%~105.0%。

解析：磺胺多辛结构：

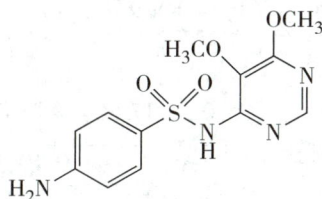

（化学结构式）

磺胺多辛结构中含有芳香第一胺结构，故用亚硝酸钠滴定法，用永停滴定法确定终点。

$$标示量\% = \frac{V \times T \times F \times \overline{W}}{m \times S} \times 100\%$$

$$= \frac{19.34 \times 31.03 \times \dfrac{0.1024}{0.1} \times \dfrac{5.4658}{10} \times 10^{-3}}{0.6556 \times 0.5} \times 100\% = 102.5\%$$

本品含磺胺多辛（$C_{12}H_{14}N_4O_4S$）为标示量的102.5%，含量合格。

5. 注意事项

（1）采用永停滴定仪指示终点时，电极的清洁状态是滴定成功与否的关键，污染的电极在滴定时指示迟钝，终点时电流变化小，此时应重新处理电极。处理方法：将电极插入10ml浓硝酸和1滴三氯化铁的溶液内，煮沸数分钟，或用洗液浸泡数分钟取出后用水洗干净。

（2）滴定时是否已邻近终点，可由指针的回零速度判断，若回零速度越来越慢，就表示已接近终点。

（3）近终点时，芳伯胺浓度较稀，反应速度减慢，应缓慢滴定，并不断搅拌。

（4）催化剂、温度、搅拌速度对测定结果均有影响，测定时应按规定进行。

（5）亚硝酸钠滴定液应于具玻塞棕色玻璃瓶中避光保存。

（三）溴量法

1. 基本原理 溴量法是以溴的氧化作用和溴代作用为基础的滴定法。由于溴溶液易挥发，浓度不稳定，难于操作，因此常用溴酸钾和溴化钾的混合溶液代替溴溶液进行分析测定。滴定时先将上述混合液加到含被测物的酸性溶液中，$KBrO_3$与KBr在酸性溶液中立即反应生成Br_2，待生成的Br_2与被测物反应完成后，向溶液中加入过量KI与剩余的Br_2作用，置换出化学计量的I_2，再用$Na_2S_2O_3$滴定液滴定I_2，以淀粉为指示剂，最后根据溴溶液的加入量和$Na_2S_2O_3$滴定液用量计算被测物的含量。

2. 应用 溴量法主要用来测定能和Br_2发生溴代反应或能被溴氧化的药物的含量。如司可巴比妥钠、依他尼酸、盐酸去氧肾上腺素等的含量测定。

3. 实例分析

应用示例 司可巴比妥钠原料药含量测定

取本品0.1043g，置250ml碘瓶中，加水10ml，振摇使溶解，精密加溴滴定液（0.05mol/L）25ml，再加盐酸5ml，立即密塞并振摇1分钟，在暗处静置15分钟后，注意微开瓶塞，加碘化钾试液10ml，立即密塞，摇匀后，用硫代硫酸钠滴定液（0.1012mol/L）滴定，至近终点时，加淀粉指示液，继续滴定至蓝色消失，并将滴定结果用空白试验校正。每1ml溴滴定液（0.05mol/L）相当于13.01mg的$C_{12}H_{17}N_2NaO_3$。按干燥品计算，含$C_{12}H_{17}N_2NaO_3$不得少于98.5%。已知样品消耗硫代硫酸钠滴定液

（0.1012mol/L）17.20ml，空白实验消耗硫代硫酸钠滴定液（0.1012mol/L）25.02ml。

解析：

$$含量\% = \frac{(V_0 - V) \times T \times F}{m} \times 100\%$$

$$= \frac{(25.02 - 17.20) \times 13.01 \times \frac{0.1012}{0.1} \times 10^{-3}}{0.1043} \times 100\% = 98.71\%$$

测定结果大于98.5%，故本品含量合格。

（四）铈量法

1. 基本原理 铈量法是一种应用硫酸铈作为滴定液的氧化还原滴定法。使用邻二氮菲指示液指示终点。化学计量点后，指示剂中 Fe^{2+} 被氧化成 Fe^{3+}，生成邻二氮菲铁显淡蓝色而指示终点。

2. 应用 硫酸铈的氧化性比高锰酸钾弱，不受制剂中淀粉、糖类的干扰，特别适合片剂、糖浆剂等制剂的测定。《中国药典》（2020年版）采用铈量法测定硝苯地平、葡萄糖酸亚铁及其制剂、硫酸亚铁片及缓释片的含量。

因 Ce^{4+} 容易水解，铈量法要求在酸性溶液中进行，为了避免水中的 O_2 氧化 Fe^{2+} 而干扰测定，须使用新沸过的冷水溶解样品。

即学即练 8 −1

硝苯地平原料药的含量测定

取本品0.3998g，加无水乙醇50ml，微温使溶解，加高氯酸溶液（取70%高氯酸8.5ml，加水至100ml）50ml，邻二氮菲指示液3滴，立即用硫酸铈滴定液（0.1008mol/L）滴定，至近终点时，在水浴中加热至50℃左右，继续缓缓滴至橙红色消失，消耗硫酸铈滴定液（0.1008mol/L）23.02ml，并将滴定的结果用空白试验校正，空白实验消耗硫酸铈滴定液（0.1008mol/L）0.02ml。每1ml硫酸铈滴定液（0.1mol/L）相当于17.32mg的 $C_{17}H_{18}N_2O_6$，计算该药物的含量。

答案解析

四、非水溶液滴定法

非水溶液滴定法是在非水溶剂中进行滴定的滴定分析方法。以非水溶剂作为滴定介质，相对增大一些酸碱性不显著的药物的酸碱度，使在水中不能进行完全的滴定反应能够顺利进行，有时还增大有机化合物的溶解度，从而扩大了滴定分析的应用范围。本法在《中国药典》含量测定方法中应用，仅用于酸碱非水溶液滴定。非水溶液滴定法的分类及应用见表8−4。

表8−4 非水溶液滴定法的分类及应用

	溶剂	滴定液	终点指示方法	应用
非水碱量法	冰醋酸、冰醋酸−醋酐	高氯酸	1. 指示剂法（结晶紫） 2. 电位滴定法	弱碱性药物及其盐类
非水酸量法	二甲基甲酰胺、乙二胺	甲醇钠	1. 指示剂法（麝香草酚蓝） 2. 电位滴定法	弱酸性药物

（一）基本原理

有机碱类药物大多利用碱性与酸成盐，以提高药物的水溶性，采用第一法测定时，多为对有机碱盐的滴定。其滴定过程是高氯酸置换出与有机碱结合的较弱的酸的置换反应。

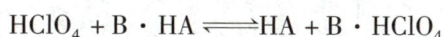

$$HClO_4 + B \cdot HA \rightleftharpoons HA + B \cdot HClO_4$$

式中，$B \cdot HA$ 表示有机碱盐类；HA 表示被置换出的弱酸。

（二）应用

1. 第一法（非水碱量法） 非水碱量法是用高氯酸滴定液（0.1mol/L）滴定弱碱性药物，主要用于含氮碱性有机药物及其氢卤酸盐、硫酸盐、磷酸盐或有机酸盐的测定。

（1）有机弱碱的滴定 只要其在水溶液中的 $K_b \geqslant 10^{-10}$，都能在冰醋酸介质中用高氯酸滴定液进行定量测定。如肾上腺素、地西泮的含量测定。对 $K_b < 10^{-10}$ 的极弱碱，需使用冰醋酸 – 醋酐的混合溶液为介质，且随着醋酐用量的增加，滴定范围显著增大。

（2）有机酸碱金属盐的滴定 由于有机酸的酸性较弱，其共轭碱（有机酸根）在冰醋酸中显较强的碱性，故可用高氯酸滴定液直接滴定。

（3）有机碱的氢卤酸盐的滴定 由于氢卤酸的酸性较强，可使滴定反应进行不完全不能直接滴定。可加入5%醋酸汞冰醋酸溶液3~5ml，形成难电离的卤化汞，以消除氢卤酸盐在冰醋酸中生成氢卤酸的干扰后，再进行滴定。其反应式如下：

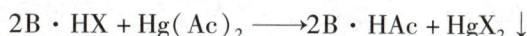

$$2B \cdot HX + Hg(Ac)_2 \longrightarrow 2B \cdot HAc + HgX_2 \downarrow$$

如盐酸利多卡因、盐酸氯丙嗪、盐酸可乐定等的含量测定。

（4）有机碱的硫酸盐的滴定 虽然硫酸在水溶液中可离解为 SO_4^{2-}，但在冰醋酸介质中，只能离解为 HSO_4^-，因此用非水碱量法测定有机碱的硫酸盐时，只能滴定至硫酸氢盐，如硫酸阿托品和硫酸奎宁的含量测定。

（5）有机碱的硝酸盐的滴定 此类药物滴定的产物含硝酸，可氧化破坏指示剂，使其褪色，终点极难观察，故用电位滴定法指示终点，如硝酸毛果芸香碱、硝酸咪康唑和硝酸益康唑的含量测定。

（6）有机碱的有机酸盐的滴定 有机酸系弱酸，对滴定无干扰，可用高氯酸直接滴定。若置换出的有机酸不溶于冰醋酸，应先将样品碱化，用有机溶剂提取游离碱后，再进行非水碱量法测定。如重酒石酸去甲肾上腺素的含量测定。

2. 第二法（非水酸量法） 本法是用碱滴定液，如甲醇钠滴定液（0.1mol/L）或氢氧化四丁基铵滴定液（0.1mol/L），在适宜溶剂中滴定弱酸性药物。主要用于极弱的酸如酚类、酰亚胺类药物的含量测定。

滴定应在密闭装置中进行，应注意防止溶剂和滴定液吸收空气中的二氧化碳和湿气，以及滴定液中溶剂的挥发。装置中需要通气的部位应连接硅胶及钠石灰管以吸收水蒸气和二氧化碳。

（三）实例分析

应用示例一 非水碱量法测定盐酸伪麻黄碱含量

取本品0.3025g，加冰醋酸10ml，微温溶解，加醋酸汞试液6ml与结晶紫指示液1滴，用高氯酸滴定液（0.1003mol/L）滴定至溶液显蓝绿色，消耗高氯酸滴定液14.96ml，并将滴定的结果用空白试验校正，消耗高氯酸滴定液0.03ml。每1ml高氯酸滴定液（0.1mol/L）相当于20.17mg的 $C_{10}H_{15}NO \cdot HCl$。按干燥品算，本品含 $C_{10}H_{15}NO \cdot HCl$ 不得少于 99.0%。

解析：盐酸伪麻黄碱的结构：

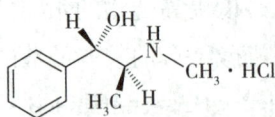

盐酸伪麻黄碱为有机碱的氢卤酸盐，加入醋酸汞是为了排除氢卤酸的干扰。

由于冰醋酸的膨胀系数较大，所以若滴定样品和标定高氯酸滴定液时的温度差别超过 10℃ 时，应重新标定，若未超过 10℃ 时，则应对温度引起体积的改变进行校正。

$$N_1 = \frac{N_0}{1 + 0.0011(t_1 - t_0)} \qquad （式8-8）$$

式中，0.0011 为冰醋酸的膨胀系数；t_0 为标定高氯酸滴定液时的温度；t_1 为滴定样品时的温度；N_0 为 t_0 时高氯酸滴定液的浓度；N_1 为 t_1 时高氯酸滴定液的浓度。

$$含量\% = \frac{(V_0 - V) \times T \times F}{m} \times 100\%$$

$$= \frac{(14.96 - 0.03) \times 20.17 \times \frac{0.1003}{0.1} \times 10^{-3}}{0.3025} \times 100\% = 99.85\%$$

本品含盐酸麻黄碱（$C_{10}H_{15}NO \cdot HCl$）99.85%，含量合格。

应用示例二 非水酸量法测定乙琥胺含量

取本品约 0.2g，精密称定，加二甲基甲酰胺 30ml 使溶解，加偶氮紫指示液 2 滴，在氮气流中，用甲醇钠滴定液（0.1mol/L）滴定至溶液显蓝色，并将滴定的结果用空白试验校正，每 1ml 甲醇钠滴定液（0.1mol/L）相当于 14.12mg 的 $C_7H_{11}NO_2$。

解析：乙琥胺的结构：

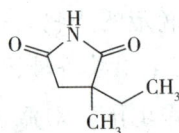

乙琥胺具有二酰亚胺结构，氮原子上的氢具有很弱的酸性，以二甲基甲酰胺做溶剂增强其酸性，采用非水酸量法进行含量测定。

（四）注意事项

1. 配制高氯酸滴定液时，应将高氯酸用冰醋酸稀释后，在搅拌下，缓缓滴加醋酐。配好后的滴定液应贮存于棕色瓶中避光保存，若颜色变黄，说明高氯酸部分分解，不得使用。

2. 所用的仪器用具均应干燥，试剂的含水量应在 0.2% 以下。

3. 需做空白试验，消除试剂误差，尤其是在加醋酸汞试液的情况下。

4. 供试品一般宜用干燥样品，含水分较少的样品也可采用在最后计算中除去水分的方法。对含水量高的碱性样品，应干燥后测定，必要时可加适量醋酐脱水，但应注意试样的乙酰化。

■■

知识链接

电位滴定法与永停滴定法确定终点

电位滴定法与永停滴定法是容量分析中用以确定终点或选择核对指示剂变色域的方法。选用适当的电极系统可以作氧化还原法、中和法（水溶液或非水溶液）、沉淀法、重氮化法或水分测定法第一法等的终点指示。电位滴定法选用两支不同的电极。一支为指示电极，另一支为参比电极，通过作图法和计算法确定滴定终点。永停滴定法采用两支相同的铂电极，当在电极间加一低电压（例如50mV）时，若电极在溶液中极化，则在未到滴定终点时，仅有很小或无电流通过。但当到达终点时，滴定液略有过剩，使电极去极化，溶液中即有电流通过，电流计指针突然偏转，不再回复。反之，若电极由去极化变为极化，则电流计指针从有偏转回到零点，也不再变动。

任务二　光谱分析法

PPT

光谱分析法（spectrometry）是基于物质与电磁辐射作用时，测量由物质内部发生量子化的能级之间的跃迁而产生的发射、吸收或散射辐射的波长和强度进行分析的方法。分光光度法是光谱法的重要组成部分，是通过测定被测物质在特定波长或一定波长范围内的吸光度或发光强度，对该物质进行定性和定量分析的方法。常用的有紫外－可见分光光度法、红外分光光度法、原子吸收分光光度（atomic absorption spectrophotometry，AAS）、荧光分光光度法等。该类方法的最大特点是灵敏度高，操作简便、快速。本任务主要介绍紫外－可见分光光度法和原子吸收分光光度法。

一、紫外－可见分光光度法

紫外－可见分光光度法的主要特点是操作简单、灵敏度高、准确度较好，但专属性较差，对结构相近的有关物质缺乏选择性。因此，该法较少用于原料药的含量测定，可应用于药物制剂的含量测定，但多用于制剂的定量检查，如片剂的溶出度或含量均匀度检查。

（一）基本原理

紫外－可见分光光度法与其他分光光度法一样，选定某一物质（水、其他溶剂或空气等）作为参比，并设定它的透光率（T）为100%，而被测物质的透光率是相对于该参比而得到的，透光率的变化与被测物质及其浓度有一定的函数关系，被测物质的浓度在一定范围内符合朗伯－比尔定律，即单色光穿过被测物质溶液时，在一定的浓度范围内，被测物质吸收的量与该物质的浓度和液层厚度成正比，其关系式如下：

$$A = \lg \frac{1}{T} = Ecl \qquad (式8-9)$$

式中，A 为吸光度；T 为透光率；E 为吸收系数，是物理常数，它与吸光物质的性质及入射光的波长 λ 有关，常用 $E_{1cm}^{1\%}$ 表示［其物理意义为：一定波长下，吸光物质的溶液浓度为1%（g/ml），液层厚度为1cm时，溶液的吸光度值］；c 为吸光物质的浓度，代表100ml溶液中所含被测物质的重量（按干燥品或无水物计），g/100ml；l 为吸收层厚度，cm。

（二）应用

本法采用仪器为紫外－可见分光光度计（仪），主要由光源、单色器、样品室、检测器、记录仪、显示系统和数据处理系统等部分组成。

为了满足紫外－可见光区全波长范围的测定，仪器备有两种光源，氘灯用于紫外光区，卤钨灯用于可见光区。单色器通常由入射狭缝、出射狭缝、平行光装置、色散元件，聚焦透镜或反射镜等组成。色散元件有棱镜和光栅两种。吸收池一般有石英和玻璃材质两种，石英吸收池适用于可见光区及紫外光区，玻璃吸收池仅用于可见光区。常用的检测器有光电池、光电管、光电倍增管。

紫外－可见分光光度法常用的定量分析方法有对照品比较法、吸收系数法、计算分光光度法、比色法，其中前两种较为常用。

1. 对照品比较法　本法是在相同条件下，分别配制供试品溶液和对照品溶液，对照品溶液中所含被测成分的量应为供试品溶液中被测成分规定量的 $100\% \pm 10\%$，所用溶剂应完全一致，在规定的波长处分别测定供试品溶液和对照品溶液的吸光度，以此计算供试品中被测溶液的浓度。

（1）被测溶液浓度计算

$$c_X = (A_X/A_R)c_R \qquad\qquad (式8-10)$$

式中，c_X 为供试品溶液的浓度；A_X 为供试品溶液的吸光度；A_R 为对照品溶液的吸光度；c_R 为对照品溶液的浓度。

（2）原料药的含量计算

$$含量\% = \frac{c_R \times \dfrac{A_X}{A_R} \times V \times D}{m} \times 100\% \qquad\qquad (式8-11)$$

式中，V 为供试品初次配制的体积，ml；D 为供试品溶液的稀释倍数；m 为称取供试品的重量，g；其他各符号意义同被测溶液浓度。

（3）制剂的含量计算

①片剂

$$标示量\% = \frac{c_R \times \dfrac{A_X}{A_R} \times V \times D \times \overline{W}}{m \times S} \times 100\% \qquad\qquad (式8-12)$$

式中，$\overline{W}$ 为平均片重，g；S 为片剂的标示量，mg；其他各符号意义同原料药的含量计算。

②注射剂

$$标示量\% = \frac{c_R \times \dfrac{A_X}{A_R} \times V \times D \times \overline{V}}{m \times S} \times 100\% \qquad\qquad (式8-13)$$

式中，$\overline{V}$ 为每支注射液的容积，ml/支；m 为供试品的取样量，ml；S 为注射剂的标示量，即标示每支注射液中含药物的量，mg/支；其他各符号意义同片剂含量计算。

（4）实例分析

应用示例一　贝诺酯的含量测定

取本品 0.0138g，精密称定，置 100ml 量瓶中，加无水乙醇溶解并稀释至刻度，摇匀，精密量取 5ml，置 100ml 量瓶中，加无水乙醇稀释至刻度，摇匀。在 240nm 的波长处测定吸光度为 0.422；另取贝诺酯对照品，精密称定 0.0144g，同法操作，测得吸光度 0.432；本品按干燥品计算，含 $C_{17}H_{15}NO_5$ 不得少于 98.5%。计算该供试品是否合格？

解析：

$$含量\% = \frac{c_R \times \dfrac{A_X}{A_R} \times V \times D}{m} \times 100\%$$

$$= \frac{\dfrac{0.0144}{100} \times \dfrac{5}{100} \times \dfrac{0.422}{0.432} \times 100 \times \dfrac{100}{5}}{0.0138} \times 100\% = 101.9\%$$

本品含贝诺酯 101.9%，超出含量上限，含量不合格。

应用示例二　甲巯咪唑肠溶片的含量测定

取本品（标示量为 10mg/片）20 片，精密称定为 1.3020g，研细，精密称取片粉 0.3250g，置 250ml 量瓶中，加水 200ml，超声使甲巯咪唑溶解，用水稀释至刻度，摇匀，滤过，弃去初滤液，精密量取续滤液 5ml，置 200ml 量瓶中，用水稀释至刻度，摇匀，作为供试品溶液；另取甲巯咪唑对照品适量，精密称定，加水溶解并定量稀释制成每 1ml 中约含 5μg 的溶液，作为对照品溶液。取上述两种溶液，照紫外 – 可见分光光度法（通则 0401），在 252nm 的波长处测定吸光度，供试品溶液的吸光度为 0.470，对照品溶液的吸光度为 0.460。《中国药典》（2020 年版）规定，本品含甲巯咪唑（$C_4H_6N_2S$）应为标示量的 90.0% ~ 110.0%，计算本品是否符合规定。

解析：

$$标示量\% = \frac{c_R \times \dfrac{A_X}{A_R} \times V \times D \times \overline{W}}{m \times S} \times 100\%$$

$$= \frac{5 \times 10^{-6} \times \dfrac{0.470}{0.460} \times 250 \times \dfrac{200}{5} \times \dfrac{1.3020}{20}}{0.3250 \times 10 \times 10^{-3}} \times 100\% = 102.3\%$$

本品含甲巯咪唑为标示量的 102.3%，符合规定，含量合格。

2. 吸收系数法　已知供试品在规定条件下的吸收系数（$E_{1cm}^{1\%}$），按各品种规定方法配制该供试品溶液，在规定的波长处测定其吸光度。然后根据朗伯 – 比尔定律，将上述 $E_{1cm}^{1\%}$ 代入计算待测组分的含量。本法的优点是不需要对照品，方法简便。用本法测定时，吸收系数通常应大于 100，所使用的分光光度计必须经过校正和检定。

（1）待测溶液浓度计算

$$c = \frac{A}{E_{1cm}^{1\%} \times l} \qquad\qquad (式 8-14)$$

式中，c 为供试品溶液的浓度，g/100ml；A 为供试品溶液的吸光度；$E_{1cm}^{1\%}$ 为供试品溶液的百分吸收系数；l 为液层厚度，cm。

（2）原料药的含量测定计算

$$含量\% = \frac{\dfrac{A}{E_{1cm}^{1\%} \times 100} \times V \times D}{m} \times 100\% \qquad\qquad (式 8-15)$$

式中，100 为浓度换算因数（系将 g/100ml 换算成 g/ml）；V 为供试品初次配制的体积，ml；D 为供试品的稀释倍数；m 为供试品的取样量，g；其他各符号意义同待测溶液浓度计算；其他各符号意义同待测溶液浓度计算。

（3）制剂的含量测定计算

①片剂

$$标示量\% = \frac{\frac{A}{E_{1cm}^{1\%} \times 100} \times V \times D \times \overline{W}}{m \times S} \times 100\%$$ （式8-16）

式中，$\overline{W}$ 为平均片重，g；m 为供试品的取样量，g；S 为片剂的标示量，mg；其他各符号意义同原料药含量测定计算。

②注射剂

$$标示量\% = \frac{\frac{A}{E_{1cm}^{1\%} \times 100} \times V \times D \times \overline{V}}{m \times S} \times 100\%$$ （式8-17）

式中，$\overline{V}$ 为每支注射液的容积，ml/支；m 为供试品的取样量，ml；S 为注射剂的标示量，即标示每支注射液中含药物的量，mg；其他各符号意义同片剂含量测定计算。

（4）实例分析

应用示例 盐酸氯丙嗪注射液的含量测定

精密量取本品（标示量为 2ml：50mg）2ml，置 200ml 量瓶中，加盐酸溶液（9→1000）稀释至刻度，摇匀；再精密量取 2ml，置 100ml 量瓶中，用盐酸（9→1000）稀释至刻度，摇匀；在 254nm 下测定吸光度 0.442，按盐酸氯丙嗪 $C_{17}H_{19}ClN_2S \cdot HCl$ 的吸收系数为 915 计算，应为标示量的 93.0% ~ 107.0%，判断是否合格。

解析：

$$标示量\% = \frac{\frac{A}{E_{1cm}^{1\%} \times 100} \times V \times D \times \overline{V}}{m \times S} \times 100\%$$

$$= \frac{\frac{0.442}{915 \times 100} \times 200 \times \frac{100}{2} \times 2}{2 \times 50 \times 10^{-3}} \times 100\% = 96.61\%$$

本品含盐酸氯丙嗪为标示量的 96.61%，含量合格。

即学即练 8-2

卡比马唑含量测定：取本品约 50mg，置 500ml 量瓶中，加水使溶解并稀释至刻度，摇匀，精密量取 10ml，置 100ml 量瓶中，加盐酸溶液（9→100）10ml，用水稀释至刻度，摇匀，照紫外-可见分光光度法（通则 0401），在 292nm 波长处测定吸光度，按 $C_7H_{10}N_2O_2S$ 的吸收系数（$E_{1cm}^{1\%}$）为 557 计算。本品按干燥品计算，含 $C_7H_{10}N_2O_2S$ 不得少于 98.5%。化验员（实习生）经测定数据为：$m = 0.0446g$，$A = 0.448$。试判断该供试品含量是否合格？经过检验组长复检，结果为合格，试分析实习生检测不合格的原因？

答案解析

---

3. 计算分光光度法 计算分光光度法有多种，使用时应按各品种项下规定的方法进行。当吸光度

处在吸收曲线的陡然上升或下降的部位测定时，波长的微小变化可能对测定结果造成显著影响，故对照品和供试品的测试条件应尽可能一致。计算分光光度法一般不宜用作含量测定，只有少数药品用本法，如维生素 A 含量测定。

4. 比色法 如果供试品本身在紫外－可见光区没有强吸收，或在紫外光区虽有吸收，但为了避免干扰或提高灵敏度，可加入适当的显色剂显色后，使反应产物的最大吸收移至可见光区，然后在该波长附近测定吸光度，这种测定方法称为比色法。由于显色时影响显色深浅的因素较多，为避免干扰，比色法测定时应取供试品与对照品（或标准品）同时进行操作；需注意，除另有规定外，比色法所用的空白系指用同体积的溶剂代替对照品或供试品溶液，然后依次加入等量的相应试剂，并用同样方法处理；当吸光度和浓度关系不呈良好线性时，应取数份梯度量的对照品溶液，用溶剂补充至同一体积，显色后测定各份溶液的吸光度，然后以吸光度与相应的浓度绘制标准曲线，再根据供试品的吸光度在标准曲线上查得其相应的浓度，并求出其含量。

（1）供试品溶液浓度计算

$$c_X = (A_X / A_R) c_R \qquad\qquad (式 8-18)$$

式中，c_X 为供试品溶液的浓度；A_X 为供试品溶液的吸光度；A_R 为对照品溶液的吸光度；c_R 为对照品溶液的浓度。

（2）原料药和制剂的含量计算 与上述对照品比较法一致。

（3）实例分析

应用示例 醋酸地塞米松注射液含量测定

取本品（标示量 1ml：5mg）摇匀，精密量取 5ml（约相当于醋酸地塞米松 25mg），置 100ml 量瓶中，加无水乙醇适量，振摇使醋酸地塞米松溶解并稀释至刻度，摇匀，滤过，取续滤液作为供试品溶液。另精密称定醋酸地塞米松对照品 0.0253g，置 100ml 量瓶中，加无水乙醇溶解并稀释至刻度，摇匀，作为对照品溶液。精密量取供试品溶液与对照品溶液各 1ml，分别置干燥具塞试管中，各精密加无水乙醇 9ml 与氯化三苯四氮唑试液 1ml，摇匀，再各精密加氢氧化四甲基铵试液 1ml，摇匀，在 25℃ 的暗处放置 40～50 分钟，照紫外－可见分光光度法（通则 0401），在 485nm 的波长处分别测定吸光度，供试品溶液的吸光度为 0.378，对照溶液的吸光度为 0.384，本品按醋酸地塞米松（$C_{24}H_{31}FO_6$）应为标示量 90.0%～110.0%。计算该注射液的含量并判断是否合格。

解析：本品为注射液，含量测定方法为比色法。显色的步骤，对照溶液和样品溶液同法操作，故不需要将体积代入计算，只需要先计算出显色前的供试品溶液的浓度。

$$标示量\% = \frac{c_R \times \dfrac{A_X}{A_R} \times V \times D \times \overline{V}}{m \times S} \times 100\%$$

$$= \frac{\dfrac{0.0253}{100} \times \dfrac{0.378}{0.384} \times 100 \times 1 \times 1}{5 \times 5 \times 10^{-3}} \times 100\% = 99.62\%$$

本品含地塞米松为标示量的 99.62%，符合 90.0%～110.0% 的范围，含量合格。

（三）注意事项

1. 采用紫外－可见分光光度法进行含量测定前，要首先选择适宜的测定波长，其波长应在待测品种项下规定波长的 ±2nm 以内。

2. 检查所用的溶剂在测定波长附近是否对测定有干扰。

3. 测定时，除另有规定外，应以配制供试品溶液的同批溶剂为空白对照。

4. 当溶液的 pH 值对测定结果有影响时，应将供试品溶液和对照品溶液的 pH 值调成一致。

5. 供试品溶液的吸光度读数以在 0.3 ~ 0.7 为宜，此时测定误差较小。

▶▶ 岗位情景模拟 8 - 2

情景描述 作为化验员的你配合其他同事顺利完成了对乙酰氨基酚原料的鉴别、检查工作，下面你即将独立完成此品种检验的最后一个项目——含量测定。你将如何开展工作？

讨 论 1. 对乙酰氨基酚含量测定采用何种方法？

2. 哪些药物可采用紫外 - 可见分光光度法测定含量？

3. 紫外 - 可见分光光度法的注意事项？

答案解析

二、原子吸收分光光度法

（一）基本原理

供试品在高温下经原子化产生原子蒸气，如有一束光辐射作用于原子，当辐射频率相应于原子中电子从基态跃迁到较高能态所需要的能量时，即引起原子对特定波长的吸收，吸收通常发生在真空紫外、紫外及可见光区。原子吸收光谱为线光谱，通过测定特征波长光谱线的吸光度可以计算出该待测元素的含量。

原子吸收分光光度法是基于测量蒸气中呈原子状态的金属元素和部分非金属元素对特征电磁辐射的吸收强度进行定量分析的一种仪器分析方法。原子吸收分光光度法符合吸收分光光度法的比尔定律。实验条件固定时，特定波长处的吸光度值与样品中原子浓度成正比。一般通过比较对照品溶液和供试品溶液的吸光度，计算供试品中待测元素的含量。

原子吸收分光光度法的特点是灵敏度高，取样量少，检出限低，具有良好的稳定性和重现性，精密度、选择性好，准确度高，可不经分离直接测定，操作简便、分析速度快，常用于药物中无机元素的测定。本法的不足之处，即对某些元素测定灵敏度还不够理想，测定每个元素都需要一个特定元素的空心阴极灯，对同时要测定供试品中多种元素是不方便的。

（二）应用

本法采用仪器为原子吸收分光光度计，由光源、原子化器、单色器、背景校正系统、自动进样系统和检测系统等组成。光源常用待测元素作为阴极的空心阴极灯，原子化器主要有四种类型：火焰原子化器、石墨炉原子化器、氢化物发生原子化器及冷蒸气发生原子化器，单色器通常用衍射光栅为色散元件。单色器的结构一般与紫外 - 可见分光光度计相同。检测系统中广泛使用的检测器是光电倍增管。

原子吸收分光光度法有两种定量分析方法，即标准曲线法和标准加入法，《中国药典》（2020 年版）分别称为第一法和第二法。

1. 第一法（标准曲线法） 与紫外 - 可见分光光度法的标准曲线法相似，关键都是绘制一条工作曲线。在仪器推荐的浓度范围内，制备含待测元素的标准溶液至少 5 份，浓度依次递增，并分别加入供试品溶液配制中的相应试剂，同时以相应试剂制备空白对照溶液。将仪器按规定启动后，依次测定空白对照溶液和各浓度对照品溶液的吸光度，记录读数，以每一浓度3次吸光度读数的平均值为纵坐标、相应浓度为横坐标，绘制标准曲线，一般采用线性回归，绘出回归直线。然后按各品种项下规定制备供试品溶液，使待测元素的估计浓度在标准曲线浓度范围内，测定吸光度，取3次读数的平均值，从标准曲线上查得相应的浓度，计算待测元素的含量。本法简便、快速，适用于组成较简单的大批样品分析。

应用示例一　氯化钾缓释片含量测定

取本品20片（糖衣片用水洗去包衣，用滤纸吸去残余的水，晾干，并于硅胶干燥器中干燥24小时），精密称定，研细，精密称取适量（约相当于氯化钾0.5g），置500ml量瓶中，加水适量，超声使氯化钾溶解，放冷，加水稀释至刻度，摇匀，滤过，取续滤液5ml，置100ml量瓶中，用盐酸溶液（2.7→100）稀释至刻度，摇匀，作为供试品溶液；另取氯化钾对照品0.25g，精密称定，置250ml量瓶中，加水溶解并稀释至刻度，摇匀，精密量取5ml，置100ml量瓶中，用盐酸溶液（2.7→100）稀释至刻度，摇匀，作为对照品溶液。

精密量取对照品溶液2.0ml、3.0ml、4.0ml、5.0ml及6.0ml，分别置100ml量瓶中，各加20%氯化钠溶液20ml，用盐酸溶液（2.7→100）稀释至刻度，摇匀；另精密量取供试品溶液2ml，置50ml量瓶中，加20%氯化钠溶液10ml，用盐酸溶液（2.7→100）稀释至刻度，摇匀。取上述各溶液，照原子吸收分光光度法（通则0406第一法），以20%氯化钠溶液20ml用盐酸溶液（2.7→100）稀释至100ml为空白，在766.5nm的波长处测定，计算，即得。本品含氯化钾（KCl）应为标示量的93.0%～107.0%。

2. 第二法（标准加入法）　当供试品基体（指溶液中除待测组分外的其他成分的总体）影响较大，又没有纯净的基体空白，或测定纯物质中极微量的元素时，往往采用本法。常用于控制金属杂质的含量。

取同体积按各品种项下规定制备的供试品溶液4份，分别加至4个同体积的量瓶中，除（1）号量瓶外，其他量瓶分别精密加入不同浓度的待测元素对照品溶液，分别用去离子水稀释至刻度，制成从零开始递增的一系列溶液。按上述标准曲线法自"将仪器按规定启动后"操作，测定吸光度，记录读数；将读数与相应的待测元素加入量作图，延长此直线至与含量轴的延长线相交，此交点与原点间的距离即相当于供试品溶液取用量中待测元素的含量（图8-2）。再以此计算供试品中待测元素的含量。此法仅适用于第一法标准曲线呈线性并通过原点的情况。

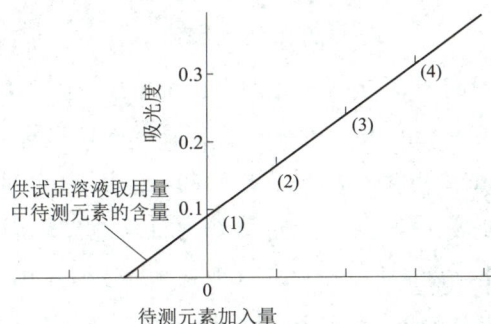

图8-2　标准加入法测定图示

应用示例二 醋氨己酸锌中镉盐与铅盐的检查

取本品 1.0g，置 25ml 量瓶中，加硝酸溶液（8→100）溶解并稀释至刻度，摇匀，作为供试品溶液；另取本品 10g，置 25ml 量瓶中，加标准镉溶液［称取氯化镉（CdCl$_2$·2.5H$_2$O）0.203g，置 1000ml 量瓶中，加水溶解并稀释至刻度，摇匀；精密量取 1ml，置 50ml 量瓶中，用水稀释至刻度，摇匀（每 1ml 中含镉 2μg）］10ml 与标准铅溶液［精密量取铅单元素标准溶液适量，用水定量稀释制成每 1ml 中含铅（Pb）10μg 的溶液］10ml，加硝酸溶液（8→100）溶解并稀释至刻度，摇匀，作为对照品溶液；照原子吸收分光光度法（通则 0406 第二法）分别在 228.8nm 与 217.0nm 的波长处测定，应符合规定（镉 0.0002%，铅 0.001%）。

（三）注意事项

1. **避免污染**　原子吸收分光光度法灵敏度很高，极易受到实验室各种用品（如水、试剂、容量器皿）的污染，因此，应采用去离子水或石英蒸馏器蒸馏的超纯水，避免钠、钾、镁、硅、铁等元素污染实验用水，贮藏水的容器一般用聚乙烯塑料等材料制成，玻璃瓶久贮会将瓶中微量污染元素溶解在水中；应采用高纯试剂，避免制备样品用的酸类、溶剂及有机萃取剂等污染；容量器皿（如烧杯、量瓶、移液管等）尽可能使用耐腐蚀塑料器皿，避免使用玻璃器皿。

2. **样品预处理**　样品一般处理成溶液后进行分析，无机固体样品要用合适的溶剂和方法溶解，最常用的方法是用酸溶解或碱熔融，通常采用稀酸、浓酸或混合酸处理，常用的酸为盐酸、硝酸和高氯酸；酸不溶物质采用熔融法；尽可能完全地将被测元素转入到溶液中，并控制溶液中总盐量在合适的范围内。无机溶液样品浓度过高，可用蒸馏水稀释到合适的浓度。有机固体样品通常先用干法（如氧瓶燃烧法、炽灼）或湿法消化有机物，再将消化后的残留物溶解在合适的溶剂中；需注意的是，如果被测元素是易挥发元素，如 Hg、As、Pd 等，供试品则不宜采用干法灰化处理。目前，微波消解法应用广泛。若使用石墨炉原子化器，则可直接分析固体供试品。在供试品制备过程中要特别注意防止污染、避免待测组分的损失，所用的溶解试剂及反应产物对测定应无干扰。

3. **注意背景以及其他原因引起的对测定的干扰**　在火焰法原子吸收测定中可采用选择适宜的测定谱线和狭缝、改变火焰温度、加入络合剂或释放剂、采用标准加入法等方法消除干扰；在石墨炉原子吸收测定中可采用选择适宜的背景校正系统、加入适宜的基体改进剂等方法消除干扰。

4. 具体方法应按各品种项下的规定选用。

知识链接

荧光分光光度法

某些物质受紫外光或可见光照射激发后能发射出比激发光波长更长的荧光。物质的激发光谱和荧光发射光谱，可用于该物质的定性分析，当激发光强度、波长、所用溶剂和温度等条件固定时，物质在一定浓度范围内，其发射光强度与溶液中该物质的浓度成正比关系，可以用于该物质的含量测定，目前采用标准曲线法和标准对照法对 70 余种无机物和 200 多种有机物进行荧光分析。目前进行无机物荧光分析的元素有铬、铝、硒、锗、镉等及部分稀土元素以及维生素 A、维生素 B$_2$、利血平片等药物含量的测定。

荧光分光光度法的灵敏度一般较紫外－可见分光光度法更高，选择性更好，另外还可以作为液相色谱的检测器。需要注意的是，浓度太高的溶液会发生"自熄灭"现象，而且在液面附近溶液会吸收激发光，使发射光强度下降，导致发射光强度与浓度不成正比，故荧光分光光度法应在低浓度溶液中进行。

任务三　色谱分析法

PPT

色谱分析法是一种根据物质理化性质进行分离分析的方法。根据其分离方法不同，可分为纸色谱法（PC）、薄层色谱法（TLC）、柱色谱法、气相色谱法（GC）、高效液相色谱法（HPLC）等，具有高灵敏性、高选择性、高性能、分析速度快及应用范围广等优点。该法是药物制剂或复方制剂含量测定的首选方法，适用于专属性较差、受结构相似的有关物质干扰的原料药分析。其中，高效液相色谱法、气相色谱法是被各国药典广泛运用的定量分析方法，主要用来测定供试品中某个杂质或主成分的含量。本任务主要介绍高效液相色谱法、气相色谱法，简要介绍液相色谱 - 质谱联用技术。

一、高效液相色谱法　📱微课18

（一）基本原理

注入高效液相色谱仪的供试品，在色谱柱内被分离，进入检测器，由积分仪或数据处理系统记录和处理色谱信号，以计算供试品的含量，广泛用于药物及其制剂的质量控制。

（二）对仪器的一般要求和色谱条件

本法采用仪器为高效液相色谱仪，由高压输液系统（包括贮液器、脱气装置、过滤器、梯度洗脱装置组成）、进样系统（有手动、自动进样器）、分离系统（色谱柱）、检测系统（检测器）、积分仪或数据处理系统组成。所用的高效液相色谱仪应定期检定并符合相关规定。

1. 色谱条件

（1）色谱柱　色谱柱是高效液相色谱仪的核心部件。色谱柱由柱管和固定相组成，最常用的固定相为化学键合硅胶。反相色谱柱使用非极性填充剂，以十八烷基硅烷键合硅胶（octadecylsilane chemically bonded silica，ODS）最为常用，其他的还有辛基硅烷键合硅胶和苯基键合硅胶、氨基键合硅胶和氰基键合硅胶等。正相色谱柱使用极性填充剂，常用的填充剂有硅胶、氨基键合硅胶和氰基键合硅胶等；离子交换色谱柱用离子交换填充剂填充而成，可分为阳离子交换色谱柱和阴离子交换色谱柱；凝胶或高分子多孔微球等填充剂用于分子排阻色谱等；手性色谱柱，用手性键合填充剂填充，用于对映异构体的拆分分析。

柱效高、选择性好、分析速度快是对色谱柱的一般要求，要达到如此好的性能，不仅与固定相本身有关，而且与色谱柱结构、装填和使用技术等有关。

（2）检测器　最常用的检测器为紫外检测器（包括可变波长紫外检测器和二极管阵列检测器，diode array detector，DAD），其他检测器有荧光检测器、示差折光检测器、蒸发光散射检测器（evaporative light - scattering detector，ELSD）、电化学检测器和质谱检测器等。不同的检测器，对流动相的要求不同。

（3）流动相　典型的反相高效液相色谱法中，固定相常用非极性的十八烷基硅烷键合相（ODS或C18），流动相常用甲醇 - 水系统或乙腈 - 水系统。洗脱时，极性大的组分先流出色谱柱，极性小的组分后流出色谱柱。根据分离需要，可以在流动相中添加离子对试剂、尽可能使用低浓度缓冲盐等。由于C18链在水相环境中不易保持伸展状态，故对于反相色谱系统，流动相中有机溶剂的比例通常应不低于5%，否则会造成色谱系统不稳定。流动相的pH值应控制在2～8，若有特殊需要，根据样品可选择耐酸或耐碱的特殊色谱柱。正相系统的流动相常用两种或两种以上的有机溶剂，如二氯甲烷 – 正己烷等。

（4）洗脱方式　高效液相色谱法按其洗脱方式可分为等度洗脱与梯度洗脱。用梯度洗脱分离时，梯度洗脱程序通常以表格的形式在品种项下规定，其中包括运行时间和流动相在不同时间的成分比例。除另有规定外，柱温为室温。

（5）色谱参数调整　品种正文项下规定的色谱条件（参数），除填充剂种类、流动相组分、检测器类型不得改变外，其余如色谱柱内径与长度、填充剂粒径、流动相流速、流动相组分比例、柱温、进样量、检测器灵敏度等，均可适当调整。

> **即学即练 8 – 3**
>
> 请你思考一下高效液相色谱仪为什么要安装脱气装置？
>
> 答案解析

2. 系统适用性试验　系统适用性试验通常包括理论板数、分离度、灵敏度、拖尾因子和重复性五个参数。按各品种正文项下要求对色谱系统进行适用性试验，即用规定的对照品溶液或系统适用性试验溶液在规定的色谱系统进行试验，必要时，可对色谱系统进行适当调整，以符合要求。

在实际工作中，色谱中最难分离物质对或与其相关的物质对的分离度和待测物的精密度通常是首选参数。对主成分含量分析方法，系统适用性试验的重点应是方法的精密度。

（1）理论板数（n）　用于评价色谱柱的分离效能。一般为待测物质或内标物质的理论板数。在规定的色谱条件下，注入供试品溶液或各品种项下规定的内标物质溶液，记录色谱图，记录保留时间 t_R 和峰宽（W）、半峰高宽（$W_{h/2}$），计算色谱柱的理论板数。

$$n = 5.54 \times (t_R/W_{h/2})^2 \text{ 或 } n = 16 \times (t_R/W)^2 \qquad (式 8 – 19)$$

（2）分离度（R）　用于评价待测物质与被分离物质之间的分离程度，是衡量色谱系统分离效能的关键指标。除另有规定外，待测物质色谱峰与相邻色谱峰之间的分离度应大于 1.5。分离度的计算公式为：

$$R = \frac{2(t_{R2} - t_{R1})}{W_1 + W_2} \text{ 或 } R = \frac{2 \times (t_{R2} - t_{R1})}{1.70 \times (W_{1,h/2} + W_{2,h/2})} \qquad (式 8 – 20)$$

式中，t_{R2} 为相邻两色谱峰中后一峰的保留时间；t_{R1} 为相邻两色谱峰中前一峰的保留时间；W_1、W_2 及 $W_{1,h/2}$、$W_{2,h/2}$ 分别为相邻两色谱峰的峰宽及半高峰宽，见图 8 – 3 所示。

（3）灵敏度　用于评价色谱系统检测微量物质的能力，通常以信噪比（S/N）来表示。通过测定一系列不同浓度的供试品或对照品溶液来测定信噪比。定量测定时，信噪比应不小于 10；定性测定时，信噪比应不小于 3。系统适用性试验中可以设置灵敏度实验溶液来评价色谱系统的检测能力。

（4）拖尾因子（T）　用于评价色谱峰的对称性，除另有规定外，T 值应在 0.95 ~ 1.05。拖尾因子计算公式为：

$$T = \frac{W_{0.05h}}{2d_1} \qquad (式 8 – 21)$$

式中，$W_{0.05h}$ 为 5% 峰高处的峰宽；d_1 为峰顶在 5% 峰高处横坐标平行线的投影点至峰前沿与此平行线交点的距离，如图 8 – 4 所示。

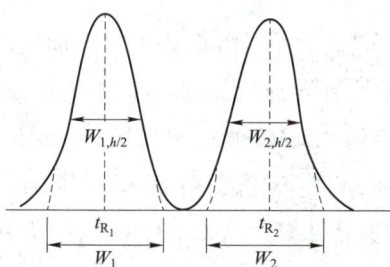

图 8-3　色谱系统适用性试验—分离度各参数示意图

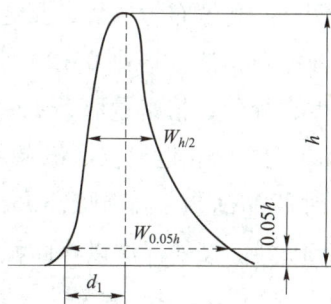

图 8-4　色谱系统适用性试验—拖尾因子各参数示意图

（5）重复性　用于评价色谱系统连续进样时响应值的重复性能。采用外标法时，通常取各品种项下的对照品溶液，连续进样 5 次，除另有规定外，其峰面积测量值的相对标准偏差（RSD）应不大于 2.0%；采用内标法时，通常配制相当于 80%、100% 和 120% 的对照品溶液，加入规定量的内标溶液，配成 3 种不同浓度的溶液，分别至少进样 2 次，计算平均校正因子，其 RSD 应不大于 2.0%。

（三）应用

高效液相色谱法定量分析方法有外标法、内标法、加校正因子的主成分自身对照法、不加校正因子的主成分自身对照法、面积归一化法。

1. 外标法　按各品种项下的规定，精密称（量）取对照品和供试品，配制成溶液，分别精密取一定量，进样，记录色谱图，测量对照品溶液和供试品溶液中待测物质的峰面积（或峰高），按公式计算含量：

$$c_X = (A_X/A_R)c_R \qquad\qquad （式 8-22）$$

式中，A_X 为供试品中待测物质的峰面积或峰高；A_R 为对照品的峰面积或峰高；c_X 为供试品中待测物质的浓度；c_R 为对照品溶液的浓度。

外标法要求进样量必须准确，否则定量误差大。故当采用外标法测定供试品中某杂质或主成分含量时，以定量或自动进样器进样为好。

（1）原料药的含量测定计算

$$含量 \% = \frac{c_R \times \dfrac{A_X}{A_R} \times V \times D}{m} \times 100\% \qquad\qquad （式 8-23）$$

式中，V 为供试品初次配制的体积；D 为供试品的稀释倍数；m 为称取的供试品的重量，g；其他各符号意义同供试品溶液浓度计算。

（2）制剂的含量测定计算

①片剂

$$标示量 \% = \frac{c_R \times \dfrac{A_X}{A_R} \times V \times D \times \overline{W}}{m \times S} \times 100\% \qquad\qquad （式 8-24）$$

式中，$\overline{W}$ 为平均片重，g；S 为片剂的标示量，mg；其他各符号意义同原料药含量测定计算。

②注射剂

$$标示量 \% = \frac{c_R \times \dfrac{A_X}{A_R} \times V \times D \times \overline{V}}{m \times S} \times 100\% \qquad\qquad （式 8-25）$$

式中，$\overline{V}$ 为每支注射液的容积，ml/支；m 为供试品的取样量，ml；S 为注射剂的标示量，即标示每支注射液中含药物的量，mg/支；其他各符号意义同片剂含量测定计算。

应用示例一　普罗布考的含量测定

照高效液相色谱法（通则 0512）测定。取本品精密称定 0.0252g，置 50ml 量瓶中，加流动相溶解并稀释至刻度，摇匀，精密量取 3ml，置 10ml 量瓶中，用流动相稀释至刻度，摇匀，作为供试品溶液，精密量取 20μl 注入液相色谱仪，记录色谱图，3 次峰面积的测定值为 2451002、2423605、2462846；另取普罗布考对照品适量，配制成 156.5μg/ml 的对照溶液，同法测定 3 次，峰面积分别为 2542060、2523782、2560244。按外标法以峰面积计算本品含量。本品按干燥品计算，含 $C_{31}H_{48}O_2S_2$ 应为 98.5% ~ 102.0%。

解析：本品为原料药，含量测定方法为高效液相色谱法的外标法。

$$\overline{A}_X = \frac{A_{X1} + A_{X2} + A_{X3}}{3}$$

$$= \frac{2451002 + 2423605 + 2462846}{3} = 2445817.67$$

$$\overline{A}_R = \frac{A_{R1} + A_{R2} + A_{R3}}{3}$$

$$= \frac{2542060 + 2523782 + 2560244}{3} = 2542028.67$$

$$含量\% = \frac{c_R \times \dfrac{A_X}{A_R} \times V \times D}{m} \times 100\%$$

$$= \frac{156.5 \times 10^{-6} \times \dfrac{2445817.67}{2542028.67} \times 50 \times \dfrac{10}{3}}{0.0252} \times 100\% = 99.58\%$$

本品含普罗布考 99.58%，符合要求，含量合格。

应用示例二　地高辛片（标示量为 0.25mg）含量测定

照高效液相色谱法（通则 0512）测定。取本品 20 片，精密称定重量为 1.2124g，研细，精密称取 0.6025g，置 25ml 量瓶中，加稀乙醇适量，超声 30 分钟使地高辛溶解，放冷，加稀乙醇稀释至刻度，摇匀，经滤膜（孔径不得大于 0.45μm）滤过，精密量取续滤液 20μl 注入液相色谱仪，记录色谱图，峰面积的平均值为 46750210；另精密称取地高辛对照品适量，用稀乙醇溶解并定量稀释制成每 1ml 中含 0.104mg 的溶液，同法测定，峰面积平均值为 48262852。按外标法以峰面积计算其标示百分含量。本品含地高辛（$C_{41}H_{64}O_{14}$）应为标示量的 90.0% ~ 110.0%。

解析：

$$标示量\% = \frac{c_R \times \dfrac{A_X}{A_R} \times V \times D \times \overline{W}}{m \times S} \times 100\%$$

$$= \frac{0.104 \times \dfrac{46750210}{48262852} \times 25 \times 1 \times \dfrac{1.2124}{20}}{0.6025 \times 0.25} \times 100\% = 101.4\%$$

本品含地高辛为标示量的 101.4%，符合要求，含量合格。

2. 内标法　按各品种项下的规定，精密称（量）取对照品和内标物质，分别配成溶液，精密量取各溶液适量，混合配成校正因子测定用的对照溶液。取一定量注入仪器，记录色谱图。测量对照品和内标物质的峰面积或峰高，按下式计算校正因子：

$$f = \frac{A_{\mathrm{S}}/c_{\mathrm{S}}}{A_{\mathrm{R}}/c_{\mathrm{R}}} \qquad\qquad (式 8-26)$$

式中，A_{S} 为内标物质的峰面积或峰高；A_{R} 为对照品的峰面积或峰高；c_{S} 为内标物质的浓度；c_{R} 为对照品的浓度。

再取各品种项下含有内标物质的供试品溶液，注入仪器，记录色谱图，测量供试品中待测成分（或其杂质）和内标物质的峰面积或峰高，按下式计算含量：

$$c_{\mathrm{X}} = f \times \frac{A_{\mathrm{X}}}{A_{\mathrm{S}}'/c_{\mathrm{S}}'} \qquad\qquad (式 8-27)$$

式中，A_{X} 为供试品（或其杂质）峰面积或峰高；c_{X} 为供试品（或其杂质）的浓度；A_{S}' 为内标物质的峰面积或峰高；c_{S}' 为内标物质的浓度；f 为校正因子。

当配制校正因子测定用的对照溶液和含有内标物质的供试品溶液，使用同一浓度的内标物质溶液时 $c_{\mathrm{S}} = c_{\mathrm{S}}'$，则配制内标物质溶液不必精密称（量）取。

采用内标法可避免因为样品前处理及进样体积误差对测定结果的影响。

（1）原料药的含量测定计算

先求出供试品溶液的浓度 c_{X}，再代入公式计算。

$$含量\% = \frac{c_{\mathrm{X}} \times V \times D}{m} \times 100\% \qquad\qquad (式 8-28)$$

式中，c_{X} 为供试品（或其杂质）的浓度；V 为供试品初次配制的体积，ml；D 为供试品的稀释倍数；m 为称取的供试品的重量，g。

（2）制剂的含量测定计算

先求出供试品溶液的浓度 c_{X}，再代入公式计算：

①片剂

$$标示量\% = \frac{c_{\mathrm{X}} \times V \times D \times \overline{W}}{m \times S} \times 100\% \qquad\qquad (式 8-29)$$

式中，$\overline{W}$ 为平均片重，g；S 为片剂的标示量，g；其他各符号意义同原料药含量测定计算。

②注射剂

$$标示量\% = \frac{c_{\mathrm{X}} \times V \times D \times \overline{V}}{m \times S} \times 100\% \qquad\qquad (式 8-30)$$

式中，$\overline{V}$ 为每支注射液的体积，ml/支；m 为供试品的取样量，ml；S 为注射液的标示量，即标示每支中含药物的量，mg/支；其他各符号意义同片剂含量测定计算。

应用示例 醋酸甲羟孕酮含量测定

照高效液相色谱法（通则 0512）测定。取炔诺酮适量，精密称定，加甲醇制成每 1ml 中含 0.8mg 的内标溶液；取本品适量，精密称定为 18.2mg，置 25ml 量瓶中，加甲醇溶解并定量稀释至刻度；精密量取该溶液与内标溶液各 2ml，置 10ml 量瓶中，加甲醇稀释至刻度，摇匀，取 10μl 注入液相色谱仪，记录色谱图，醋酸甲羟孕酮峰面积为 426822，内标峰面积 518433；另取醋酸甲羟孕酮对照品 18.1mg，同法测定，醋酸甲羟孕酮峰面积均值为 538420，内标峰面积为 526384。按内标法以峰面积计算供试品的百分含量。本品按干燥品计算，含醋酸甲羟孕酮（$C_{24}H_{34}O_4$）应为 97.0% ~ 102.0%。

解析:本品为原料药,含量测定方法为高效液相色谱法的内标法。先计算校正因子,再计算供试品加内标后配制的溶液浓度。

$$f = \frac{A_S/c_S}{A_R/c_R} = \frac{526384/0.8}{538420 \times 25/18.1} = 0.88$$

$$c_X = f \times \frac{A_X}{A_S'/c_S'} = 0.88 \times \frac{426822 \times \frac{0.8 \times 2}{10}}{518433} = 0.116 \text{mg/ml}$$

$$含量\% = \frac{c_X \times V \times D}{m} \times 100\%$$

$$= \frac{0.116 \times \frac{10}{2} \times 25}{18.2} \times 100\% = 79.67\%$$

本品含醋酸甲羟孕酮为 79.67%,不符合要求,含量不合格。

3. 加校正因子的主成分自身对照法　测定杂质含量时,可采用加校正因子的主成分自身对照法。精密称取待测物质的对照品 A,加入适量参比物质 B,配制成待测物校正因子的溶液,进样,记录色谱图,计算待测物的相对校正因子:

$$f = \frac{c_A/A_A}{c_B/A_B} \qquad\qquad (式 8 - 31)$$

式中,c_A 为待测物对照品的浓度;A_A 为待测物对照品的峰面积或峰高;c_B 为参比物质的浓度;A_B 为参比物质的峰面积或峰高。

此校正因子直接载入各品种正文中,用于校正杂质的实测峰面积。这些需作校正计算的杂质,通常以主成分为参照采用相对保留时间定位,其数值一并载入各品种项下。即校正因子和相对保留时间为已知值。

测定杂质含量时,按各品种项下规定的杂质限度,将供试品溶液稀释成与杂质限度相当的溶液,作为对照溶液;进样,记录色谱图,必要时,调节纵坐标范围(以噪声水平可接受为限),使对照溶液的主成分色谱峰的峰高约达满量程的 10% ~25%。除另有规定外,通常含量低于 0.5% 的杂质,峰面积测量值的相对标准偏差(RSD)应小于 10%;含量在 0.5% ~2% 的杂质,峰面积测量值的 RSD 应小于5%,含量大于 2% 的杂质,峰面积测量值的 RSD 应小于 2%。然后,取供试品溶液和对照溶液适量,分别进样,除测量供试品溶液色谱图上各杂质的峰面积,分别乘以相应的校正因子后与对照溶液主成分的峰面积比较,依法计算各杂质含量。

$$c_X = f \times \frac{A_X}{A_S} \times c_S \qquad\qquad (式 8 - 32)$$

式中,A_X 为待测杂质的峰面积或峰高;A_S 为对照溶液主成分的峰面积或峰高;c_S 为对照溶液主成分的浓度;c_X 为待测物质的浓度。

4. 不加校正因子的主成分自身对照法　测定杂质含量时,若无法获得待测杂质的校正因子,或校正因子可以忽略,也可采用不加校正因子的主成分自身对照法。同上述 3 法配制对照溶液、进样调节纵坐标范围和计算峰面积的相对标准偏差后,取供试品溶液和对照品溶液适量,分别进样。除另有规定外,供试品溶液的记录时间应为主成分色谱峰保留时间的 2 倍,测量供试品溶液色谱图上各杂质的峰面积并与对照溶液主成分的峰面积比较,依法计算杂质含量。

5. 面积归一化法 当样品中所有组分在操作时间内都能流出色谱柱，且检测器对它们都产生信号，按各品种项下的规定，配制供试品溶液，取一定量进样，记录色谱图。测量各峰的面积和色谱图上除溶剂峰以外的总色谱峰面积，计算各峰面积占总峰面积的百分率。本法不需要对照品，如果满足假设条件，这一方法最为简单、准确、重现。但是当用于杂质检查时，由于仪器响应的线性限制，不适于微量杂质的含量测定。

（四）注意事项

1. 流动相应选用色谱纯试剂，水为超纯水或重蒸馏水，水相流动相需要经常更换，一般不超过 2 天，防止长菌变质。凡规定 pH 值的流动相，应使用精密 pH 计进行调节，偏差一般不超过 ±0.2 pH 单位。配制好的流动相应通过适宜的 0.45 μm（或 0.22 μm）滤膜滤过，以除去杂质微粒。流动相用前必须脱气，否则容易在系统内溢出气泡，影响泵的工作、色谱柱的分离效率、检测器的灵敏度以及基线稳定性等。

2. 进样前应先用有机溶剂平衡系统，再用流动相平衡。正式进样分析前 30 分钟左右开启检测器，可延长灯的使用寿命。

3. 溶剂瓶中的砂芯过滤头容易破碎，在更换流动相时注意，进液处的砂芯过滤头要经常清洗，不可用超声波清洗机清洗，可用 5% 的稀硝酸溶液浸泡后再用重蒸水彻底冲洗。

4. 在分析结束后，应充分清洗整个色谱流路，特别是流动相中含盐，用含 5% ~10% 有机溶剂 - 水溶液冲洗系统 20 ~30 分钟，再用 100% 有机溶剂冲洗，然后关泵（适于反相色谱柱，正相色谱柱用其他适当的溶剂冲洗）。

▶▶ 岗位情景模拟 8 - 3

情景描述 广东省药监局发布的 2021 年第 1 期药品抽检信息中通告—广东彼迪药业有限公司生产的阿莫西林颗粒，生产批号 20190836，规格 0.125g（按 $C_{16}H_{19}N_3O_5S$ 计），按《中国药典》质量标准检验，含量测定不合格。

讨　论 1. 阿莫西林颗粒含量测定采用什么方法？
　　　　 2. 高效液相色谱法进行定量分析的方法有哪些？
　　　　 3. 外标法的优缺点？

答案解析

二、气相色谱法

（一）基本原理

本法系采用气体为流动相（载气）流经装有填充剂的色谱柱进行分离测定的色谱方法。物质或其衍生物气化后，被载气带入色谱柱进行分离，各组分先后进入检测器，用记录仪、积分仪或数据处理系统记录色谱信号。该方法具有分离效能高、选择性好、灵敏度高、分析速度快、应用广泛、操作简便等特点，适于分离和测定有机药物中易挥发性组分。对非挥发性的液体和固体物质，可通过高温裂解，气化后进行分析。可以与红外分光光度法或质谱法配合使用，拓展了本法的适用范围、提高了准确度。气相色谱能分析的有机物占全部有机物的 15% ~20%，因此在石油化工、高分子材料、药物、食品、香料与精油、农药、环境保护等领域广泛应用。

（二）仪器的一般要求及系统适用性试验

1. 色谱条件　所用仪器为气相色谱仪，由载气源、进样部分、色谱柱、柱温箱、检测器和数据处理系统等组成。进样部分、色谱柱和检测器的温度均应根据分析要求适当设定。

（1）**色谱柱**　可分为填充柱和毛细管柱。填充柱的材质为不锈钢或玻璃，毛细管柱材质为玻璃或石英。常用的固定液有甲基聚硅氧烷、不同比例组成的苯基甲基聚硅氧烷、聚乙二醇等。新填充柱和毛细管柱在使用前需老化以除去残留溶剂及低分子量的聚合物，色谱柱如长期未用，使用前应老化处理，使基线稳定。

（2）**柱温箱**　温度控制系统分为恒温和程序升温两种。可根据样品的沸点范围选择柱温，注意柱温不得大于固定液的沸点。由于柱温箱稳定的波动会影响色谱分析结果的重现性，因此柱温箱精度应在±1℃，且温度波动小于每小时0.1℃。

（3）**载气**　气相色谱法的流动相为气体，称为载气。氦、氮和氢气可用作载气，可由高压钢瓶或高纯度气体发生器提供，经过适当的减压装置，以一定的流速经过进样器和色谱柱；根据供试品的性质和检测器种类选择载气，除另有规定外，常用载气为氮气。

（4）**进样**　进样方式一般可采用溶液直接进样、自动进样或顶空进样。溶液直接进样采用微量注射器、微量进样阀或有分流装置的气化室进样。采用溶液直接进样或自动进样时，进样口温度应高于柱温30~50℃。进样量一般不超过数微升。对于填充柱，气体样品为0.1~1ml，液体样品为0.1~1μl，最大不超过4μl。当采用毛细管柱时，一般应分流以免过载，分流后的进样量为填充柱的1/10~1/100。

顶空进样适用于固体和液体供试品中挥发性组分的分离和测定。将固态或液态的供试品制成供试液后置于密闭小瓶中，在恒温控制的加热室中加热，至供试品中挥发组分在非气态和气态达至平衡后，由进样器自动吸取一定体积的顶空气注入色谱柱中。

（5）**检测器**　适合气相色谱法的检测器有火焰离子化检测器（flame ionization detector，FID）、热导检测器（thermal conductivity detector，TCD）、氮磷检测器（nitrogen phosphorus detector，NPD）、火焰光度检测器（flame photometric detector，FPD）、电子捕获检测器（electron capture detector，ECD）、质谱检测器（MS）等。火焰离子化检测器对碳氢化合物响应良好，适于检测大多数的药物。氮磷检测器对含氮、磷元素的化合物灵敏度高；火焰光度检测器对含磷、硫元素的化合物灵敏度高；电子捕获检测器适于含卤素的化合物；质谱检测器还能给出供试品某个成分相应的结构信息，可用于结构确证。除另有规定外，一般用火焰离子化检测器时，用氢气作为燃气，空气作为助燃气，检测器温度一般应高于柱温，并不得低于150℃，以免水汽凝结，通常为250~350℃。

2. 系统适用性试验　除另有规定外，参照高效液相色谱法（通则0512）的规定。对于具体品种的分析，须按各品种项下要求对色谱系统进行适用性试验，应达到规定的要求。

（三）应用

气相色谱法的定量分析方法有内标法、外标法、面积归一化法和标准溶液加入法。前三种方法的具体内容与高效液相色谱法的规定相同。下面介绍标准溶液加入法，用于测定供试品中某个杂质和主成分含量。

精密称（量）取某个杂质或待测成分对照品适量，配制成适当浓度的对照品溶液，取一定量，精密加入到供试品溶液中，根据外标法或内标法测定杂质或主成分含量，再扣除加入的对照品溶液含量，即得供试液溶液中某个杂质和主成分含量。

可按公式进行计算，加入对照品溶液前后校正因子应相同，即：

$$\frac{A_{is}}{A_X} = \frac{c_X + \triangle c_X}{c_X}$$
（式8-33）

则待测组分的浓度 c_X 可通过如下公式进行计算：

$$c_X = \frac{\triangle c_X}{(A_{is}/A_X) - 1}$$
（式8-34）

式中，c_X 为供试品中组分 X 的浓度；A_X 为供试品中组分 X 的色谱峰面积；$\triangle c_X$ 为所加入的已知浓度的待测组分对照品的浓度；A_{is} 为加入对照品后组分 X 的色谱峰面积。

气相色谱法定量分析，当采用手工进样时不易精确控制，故最好采用内标法定量；而采用自动进样器时，由于进样重复性的提高，在保证分析误差的前提下，也可采用外标法定量。当采用顶空进样技术时，由于供试品和对照品处于不完全相同的基质中，故可采用标准溶液加入法以消除基质效应的影响；当标准溶液加入法与其他定量方法结果不一致时，应以标准加入法结果为准。

（四）注意事项

1. 各品种项下规定的色谱条件，检测器种类、固定液品种及特殊指定的色谱柱材料不得改变。

2. 微量注射器吸取合适体积的待测溶液，应回抽少量空气入内后再进样，进样时，速度要快，且每次进样保持相同速度。

3. 使用热导检测器时，没通载气不能给桥电流；使用氢火焰检测器时，注意燃气氢气和助燃气空气的比例。

三、液相色谱-质谱联用技术

液相色谱-质谱联用技术（liquid chromatography - mass spectrometry，LC - MS）技术是20世纪90年代发展起来的以液相色谱为分离手段，质谱为检测手段综合性分析技术。它集液相色谱的分离能力与质谱的高灵敏度、高专属性于一体，成为强有力、多用途的定性、定量分析工具。

（一）仪器组成及工作原理

高效液相色谱-质谱联用仪器由高效液相色谱系统（进样系统）、色谱质谱接口（离子源和真空接口）、质量分析器等部分组成。

待测样品通过液相色谱系统（进样系统）进样，由色谱柱进行分离，而后进入接口。在离子源中，样品由液相中的离子或分子转变成气相中的正离子（或负离子），然后这些离子经真空接口被聚焦于质量分析器中，按质荷比（m/z）不同而分离，被离子检测器检测，检测信号经转换，传送至计算机数据处理系统处理后，获得待测化合物的质谱图；若待测样品经色谱分离后，被部分或全部的依次引入离子源时，将获得该待测样品的色谱图。

进样方式、离子源及质量分析器类型的选择取决于待测样品的性质、纯度。

1. 进样方式 常采用直接进样法或色谱分离后进样方式。

2. 离子源 液相色谱与质谱实现联用，得益于接口技术的成熟与发展（接口即 LC 和 MS 之间的装置）。大气压离子化（atmospheric pressure ionization，API）是目前商品化 HPLC - MS 仪中主要的接口技术。该技术不仅有效的解决了 HPLC 流动相为液体、流速一般为 $0.5 \sim 1.0\text{ml/min}$，而 MS 需要在高真空条件下操作的矛盾，同时还实现了样品分子在大气压条件下的离子化。电喷雾离子化（electrospray ionization，ESI）和大气压化学离子化（atmospheric pressure chemical ionization，APCI）是目前 LC - MS 联用仪常采用的大气压离子方法，相应的仪器部件分别称为 ESI 源和 APCI 源。离子源的性能决定了离子化效率，因此很大程度上决定了质谱检测的灵敏度。

3. 质量分析器 在真空状态下，质量分析器将离子按质荷比分离。质量范围、分辨率是质量分析器的两个主要性能指标，质量范围指质谱仪所能测定的质荷比的上限。分辨率（R）表示质谱仪分辨相邻的、质量差异很小的峰的能力。根据作用原理不同，常用的质量分析器类型有四级杆（Q）分析器、飞行时间（time of flight，TOF）分析器、离子阱（ion trap，IT）分析器、傅立叶变换 - 离子回旋（Fourier transform ion cyclotron resonance，FT - ICR）分析器。不同质量分析器可以实现时间或空间上两级以上质量分析的结合，即串联质谱仪（MS/MS），多级质量分析器的结合常表示为 MSn。

4. 离子检测器 通常为光电倍增管或电子倍增管。

5. 真空系统 离子的质量分析必须在高真空状态下进行。质谱仪的真空系统一般为机械泵和涡轮分子泵组成构成差分抽气高真空系统，真空度需达到 $10^{-3} \sim 10^{-6}\text{Pa}$。

（二）应用

LC - MS 作为一种高效互补的分离鉴定技术，它综合了色谱和质谱的优点，使样品的分离、定性和定量成为连续的过程，既具有液相色谱对复杂样品较强分离能力的特征，又具有质谱的高灵敏度、高选择性以及提供相对分子质量和丰富结构信息的特征，具有分析范围广、分离能力强、自动化程度高、检测限低、分析时间快、提供结构信息、定性分析结果可靠等特点。

LC - MS 在药学领域中已广泛应用于药物（包括生物制品）结构信息的获取、药材品种鉴定、分子质量的确定；药物质量控制（药物杂质检查、异构体、抗生素组分的分析，药物稳定性及降解产物研究）；药物的体内过程分析、药物代谢产物研究、临床血药浓度检测；代谢组学、蛋白组学、高通量药物筛选研究。尤其是串联质谱技术的应用，可以获得丰富、有效的化合物结构信息，进而建立快速、高效的分析研究体系。《中国药典》（2020 年版）收载了阿胶、龟甲胶、鹿角胶三种胶类药材的 LC - MS 鉴别方法。

任务四 抗生素微生物检定法

PPT

一、概述

抗生素微生物检定法是在适宜条件下，根据量 - 反应平行线原理设计，通过检测抗生素对微生物的抑制作用，计算抗生素活性（效价）的方法。

该法以抗生素的抗菌活性为指标，测定原理与临床应用一致，直接反映抗生素的医疗价值，试验灵敏度较高，供试品需量较小，对产品纯度限度要求较宽。目前大多数全生物合成的抗生素类药物仍旧沿用此法检测效价，该法亦为新发现的抗生素类药物效价测定的首选方法。

抗生素微生物检定法包括两种方法，即管碟法和浊度法。

二、管碟法

管碟法系利用抗生素在琼脂培养基内的扩散作用，比较标准品与供试品两者对接种的试验菌产生抑菌圈的大小，以测定供试品效价的一种方法。该法是国际上抗生素类药品检定的经典方法。

《中国药典》（2020年版）法定方法为二剂量法和三剂量法。通过测量和比较已知效价的标准品溶液与未知效价的供试品溶液对接种的试验菌产生抑菌圈的直径（或面积），照生物检定统计法计算供试品效价。

（一）双碟的制备

管碟法的"碟"即双碟，其制备过程包括底层及菌层的制备，应在半无菌室或洁净室内进行，避免微生物污染。不同类别的抗生素亦需按照"抗生素微生物检定试验设计表"选择试验培养基及培养条件。

1. 底层的制备　取直径约90mm、高16~17mm的平底双碟，分别注入加热融化的培养基20ml，使在碟底内均匀摊布，放置水平台上使凝固。

2. 菌层的制备　取培养基适量加热融化后，放冷至48~50℃（芽孢可至60℃），加入规定的试验菌悬液适量（能得清晰的抑菌圈为度。二剂量法标准品溶液的高浓度所致的抑菌圈直径在18~22mm，三剂量法标准品溶液的中心浓度所致的抑菌圈直径在15~18mm），摇匀，在每1双碟中分别加入5ml，使在底层上均匀摊布，作为菌层。

双碟放置水平台上冷却后，在每1双碟中以等距离均匀安置不锈钢小管（内径6.0mm±0.1mm，高10.0mm±0.1mm，外径7.8mm±0.1mm），二剂量法需安置4个，三剂量法需安置6个，用陶瓦圆盖覆盖备用。

（二）检定方法

1. 二剂量法　取双碟不得少于4个，在每1双碟中对角的2个不锈钢小管中分别滴装高浓度及低浓度的标准品溶液，其余2个小管中分别滴装相应的高低两种浓度的供试品溶液；高、低浓度的剂距为2:1或4:1。在规定条件下培养后，测量各个抑菌圈的直径（或面积），照生物检定统计法（通则1431）中的（2.2）法进行可靠性测验及效价计算。

2. 三剂量法　取双碟不得少于6个，在每1双碟中间隔的3个不锈钢小管中分别滴装高浓度（S_3）、中浓度（S_2）及低浓度（S_1）的标准品溶液，其余3个小管分别滴装相应的高、中、低三种浓度的供试品溶液；三种浓度的剂距为1:0.8。在规定条件下培养后，测量各个抑菌圈的直径（或面积），照生物检定统计法（通则1431）中的（3.3）法进行可靠性测验及效价计算。

应用示例　量–反应平行线测定随机区组设计（3.3）法测定新霉素效价

S为新霉素标准品　S_1：8.0U/ml　S_2：10.0U/ml　S_3：12.5U/ml

T为新霉素供试品　T_1：8.0U/ml　T_2：10.0U/ml　T_3：12.5U/ml

标示量 A_T：670U/mg

剂距 $r = 1:0.8$　$I = \lg r = 0.969$　反应（y）：抑菌圈直径（mm）

测定结果见表8–5。

表8-5 新霉素效价测定结果

剂量（U/ml）	S_1 8.0	S_2 10.0	S_3 12.5	T_1 8.0	T_2 10.0	T_3 12.5	$\sum y_m$
	16.05	16.20	16.50	15.80	16.35	16.60	97.50
	16.20	16.45	16.65	16.20	16.45	16.70	98.65
	16.00	16.45	16.70	16.05	16.35	16.70	98.25
	15.95	16.35	16.60	16.00	16.25	16.60	97.75
y	15.70	16.25	16.60	15.85	16.25	16.60	97.25
	15.55	16.20	16.55	15.70	16.20	16.60	96.80
	15.65	16.20	16.40	15.80	16.15	16.40	96.60
	15.90	16.10	16.45	15.80	16.10	16.50	96.85
	15.60	16.00	16.30	15.70	15.95	16.30	95.85
$\sum y(k)$	142.60	146.20	148.75	142.90	146.05	149.00	875.50

按照《中国药典》（2020年版）生物检定统计法计算效价（P_T）：

$r = 1 : 0.8$　　$I = 0.969$　　$s^2 = 0.006912$　　$f = 40$　　$t = 2.02$（$P = 0.95$）

$$V = \frac{1}{3} \times (142.90 + 146.05 + 140.00 - 142.6 - 146.2 - 148.75) = 0.1333$$

$$W = \frac{1}{4}(149.0 - 142.9 + 148.75 - 142.6) = 3.0625$$

$$g = \frac{2.02^2 \times 0.006912 \times 9}{4 \times 3.0625^2} = 0.007$$

$$R = \frac{12.5}{12.5} \text{antilg}\left(\frac{0.1333}{3.0625} \times 0.0969\right) = 1.01$$

$$P_T = 670 \times 1.01 = 676.70 \text{U/mg}$$

即学即练8-4

采用管碟法的二剂量法测定抗生素效价时，高、低剂量的浓度可分别设计为多少？

A. 8.0和10.0U/ml　　　　　　　　B. 8.0和12.5U/ml

C. 8.0和16.0U/ml　　　　　　　　D. 8.0和18.0U/ml

答案解析

三、浊度法

浊度法系利用抗生素在液体培养基中对试验菌生长的抑制作用，通过测定培养后细菌浊度值的大小，比较标准品与供试品对试验菌生长抑制的程度，以测定供试品效价的一种方法。

《中国药典》（2020年版）法定方法为标准曲线法、二剂量法或三剂量法。细菌生长过程中，液体培养基中的细菌浊度，与细菌数、细菌群体及细菌细胞容积的增加间存在着相关性，在一定范围内符合朗伯-比尔定律。抗生素对试验菌生长的抑制作用，可直接影响液体培养基中细菌浊度值的大小。通过测量加入不同浓度标准品溶液与供试品溶液的含试验菌液体培养基的浊度值（吸光度），可计算供试品效价。

管碟法易受不锈钢小管放置位置、溶液滴装速度、液面高低、菌层厚度等因素影响，造成结果差异或试验失败，而浊度法在液体中进行，影响因素少，结果比较准确。

（一）含试验菌液体培养基的制备

取规定的试验菌悬液适量（35～37℃培养3～4小时后，测定的吸光度在0.3～0.7，且剂距为2的相邻剂量间的吸光度差值不小于0.1），加入到各规定的液体培养基中，混合，使在试验条件下能得到满意的剂量－反应关系和适宜的测定浊度。已接种试验菌的液体培养基应立即使用。

（二）检定法

1. 标准曲线法 取适宜的已灭菌试管，精密加入含试验菌的液体培养基9.0ml，各浓度的标准品或供试品溶液1.0ml，混匀后在规定条件下培养至适宜测量的浊度值（通常约为4小时），在线测定或取出立即加入甲醛溶液（1→3）0.5ml以终止微生物生长，在530nm或580nm波长处测定各管的吸光度。用药品稀释剂1.0ml制备阳性对照和空白对照。照标准曲线法进行可靠性测验和效价计算。

标准品溶液选择5个剂量（剂距1∶1.25或更小），供试品溶液根据估计效价或标示量选择中间剂量，均在各品种项下规定的剂量反应线性范围内，每一剂量不少于3个试管。

2. 二剂量法或三剂量法 取适宜的已灭菌试管，分别精密加入含试验菌的液体培养基9.0ml，各浓度的标准品和供试品溶液各1.0ml，同标准曲线法操作，照生物统计法进行可靠性测验及效价计算。

标准品和供试品溶液需在各品种项下规定的剂量反应线性范围内，选择适宜的高、（中、）低浓度，二剂量的剂距为2∶1或4∶1，三剂量的剂距为1∶0.8。每一组浓度不少于4个试管。

📖 **知识链接**

抗生素效价与测定方法

抗生素可以用生物效能表示它的效价，其最小效价单元就叫作"单位"（U）。经由国际协商规定出来的标准单位，称为"国际单位"（IU）。抗生素的效价是表征抗生素类药物抗菌活性的指标。各国药典中都收录了管碟法测定抗生素效价的方法，《中国药典》采用二剂量法及三剂量法、《美国药典》主要采用标准曲线法、《欧洲药典》主要采用三剂量法、《日本药局方》主要采用二剂量法，各国药典的抗生素效价测定方法都有一定的差异，计算方法也不尽相同。

任务五 生化药物生物测定法

PPT

生化药物是从生物体中提取分离或利用现代生物技术制备的具有生物化学活性的物质，结构复杂。为反映此类药物的临床生物活性，生化药物多采用生物测定法测定效价。

生物测定法，系通过比较供试品与相应的标准品或对照品在一定条件下产生特定生物反应的剂量比例，来测得供试品的效价。本任务仅简介《中国药典》（2020年版）四部所收载的生化药物效价测定方法，所列品种有升压素、肝素、绒促性素、缩宫素、胰岛素、精蛋白锌胰岛素、硫酸鱼精蛋白、卵泡刺激素、黄体生成素、降钙素、生长激素等。各品种的检定方法见表8-6。

表 8 – 6　一些生化药物效价的生物测定法

名称	药物来源	标准品	效价检定指标	检定用生物体
升压素	—	赖氨酸升压素标准品	血压升高的程度	成年雄性大鼠
肝素	猪或牛的肠黏膜	肝素标准品	延长新鲜兔血或兔、猪血浆凝结时间的作用	新鲜兔血或兔、猪血浆
绒促性素	孕妇尿	绒促性素标准品	对雌性幼小鼠子宫增重作用	雌性幼小鼠的子宫
缩宫素	猪或牛的脑垂体后叶；化学合成	合成缩宫素标准品	对离体大鼠子宫收缩的作用	成年雌性大鼠的子宫
胰岛素	猪或牛的胰脏	胰岛素标准品	降低小鼠血糖的作用	成年小鼠血
精蛋白锌胰岛素注射液	含有鱼精蛋白和氯化锌的胰岛素（猪、牛）	胰岛素标准品	降低家兔血糖的作用	健康无孕雌兔血
硫酸鱼精蛋白	鱼类新鲜成熟精子	肝素标准品	延长新鲜兔血或兔、猪血浆凝结时间的程度	新鲜兔血或兔、猪血浆
卵泡刺激素	—	尿促性素标准品	对幼大鼠卵巢增重的作用	雌性幼大鼠卵巢
黄体生成素	—	尿促性素标准品	对幼大鼠精囊增重的作用	雄性幼大鼠精囊
降钙素	—	降钙素标准品	对大鼠血钙降低的影响	大鼠血
生长激素	—	生长激素标准品	使幼龄去垂体大鼠体重和胫骨骨骺板宽度增加的程度	幼龄去垂体大鼠

　　对上述生化药物进行生物检定时，需配制标准品溶液和供试品溶液，一般方法如下：精密称取标准品适量，采用适宜溶剂溶解，分装，4~8℃分装贮存，3 个月内有效，试验当日，用稀释液稀释至规定浓度，同法配制供试品溶液。供试品与标准品各剂量组所致反应平均值应相近。生物检定具有一定的实验误差，应控制生物变异、确保生物来源，饲养或培养条件必须均一，对影响实验误差的条件和因子按因级随机分配至各组，可信限和可信限率应符合规定。

任务六　制剂中常见辅料的干扰与排除

PPT

一、概述

　　药用辅料具有赋形、充当载体、提高药物稳定性、增溶、助溶、调节释放等重要功能，但由于辅料本身具有理化性质，其可能会对制剂的分析造成干扰。本任务主要介绍两种最常用剂型（即片剂和注射剂）中常见辅料的干扰及排除。

二、片剂中常见辅料的干扰及排除

　　片剂中的稀释剂、黏合剂、崩解剂、润滑剂等辅料常干扰片剂的含量测定，需排除干扰或选择专属性强的方法进行含量测定。

（一）糖类的干扰及排除

　　淀粉、糊精、蔗糖、乳糖等是片剂常用的稀释剂，其中乳糖本身具有还原性，其他糖类的水解产物为葡萄糖，也具有还原性，均可干扰氧化还原滴定法，特别是氧化性强的滴定液，如重铬酸钾、溴酸钾、高锰酸钾等。因此，对含糖类辅料的片剂进行含量测定时，应避免使用强氧化性的滴定液，同时应用阴性对照品（辅料标准品）做对照试验，若阴性对照品消耗了滴定液，说明辅料对测定有干扰，应换用其他测定方法。如《中国药典》（2020 年版）中硫酸亚铁原料药的含量测定采用高锰酸钾氧化还原滴定法，而硫酸亚铁片由于含有糖类辅料，含量测定的方法采用氧化性较弱的硫酸铈法。

（二）硬脂酸镁的干扰及排除

硬脂酸镁是片剂中常用的润滑剂，其对制剂含量测定的干扰主要分为两方面：镁离子可干扰配位滴定法；硬脂酸根可干扰非水溶液滴定法。

1. 配位滴定法　硬脂酸镁的 Mg^{2+} 对配位滴定法有干扰，若被测药物中的金属离子与 EDTA 形成的配位化合物更稳定，则其干扰可忽略不计，否则需通过改变 pH 值、加入掩蔽剂或者选择合适的指示剂排除干扰。

2. 非水溶液滴定法　硬脂酸镁具有弱碱性，对非水溶液滴定法有一定影响，可通过有机溶剂提取的方法提取药物，排除干扰后再测定含量，也可加掩蔽剂（如酒石酸）排除干扰。

（三）滑石粉的干扰及排除

滑石粉是片剂中常用的润滑剂，其是一种天然存在的含水硅酸盐矿物，具有光学性质，可干扰折光法、旋光法、紫外 - 可见分光光度法、比浊法对药物的含量测定。若需采用光学分析法分析这类制剂，可先过滤分离滑石粉悬浮微粒，再进行检测。例如维生素 B_1 片在进行含量测定前，药品研细、溶解稀释后，用干燥滤纸滤过，再照紫外 - 可见分光光度法进行含量测定，这种方法可排除滑石粉的干扰。

三、注射剂中常见辅料的干扰及排除

注射剂中除了加入主药，还需加入适宜的附加剂和溶剂等辅料。注射剂的附加剂主要有增溶剂、助溶剂、助悬剂和乳化剂、抗氧剂、抑菌剂等；溶剂包括注射用水、注射用油和其他注射用非水溶剂。如附加剂和溶剂对药品含量测定有干扰，则需排除干扰或采用专属性强的方法测定含量。下面介绍抗氧剂、等渗溶液、助溶剂、溶剂水和溶剂油对含量测定的干扰及排除方法。

（一）抗氧剂的干扰及排除

有些药物在配成注射剂后易氧化变质，为了避免药物的氧化，除了通入惰性气体赶走氧气，加入金属离子络合剂，还可加入抗氧剂。常用的抗氧剂包括亚硫酸钠、亚硫酸氢钠、焦亚硫酸钠、硫代硫酸钠、维生素 C 等。由于抗氧剂具有较强的还原性，可干扰氧化还原滴定法，常用的排除干扰的方法有加掩蔽剂法、加酸法和加弱氧化剂法。

1. 加掩蔽剂法　注射剂中加入了亚硫酸钠、焦亚硫酸钠或亚硫酸氢钠作抗氧剂时，含量测定若采用碘量法、银量法、铈量法或重氮化法时，可加入掩蔽剂甲醛或丙酮，与抗氧剂发生加成反应从而排除其干扰。如：《中国药典》（2020 年版）中维生素 C 注射液的含量测定，先加入丙酮排除干扰，再用直接碘量法进行含量测定。

2. 加酸法　当注射剂中有亚硫酸钠、亚硫酸氢钠、焦亚硫酸钠、硫代硫酸钠等抗氧剂存在时，可加酸加热，使之分解为二氧化硫逸出。如《中国药典》（2020 年版）中盐酸普鲁卡因胺注射液的含量测定，先加入盐酸迅速煮沸排除抗氧剂干扰，再用亚硝酸钠法进行含量测定。

3. 加弱氧化剂法　注射剂中的亚硫酸盐、亚硫酸氢盐等抗氧剂可加入弱氧化剂排除干扰，常用的弱氧化剂有过氧化氢或硝酸。但使用本法必须注意加入的弱氧化剂不能氧化待测组分，也不能消耗滴定液。

（二）等渗调节剂的干扰及排除

注射剂中常用氯化钠作为等渗调节剂，但氯化钠会干扰银量法或离子交换法，应根据不同的情况采用适宜的方法排除干扰。如《中国药典》（2020 年版）中复方乳酸钠葡萄糖注射液中乳酸钠的含量测定采用离子交换法，注射液中有氯化钠作为等渗调节剂，会干扰测定；解决的方法是先通过银量法测得氯所消耗的硝酸银的量，再从离子交换法中注射液所消耗的氢氧化钠总量减去由氯所消耗的硝酸银的量，从而求得供试品中乳酸钠的含量。

（三）助溶剂的干扰及排除

某些注射剂中可能添加帮助主药溶解的助溶剂，可能会干扰含量测定。如葡萄糖酸钙注射液中加有氢氧化钙作助溶剂，当用配位滴定法测定其含量时，就会使测定值偏高，因此，要求在葡萄糖酸钙注射液的制备过程中控制钙盐的用量。

（四）溶剂水的干扰及排除

注射剂一般以水作为溶剂，当采用非水溶液滴定法测定主药含量时，溶剂水对含量测定有干扰，必须先除去水，再进行含量测定，也可选择其他方法（如高效液相色谱法或紫外 – 可见分光光度法）测定含量。去除水的方法主要有蒸干法和有机溶剂提取法，根据主药的热稳定性选择适宜的方法。如《中国药典》（2020 年版）中乳酸钠注射液的含量测定采用非水碱量法，乳酸钠对热稳定，测定前，可在水浴上加热蒸发或在 105℃下干燥，除去水分后，再按非水碱量法测定含量；二盐酸奎宁注射液的含量测定采用非水碱量法，由于奎宁在高温下易分解，在测定前，加氨试液使成碱性，用三氯甲烷分次振摇提取奎宁，置水浴上蒸去三氯甲烷，再用非水碱量法测定药物的含量。

（五）溶剂油的干扰及排除

对于脂溶性的药物，一般将其注射剂制成油溶液，注射用油溶剂主要包括麻油、茶油、大豆油等植物油，它们有可能干扰以水为溶剂的分析方法。排除干扰的方法主要有有机溶剂稀释法、提取法和柱色谱法。

1. 有机溶剂稀释法 对于主药含量较高的注射液或测定含量时规定取样量较少的注射剂，可用有机溶剂稀释供试品，使油溶液对测定的影响减小。如二巯丙醇注射液在进行含量测定之前，先用无水乙醇 – 三氯甲烷（3∶1）稀释药物，再用直接碘量法测定其含量。

2. 提取法 采用适当的溶剂将主药从油溶液中提取出来，再测定含量。如《中国药典》（2020 年版）中黄体酮注射液的含量测定，先用乙醚溶解黄体酮，再用甲醇分次提取黄体酮，然后采用高效液相色谱法测定含量。

3. 柱色谱法 通过色谱法分离排除油溶剂的干扰后，再采用适宜的方法测定含量。

目标检测

答案解析

一、A 型题（最佳选择题）

1. 原料药的含量和制剂的含量表示方法分别是（　　）

　　A. 标示量百分含量，百分含量　　　　　　B. 百分含量，标示量百分含量

　　C. 百分含量，百分含量　　　　　　　　　D. 标示量百分含量，标示量百分含量

E. 百分浓度，百分浓度

2. 直接碘量法测定的药物应是（　　）

    A. 氧化性药物　　　　　　　B. 还原性药物　　　　　　　C. 中性药物

    D. 无机药物　　　　　　　　E. 高锰酸钾

3. 碘量法测定中所用指示剂为（　　）

    A. 甲基橙　　　　　　　　　B. 淀粉　　　　　　　　　　C. 糊精

    D. 结晶紫　　　　　　　　　E. 酚酞

4. $NaNO_2$ 滴定法测定芳伯氨基化合物时，加入固体 KBr 的作用是（　　）

    A. 使重氮盐稳定　　　　　　　　　　　　　　B. 防止偶氮氨基化合物形成

    C. 作为催化剂，加速重氮化反应速度　　　　D. 使 $NaNO_2$ 滴定液稳定

    E. 防止亚硝酸逸出

5. 非水碱量法测定有机碱的氢卤酸盐时，应加入何种试剂消除干扰（　　）

    A. 醋酸铵　　　　　　　　　B. 硝酸银　　　　　　　　　C. 醋酸汞

    D. 溴化钾　　　　　　　　　E. 高锰酸钾

6. 气相色谱中，最常用的载气是（　　）

    A. 氢气　　　　　　　　　　B. 氮气　　　　　　　　　　C. 氦气

    D. 空气　　　　　　　　　　E. 氩气

7. 高效液相色谱法最常用的检测器是（　　）

    A. 紫外检测器　　　　　　　B. 电化学检测器　　　　　　C. 荧光检测器

    D. 示差折光检测器　　　　　E. 蒸发光散射检测器

8. 色谱系统适用性试验的内容不包括（　　）

    A. 重复性　　　　　　　　　B. 准确度　　　　　　　　　C. 拖尾因子

    D. 分离度　　　　　　　　　E. 理论板数

9. 色谱系统适用性试验中，除另有规定外，分离度应达到的要求是（　　）

    A. ≥ 1.5　　　　　　　　　B. >1.5　　　　　　　　　C. ≤ 1.5

    D. >1　　　　　　　　　　E. >0.95

10. 抗生素效价微生物测定法管碟法中，三剂量法需在双碟中以等距离均匀安置不锈钢小管（　　）

    A. 2 个　　　　　　　　　　B. 3 个　　　　　　　　　　C. 4 个

    D. 6 个　　　　　　　　　　E. 8 个

11. 以是否引起小鼠血糖下降的作用为效价检定指标的药物是（　　）

    A. 肝素　　　　　　　　　　B. 绒促性素　　　　　　　　C. 缩宫素

    D. 胰岛素　　　　　　　　　E. 升压素

二、B 型题（配伍选择题）

（1~4 共用备选答案）

    A. 淀粉　　　　　　　　　　B. 结晶紫　　　　　　　　　C. 酚酞

    D. 永停滴定法　　　　　　　E. 糊精

以下含量测定方法选择指示终点的指示剂是：

1. 间接碘量法使用（　　）

2. 芳酸类药物测定使用（　　）

3. 非水碱量法常用（　　）

4. 亚硝酸钠滴定法常用（　　）

（5～9 共用备选答案）

    A. 拖尾因子　　　　　　　　B. 分离度　　　　　　　　C. 信噪比

    D. 理论板数　　　　　　　　E. $W_{h/2}$

    以下色谱分析方法的各项指标分别是：

5. 用来评价色谱峰的对称性的是（　　）

6. 用来评价色谱柱的柱效的是（　　）

7. 半高峰宽表示方式是（　　）

8. 衡量色谱系统分离效能的关键指标是（　　）

9. 衡量色谱系统检测微量物质的能力是（　　）

三、X 型题（多项选择题）

1. 剩余碘量法需用滴定液有（　　）

    A. 铬酸钾滴定液　　　　　　B. 重铬酸钾滴定液　　　　C. 硫代硫酸钠滴定液

    D. 硫氰酸钾滴定液　　　　　E. 碘滴定液

2. 非水碱量法最常使用的试剂有（　　）

    A. 冰醋酸　　　　　　　　　B. 高氯酸　　　　　　　　C. 结晶紫

    D. 甲醇钠　　　　　　　　　E. 醋酸汞

3. $NaNO_2$ 滴定法指示终点可用（　　）

    A. 自身指示法　　　　　　　B. 电位法　　　　　　　　C. 永停滴定法

    D. 酚酞　　　　　　　　　　E. 指示剂法

4. 常用的氧化还原滴定法有（　　）

    A. 铈量法　　　　　　　　　B. 溴量法　　　　　　　　C. 碘量法

    D. 银量法　　　　　　　　　E. 酸量法

5. 色谱系统的适用性试验通常包括（　　）

    A. 理论板数　　　　　　　　B. 分离度　　　　　　　　C. 重复性

    D. 拖尾因子　　　　　　　　E. 回收率

6. 气相色谱法中，可用作载气的气体有（　　）

    A. 氦气　　　　　　　　　　B. 氮气　　　　　　　　　C. 氧气

    D. 氢气　　　　　　　　　　E. 二氧化碳

7. 高效液相色谱柱的内径与长度、（　　）、柱温、进样量等，均可适当改变，以达到系统适用性试验的要求

    A. 填充剂粒径　　　　　　　B. 检测器灵敏度　　　　　C. 流动相组分

    D. 流动相组分比例　　　　　E. 流动相流速

8. 紫外-可见分光光度法测定药物含量，常用的定量方法有（　　）

    A. 对照品比较法　　　　　　B. 内标法　　　　　　　　C. 外标法

    D. 吸收系数法　　　　　　　E. 计算分光光度法

四、计算题

1. 精密称取青霉素钾供试品 0.4021g，按药典规定用剩余碱量法测定含量。先加入氢氧化钠液（0.1mol/L）25.00ml，回滴时消耗盐酸液（0.1015mol/L）14.20ml，空白试验消耗盐酸液（0.1015mol/L）24.68ml。求供试品的含量。每 1ml 氢氧化钠液（0.1mol/L）相当于 37.25mg 的青霉素钾。

2. 取布洛芬片 20 片（标示量为 0.2g），除去包衣精密称定为 4.5044g，研细后称取 0.5038g，加中性乙醇 20ml，振摇使布洛芬溶解。用垂熔玻璃漏斗滤过，容器与滤器用中性乙醇洗 4 次，每次 10ml，洗液与滤液合并，加酚酞指示剂 5 滴，用氢氧化钠滴定液（0.1012mol/L）滴定，用去 21.80ml。每 1ml 氢氧化钠液（0.1mol/L）相当于 20.63mg 的 $C_{13}H_{18}O_2$。

3. 精密称取非那西丁 0.3630g，加稀盐酸回流 1 小时后，放冷，用亚硝酸钠液（0.1010mol/L）滴定，消耗 20.00ml。每 1ml 亚硝酸钠液（0.1mol/L）相当于 17.92mg 的 $C_{10}H_{13}O_2N$。计算非那西丁的含量。

4. 称取盐酸利多卡因供试品 0.2058g，溶解于冰醋酸，加醋酸汞消除干扰，用非水碱量法测定，消耗高氯酸滴定液（0.1010mol/L）7.56ml，已知每 1ml 高氯酸滴定液（0.1mol/L）相当于 27.08mg 的盐酸利多卡因。计算盐酸利多卡因的含量。

5. 在相同条件下，分别配制供试品溶液和对照品溶液。取对照品配制浓度为 1.0mol/L 的对照品溶液，在测定波长下测得样品溶液吸光度 $A_x = 0.512$，对照品溶液吸光度 $A_R = 0.518$。求试样溶液的浓度。

6. 对乙酰氨基酚片的含量测定：取本品 20 片，精密称定重量为 11.4376g，研细，精密称取片粉 0.04574g，置 250ml 量瓶中，加 0.4% 氢氧化钠溶液 50ml 与水 50ml，振摇 15 分钟，用水稀释至刻度，摇匀，滤过，精密量取续滤液 5ml，置 100ml 量瓶中，加 0.4% 氢氧化钠溶液 10ml，加水至刻度，摇匀，在 257nm 波长处测得吸光度 $A = 0.572$。已知：对乙酰氨基酚片的规格为 0.5g；对乙酰氨基酚的吸收系数 $E_{1cm}^{1\%} = 715$。计算：对乙酰氨基酚片的含量。本品含对乙酰氨基酚（$C_8H_9NO_2$）应为标示量的 95.0% ~ 105.0%。

7. 精密称取维生素 C 0.0512g，溶于 100ml 的 0.01mol/L 的硫酸溶液中，再准确量取此溶液 2.0ml 稀释至 100ml，取此溶液盛于 1cm 的吸收池中，在 $\lambda max = 254nm$ 处测得 A 为 0.551，求维生素 C 的百分含量。（$E_{1cm}^{1\%} = 560$）

8. 取地塞米松片 20 片（标示量为 0.75mg），精密称定其重量为 0.6696g，研细后精密称取片粉 67.4mg，置 50ml 量瓶中，加甲醇 4 滴湿润，加流动相适量，振摇使地塞米松溶解，并用流动相稀释至刻度，滤过，取续滤液作为供试品溶液，精密量取 20μl 注入液相色谱仪，记录色谱图，测得地塞米松峰面积为 3715465，另取地塞米松对照品 15.2mg，精密称定，置 50ml 量瓶中，加甲醇 2ml 溶解后，用流动相稀释至刻度，摇匀。再取 1ml 溶液置于 10ml 量瓶中，用流动相稀释至刻度，摇匀，作为对照品溶液，同法测定，对照品的峰面积为 3875696。试计算地塞米松片的标示量百分含量。本品含地塞米松（$C_{22}H_{29}FO_5$）应为标示量的 90.0% ~ 110.0%。

书网融合……

知识回顾　　微课17　　微课18　　习题

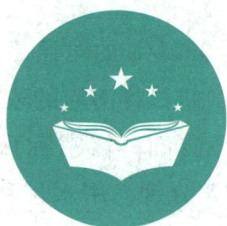

模块三
典型药物与药用辅料质量检测

项目九　典型药物质量检测

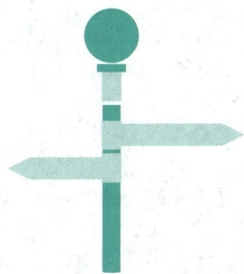

阿司匹林使用历史悠久，临床上主要用于解热镇痛抗炎抗风湿。《中国药典》收载其原料药、片剂、肠溶片、肠溶胶囊等多种剂型。对于片剂、肠溶片，《中国药典》（2005年版）分别采用化学法鉴别、比色法检查游离水杨酸，剩余滴定法测定阿司匹林片含量，《中国药典》（2010年版）改进了检测方法，鉴别、检查、含量测定均改为高效液相色谱法。在原料药〔检查〕项下新增有关物质检查，检查项目与检测方法沿用至今。药物质量检测方法的选择和哪些因素有关？药物结构会影响检测方法选择吗？

本项目主要介绍各类典型药物结构、性质、分析方法，代表药物质量检测方法。

学习目标

1. **掌握**　各类典型药物结构、性质、分析方法对应关系；各类代表药物质量检测项目与方法；中和法、亚硝酸钠滴定法、非水溶液滴定法、紫外–可见分光光度法、薄层色谱法、高效液相色谱法在药物质量检测中的应用、结果判断；能够根据药物结构、剂型选择分析方法。

2. **熟悉**　各类典型药物中杂质的来源与结构。

3. **了解**　典型药物物理性质。

任务一　芳酸及其酯类药物质量检测　微课19

PPT

芳酸及其酯类药物分子结构的共性是具有苯环和羧基，或酚羟基、酯基、芳伯氨基等取代基，这些官能团具有一定的理化性质，是选择相应分析方法的基础。本任务介绍芳酸及其酯类药物的结构与性质，以其中具有典型化学结构特征且临床常用的阿司匹林为代表，学习芳酸及其酯类药物的鉴别、检查和含量测定的方法。

▶ 岗位情景模拟 9–1

情景描述　小张是某药检机构检验人员，现机构抽检一批药品，分配小张的任务是负责检验阿司匹林片。

讨　　论　当小张接到这份任务，开始质量检测前应开展哪些工作？

答案解析

一、结构与性质

（一）苯甲酸类药物

苯甲酸类药物的基本结构特征是具有苯环和羧基，《中国药典》（2020 年版）收载的本类药物主要有苯甲酸及其钠盐、甲芬那酸、丙磺舒、羟苯乙酯及泛影酸等。此类药物多为白色结晶性粉末，均溶于氢氧化钠溶液，除苯甲酸钠易溶于水，其他药物在水中微溶或不溶，在乙醇、乙醚或三氯甲烷中易溶或略溶。苯甲酸类典型药物结构与性质见表 9 - 1。

表 9 - 1　苯甲酸类典型药物结构与性质

基本结构	R_1	R_2	R_3	药物
	—H	—H	—H	苯甲酸（benzoic acid）
	—H	（见图）	—H	甲芬那酸（mefenamic acid）
	—H	—H	$—SO_2N(C_3H_7)_2$	丙磺舒（probenecid）

主要理化性质
1. 羧基具有酸性　本类药物结构中羧基与苯环直接相连，具有较强酸性，可用氢氧化钠滴定液直接测定含量
2. 芳酸与三氯化铁反应　苯甲酸与三氯化铁发生反应生成赭色沉淀，丙磺舒与三氯化铁反应生成米黄色沉淀，可用于鉴别
3. 芳环　本类药物基本结构中均含有较强紫外吸收的苯环，可用于鉴别和含量测定
4. 取代基性质　如丙磺舒受热分解生成亚硫酸盐，可用于鉴别

（二）水杨酸类药物

水杨酸类药物的基本结构为苯环、羧基、酚羟基，另有酯键、芳伯胺基以及酰胺等取代基。《中国药典》（2020 年版）收载的本类药物有水杨酸、阿司匹林、贝诺酯、对氨基水杨酸钠等。本类药物除对氨基水杨酸钠易溶于水外，其他药物在水中微溶或几乎不溶，能溶于乙醇、乙醚、三氯甲烷等有机溶剂中。水杨酸类典型药物结构与性质见表 9 - 2。

表 9 - 2　水杨酸类典型药物结构与性质

基本结构	R_1	R_2	R_3	药物
	—H	—H	—H	水杨酸（salicylic acid）
	—H	（见图 $—COCH_3$）	—H	阿司匹林（aspirin）
	—Na	—H	$—NH_2$	对氨基水杨酸钠（sodium aminosalicylate）
	（见图 $—NHCOCH_3$）	（见图 $—COCH_3$）	—H	贝诺酯（benorilate）

续表

主要理化性质

1. **羧基具有酸性** 本类药物结构中因具有游离羧基显酸性，易溶于氢氧化钠溶液及碳酸钠试液，可用于鉴别和含量测定
2. **酚羟基的三氯化铁反应** 本类药物中水杨酸和对氨基水杨酸钠具有游离酚羟基，可与三氯化铁试液直接反应显色；阿司匹林和贝诺酯需水解后生成游离酚羟基，再与三氯化铁试液反应显色，生成紫红色或紫堇色的配位化合物，用于鉴别
3. **芳环** 本类药物结构中的苯环及取代基，具有较强的紫外吸收特征，可用于鉴别和含量测定
4. **取代基性质**
(1) 酯键的水解性 本类药物中的阿司匹林结构中具有酯键，在一定条件下可水解，其水解产物具有特殊的性质，可用于鉴别
(2) 芳香第一胺的特性 对氨基水杨酸钠结构中具有芳香第一胺，贝诺酯水解产物结构中也具有芳香第一胺，可发生重氮化 - 偶合反应，可用于鉴别及含量测定

知识链接

其他芳酸类药物含量测定方法

除已介绍的苯甲酸类和水杨酸类外，其他芳酸类还包括邻氨基苯乙酸类代表药物双氯芬酸钠；芳基丙酸类代表药物布洛芬；吲哚乙酸类代表药物吲哚美辛；这些药物在临床上广泛用于解热镇痛抗炎抗风湿。降脂药氯贝丁酯结构也属于其他芳酸类药物。

双氯芬酸钠结构中有仲氮原子，具有弱碱性，《中国药典》（2020 年版）采用非水溶液滴定法测定其含量，以冰醋酸为溶剂，以高氯酸为滴定液，用电位法指示终点。布洛芬、吲哚美辛结构中有羧基，利用其酸性，采用中和法测定其含量，以中性乙醇为溶剂，酚酞做指示剂，用氢氧化钠滴定液直接滴定，吲哚美辛结构中有酰胺键，滴定需迅速，防止酰胺键水解。氯贝丁酯结构中有酯键，易水解，采用两步酸碱滴定法测定其含量。

二、分析示例 微课20

《中国药典》（2020 年版）中收载了阿司匹林原料药及其片剂、肠溶片、肠溶胶囊、泡腾片及栓剂的质量标准。现以阿司匹林原料药及片剂为例说明芳酸及其酯类药物的质量控制方法。

本品为白色结晶或结晶性粉末；无臭或微带醋酸臭；遇湿气即缓缓水解。

本品在乙醇中易溶，在三氯甲烷或乙醚中溶解，在水或无水乙醚中微溶；在氢氧化钠或碳酸钠溶液中溶解，但同时分解。

（一）鉴别

1. 三氯化铁反应 阿司匹林分子结构中无游离的酚羟基，不能直接与三氯化铁试液反应，但其水解产物水杨酸在中性或弱酸性（pH 4~6）条件下，可与三氯化铁试液反应，生成紫堇色配位化合物。

方法：取本品约 0.1g，加水 10ml，煮沸，放冷，加三氯化铁试液 1 滴，即显紫堇色。

2. 水解反应 阿司匹林在碱性溶液中加热，水解生成水杨酸钠及醋酸钠，放冷后用稀硫酸酸化，析出白色的水杨酸沉淀，并产生醋酸的臭气。

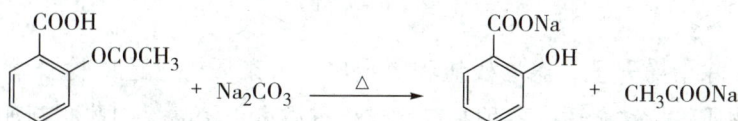

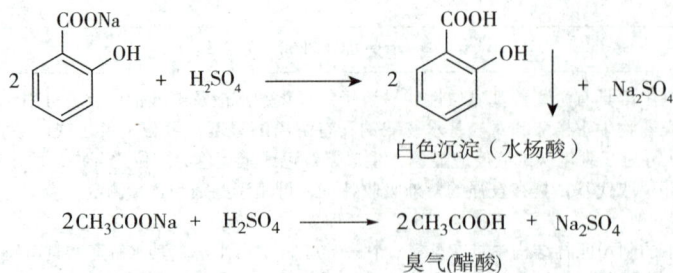

白色沉淀（水杨酸）

$$2CH_3COONa + H_2SO_4 \longrightarrow 2CH_3COOH + Na_2SO_4$$

臭气(醋酸)

方法：取本品约 0.5g，加碳酸钠试液 10ml，煮沸 2 分钟后，放冷，加过量的稀硫酸，即析出白色沉淀，并发生醋酸的臭气。

3. 红外分光光度法 本品的红外光吸收图谱如图 9 - 1 所示，应与对照的图谱（光谱集 5 图）一致。阿司匹林红外吸收光谱特征峰及其归属见表 9 - 3。

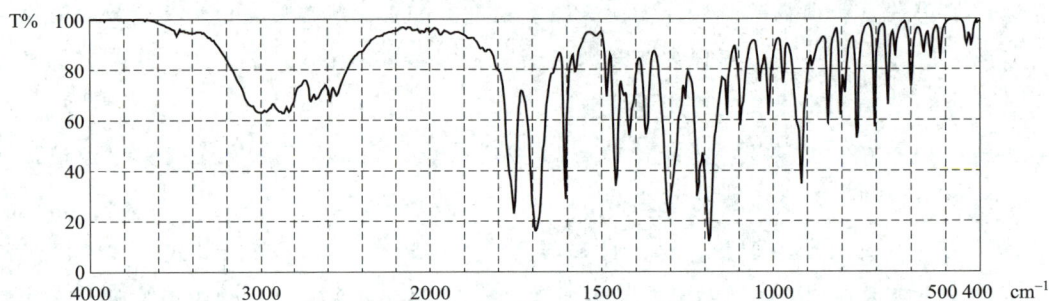

图 9 - 1 阿司匹林红外吸收光谱图

表 9 - 3 阿司匹林红外吸收光谱特征峰及其归属

波数（cm^{-1}）	归属
3300 ~ 2500	羟基 ν_{O-H}
1760，1695	羰基 $\nu_{C=O}$
1610，1580	苯环 $\nu_{C=C}$
1310，1190	酚的 ν_{C-O}
750	邻位取代苯环 γ_{C-H}

4. 高效液相色谱法 阿司匹林片剂采用高效液相色谱法鉴别。在含量测定项下记录的色谱图中，供试品溶液主峰的保留时间应与对照品溶液主峰的保留时间一致。

（二）检查

阿司匹林的合成是以水杨酸为原料，在硫酸催化下，与醋酐发生乙酰化反应生成。

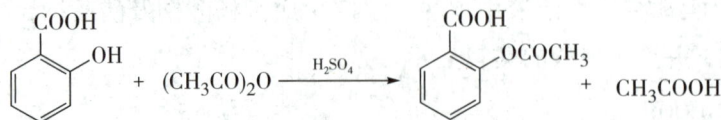

阿司匹林检查项下除干燥失重、炽灼残渣和重金属一般杂质外，还应检查溶液澄清度、游离水杨酸、易炭化物及有关物质等特殊杂质。各种制剂均需检查游离水杨酸，固体制剂如片剂、肠溶片、肠溶胶囊等还需检查溶出度；其他应符合制剂项下有关的各项规定。

1. 溶液的澄清度 阿司匹林合成过程中，可能引入反应不完全的苯酚及水杨酸，会与醋酐、水杨酸、乙酰水杨酸发生反应生成酯类杂质。阿司匹林具有羧基可与碳酸钠发生反应，而酯类杂质在碳酸钠溶液中不溶，利用二者溶解度不同可控制不溶性杂质。

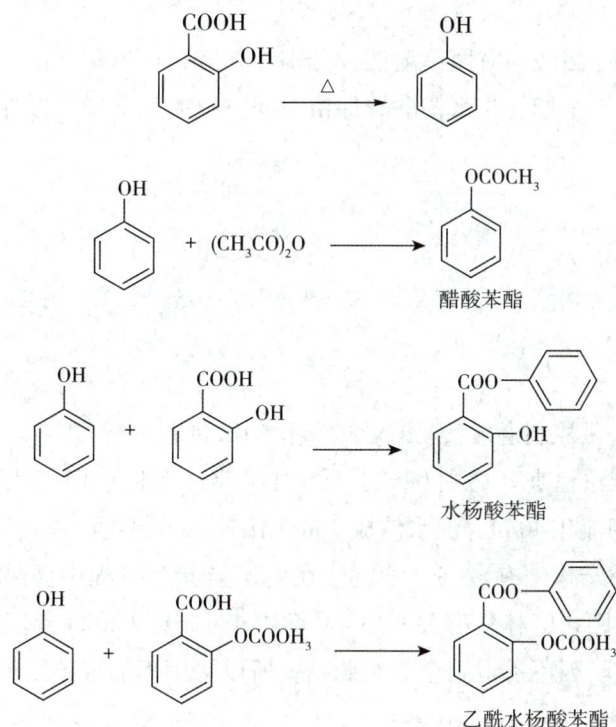

醋酸苯酯

水杨酸苯酯

乙酰水杨酸苯酯

方法：取本品 0.50g，加温热至约 45℃ 的碳酸钠试液 10ml 溶解后，溶液应澄清。

2. 游离水杨酸　阿司匹林在生产中由于水杨酸乙酰化不完全及贮藏过程中由于酯键水解均易引入水杨酸。水杨酸不仅对人体有刺激性，而且放置过程中极易被氧化，使药物变色，影响药物质量。《中国药典》（2020 年版）照高效液相色谱法对原料药及其制剂中游离水杨酸进行检查，临用新制。其限量见表 9-4。

表 9-4　阿司匹林原料药及其制剂游离水杨酸限度

原料药/制剂	游离水杨酸限度（%）
原料药	0.1
片剂	0.3
肠溶胶囊	1.0
肠溶片	1.5
泡腾片	3.0
栓剂	3.0

溶剂：1% 冰醋酸的甲醇溶液。

供试品溶液：取本品约 0.1g，精密称定，置 10ml 量瓶中，加溶剂适量，振摇使溶解并稀释至刻度，摇匀。

对照品溶液：取水杨酸对照品约 10mg，精密称定，置 100ml 量瓶中，加溶剂适量使溶解并稀释至刻度，摇匀，精密量取 5ml，置 50ml 量瓶中，用溶剂稀释至刻度，摇匀。

色谱条件：用十八烷基硅烷键合硅胶为填充剂；以乙腈-四氢呋喃-冰醋酸-水（20∶5∶5∶70）

为流动相；检测波长为 303nm；进样体积为 10μl。

系统适用性要求：理论板数按水杨酸峰计算不低于 5000，阿司匹林峰与水杨酸峰之间的分离度应符合要求。

测定法：精密量取供试品溶液与对照品溶液，分别注入液相色谱仪，记录色谱图。

限度：供试品溶液色谱图中如有与水杨酸峰保留时间一致的色谱峰，按外标法以峰面积计算，不得过 0.1%。

> **即学即练 9-1**
>
> 为什么阿司匹林的原料药和制剂均需要检查游离水杨酸？在检查游离水杨酸时，为什么要求临用新制？
>
> 答案解析

3. 易炭化物 该项检查是控制遇硫酸易炭化或氧化的微量有机杂质。

方法：取本品 0.5g，依法检查（通则 0842），与对照液（取比色用氯化钴 0.25ml、比色用重铬酸钾液 0.25ml、比色用硫酸铜液 0.40ml，加水使成 5ml）比较，不得更深。

4. 有关物质 阿司匹林结构中有羧基、酯键，在生产与储存过程中极易引入苯酚、水杨酸及其反应产物，这一类杂质统称为阿司匹林"有关物质"。《中国药典》（2020 年版）采用高效液相色谱法检查阿司匹林原料中有关物质。因不易得到全部对照品，所以采用不加校正因子的主成分自身对照法计算有关物质的限量。

溶剂：1% 冰醋酸的甲醇溶液。

供试品溶液：取本品约 0.1g，置 10ml 量瓶中，加溶剂适量，振摇使溶解并稀释至刻度，摇匀。

对照溶液：精密量取供试品溶液 1ml，置 200ml 量瓶中，用溶剂稀释至刻度，摇匀。

水杨酸对照品溶液：见游离水杨酸项下对照品溶液。

灵敏度溶液：精密量取对照溶液 1ml，置 10ml 量瓶中，用溶剂稀释至刻度，摇匀。

色谱条件：用十八烷基硅烷键合硅胶为填充剂；以乙腈 - 四氢呋喃 - 冰醋酸 - 水（20：5：5：70）为流动相 A，乙腈为流动相 B，按表 9-5 进行梯度洗脱；检测波长为 276nm；进样体积为 10μl。

表 9-5 阿司匹林有关物质检查梯度洗脱程序

时间（分钟）	流动相（A%）	流动相（B%）
0	100	0
60	20	80

系统适用性要求：阿司匹林峰的保留时间约为 8 分钟，阿司匹林峰与水杨酸峰之间的分离度应符合要求。灵敏度溶液色谱图中主成分峰高的信噪比应大于 10。

测定法：精密量取供试品溶液、对照溶液、灵敏度溶液与水杨酸对照品溶液，分别注入液相色谱仪，记录色谱图。

限度：供试品溶液色谱图中如有杂质峰，除水杨酸峰外，其他各杂质峰面积的和不得大于对照溶液主峰面积（0.5%），小于灵敏度溶液主峰面积的色谱峰忽略不计。

（三）含量测定

1. 酸碱滴定法 阿司匹林结构中游离羧基具有酸性，可采用氢氧化钠滴定液直接滴定测定其含量。

《中国药典》（2020年版）采用酸碱滴定法测定阿司匹林原料药含量。

方法：取本品约0.4g，精密称定，加中性乙醇（对酚酞指示液显中性）20ml溶解后，加酚酞指示液3滴，用氢氧化钠滴定液（0.1mol/L）滴定。每1ml氢氧化钠滴定液（0.1mol/L）相当于18.02mg的 $C_9H_8O_4$。

操作说明：

（1）阿司匹林在水中微溶，在乙醇中易溶，同时为防止阿司匹林在测定过程中由于酯键的水解而使测定结果偏高，故使用中性乙醇为溶剂。因本品为有机酸，显弱酸性，用氢氧化钠滴定时，化学计量点偏碱性，故选用碱性区变色的酚酞作为指示剂。因乙醇对酚酞显微酸性，故乙醇在使用前需用氢氧化钠中和后使用。

（2）中性乙醇的配制　取乙醇，加酚酞指示剂2~3滴，用氢氧化钠滴定液（0.1mol/L）滴定至粉红色，即得。

（3）滴定应在不断振摇下稍快地进行，以防止局部碱浓度过大而促使阿司匹林水解。

2. 高效液相色谱法　阿司匹林制剂中存在各种辅料，如片剂中加入枸橼酸、酒石酸作为稳定剂，在生产或贮藏过程中易引入水杨酸、醋酸等酸性杂质，这些酸性杂质会消耗氢氧化钠滴定液，对酸碱滴定法测定含量结果造成干扰。《中国药典》（2020年版）规定阿司匹林片、肠溶片、肠溶胶囊、泡腾片等均采用高效液相色谱法测定其含量。现以阿司匹林片含量测定方法为例说明。

溶剂：1%冰醋酸的甲醇溶液。

供试品溶液：取本品20片，精密称定，充分研细，精密称取细粉适量（约相当于阿司匹林10mg），置100ml量瓶中，用溶剂强烈振摇使阿司匹林溶解，并用溶剂稀释至刻度，摇匀，滤膜滤过，取续滤液。

对照品溶液：取阿司匹林对照品，精密称定，加溶剂振摇使溶解并定量稀释制成每1ml中约含0.1mg的溶液。

色谱条件：用十八烷基硅烷键合硅胶为填充剂；以乙腈-四氢呋喃-冰醋酸-水（20∶5∶5∶70）为流动相；检测波长为276nm；进样体积10μl。

系统适用性要求：理论板数按阿司匹林峰计算不低于3000，阿司匹林峰与水杨酸峰之间的分离度应符合要求。

测定法：精密量取供试品溶液与对照品溶液，分别注入液相色谱仪，记录色谱图。按外标法以峰面积计算。

即学即练9-2

阿司匹林肠溶片（规格25mg）的含量测定

答案解析

取本品20片，精密称定为1.4700g，充分研细，精密称取细粉适量（约相当于阿司匹林10mg），称取细粉2份，质量为0.02941g、0.02974g，分别置100ml量瓶中，用1%冰醋酸的甲醇溶液强烈振摇溶解并稀释至刻度，用滤膜滤过，精密量取续滤液10μl，注入液相色谱仪，记录色谱图；另精密称取阿司匹林对照品（含量99.8%）10.84mg，置100ml量瓶中，加1%冰醋酸的甲醇溶液溶解并稀释至刻度，同法测定。按外标法以峰面积计算，即得。《中国药典》（2020年版）规定本品含阿司匹林（$C_9H_8O_4$）应为标示量的93.0%~107.0%。

对照品	保留时间	面积	理论板数
1-1	7.494	409031	11291
1-2	7.497	409378	11248
1-3	7.496	406366	11343
1-4	7.495	411757	11120
1-5	7.494	409135	11255

供试品	保留时间	面积	理论板数
1-1	7.488	366384	11430
1-2	7.485	368666	11382
2-1	7.484	371742	11423
2-2	7.481	373213	11364

1. 请根据给出的数据，计算片粉取样范围？
2. 计算阿司匹林肠溶片的标示量百分含量，并判断是否符合标准？

任务二 胺类药物质量检测

PPT

一、结构与性质

（一）芳胺类药物

芳胺类药物根据结构上的取代基分为两大类：一类是芳香第一胺未被取代，在芳环的对位有取代的对氨基苯甲酸酯类；另一类是芳香第一胺被酰化，在芳环的对位有取代的芳酰胺类药物。

1. 对氨基苯甲酸酯类药物 对氨基苯甲酸酯类药物的基本结构中有芳香第一胺、酯键及脂烃胺侧链等取代基。《中国药典》（2020年版）收载的本类药物主要包括苯佐卡因、盐酸普鲁卡因、盐酸丁卡因等局部麻醉药和盐酸普鲁卡因胺抗心律失常药。因盐酸普鲁卡因胺与盐酸普鲁卡因化学结构极为相似，性质也相似，故归在一起介绍。

本类药物苯环上具有芳香第一胺或同时具有脂烃胺侧链，其游离碱多为碱性油状液体或低熔点固体，难溶于水，可溶于有机溶剂。其盐酸盐均系白色结晶性粉末，具有一定的熔点，易溶于水和乙醇，难溶于有机溶剂。典型药物的结构与性质见表9-6。

表9-6 对氨基苯甲酸酯类典型药物的结构与性质

基本结构	R_1	R_2	HX	药物
$R_1NH-\text{苯环}-C(=O)-O-R_2 \cdot HX$	—H	—C_2H_5		苯佐卡因（benzocaine）
	—H	—$CH_2CH_2N(C_2H_5)_2$	HCl	盐酸普鲁卡因（procaine hydrochloride）
	$CH_3(CH_2)_3$—	—$CH_2CH_2N(CH_3)_2$	HCl	盐酸丁卡因（tetracaine hydrochloride）
$R_1NH-\text{苯环}-C(=O)-NH-R_2 \cdot HX$	—H	—$CH_2CH_2N(C_2H_5)_2$	HCl	盐酸普鲁卡因胺（procainamide hydrochloride）

续表

主要理化性质
1. 芳香第一胺特性　本类药物分子结构中具有芳香第一胺（除盐酸丁卡因外），可发生重氮化 – 偶合反应，可用于鉴别和含量测定；能与芳醛缩合成 Schiff 碱；易氧化变色，可用于鉴别
2. 水解特性　分子结构中的酯键或酰胺键易水解，盐酸丁卡因水解产物为对丁氨基苯甲酸（BABA），其余药物水解产物均为对氨基苯甲酸（PABA）
3. 弱碱性　除苯佐卡因外，其余均含有叔胺氮的侧链，故显弱碱性。易与酸成盐；能与生物碱沉淀试剂发生反应，可用于鉴别；可采用非水溶液滴定法测定其含量

2. 芳酰胺类药物　芳酰胺类药物属苯胺的酰基衍生物，分子结构中具有芳酰氨基。《中国药典》（2020 年版）收载的本类药物有解热镇痛药对乙酰氨基酚、局部麻醉药盐酸利多卡因和盐酸布比卡因，以及抗麻风药醋氨苯砜等。

本类药物多为白色结晶或结晶性粉末，游离碱难溶于水，其盐酸盐易溶于水和乙醇。典型药物的结构与性质见表 9 – 7。

表 9 – 7　芳酰胺类典型药物的结构与性质

基本结构	R_1	R_2	R_3	HX	药物
	—OH	—CH₃	—H		对乙酰氨基酚（paracetamol）
	—H	—CH₂N(C₂H₅)₂	—CH₃	HCl, H₂O	盐酸利多卡因（lidocaine hydrochloride）
	—H		—CH₃	HCl, H₂O	盐酸布比卡因（bupivacaine hydrochloride）

主要理化性质
1. 水解后显芳香第一胺特性　分子结构中含有芳酰氨基，酸水解后显芳香第一胺的反应，可用于鉴别和含量测定。利多卡因和布比卡因受空间位阻的影响，不易水解，其盐的水溶液相对稳定
2. 水解产物易酯化　对乙酰氨基酚酸水解生成醋酸，在硫酸中与乙醇反应，发出乙酸乙酯的香味
3. 酚羟基三氯化铁反应　对乙酰氨基酚有游离酚羟基，可与 FeCl₃ 试液发生显色反应，用于鉴别
4. 叔胺氮弱碱性　利多卡因和布比卡因烃胺侧链有叔胺氮，显弱碱性，易与酸成盐，可与生物碱沉淀剂发生沉淀反应；对乙酰氨基酚不发生此反应，可以与它们相区别
5. 与金属离子发生沉淀反应　利多卡因和布比卡因酰氨基上氮可与 Cu^{2+} 或 Co^{2+} 生成有色配位化合物沉淀，此沉淀溶于三氯甲烷后呈色，可用于鉴别

（二）芳烃胺类

芳烃胺类药物的基本结构为苯乙胺，本类药物结构中的苯环常被活泼的酚羟基取代，并有碱性的脂肪乙胺侧链，极易被氧化，因此对原料药及制剂的质量控制要求较高。

《中国药典》（2020 年版）收载本类药物，除硫酸沙丁胺醇和盐酸克仑特罗的剂型较多外，其余均为注射液。典型药物的结构与性质见表 9 – 8。

表 9 – 8 苯乙胺类典型药物的结构与性质

基本结构	R₁	R₂	HX	药物
(邻二酚羟基苯环)	—CH₃			肾上腺素（epinephrine）
(邻二酚羟基苯环)	—H		$CH(OH)COOH$ — $CH(OH)COOH$	重酒石酸去甲肾上腺素（norepineph-rine bitartrate）
(邻二酚羟基苯环)	—CH(CH₃)₂		HCl	盐酸异丙肾上腺素（isoprenaline hydrochloride）
(间酚羟基苯环)	—CH₃		HCl	盐酸去氧肾上腺素（phenylephrine hydrochloride）
(羟基、羟甲基苯环)	—C(CH₃)₃		H_2SO_4	硫酸沙丁胺醇（salbutamol sulfate）
(二氯氨基苯环)	—C(CH₃)₃		HCl	盐酸克仑特罗（clenbuterol hydrochloride）

$$R_1—CH—CH_2—NH—R_2 \cdot HX$$
$$\quad\quad |$$
$$\quad\quad OH$$

主要理化性质

1. 弱碱性　本类药物结构中有脂烃胺基侧链，为仲胺氮，故显弱碱性。其游离碱难溶于水，易溶于有机溶剂；易与酸成盐，成盐后可溶于水

2. 酚羟基三氯化铁反应　本类药物结构中有邻二酚羟基（或酚羟基）（除盐酸克仑特罗外），可与 $FeCl_3$ 试液反应而显色；露置空气中或遇光、热易氧化变色，可用于鉴别

3. 手性碳原子具有光学活性　多数药物结构中有手性碳原子，具有旋光性

4. 取代基性质　盐酸克仑特罗具有芳香第一胺，可以发生重氮化 – 偶合反应，用于鉴别；可用亚硝酸钠滴定法测定含量

5. 苯环　有共轭体系，存在紫外吸收，可用于定性鉴别和定量分析

知识链接

苯乙胺类典型药物的含量测定

　　苯乙胺类典型药物主要有肾上腺素、去甲肾上腺素、去氧肾上腺素和异丙肾上腺素。这些药物分子结构中具有脂烃胺基侧链，其氮为仲胺氮显弱碱性，《中国药典》（2020 年版）均采用非水溶液滴定法（除盐酸去氧肾上腺素外）来测定它们原料药的含量。因盐酸去氧肾上腺素结构中酚羟基的邻位和对位上的氢在酸性溶液中非常活泼，能与过量的溴定量发生溴代反应，过量的溴用碘化钾还原，析出的碘用硫代硫酸钠滴定液滴定，根据消耗硫代硫酸钠滴定液的量，计算供试品的含量，因此《中国药典》（2020 年版）采用溴量法测定盐酸去氧肾上腺素和盐酸去氧肾上腺素注射液的含量；其余典型药物的注射液含量测定则采用高效液相色谱法。

岗位情景模拟 9-2

盐酸去氧肾上腺素的含量测定

情景描述　某药厂质检员照《中国药典》（2020 年版）二部测定盐酸去氧肾上腺素的含量，其操作如下：精密称取本品 0.1100g，置碘量瓶中，加水 20ml 使溶解，精密加入溴滴定液（0.05mol/L）50ml，再加盐酸 5ml，立即密塞，放置 15 分钟并时时振摇，注意微开瓶塞，加碘化钾试液 10ml，立即密塞，振摇后，用硫代硫酸钠滴定液（0.1mol/L）滴定，至近终点时，加淀粉指示剂，继续滴定至蓝色消失，并将滴定结果用空白试验校正。每 1ml 溴滴定液（0.05mol/L）相当于 3.395mg 的 $C_9H_{12}NO_2 \cdot HCl$。已知：样品消耗硫代硫酸钠滴定液（0.1005mol/L）18.10ml，空白消耗硫代硫酸钠滴定液（0.1005mol/L）50.25ml。《中国药典》（2020 年版）规定本品按干燥品计算，含 $C_9H_{12}NO_2 \cdot HCl$ 应为 98.5% ~ 102.0%。

讨　论　1. 本操作为什么要在碘量瓶中进行？

2. 精密加入溴滴定液（0.05mol/L）50ml，可选用什么量器量取？

3. 溴滴定液在本法中需要标定吗？

4. 为什么至近终点时，加淀粉指示剂？

5. 采用剩余滴定法测定药物，如何计算其含量？

答案解析

二、分析示例　📱微课21

《中国药典》（2020 年版）中收载了盐酸普鲁卡因、盐酸普鲁卡因注射液及注射用盐酸普鲁卡因的质量标准。现以盐酸普鲁卡因及注射液为例说明胺类药物的质量控制方法。

盐酸普鲁卡因是对氨基苯甲酸和二乙氨基乙醇形成的酯与盐酸所成的盐。本品为白色结晶或结晶性粉末；无臭，味微苦，随后有麻痹感。在水中易溶，在乙醇中略溶，在三氯甲烷中微溶，在乙醚中几乎不溶。

（一）鉴别

1. 水解反应　取本品约 0.1g，加水 2ml 溶解后，加 10% 氢氧化钠溶液 1ml，即生成白色沉淀（普鲁卡因）；加热，变成油状物；继续加热，发生的蒸气（二乙氨基乙醇）能使湿润的红色石蕊试纸变为蓝色；热至油状物消失后，放冷，加盐酸酸化，即析出白色沉淀（对氨基苯甲酸）。

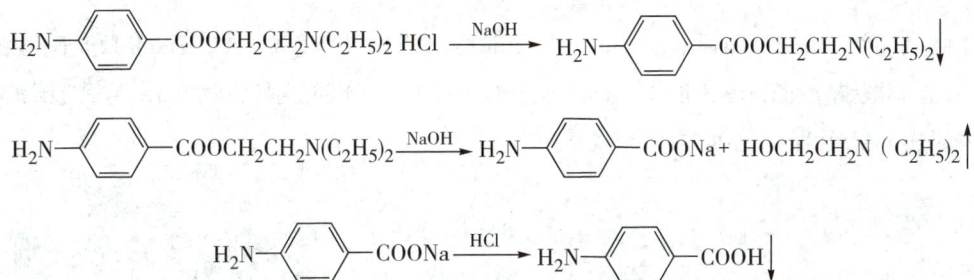

2. 红外分光光度法　本品的红外光吸收图谱如图 9-2 所示，应与对照图谱（光谱集 397 图）一致。其红吸收光谱特征峰及其归属见表 9-9。

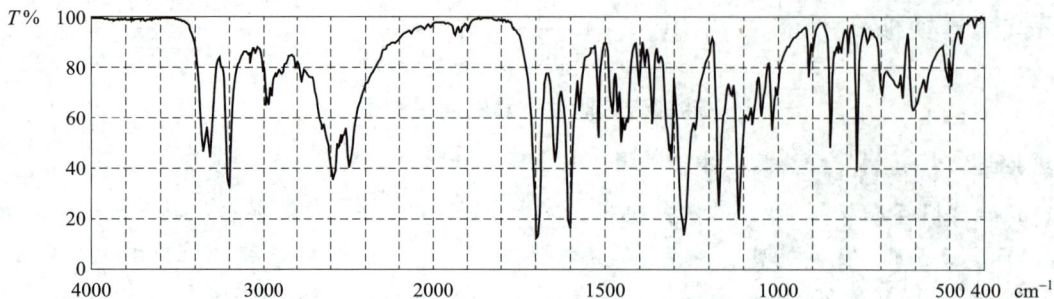

图9-2　盐酸普鲁卡因红外吸收光谱图（氯化钾压片）

表9-9　盐酸普鲁卡因红外吸收光谱特征峰及其归属

波数（cm^{-1}）	归属
3315，3200	伯胺 ν_{N-H}
2585	胺基 ν_{N-H}
1692	羰基 $\nu_{C=O}$
1645	胺基 δ_{N-H}
1604，1520	苯环 $\nu_{C=O}$
1271，1170，1115	酯基 ν_{C-O}

3. 芳香第一胺类的鉴别反应　除盐酸丁卡因外，苯佐卡因、盐酸普鲁卡因和盐酸普鲁卡因胺分子结构中均有芳香第一胺，在盐酸溶液中与亚硝酸钠反应，生成重氮盐，再在碱性溶液中与β-萘酚偶合，根据供试品不同，生成由粉红到猩红色沉淀。

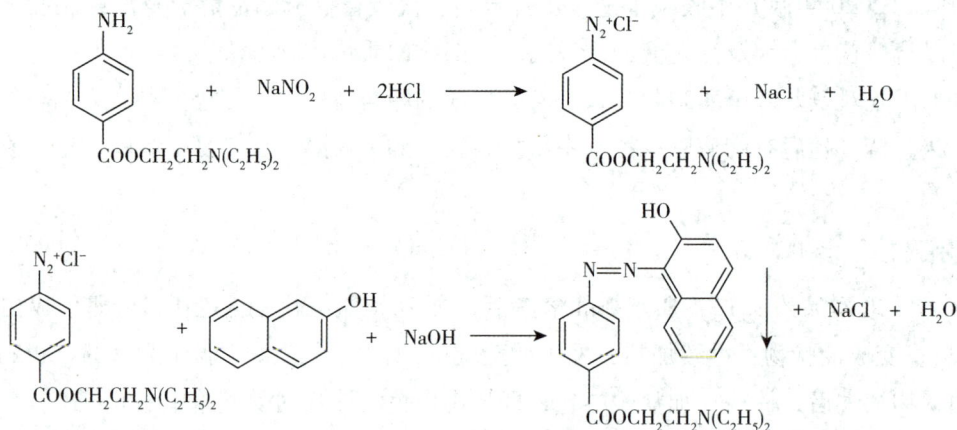

方法：取供试品约50mg，加稀盐酸1ml，必要时缓缓煮沸使溶解，加0.1mol/L亚硝酸钠溶液数滴，加与0.1mol/L亚硝酸钠溶液等体积的1mol/L脲溶液，振摇1分钟，滴加碱性β-萘酚试液数滴，视供试品不同，生成由粉红至猩红色沉淀。

即学即练9-3

如何用化学法鉴别盐酸普鲁卡因、对乙酰氨基酚和肾上腺素？

答案解析

（二）检查

盐酸普鲁卡因检查项目有酸度、溶液的澄清度、干燥失重、炽灼残渣、铁盐及重金属等一般杂质；对其注射液还需检查细菌内毒素（通则1143），其他应符合注射剂项下有关的各项规定（通则0102）；注射用无菌粉末需进行无菌检查（通则1101）。除上述一般杂质外，还需控制其特殊杂质对氨基苯甲酸。

盐酸普鲁卡因分子结构中有酯键，易发生水解反应。其注射液在制备过程中受灭菌温度、时间、溶液 pH 值、贮藏时间以及光线和金属离子等因素的影响，可发生水解反应生成对氨基苯甲酸和二乙氨基乙醇。其中对氨基苯甲酸随贮藏时间的延长或高温加热，可进一步脱羧转化为苯胺，苯胺易被氧化变色，使注射液发黄，不仅疗效下降，而且毒性增强。《中国药典》（2020 年版）规定，盐酸普鲁卡因及其注射液、注射用无菌粉末均采用高效液相色谱法检查对氨基苯甲酸和有关物质，原料药要求对氨基苯甲酸的限量不得超过 0.5%；注射液中对氨基苯甲酸限度不得超过 1.2%，注射用无菌粉末不得超过 0.5%。

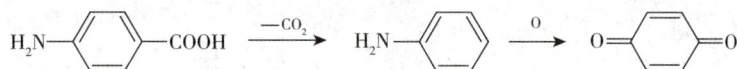

（三）含量测定

1. 亚硝酸钠滴定法 本类药物结构中具有芳香第一胺，在酸性溶液中可用亚硝酸钠滴定法测定含量。《中国药典》（2020 年版）收载了盐酸普鲁卡因、注射用盐酸普鲁卡因、盐酸普鲁卡因胺、盐酸普鲁卡因胺片、盐酸普鲁卡因胺注射液、苯佐卡因，均采用本法测定其含量。

方法：取本品约 0.6g，精密称定，照永停滴定法（通则0701），在 15～25℃，用亚硝酸钠滴定液（0.1mol/L）滴定。每1ml 亚硝酸钠滴定液（0.1mol/L）相当于 27.28mg 的 $C_{13}H_{20}N_2O_2 \cdot HCl$。《中国药典》（2020 年版）规定按干燥品计算，含 $C_{13}H_{20}N_2O_2 \cdot HCl$ 不得少于 99.0%。

操作说明：

（1）滴定过程中注意控制温度在室温下进行，温度过高，可使亚硝酸逸失；温度过低，反应太慢。

（2）铂电极在使用前可用加有少量三氯化铁的硝酸浸泡活化。

（3）滴定时电磁搅拌的速度不宜过快，以不产生空气涡旋为宜。

（4）亚硝酸钠滴定液应置具玻塞棕色玻璃瓶中避光保存。

2. 高效液相色谱法 《中国药典》（2020 年版）采用高效液相色谱法测定盐酸普鲁卡因注射液的含量。

供试品溶液：精密量取本品适量，用水定量稀释制成每1ml 中含盐酸普鲁卡因 0.02mg 的溶液。

对照品溶液：取盐酸普鲁卡因对照品适量，精密称定，加水溶解并定量稀释制成每 1ml 中含 0.02mg 的溶液。

色谱条件：用十八烷基硅烷键合硅胶为填充剂；以含 0.1% 庚烷磺酸钠的 0.05mol/L 磷酸二氢钾溶液（用磷酸调节 pH 值至 3.0）- 甲醇（68∶32）为流动相；检测波长为 290nm；进样体积 10μl。

系统适用性要求：理论板数按普鲁卡因峰计算不低于 2000。盐酸普鲁卡因峰与相邻杂质峰的分离度应符合要求。

测定法：精密量取供试品溶液与对照品溶液，注入液相色谱仪，记录色谱图。按外标法以峰面积计算。

任务三　磺胺类药物质量检测 📱微课 22

PPT

一、结构与性质

本类药物是以对氨基苯磺酰胺为母体，不同的取代基形成了不同的磺胺类药物。本类药物多为白色结晶或粉末，少数（如磺胺异噁唑）为淡黄色；无臭。多数在水中几乎不溶，在稀盐酸、氢氧化钠试液或氨试液中易溶；少数（如磺胺醋酰钠）在水中易溶。典型药物的结构与性质见表 9－10。

表 9－10　磺胺类典型药物的结构与性质

基本结构	R_1	R_2	药物
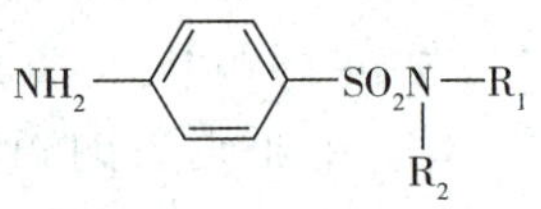	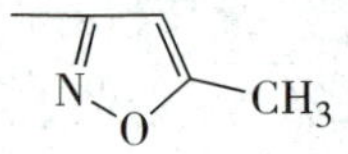 （5-甲基异噁唑基）	—H	磺胺甲噁唑（sulfamethoxazole）
	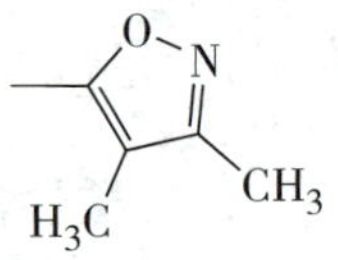 （3,4-二甲基异噁唑基）	—H	磺胺异噁唑（sulfafurazole）
NH_2—〇—SO_2N—R_1 / R_2	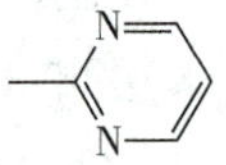 （嘧啶基）	—H	磺胺嘧啶（sulfadiazine）
	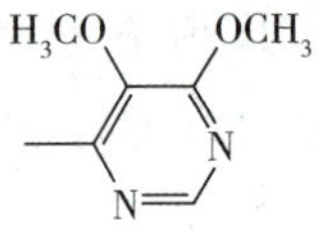 （二甲氧基嘧啶基）	—H	磺胺多辛（sulfadoxine）
	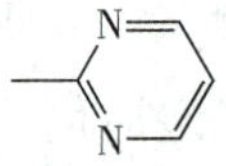 （嘧啶基）	—Ag	磺胺嘧啶银（sulfadiazine silver）
	—COCH$_3$	—Na	磺胺醋酰钠（sulfacetamide sodium）

主要理化性质

1. 芳香第一胺反应　能发生重氮化 - 偶合反应，用于鉴别和含量测定；能与芳醛缩合成有色的 Schiff 碱用于鉴别
2. 显酸碱两性　芳香第一胺和杂环取代基显弱碱性，磺酰胺基显弱酸性。磺酰胺基上的氢原子受吸电子效应的影响，比较活泼，可以和某些金属离子成盐
3. 硫酸铜反应　不同的磺胺类药物与硫酸铜可产生不同的铜盐沉淀，可用于本类药物的鉴别
4. 取代基的特性　除磺胺醋酰钠外，多数取代基为含 N 杂环，具有碱性，可以与生物碱沉淀试剂发生显色反应，用于鉴别
5. 苯环和芳杂环　具有紫外特征吸收光谱，可利用紫外 - 可见分光光度法进行鉴别和含量测定

二、分析示例

《中国药典》（2020 年版）中收载了磺胺甲噁唑原料药、磺胺甲噁唑片及 7 种复方磺胺甲噁唑制剂的质量标准。现以磺胺甲噁唑原料药及复方磺胺甲噁唑片为例说明磺胺类药物的质量控制方法。

磺胺甲噁唑为白色结晶性粉末；无臭。在水中几乎不溶；在稀盐酸、氢氧化钠试液或氨试液中易溶。

（一）鉴别

1. 与铜盐反应 磺胺类药物磺酰胺基上的氢原子受磺酰基的吸电子效应影响，非常活泼，可被银、铜、钴等金属离子取代，并生成不同颜色的难溶性的金属盐沉淀。其中与硫酸铜的反应常用于本类药物的鉴别。

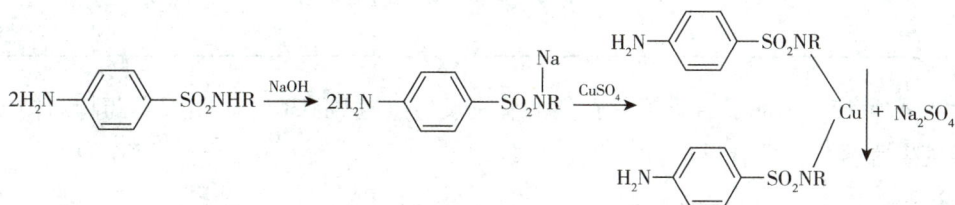

方法：取本品约 0.1g，加水与 0.4% 氢氧化钠溶液各 3ml，振摇使溶解，滤过，取滤液，加硫酸铜试液 1 滴，即生成草绿色沉淀。

不同的磺胺类药物与硫酸铜试液反应所产生的颜色不同，可用于区别不同的磺胺类药物。常用磺胺类药物铜盐沉淀的颜色见表 9-11。

表 9-11 常用磺胺类药物与硫酸铜的显色反应

药物	铜盐沉淀的颜色
磺胺甲噁唑	草绿色
磺胺异噁唑	淡棕色→暗绿色絮状
磺胺多辛	黄绿色沉淀→淡蓝色
磺胺嘧啶	黄绿色→紫色
磺胺醋酰钠	蓝绿色

即学即练 9-4

答案解析

磺胺类药物与硫酸铜反应用于鉴别时，需加入氢氧化钠溶液 3ml，氢氧化钠溶液能否过量，为什么？

2. 红外分光光度法 本品的红外光吸收图谱见图 9-3，应与对照图谱（光谱集 565 图）一致。其红外吸收光谱特征峰及其归属见表 9-12。

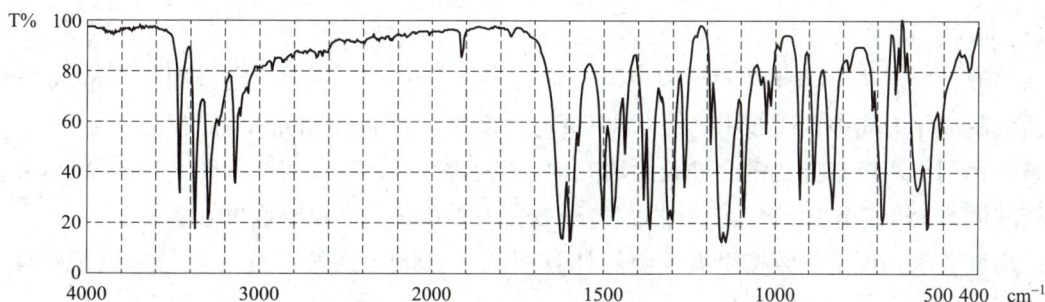

图 9-3 磺胺甲噁唑红外吸收光谱图

表 9 – 12　磺胺甲噁唑红外吸收光谱特征峰及其归属

波数（cm⁻¹）	归属
3460，3360，3280	胺及磺酰胺 ν_{N-H}
1615，1592，1497，1463，1360	唑、苯环 $\nu_{C=C}$，$\nu_{C=N}$
1360	芳胺 ν_{C-N}
1300，1150	磺酰胺 $\nu_{S=O}$
920	唑 ν_{N-O}

3. 芳香第一胺反应　本品显芳香第一胺类的鉴别反应（通则 0301）。磺胺类药物结构中具有芳香第一胺结构，能发生重氮化 – 偶合反应。

（二）检查

磺胺甲噁唑检查项下检查一般杂质包括：酸度、碱性溶液澄清度与颜色、氯化物、硫酸盐、干燥失重、炽灼残渣、重金属；特殊杂质为有关物质，采用薄层色谱法检查。

供试品溶液：取本品，加乙醇 – 浓氨溶液（9∶1）制成每 1ml 中约含 10mg 的溶液。

对照溶液：精密量取供试品溶液适量，用乙醇 – 浓氨溶液（9∶1）定量稀释制成每 1ml 中约含 50μg 的溶液。

色谱条件：采用以 0.1% 羧甲基纤维素钠为黏合剂的硅胶 H 薄层板上，以三氯甲烷 – 甲醇 – N，N – 二甲基甲酰胺（20∶2∶1）为展开剂。

测定法：吸取供试品溶液与对照溶液各 10μl，分别点于同一薄层板上，展开，晾干，喷以乙醇制对二甲氨基苯甲醛试液使显色。

限度：供试品溶液如显杂质斑点，与对照溶液的主斑点比较，不得更深。

（三）含量测定

1. 亚硝酸钠滴定法　本类药物分子结构中有芳香第一胺，可用亚硝酸钠滴定法测定含量。磺胺甲噁唑及其片剂均采用该法进行含量测定。以磺胺甲噁唑含量测定为例说明。

方法：取本品约 0.5g，精密称定，加盐酸溶液（1→2）25ml，再加水 25ml，振摇使溶解，照永停滴定法（通则 0701），用亚硝酸钠滴定液（0.1mol/L）滴定。每 1ml 亚硝酸钠滴定液（0.1mol/L）相当于 25.33mg $C_{10}H_{11}N_3O_3S$。按干燥品计算，含 $C_{10}H_{11}N_3O_3S$ 不得少于 99.0%。

2. 高效液相色谱法　磺胺甲噁唑与甲氧苄啶按比例制成复方磺胺甲噁唑制剂有片剂、胶囊剂、颗粒剂、注射剂、口服混悬剂，它们的含量均采用高效液相色谱法测定。现以复方磺胺甲噁唑片含量测定为例说明。

供试品溶液：取本品 10 片，精密称定，研细，精密称取适量（约相当于磺胺甲噁唑 44mg），置 100ml 量瓶中，加 0.1mol/L 盐酸溶液适量，超声使两主成分溶解，用 0.1mol/L 盐酸溶液稀释至刻度，摇匀，滤过，取续滤液。

对照品溶液：取磺胺甲噁唑对照品和甲氧苄啶对照品各适量，精密称定，加 0.1mol/L 盐酸溶液溶解并定量稀释制成每 1ml 中含磺胺甲噁唑 0.44mg 与甲氧苄啶 89μg 的溶液，摇匀。

色谱条件：用十八烷基硅烷键合硅胶为填充剂；以乙腈 – 水 – 三乙胺（200∶799∶1）（用氢氧化钠试液或冰醋酸调节 pH 值至 5.9）为流动相；检测波长为 240nm；进样体积 10μl。

系统适用性要求：理论板数按甲氧苄啶峰计算不低于 4000。磺胺甲噁唑峰与甲氧苄啶峰之间的分离度应符合要求。

测定法：精密量取供试品溶液和对照品溶液，分别注入液相色谱仪，记录色谱图。按外标法以峰面积计算。

《中国药典》（2020 年版）规定本品含磺胺甲噁唑（$C_{10}H_{11}N_3O_3S$）与含甲氧苄啶（$C_{14}H_{18}N_4O_3$）均

应为标示量的 90.0% ~110.0%。

📖 **知识链接** ━━━

磺胺类药物的发现

1932 年，德国科学家多马克发现一种名为"百浪多息"的红色染料，经试验发现这种染料对感染溶血性链球菌的小白鼠有很高的治疗效果，"百浪多息"还成功救治了他患有链球菌败血症的女儿；后来其他学者从"百浪多息"中分解得到"氨苯磺胺"，从此磺胺的名字在医疗界广泛传播。磺胺类药物的发现开创了化学治疗的新纪元，使病死率很高的细菌性感染得到了有效控制，其抗菌谱广，对多数球菌及某些杆菌有抑制作用。

任务四 巴比妥类药物质量检测 📱微课23

一、结构与性质

本类药物都具有环状丙二酰脲母核，是巴比妥酸的衍生物。除硫喷妥钠为 C_2 位硫取代的硫代巴比妥酸衍生物外，其他均为 C_5 位双取代的衍生物。相同的母核决定了巴比妥类药物的共性，不同的取代基，体现了不同种药物之间理化性质的差异。典型药物的结构和性质详见表 9 – 13。

本类药物多为白色结晶性颗粒或粉末（注射用硫喷妥钠为淡黄色粉末），在水中极微溶解，易溶于乙醇或乙醚，形成的钠盐易溶于水。

表 9 – 13 巴比妥类典型药物的结构与性质

基本结构	R_1	R_2	备注	药物
	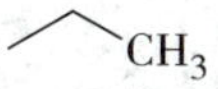 —CH₂CH₃	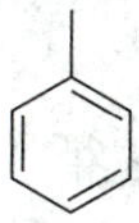 苯基		苯巴比妥（phenobarbital）
	—CH₃	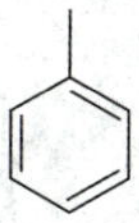 苯基	C_2 位与钠成盐	苯巴比妥钠（phenobarbital sodium）
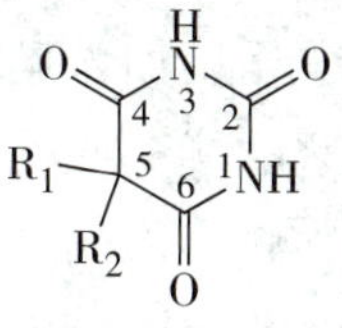	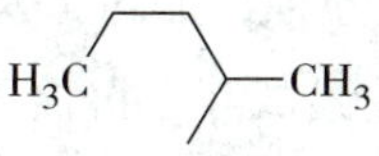 （异丁基）	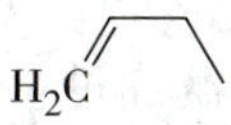 （烯丙基/丙烯基）	C_2 位与钠成盐	司可巴比妥钠（secobarbital sodium）
	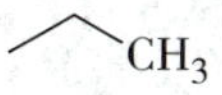 —CH₂CH₃	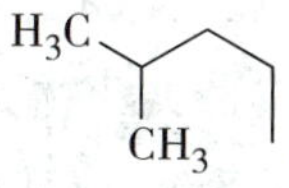 （异戊基）		异戊巴比妥（amobarbital）
	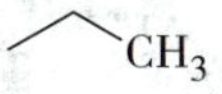 —CH₂CH₃	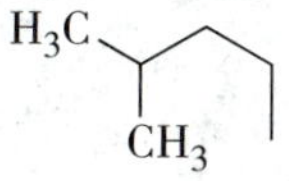 （异戊基）	C_2 位与钠成盐	异戊巴比妥钠（amobarbital sodium）
	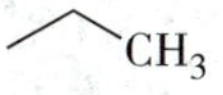 —CH₂CH₃	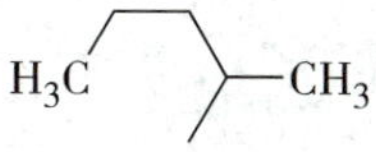 （1-甲基丁基）	C_2 位上的 O 被 S 取代	硫喷妥钠（thiopental sodium）

续表

主要理化性质

1. 弱酸性　环状丙二酰脲中1,3－二酰亚胺基团可发生酮式－烯醇式互变异构，在水溶液中可二级电离显弱酸性（pK_a为7.3～8.4），其酸性弱于碳酸（pK_a为6.37）。巴比妥类药物可溶于氢氧化钠或碳酸钠溶液

2. 水解开环　巴比妥类的钠盐性质不稳定，吸湿后母核开环，水解失效，在温度升高以及碱性条件下可加速水解，影响药品的质量

3. 与重金属离子的呈色反应　在碱性条件下，环状丙二酰脲结构可与重金属离子，如Ag^+、Cu^{2+}、Co^{2+}、Hg^{2+}等，生成有特征颜色的物质，此性质可用于药物鉴别和含量测定

4. 共轭体系的紫外吸收特性　巴比妥类药物在碱性条件下可电离产生共轭体系，且吸收光谱随电离级数的不同而变化；硫喷妥钠在酸性和碱性条件下均有紫外吸收，可用于鉴别和含量测定

5. 特殊取代基性质

（1）司可巴比妥钠结构中的烯丙基，可与碘水、溴水、高锰酸钾等试剂发生加成反应，使试剂褪色，用于鉴别和含量测定

（2）硫喷妥钠在氢氧化钠试液中与醋酸铅反应生成白色沉淀，加热转变为黑色硫化铅沉淀，用于鉴别

（3）苯巴比妥及其钠盐中的苯环可与硫酸－亚硝酸钠、甲醛－硫酸试剂反应呈色，用于鉴别

二、分析示例

《中国药典》（2020年版）中收载了苯巴比妥原料药及其片剂、苯巴比妥钠及注射用苯巴比妥钠的质量标准。现以苯巴比妥及其片剂为例说明巴比妥类药物质量控制方法。

本品为白色有光泽的结晶性粉末，无臭；饱和水溶液显酸性反应。

在乙醇或乙醚中溶解，在三氯甲烷中略溶，在水中极微溶解；在氢氧化钠或碳酸钠溶液中溶解。

（一）鉴别

1. 丙二酰脲类的鉴别反应　环状丙二酰脲可与重金属离子结合，产生特征颜色，被《中国药典》（2020年版）收载于四部通则"一般鉴别试验"中，包括银盐和铜盐的反应。

（1）银盐反应　苯巴比妥可溶于碳酸钠溶液，与硝酸银试液反应，先生成可溶性的一银盐，加入过量的硝酸银试液后即生成难溶性的二银盐白色沉淀。

可溶性一银盐　　　　二银盐白色沉淀

方法：取供试品约0.1g，加碳酸钠试液1ml与水10ml，振摇2分钟，滤过，滤液中逐滴加入硝酸银试液，即生成白色沉淀，振摇，沉淀即溶解；继续滴加过量的硝酸银试液，沉淀不再溶解。

（2）铜盐反应　苯巴比妥在吡啶溶液中与铜－吡啶试液反应，生成稳定的金属配合物，产物具有特征颜色，巴比妥类药物为紫堇色或紫色，含硫巴比妥类药物为绿色。

方法：取供试品约50mg，加吡啶溶液（1→10）5ml，溶解后，加铜吡啶试液1ml，即显紫色或生成紫色沉淀。

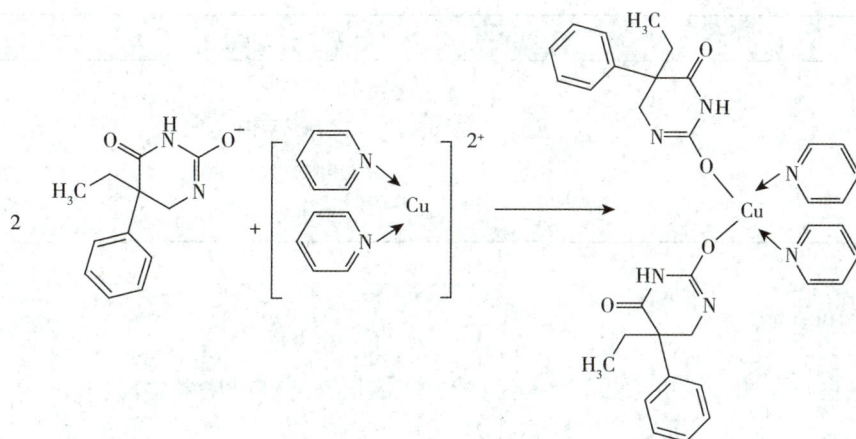

2. 苯环的鉴别反应　苯巴比妥 C_5 位具有苯基取代,《中国药典》(2020 年版)采用苯环的硝化和缩合反应,鉴别苯巴比妥及其钠盐。

方法:(1)取本品约 10mg,加硫酸 2 滴与亚硝酸钠约 5mg,混合,即显橙黄色,随即转橙红色。

(2)取本品约 50mg,置试管中,加甲醛试液 1ml,加热煮沸,冷却,沿管壁缓缓加硫酸 0.5ml,使成两液层,置水浴中加热,相连接界面显玫瑰红色。

3. 红外分光光度法　本品的红外光吸收图谱见图 9 - 4,应与对照的图谱(光谱集 227 图)一致。其红外吸收光谱特征峰及其归属见表 9 - 14。

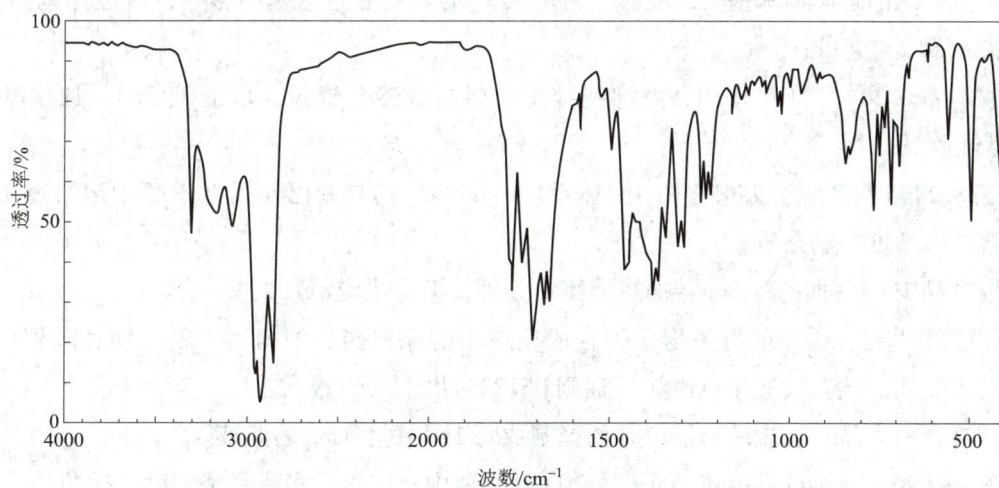

图 9 - 4　苯巴比妥红外吸收光谱图

表 9 - 14　苯巴比妥红外吸收光谱特征峰及归属

波数 (cm^{-1})	归属	
3300	(酰脲)胺基	ν_{N-H}
3180,3090	(苯环)烷基	ν_{C-H}
3000 ~ 2700	(甲基)烷基	ν_{C-H}
1770,1720	(酰脲)羰基	$\nu_{C=O}$

续表

波数（cm^{-1}）	归属	
1680，1670	（酰脲）胺基	δ_{N-H}
1580，1500	（苯环）双键	$\nu_{C=C}$
1370	（甲基）烷基	δ_{C-H}
760，690	单取代苯环烷基	γ_{C-H}

即学即练 9 - 5

答案解析

能够与醋酸铅反应生成黑色硫化铅沉淀的是哪一种巴比妥类药物（　　）
A. 苯巴比妥　　　　B. 司可巴比妥钠　　　　C. 异戊巴比妥钠
D. 硫喷妥钠　　　　E. 异戊巴比妥

（二）检查

苯巴比妥生产过程中由于中间体乙酰化不完全、中间体与原料发生反应等原因引入多种杂质。原料药及片剂除检查干燥失重、炽灼残渣等一般杂质及含量均匀度、溶出度等制剂质量外，还应检查酸度、乙醇溶液澄清度、有关物质、中性或碱性物质特殊杂质。

1. 酸度　由于中间体反应不完全，与原料反应产生酸性较强杂质。酸度主要检查的是反应中由于乙基化不完全而引入的副产物苯基丙二酰脲，由于其 C_5 的氢受邻近羰基的影响，酸性比苯巴比妥要高，可使甲基橙指示剂显红色。

方法：取本品 0.20g，加水 10ml，煮沸搅拌 1 分钟，放冷，滤过，取滤液 5ml，加甲基橙指示液 1 滴，不得显红色。

2. 乙醇溶液的澄清度　合成过程中中间体反应不完全，其与苯巴比妥在乙醇中溶解度不同，可通过检查乙醇溶液澄清度控制杂质。

方法：取本品 1.0g，加乙醇 5ml，加热回流 3 分钟，溶液应澄清。

3. 有关物质　苯巴比妥中的有关物质为合成反应中的原料药、中间体、副产物和降解产物，这些可以统称为有关物质。照高效液相色谱法（通则 0512）测定。

供试品溶液：取本品，加流动相溶解并稀释制成每 1ml 中含 1mg 的溶液。

对照溶液：精密量取供试品溶液 1ml，置 200ml 量瓶中，用流动相稀释至刻度，摇匀。

色谱条件：用辛烷基硅烷键合硅胶为填充剂；以乙腈 - 水（25：75）为流动相，检测波长为 220nm；进样体积 5μl。

系统适用性要求：理论板数按苯巴比妥峰计算不低于 2500，苯巴比妥峰与相邻杂质峰的分离度应符合要求。

测定法：精密量取供试品溶液与对照溶液，分别注入液相色谱仪，记录色谱图至主成分峰保留时间的 3 倍。

限度：供试品溶液色谱图中如有杂质峰，单个杂质峰面积不得大于对照溶液主峰面积（0.5%），各杂质峰面积的和不得大于对照溶液主峰面积的 2 倍（1.0%）。

4. 中性或碱性物质　本类杂质为原料药合成过程中未反应的原料及其降解产物，一般是酰胺、酰脲类等杂质，利用其与苯巴比妥在碱性溶液中溶解度不同进行杂质检查。

方法：取本品1.0g，置分液漏斗中，加氢氧化钠试液10ml溶解，加水5ml与乙醚25ml，振摇1分钟，分取醚层，用水振摇洗涤3次，每次5ml，取醚液经干燥滤纸滤过，滤液置105℃恒重的蒸发皿中，蒸干，在105℃干燥1小时，遗留残渣不得过3mg。

（三）含量测定

1. 银量法　环状丙二酰脲在碱性条件下具有与银离子定量成盐的性质，《中国药典》（2020年版）采用银量法测定苯巴比妥的含量。本法操作简便，药物中的分解产物等相关杂质不与硝酸银反应，专属性较强，用于大多数巴比妥类药物及其钠盐的原料和相应制剂的含量测定。如异戊巴比妥及其钠盐和片剂，苯巴比妥钠的原料及注射用无菌粉末。以苯巴比妥含量测定方法为例说明。

方法：取本品约0.2g，精密称定，加甲醇40ml使溶解，再加新制的3%无水碳酸钠溶液15ml，照电位滴定法（通则0701），用硝酸银滴定液（0.1mol/L）滴定。每1ml硝酸银滴定液（0.1mol/L）相当于23.22mg的$C_{12}H_{12}N_2O_3$。

操作说明：

（1）按《中国药典》（2020年版）品种规定，称取样品，加溶剂溶解后置烧杯中，放于电磁搅拌器上。按规定方法选择电极系统，并将电极冲洗干净，用滤纸吸干水，将电极连于测定仪上并浸入供试液中，搅匀，调整仪器电极电位至规定值作为零点，然后自滴定管中分次滴加规定的滴定液，同时记录滴定液读数和电位数值。

（2）滴定开始时，可加入较多量滴定液，搅拌均匀，记录。滴定至将近终点时，每次加少量滴定液，搅拌，记录。滴定至突跃点过后，仍应继续滴加几次滴定液，并记录滴定液读数和电位。

（3）滴定终点的确定可采用$E-V$曲线法，即以电位值和滴定液毫升数分别作为纵坐标、横坐标，曲线的转折部位即为滴定终点。或以$\triangle E/\triangle V$，即间隔两次的电位差和加入滴定液的体积差之比作为纵坐标，以滴定体积（V）为横坐标，绘制$\triangle E/\triangle V$曲线，并以$\triangle E/\triangle V$的极大值为滴定终点。

2. 高效液相色谱法　因苯巴比妥片剂中杂质、辅料等因素的影响，《中国药典》（2020年版）采用高效液相色谱法测定苯巴比妥片的含量，可有效提高分离效能及灵敏度。

供试品溶液：取本品20片，精密称定，研细，精密称取适量（约相当于苯巴比妥30mg），置50ml量瓶中，加流动相适量，超声20分钟使苯巴比妥溶解，放冷，用流动相稀释至刻度，摇匀，滤过，精密量取续滤液1ml，置10ml量瓶中，用流动相稀释至刻度，摇匀。

对照品溶液：取苯巴比妥对照品适量，精密称定，加流动相溶解并定量稀释制成每1ml中约含苯巴比妥60μg的溶液。

色谱条件：用辛烷基硅烷键合硅胶为填充剂；以乙腈-水（30∶70）为流动相；检测波长为220nm，进样体积为10μl。

系统适用性要求：理论板数按苯巴比妥峰计算不低于2000，苯巴比妥峰与相邻色谱峰之间的分离度应符合要求。

测定法：精密量取供试品溶液与对照品溶液，分别注入液相色谱仪，记录色谱图。按外标法以峰面积计算。本品含苯巴比妥（$C_{12}H_{12}N_2O_3$）应为标示量的93.0%～107.0%。

巴比妥类药物快速检测试剂盒

巴比妥酸盐是经常被滥用的处方药，它可以抑制中枢神经系统的活动，多剂量的使用会引起兴奋、镇静和呼吸抑制，超剂量使用会引起呼吸衰竭和昏迷。目前市场上已出现采用胶体金免疫层析技术研制而成的巴比妥类药物快速检测试剂（胶体金法），用于定性检测尿液中的巴比妥，本法的检测限可达10mg/kg。本法适用于禁毒系统、戒毒中心、兵站筛查、出入境检疫等快速筛查。使用时取0.1g（0.1ml，约两滴）样品置于样品杯中，加入20滴提取液，用力振荡2分钟，过滤，得滤液备用。向滤液中滴加1滴检测试剂，产生乳白色沉淀；同时做一组空白对照实验，用纯净水代替样品液。空白对照无现象、样品溶液产生沉淀，且沉淀颜色由棕变浅，说明样品中含有巴比妥类药物，且浓度≥10mg/kg，产生的沉淀越接近乳白色说明巴比妥类药物含量越高。

任务五　杂环类药物质量检测 微课24

PPT

一、结构与性质

（一）吡啶类药物

吡啶类药物的分子结构中，均含有氮杂原子不饱和六元单环，取代基上有酰胺键。《中国药典》（2020年版）收载的本类典型药物主要有异烟肼、尼可刹米、硝苯地平、尼群地平等。异烟肼在水中易溶，在乙醇中微溶，在乙醚中极微溶解。吡啶类典型药物的结构与性质见表9-15。

表9-15　吡啶类药物结构与性质

基本结构	R_1	R_2	药物
	—CONHNH$_2$	—H	异烟肼（isoniazid）
	—H	—CON(C$_2$H$_5$)$_2$	尼可刹米（nikethamide）

主要理化性质
1. 弱碱性　吡啶环上的氮原子显碱性，在水中其pK_b值为8.8，可用非水溶液滴定法进行含量测定
2. 吡啶环开环反应　吡啶环上α、α′位未被取代，而β或γ位被羧酸衍生物所取代的药物，均可发生吡啶环的开环反应，可用于鉴别
3. 紫外吸收光谱特征　吡啶环为芳香杂环，具有特征紫外吸收，可用于鉴别和含量测定
4. 还原性　异烟肼的吡啶环γ位上被酰肼基取代，酰肼基具有较强的还原性，可被氧化剂氧化
5. 酰肼基羰基缩合反应　异烟肼结构中的酰肼基可与某些含羰基的化合物（如芳醛）发生缩合反应生成腙，具有特定的颜色和熔点，可用于鉴别和含量测定
6. 水解性　异烟肼分子结构中的酰肼基、尼可刹米分子结构中的酰胺基以及硝苯地平分子结构中的酯键均具有水解性，在一定条件下能发生水解反应，可供鉴别

即学即练9-6

答案解析

以下药物能够与氨制硝酸银发生银镜反应的是（　　）

A. 阿司匹林　　　　B. 苯佐卡因　　　　C. 苯巴比妥

D. 异烟肼　　　　　E. 地西泮

（二）吩噻嗪类药物

吩噻嗪类药物为苯并噻嗪的衍生物，其分子结构中均含有硫氮杂蒽母核。临床上常用的本类药物多为其盐酸盐。《中国药典》（2020 年版）收载本类的典型药物有：盐酸氯丙嗪、盐酸异丙嗪、奋乃静等。盐酸氯丙嗪在水、乙醇或三氯甲烷中易溶，在乙醚或苯中不溶。盐酸异丙嗪在水中极易溶解，在乙醇或三氯甲烷中易溶，在丙酮或乙醚中几乎不溶。奋乃静在三氯甲烷中极易溶解，在乙醇中溶解，在水中几乎不溶，在稀盐酸中溶解。吩噻嗪类典型药物的结构与性质见表 9 - 16。

表 9 - 16　吩噻嗪类药物的结构与性质

基本结构	R_1	R_2	说明	药物
	—Cl	—CH₂CH₂CH₂N（CH₃）₂	HCl	盐酸氯丙嗪（chlorpromazine hydrochloride）
	—H	—CH₂CHCH₃N（CH₃）₂	HCl	盐酸异丙嗪（promethazine hydrochloride）
	—Cl	H₂CH₂CH₂C—N〇N—CH₂CH₂OH		奋乃静（perphenazine）

主要理化性质
1. 氮原子的碱性　本类药物母核上氮原子的碱性极弱，10 位侧链上烃胺基，如二甲氨基或哌嗪基碱性较强，药用盐酸盐。可根据其碱性，用非水溶液滴定法进行含量测定
2. 多电子体系的还原性　本类药物吩噻嗪环上的二价硫离子具有较强的还原性，易被氧化剂（如硫酸、硝酸、三氯化铁、过氧化氢等）氧化，生成砜、亚砜等产物，其氧化产物随取代基的不同而呈不同的颜色，可用于本类药物的鉴别和含量测定
3. 硫离子与金属离子的反应　本类药物分子结构中未被氧化的硫，可与金属离子如钯离子（Pd^{2+}）形成有色配合物，其氧化产物砜和亚砜则无此反应，可用于鉴别和含量测定
4. 紫外吸收光谱特征　本类药物结构中的吩噻嗪三环共轭的 π 系统，有较强的紫外吸收，在紫外光区一般有三个吸收峰，分别在 205nm、254nm 和 300nm 附近，最强峰多在 254nm 附近，可用于鉴别和含量测定

（三）苯并二氮杂䓬类

苯并二氮杂䓬类药物为苯环与七元含氮杂环稠合而成的有机药物。其中 1,4 - 苯并二氮杂䓬类药物是目前临床应用最广泛的抗焦虑和抗惊厥药。《中国药典》（2020 年版）收载的典型药物有地西泮、硝西泮、奥沙西泮、氯氮䓬、艾司唑仑、阿普唑仑等。地西泮在丙酮或三氯甲烷中易溶，在乙醇中溶解，在水中几乎不溶。艾司唑仑在醋酐或三氯甲烷中易溶，在甲醇中溶解，在醋酸或乙醇中略溶，在水中几乎不溶。苯并二氮杂䓬类典型药物的结构与性质见表 9 - 17。

表 9 - 17　苯并二氮杂䓬类药物的结构与性质

基本结构	R_1	R_2	说明	药物
	—H	=O		地西泮（diazepam）
	—CH₃	=O	C₃—OH 取代	奥沙西泮（oxazepam）
	N₁=C₂	—NHCH₃	N₄→O 取代	氯氮䓬（chlordiazepoxide）
				艾司唑仑（estazolam）

续表

主要理化性质

1. 氮原子的碱性　二氮杂草七元环上的亚胺氮原子具有强碱性，但苯基的取代可使其碱性降低，因而在含量测定时不能用直接酸碱滴定法，而需用非水溶液滴定法。同时，氮原子还可以和某些有机碱沉淀剂发生沉淀反应，可用于鉴别
2. 七元环的水解性　二氮杂草七元环在强酸性溶液中能水解开环，生成含有芳香第一胺结构的二苯甲酮衍生物，根据水解产物的不同性质可对本类药物进行鉴别
3. 紫外吸收光谱特征　本类药物分子中有较长的共轭体系，在紫外区有特征吸收，随着介质 pH 值的不同，紫外吸收光谱也不同；溶于硫酸后在 365nm 处显不同的荧光，可利用这一特性鉴别

知识链接

高效毛细管电泳法同时检测饲料中四种镇静类药物

河北省产品质量安全检测技术中心报道，采用高效毛细管电泳法同时测定饲料中四种镇静类药物苯巴比妥、艾司唑仑、地西泮和盐酸氯丙嗪。实验优化了缓冲液种类及 pH 值、表面活性剂 SDS 的浓度、添加剂、毛细管长度、检测波长等参数。结果表明：在优化条件下，四种镇静类药在 11 分钟内可以实现分离检测，苯巴比妥、艾司唑仑、盐酸氯丙嗪的线性范围均为 5～50μg/ml，地西泮的线性范围为 10～50μg/ml，线性相关系数≥0.9479。苯巴比妥、艾司唑仑、盐酸氯丙嗪的检测限为 2mg/kg，地西泮的检测限为 5mg/kg，样品回收率为 67.5%～98.2%，精密度为 5.7%～12.3%。

（四）喹诺酮类药物

喹诺酮类药物是人工合成的含 4-喹诺酮母核的抗菌药物。该类药物因其抗菌谱广，抗菌活性强，不良反应少等优点，临床上得到了广泛应用，并成为国内外众多制药企业竞相开发和生产的热门药品。《中国药典》（2020 年版）收载的代表药物主要有诺氟沙星、氧氟沙星等。喹诺酮类典型药物的结构与性质见表 9-18。

表 9-18　喹诺酮类典型药物的结构与性质

基本结构	R₁	R₂	R₃	备注	药物
	—CH₂CH₃	—H	HN○N—		诺氟沙星（norfloxacin）
	O—CH₃/H		H₃C—N○N—	½H₂O	左氧氟沙星（levofloxacin）

主要理化性质

1. 羧基及哌嗪基的酸碱两性　本类药物因含有酸性的羧基和碱性的哌嗪基，呈酸碱两性，易溶于醋酸、盐酸和氢氧化钠溶液中。有哌嗪基的药物还可与丙二酸、醋酐作用，生成有色产物，可供鉴别
2. 哌嗪基的还原性　本类药物分子结构中的哌嗪基具有还原性，遇光易被氧化，颜色渐变深
3. 紫外吸收光谱特征　本类药物喹诺酮母核有共轭体系，在一定的紫外光区有特征吸收，可进行鉴别和含量测定

二、分析示例

以尼可刹米及其注射液为例说明杂环类药物质量控制方法。

本品为无色至淡黄色的澄清油状液体，放置冷处，即成结晶；有轻微的特臭；有引湿性。

本品能与水、乙醇、三氯甲烷或乙醚任意混合。

（一）鉴别

1. 水解反应 取本品 10 滴，加氢氧化钠试液 3ml，加热，即发生二乙胺的臭气，能使湿润的红色石蕊试纸变蓝色。

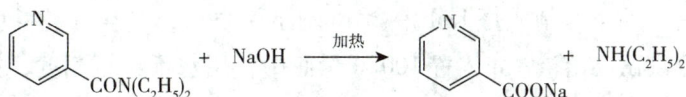

2. 吡啶开环反应（戊烯二醛反应） 适用于吡啶环上 α、α′位无取代，β 或 γ 位被羧酸衍生物取代的杂环药物。尼可刹米结构中含有吡啶环，当溴化氰与苯胺作用于吡啶环时，首先在溴化氰作用下，吡啶环开环水解，生成戊烯二醛，再与苯胺缩合，生成黄色产物。尼可刹米及其注射液均采用此法鉴别。

方法：取本品 1 滴，加水 50ml，摇匀，分取 2ml，加溴化氰试液 2ml 与 2.5% 苯胺溶液 3ml，摇匀，溶液渐显黄色。

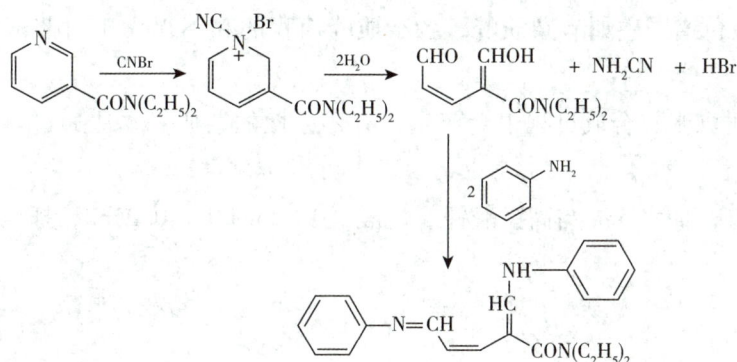

3. 与重金属离子的沉淀显色反应 尼可刹米吡啶环中含叔氮原子，显碱性，可与重金属盐类等沉淀试剂硫酸铜发生反应，产物为具有特征草绿色的沉淀。

方法：取本品 2 滴，加水 1ml，摇匀，加硫酸铜试液 2 滴与硫氰酸铵试液 3 滴，即生成草绿色沉淀。

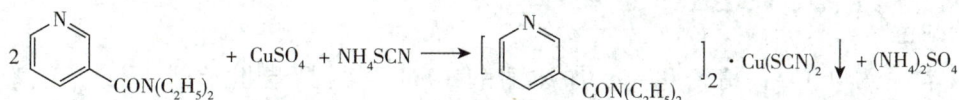

4. 红外分光光度法 本品的红外光吸收图谱，应与对照的图谱（光谱集 135 图）一致。其红外吸收光谱特征峰及其归属见表 9 – 19。

表 9 – 19 尼可刹米的红外吸收光谱特征峰及其归属

波数（cm^{-1}）	归属
3020，2990，2950	烷基 ν_{C-H}
1635	羰基 $\nu_{C=O}$
1590～1430	吡啶环 $\nu_{C=N}$、$\nu_{C=C}$
1380，1370	饱和烷基 δ_{C-H}
1100，1035	烷基 δ_{C-H}
880，825	吡啶环烷基 γ_{C-H}

(二) 检查

尼可刹米除需检查酸碱度、溶液的澄清度与颜色、氯化物、水分等一般杂质外，还应检查有关物质、易氧化物特殊杂质。注射剂需检查有关物质。

1. 有关物质 尼可刹米在生产和贮藏过程中易引入 *N* - 乙基烟酰胺和其他化学结构不明的有关物质，尼可刹米及其注射液均采用高效液相色谱法检查有关物质。以尼可刹米为例说明。

供试品溶液：取本品，加甲醇制成每 1ml 中含 4mg 的溶液。

对照溶液：精密量取供试品溶液 1ml，置 100ml 量瓶中，用水稀释至刻度，摇匀。

色谱条件：用十八烷基硅烷键合硅胶为填充剂，以甲醇 - 水（30∶70）为流动相，检测波长为 263nm；进样体积 10μl。

系统适用性要求：理论板数按尼可刹米峰计算不低于 2000，尼可刹米峰与其相邻杂质峰的分离度应符合要求。

测定法：精密量取供试品溶液与对照溶液，分别注入液相色谱仪，记录色谱图至主成分峰保留时间的 2 倍。

限度：供试品溶液色谱图中如有杂质峰，各杂质峰面积的和不得大于对照溶液主峰面积的 0.5 倍（0.5%）。

2. 易氧化物 尼可刹米在合成过程中会产生具有还原性的杂质，本法通过氧化还原反应，用灵敏度法控制杂质的含量。

方法：取本品 1.2g，加水 5ml 与高锰酸钾滴定液（0.02mol/L）0.05ml，摇匀，粉红色在 2 分钟内不得消失。

(三) 含量测定

《中国药典》（2020 年版）采用非水滴定法测定原料药含量，紫外 - 可见分光光度法测定注射液含量，现将两种方法介绍如下。

1. 非水滴定法 尼可刹米分子中的吡啶氮原子具有弱碱性，可采用非水碱量法测定其含量。本法以高氯酸为滴定液，以冰醋酸为溶剂，以结晶紫作为指示剂，采用空白试验进行校正，反应到达终点时，溶液显蓝绿色。

方法：取本品约 0.15g，精密称定，加冰醋酸 10ml 与结晶紫指示液 1 滴，用高氯酸滴定液（0.1mol/L）滴定至溶液显蓝绿色，并将滴定的结果用空白试验校正。每 1ml 高氯酸滴定液（0.1mol/L）相当 17.82mg 的 $C_{10}H_{14}N_2O$。含 $C_{10}H_{14}N_2O$ 不得少于 98.5%。

2. 紫外 - 可见分光光度法 尼可刹米分子结构中含有吡啶环和酰胺键，形成共轭，在紫外光区有特征吸收，可采用紫外 - 可见分光光度法测定其含量。

供试品溶液：用内容量移液管精密量取本品 2ml，置 200ml 量瓶中，用 0.5% 硫酸溶液分次洗涤移液管内壁，洗液并入量瓶中，加 0.5% 硫酸溶液稀释至刻度，摇匀；精密量取适量，用 0.5% 硫酸溶液定量稀释制成每 1ml 中约含尼可刹米 20μg 的溶液。

测定法：取供试品溶液，在 263nm 的波长处测定吸光度，按 $C_{10}H_{14}N_2O$ 的吸收系数（$E_{1cm}^{1\%}$）为 292 计算。含尼可刹米（$C_{10}H_{14}N_2O$）应为标示量的 90.0% ~ 110.0%。

岗位情景模拟9-3

情景描述　药品检验机构采用紫外－可见分光光度法对尼可刹米注射液进行含量测定的操作步骤如下，取1支尼可刹米注射液（规格为2ml），用内容量移液管精密量取2ml，转移至一200ml容量瓶中。用0.5%硫酸溶液对移液管内壁分次洗涤，将洗液并入容量瓶内，再用0.5%硫酸溶液稀释至刻度。另取一容量瓶，用移液管精密量取适量刚刚配制好的尼可刹米溶液，转移至容量瓶中，加0.5%硫酸溶液定量稀释，使溶液浓度为每1ml中约含尼可刹米20μg。下面按照紫外－可见分光光度法的要求操作仪器，测定溶液吸光度，并计算得出尼可刹米注射液标示量的百分含量，与药典规定的范围进行比较，判断含量是否合格。

答案解析

讨　　论　什么是内容量移液管？为什么使用内容量移液管后需要多次洗涤？

任务六　生物碱类药物质量检测　微课25　微课26

PPT

一、结构与性质

（一）苯烃胺类生物碱

本类药物是生物碱中结构较为简单的小分子物质，氮原子位于脂烃胺侧链，代表药物有麻黄碱、伪麻黄碱、秋水仙碱等。盐酸麻黄碱易溶于水，在乙醇中溶解，不溶于三氯甲烷和乙醚；盐酸伪麻黄碱极易溶于水，易溶于乙醇，微溶于三氯甲烷；秋水仙碱无臭，遇光颜色渐深，易溶于乙醇、三氯化铁，能溶于水，极微溶于乙醚。典型药物结构与性质见表9-20。

表9-20　苯烃胺类典型药物的结构与性质

化学结构	药物
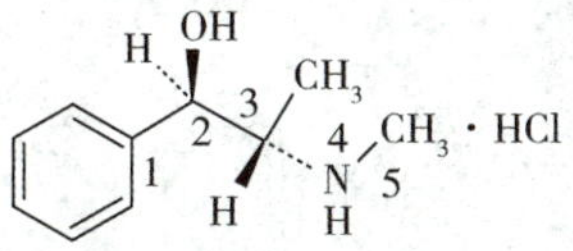	盐酸麻黄碱（ephedrine hydrochloride）
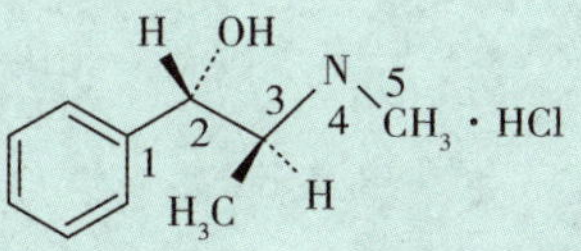	盐酸伪麻黄碱（pseudoephedrine hydrochloride）

主要理化性质
1. 氮原子的碱性　本类药物的结构特点是其氮原子不在环状结构内，而是在侧链上，且为仲胺氮，故碱性较一般生物碱强，易与酸成盐。其游离碱难溶于水，易溶于有机溶剂，其盐可溶于水
2. 旋光性　侧链上具有两个手性碳原子，具有旋光性。盐酸麻黄碱为左旋体，盐酸伪麻黄碱为右旋体
3. 氨基醇性质　芳环侧链上有氨基醇结构，可发生双缩脲反应，用于鉴别
4. 光谱特征　本类药物结构中都含有芳环及特征官能团，有紫外和红外光谱特征吸收，可供鉴别和含量测定

（二）托烷类生物碱

本类药物具有莨菪烷母核，氮原子位于桥环上，具有一定碱性。代表药物有硫酸阿托品、氢溴酸东莨菪碱和氢溴酸山莨菪碱，临床上用于解痉止痛。硫酸阿托品在水中极易溶解，在乙醇中易溶；氢溴酸山莨菪碱在乙醇中易溶，在盐酸溶液和水中溶解；氢溴酸东莨菪碱在水中易溶，乙醇中略溶，三氯甲烷中极微溶解，乙醚中不溶。典型药物结构与性质见表9-21。

表 9 - 21　托烷类典型药物的结构与性质

化学结构	药物
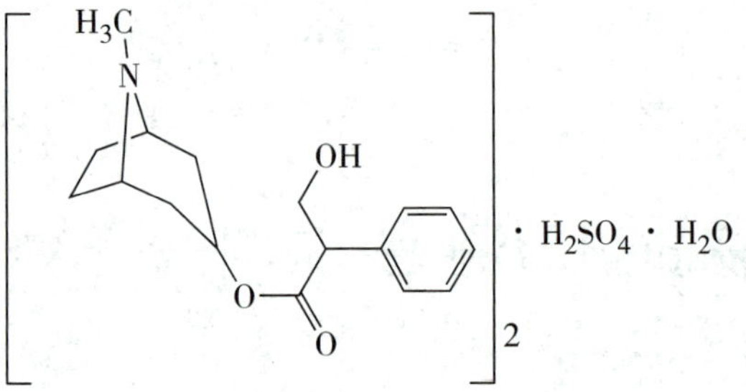	硫酸阿托品（atropine sulfate）
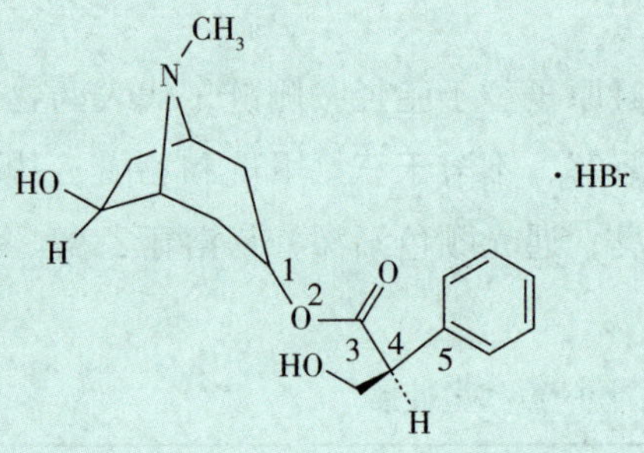	氢溴酸山莨菪碱（anisodamine hydrobromide）
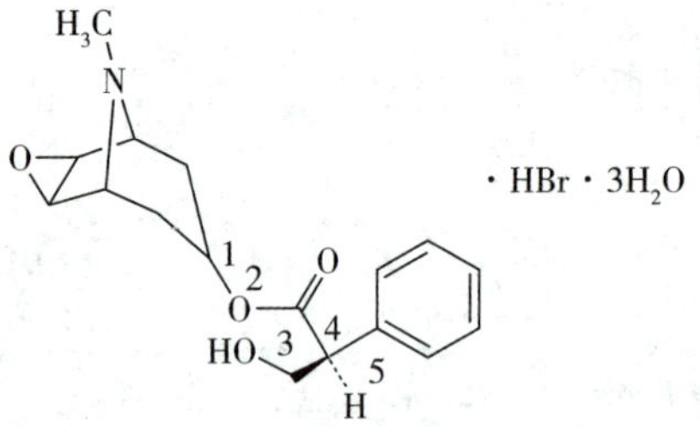	氢溴酸东莨菪碱（scopolamine hydrobromide）

主要理化性质

1. 氮原子的碱性　分子结构中的五元脂环和六元脂环上共用一个叔胺氮原子，碱性较强，易与酸成盐
2. 旋光性　结构中含有手性碳原子，氢溴酸山莨菪碱为左旋体，阿托品因外消旋化而为消旋体，无旋光性
3. 酯键的水解性　本类生物碱为莨菪醇和莨菪酸形成的酯，易发生水解
4. 托烷生物碱维他立（Vitali）反应　水解生成的莨菪酸可发生 Vitali 反应，与发烟硝酸反应硝化，在碱性醇溶液中显深紫色，后转为暗红色，最后颜色消失。此法为本类生物碱的专属鉴别反应

（三）喹啉类生物碱

本类药物具有 6 - 羟基喹啉母核和喹核碱，每分子药物含有两个氮原子，具有一定碱性。代表药物有硫酸奎宁和硫酸奎尼丁。硫酸奎宁水溶液显中性，在水、乙醇、三氯甲烷、乙醚中微溶。硫酸奎尼丁易溶于沸水，溶于三氯甲烷、乙醇，在水中微溶，不溶于乙醚。喹啉类典型药物结构与性质见表 9 - 22。

表 9 - 22　喹啉类典型药物的结构与性质

化学结构	药物
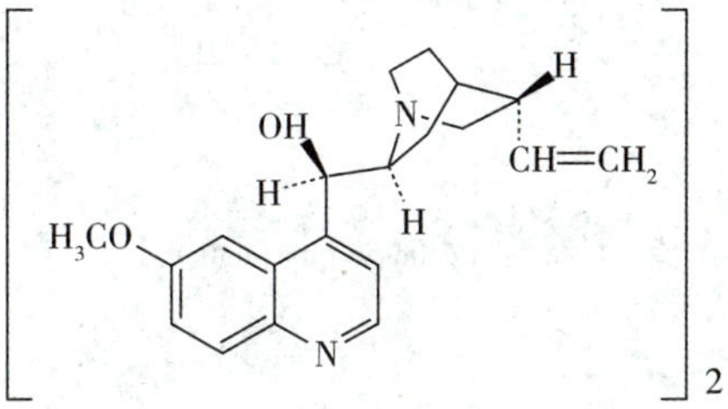	硫酸奎宁（quinine sulfate）
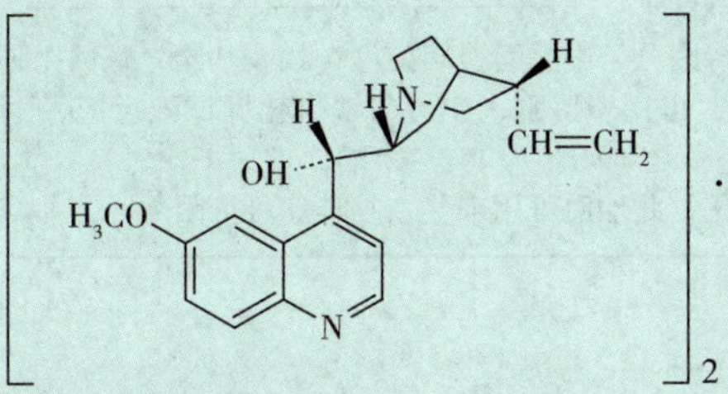	硫酸奎尼丁（quinidine sulfate）

主要理化性质

1. 氮原子的碱性　奎宁和奎尼丁结构中包括喹啉环和喹核碱两部分，各含一个氮原子，其中喹啉环芳环氮碱性弱，不能与硫酸成盐；喹核碱脂环氮碱性强，能与强酸成稳定的盐。奎宁的碱性略大于奎尼丁

2. 旋光性　奎宁和奎尼丁的分子式完全相同，但喹核碱部分立体结构不同，前者为左旋体，后者为右旋体，立体结构的不同导致了两者的旋光性、碱性、溶解性能和药理作用的不同

3. 荧光特性　硫酸奎宁和硫酸奎尼丁在稀硫酸溶液中显蓝色荧光

4. 绿奎宁反应　本类药物能与氯水、溴水发生反应，溶液显绿色，可用于鉴别

（四）异喹啉类生物碱

本类药物以四氢异喹啉环为母核，氮原子位于杂环上，具有一定碱性，同时还具有酚羟基，显弱酸性。代表药物有硫酸吗啡、盐酸吗啡、磷酸可待因、盐酸小檗碱等。硫酸吗啡、盐酸吗啡、磷酸可待因在水中溶解，乙醇中微溶，三氯甲烷和乙醚中几乎不溶；盐酸小檗碱溶于热水，微溶于水和乙醇，不溶于三氯甲烷和乙醚。异喹啉类典型药物结构与性质见表 9 - 23。

表 9 – 23　异喹啉类典型药物的结构与性质

化学结构	药物
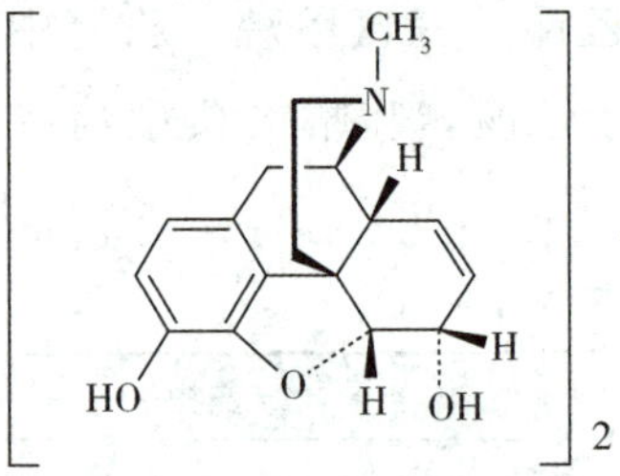 · H₂SO₄ · 5H₂O	硫酸吗啡（morphine sulfate）
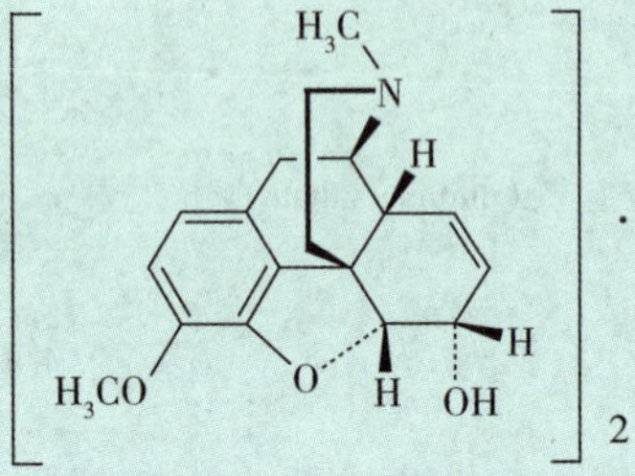 · H₃PO₄ · 3/2H₂O	磷酸可待因（codeine phosphate）

主要理化性质

1. 酸碱性　吗啡分子中含酚羟基和叔胺基团，具有酸碱两性，但碱性略强；可待因分子中无酚羟基，仅含叔胺基团，碱性比吗啡强
2. 吗啡生物碱的显色反应　盐酸吗啡可与甲醛硫酸、钼硫酸试液分别发生反应，可用于鉴别，亦可与铁氰化钾试液反应，生成蓝绿色而与可待因区别
3. 还原性　吗啡酚羟基具有还原性，易被氧化；可待因不具有酚羟基，不易氧化，此性质可用来鉴别吗啡和可待因

（五）黄嘌呤类生物碱

本类药物以嘌呤碱为母核，嘌呤环上含有四个氮原子，碱性较弱，不与酸成盐，游离碱即可供药用。代表药物有咖啡因、茶碱、氨茶碱等。咖啡因在热水或三氯甲烷中易溶，在水、乙醇或丙酮中略溶，在乙醚中极微溶；茶碱在乙醇、三氯甲烷中微溶，水中极微溶，氢氧化钾或氨溶液中易溶；氨茶碱在水中溶解，乙醚中不溶。黄嘌呤类典型药物结构与性质见表 9 – 24。

表 9 – 24　黄嘌呤类典型药物的结构与性质

化学结构	药物
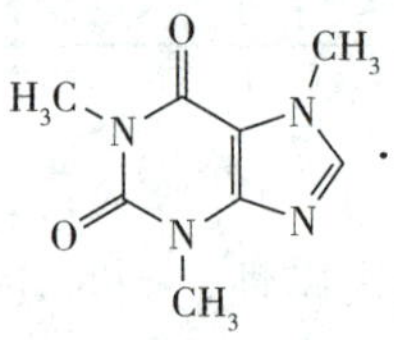 · H₂O	咖啡因（caffeine）
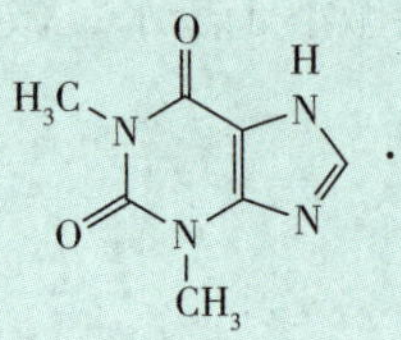 · H₂O	茶碱（theophyline）

续表

化学结构	药物
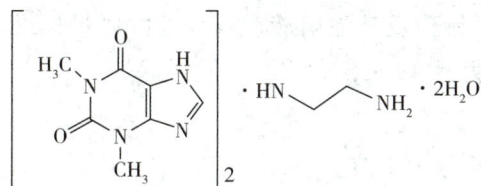	氨茶碱（aminophylline）

主要理化性质

1. 酸碱性　本类药物结构中含有四个氮原子，但受邻位羰基的影响，碱性极弱。咖啡因 pK_b 为 14.15，不易与酸成盐，以游离碱供药用；茶碱分子中具有活泼氢，呈酸性，可溶于碱的水溶液中，临床上使用的氨茶碱即为乙二胺与茶碱形成的盐

2. 紫脲酸铵特征反应　咖啡因和茶碱具有黄嘌呤结构，加盐酸和氯酸钾水浴蒸干后的残渣遇氨气生成甲基紫脲酸铵，显紫色，再加氢氧化钠，则紫色消失，可用于鉴别

（六）吲哚类生物碱

本类药物以吲哚环为母核，一分子生物碱中含两个氮原子，一个位于吲哚环上，几乎无碱性；另一个位于脂环上，有一定碱性。同时还具有内酰胺键、酯键，能够水解断裂。代表药物有硝酸士的宁、利血平、硫酸长春碱等。硝酸士的宁在沸水中易溶，在水中略溶，在乙醇或三氯甲烷中微溶，在乙醚中几乎不溶；利血平在三氯甲烷中易溶，丙酮中微溶，水、甲醇、乙醇或乙醚中不溶。吲哚类典型药物结构与性质见表 9 – 25。

表 9 – 25　吲哚类典型药物的结构与性质

化学结构	药物
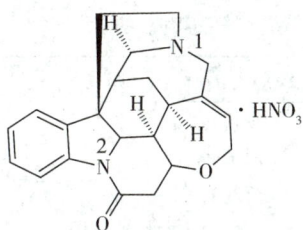	硝酸士的宁（strychnine nitrate）
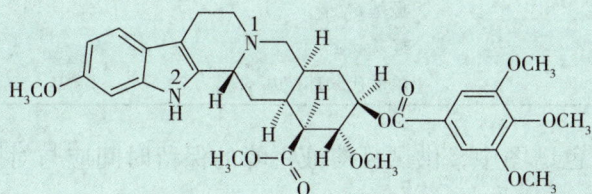	利血平（reserpine）

主要理化性质

1. 氮原子的碱性　本类药物中含有两个碱性不同的氮原子，吲哚环上的氮（N_2）由于与芳环共轭，几乎无碱性，不与酸成盐。士的宁分子中脂环叔氨氮（N_1）碱性较强，可与硝酸成盐；而利血平分子中的脂环叔胺氮（N_1）受邻近基团空间位阻的影响，碱性较弱，不能与酸结合成稳定的盐，而以游离状态存在

2. 酯键的水解性　利血平有酯键，在弱碱或受热条件下易水解

3. 还原性和荧光性　利血平在光照和氧气存在情况下极易被氧化，氧化产物为黄色的 3,4 – 二去氢利血平，并带有黄绿色荧光，进一步氧化为 3,4,5,6 – 四去氢利血平，具有蓝色荧光

二、分析示例

《中国药典》（2020 年版）中收载了盐酸麻黄碱原料药及其注射液、滴鼻液的质量标准。现以盐酸麻黄碱及其制剂为例说明生物碱类药物质量控制的方法。

本品为白色针状结晶或结晶性粉末；无臭。

本品在水中易溶，在乙醇中溶解，在三氯甲烷或乙醚中不溶。

（一）鉴别

1. 双缩脲反应 该反应为芳环侧链含有氨基醇结构的专属鉴别反应。盐酸麻黄碱在碱性溶液中与硫酸铜反应，Cu^{2+} 与仲胺基形成紫堇色配位化合物，加入乙醚后，无水铜配位化合物及其有 2 个结晶水的铜配位化合物进入醚层，呈紫红色，具有 4 个结晶水的铜配位化合物和剩余的硫酸铜则溶于水层呈蓝色。

方法：取本品约 10mg，加水 1ml 溶解后，加硫酸铜试液 2 滴与 20% 氢氧化钠溶液 1ml，即显蓝紫色；加乙醚 1ml，振摇后，放置，乙醚层即显紫红色，水层变成蓝色。

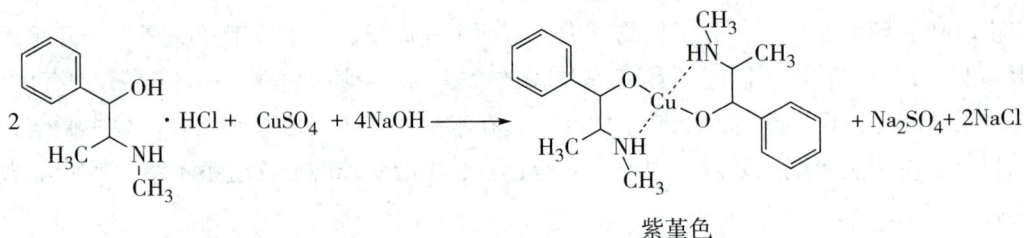

紫堇色

2. 红外分光光度法 本品的红外光吸收图谱应与对照的图谱（光谱集 387 图）一致。其红外吸收光谱特征峰及归属见表 9−26。

表 9−26 盐酸麻黄碱的红外吸收光谱特征峰及其归属

波数（cm^{-1}）	归属
3330	胺基 ν_{N-H} 羟基 ν_{O-H}
3100 ~ 2700	烷基 ν_{C-H}
1590	（苯环）双键 $\nu_{C=C}$
1450，1400	（甲基）烷基 δ_{C-H}
1350	羟基 δ_{O-H}
1150	羟基 ν_{C-O}
750，700	单取代苯环烷基 γ_{C-H}

3. 高效液相色谱法 在含量测定项下记录的色谱图中，供试品溶液主峰的保留时间应与对照品溶液主峰的保留时间一致。盐酸麻黄碱注射液与滴鼻液均采用此法鉴别。

（二）检查

盐酸麻黄碱除需检查溶液澄清度、酸碱度、硫酸盐、干燥失重、炽灼残渣和重金属一般杂质外，注射液需检查 pH 值、有关物质和其他剂型相关项，滴鼻液需检查 pH 值和其他剂型相关项。现以盐酸麻黄碱为例说明。

盐酸麻黄碱生产工艺主要是从天然麻黄草中提取分离而得。天然提取工艺可能带入盐酸伪麻黄碱、草酸及麻黄草中的其他麻黄碱类似物或降解产物。为控制其质量，须进行有关物质检查。《中国药典》

（2020 年版）采用高效液相色谱法测定。

供试品溶液：取本品约 50mg，置 50ml 量瓶中，加流动相溶解并稀释至刻度，摇匀。

对照溶液：精密量取供试品溶液 1ml，置 100ml 量瓶中，用流动相溶解并稀释至刻度，摇匀。

色谱条件：用十八烷基硅烷键合硅胶为填充剂；以磷酸盐缓冲液（取磷酸二氢钾 6.8g，三乙胺 5ml，磷酸 4ml，加水至 1000ml，用稀磷酸或三乙胺调节 pH 值至 3.0 ± 0.1）–乙腈（90∶10）为流动相；检测波长为 210nm；进样体积 10μl。

系统适用性要求：理论板数按盐酸麻黄碱峰计算不低于 3000。

测定法：精密量取对照溶液与供试品溶液，分别注入液相色谱仪，记录色谱图至主成分峰保留时间的 2 倍。

限度：供试品溶液的色谱图中如有杂质峰，各杂质峰面积的和不得大于对照溶液主峰面积的 0.5 倍（0.5%）。

岗位情景模拟 9–4

情景描述　药品检验机构在对盐酸麻黄碱的有关物质进行检查时，首先进行供试品溶液的配制：取约 50mg 盐酸麻黄碱原料药，置 50ml 容量瓶中，用流动相将其稀释制成每 1ml 中约含 1mg 的溶液。然后采用供试品溶液自身稀释对照法，精密量取 1ml 供试品溶液，置 100ml 量瓶中，用流动相将其稀释制成每 1ml 中约含 0.01mg 的溶液，作为对照溶液。再按照高效液相色谱法色谱条件和系统适用性的要求操作仪器，将供试品和对照溶液分别进样，注入色谱仪中，记录色谱图至主成分峰保留时间的 2 倍。将色谱图的各杂质峰面积之和与对照溶液主峰面积的 0.5 倍进行比较，判断有关物质检查是否合格。

答案解析

讨　论　什么是有关物质？为何采用供试品溶液自身稀释对照法进行有关物质的检查？

（三）含量测定

1. 非水溶液滴定法　生物碱类药物通常具有弱碱性，在水溶液中用酸直接滴定没有明显的突跃，而在非水酸性（如冰醋酸、醋酐）介质中，碱强度明显增大，可用非水溶液滴定法。只要选择合适的溶剂、滴定剂和指示终点的方法，pK_b 为 8～13 的弱碱性药物都能采用本法测定，见表 9–27。原料药选用此法进行含量测定。

表 9–27　非水溶液滴定法测定生物碱类药物的实验条件

pK_b	典型药物	溶剂	指示剂	终点颜色	备注
8～10	盐酸麻黄碱	冰醋酸	结晶紫	翠绿色	加醋酸汞
	氢溴酸山莨菪碱	冰醋酸	结晶紫	纯蓝色	加醋酸汞
	硝酸士的宁	冰醋酸	电位法	—	硝酸有干扰
	硫酸阿托品	醋酐–冰醋酸	结晶紫	纯蓝色	—
10～12	硫酸奎宁	冰醋酸	结晶紫	蓝绿色	需加醋酐
	硫酸奎尼丁	冰醋酸	结晶紫	绿色	需加醋酐
＞12	咖啡因	醋酐–冰醋酸	结晶紫	黄色	—

方法：取本品约 0.15g，精密称定，加冰醋酸 10ml，加热溶解后，加醋酸汞试液 4ml 与结晶紫指示

液1滴，用高氯酸滴定液（0.1mol/L）滴定至溶液显翠绿色，并将滴定的结果用空白试验校正。每1ml高氯酸滴定液（0.1mol/L）相当于20.17mg的盐酸麻黄碱 $C_{10}H_{15}NO \cdot HCl$。

> **即学即练9-7**
> 生物碱类药物原料药常采用非水溶液滴定法测定含量，常用的滴定液是（　　）
> A. 高氯酸　　　　　　B. 碘化铋钾　　　　　　C. 发烟硝酸
> D. 盐酸　　　　　　　E. 氢溴酸
>
> 答案解析

2. 高效液相色谱法　盐酸麻黄碱注射液及滴鼻剂采用此法进行含量测定。在流动相中加入二乙胺等碱性试剂，防止因部分生物碱类药物碱性过强而导致的拖尾现象。

供试品溶液：精密量取本品适量，用流动相稀释制成每1ml中约含30μg的溶液。

对照品溶液：取盐酸麻黄碱对照品适量，精密称定，加流动相溶解并定量稀释制成每1ml中约含30μg的溶液。

色谱条件：用十八烷基硅烷键合硅胶为填充剂；以磷酸盐缓冲液（取磷酸二氢钾6.8g，三乙胺5ml，磷酸4ml，加水至1000ml，用稀磷酸或三乙胺调节pH值至3.0±0.1）–乙腈（90∶10）为流动相；检测波长为210nm；进样体积10μl。

系统适用性要求：理论板数按盐酸麻黄碱峰计算不低于3000，盐酸麻黄碱峰与相邻杂质峰的分离度应符合要求。

测定法：精密量取供试品溶液与对照品溶液，注入液相色谱仪，记录色谱图。按外标法以峰面积计算。含盐酸麻黄碱（$C_{10}H_{15}NO \cdot HCl$）应为标示量的95.0%~105.0%。

📖 知识链接

托烷类生物碱制剂的含量测定方法—酸性染料比色法

本法是利用在适当的pH介质中，生物碱类药物（B）可与氢离子结合成阳离子（BH⁺），一些酸性染料在此介质中能解离为阴离子（In⁻），上述阳离子和阴离子可定量地结合成有色配位化合物（BH⁺·In⁻），即离子对，可被某些有机溶剂定量地提取，形成有色溶液。即在一定波长处测定该有机相中有色离子对的吸光度，即可计算出生物碱的含量。

本法常选用的酸性染料为溴甲酚绿，常选用的有机溶剂为三氯甲烷。此法适用于小剂量的有机碱性药物及制剂或体内有机碱性药物的监测。在实验过程中，影响因素主要包括：最佳pH的选择；适宜酸性染料的选取；提取溶剂的选取和水分的干扰与排除。《中国药典》（2020年版）对硫酸阿托品的片剂和注射液的含量均采用此法测定。

任务七　甾体激素类药物质量检测 📱 微课27

PPT

甾体激素类药物分子结构的共性是，均具有环戊烷并多氢菲的基本母核，又各自具有不同的取代基及对应的理化性质，是选择相应分析方法的基础。根据甾体激素类药物结构特征，将甾体激素类药物分为肾上腺皮质激素和性激素两大类，性激素又可分为雄性激素及蛋白同化激素、雌性激素，其中雌性激素包括孕激素和雌激素。

一、结构与性质

本类药物具有环戊烷并多氢菲母核，主要由3个六元环和1个五元环所组成，其基本骨架及位次编号如图9-5所示。

《中国药典》（2020年版）收载的肾上腺皮质激素类药物主要有氢化可的松、醋酸地塞米松等。雄性激素及蛋白同化激素类药物主要有甲睾酮、丙酸睾酮等，雄性激素一般同时具有蛋白同化激素作用，对其进行结构改造，使雄性激素作用效果减弱，同化作用保留或增强，成为蛋白同化激素药物，常用的同化激素药物有苯丙酸诺龙等。孕激素类药物主要有黄体酮、醋酸甲地孕酮等。雌激素类药物主要有雌二醇、炔雌醇等。甾体激素典型药物结构与性质见表9-28。

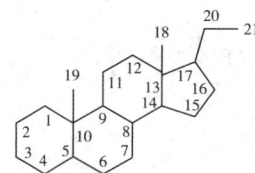

图9-5　环戊烷并多氢菲母核

表9-28　甾体激素典型药物结构与性质

分类	药物结构式	说明	药物
肾上腺皮质激素		A环△⁴-3-酮基 17位取代基为α-醇酮基	氢化可的松（hydrocortisone）
			醋酸地塞米松（dexamethasone acetate）
雄性激素及蛋白同化激素		A环△⁴-3-酮基 雄性激素的母核有19个碳原子，蛋白同化激素母核由于在C₁₀上无角甲基，母核只有18个碳原子 17位取代基为羟基、部分羟基发生酯化	甲睾酮（methyltestosterone）
			丙酸睾酮（testosterone propionate）

续表

分类	药物结构式	说明	药物
孕激素		A 环有 $\triangle^4-3-$ 酮基 共有 21 个碳原子 17 位上有甲酮基	黄体酮（progesterone） 醋酸甲地孕酮 （megestrol acetate）
雌激素		A 环为苯环，在 3 位有酚羟基 17 位上有羟基，有些药物在 17 位上有乙炔基	雌二醇（estradiol） 炔雌醇（ethinylestradiol）

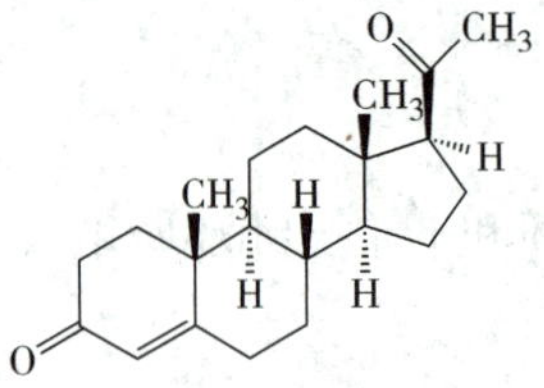

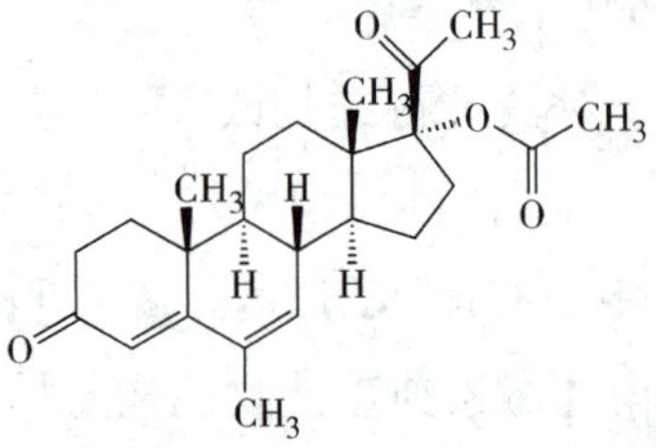

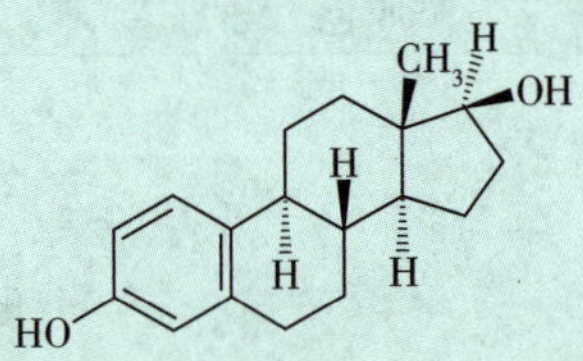

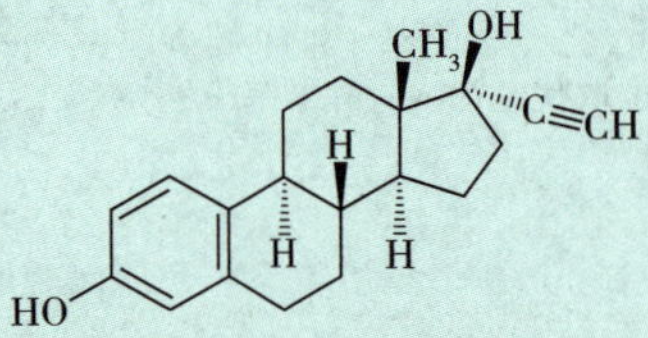

主要理化性质

1. 甾体母核呈色反应　本类药物能与硫酸、盐酸、高氯酸等强酸反应呈色，其中与硫酸的呈色反应应用较为广泛，可用于鉴别

2. $C_{17}-\alpha-$ 醇酮基还原性　能与碱性酒石酸铜发生氧化还原反应生成红色的氧化亚铜沉淀；与氨制硝酸银发生银镜反应生成黑色单质银的沉淀，可用于鉴别。在强碱溶液中可将四氮唑盐定量的还原为有色甲臜，通过测定其吸光度测定药物含量

3. 酮基呈色反应　C_3- 和 $C_{20}-$ 酮的甾体激素类药物能与羰基试剂 2，4 - 二硝基苯肼、硫酸苯肼、异烟肼等反应呈色，可用于鉴别

4. 甲酮基的呈色反应　甾体激素中含有甲酮基时，能与亚硝酸铁氰化钠、芳香醛及间二硝基苯反应呈色，可用于鉴别

5. 紫外吸收光谱特性　甾体激素类药物结构中具有 $\triangle^4-3-$ 酮基、苯环或者其他共轭结构，在紫外区有特征吸收，可进行鉴别、含量测定

6. 取代基具有性质　具有炔基的甾体激素类药物，可与硝酸银试液反应，生成白色的炔银沉淀，可用于鉴别。某些含氟的甾体激素类药物，经氧瓶燃烧法破坏后生成无机氟化物，再与茜素氟蓝及硝酸亚铈反应，生成蓝紫色配位化合物。具有羧酸酯结构的甾体激素类药物，水解后生成相应的羧酸，可根据羧酸的性质进行鉴别

二、分析示例

醋酸地塞米松为肾上腺皮质激素类药物，《中国药典》（2020 年版）中收载其片剂、乳膏剂及注射剂。现以醋酸地塞米松原料药及其制剂为例说明甾体激素类药物质量控制方法。

本品为白色或类白色的结晶或结晶性粉末;无臭。

本品在丙酮中易溶,在甲醇或无水乙醇中溶解,在乙醇或三氯甲烷中略溶,在乙醚中极微溶解,在水中不溶。

(一)鉴别

1. 碱性酒石酸铜试液反应 结构中有 $C_{17}-\alpha-$ 醇酮基,具有还原性,氧化碱性酒石酸铜生成红色的氧化亚铜沉淀。

方法:取本品约 10mg,加甲醇 1ml,微温溶解后,加热的碱性酒石酸铜试液 1ml,即生成红色沉淀。

2. 红外分光光度法 本品的红外光吸收图谱如图 9-6 所示,应与对照的图谱(光谱集 546 图)一致。其红外吸收光谱特征峰及其归属见表 9-29。

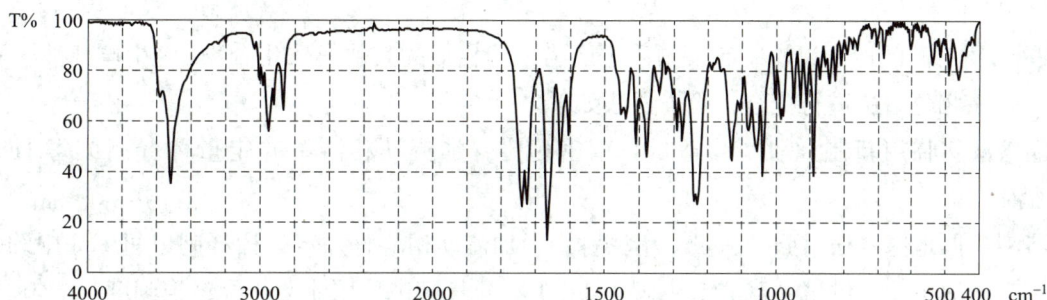

图 9-6 醋酸地塞米松红外吸收光谱图

表 9-29 醋酸地塞米松红外吸收光谱特征峰及其归属

波数(cm^{-1})	归属
3500	羟基 $\nu_{O—H}$
1740	酯羰基 $\nu_{C=O}$
1724	20 位酮羰基 $\nu_{C=O}$
1660	3 位酮羰基 $\nu_{C=O}$
1629,1602	双键 $\nu_{C=C}$
1230,1130	酯键 $\nu_{C—O}$
1055,1036	羟基 $\nu_{C—O}$
885	烯氢 $\delta_{=C—H}$

3. 高效液相色谱法 在含量测定项下记录的色谱图中,供试品溶液主峰的保留时间应与对照品溶液主峰的保留时间一致。

4. 酯化反应 $C_{17}-\alpha-$ 醇酮基在碱性条件下发生水解,游离出乙酸,与乙醇在酸性条件下发生酯化反应,生成乙酸乙酯。

方法:取本品约 50mg,加乙醇制氢氧化钾试液 2ml,置水浴中加热 5 分钟,放冷,加硫酸溶液(1→2)2ml,缓缓煮沸 1 分钟,即发生乙酸乙酯的香气。

5. 薄层色谱法 醋酸地塞米松乳膏采用此法进行鉴别。

供试品溶液:取本品约 5g,加无水乙醇 30ml,在水浴上加热使溶解,放冷,置冰浴中约 30 分钟,滤过,取滤液,用无水乙醇稀释至 20ml。

对照品溶液：取醋酸地塞米松对照品 12.5mg，加无水乙醇溶解并稀释至 100ml。

色谱条件：采用硅胶 G 薄层板，以三氯甲烷 - 丙酮（4：1）为展开剂。

测定法：吸取上述两种溶液各 4μl，分别点于同一薄层板上，展开，晾干，喷以硫酸 - 无水乙醇（4：1），在 105℃加热至对照品溶液有斑点显出。

结果判定：供试品溶液所显主斑点的位置和颜色与对照品溶液的主斑点相同。

6. 有机氟化物的反应 本品显有机氟化物的鉴别反应。醋酸地塞米松结构中含氟原子，经氧瓶燃烧法破坏后生成无机氟化物，可与茜素氟蓝及硝酸亚铈反应，生成蓝紫色配位化合物，可用于鉴别。

（二）检查

醋酸地塞米松检查项下除检查干燥失重、炽灼残渣等一般杂质外，还需要检查有关物质、硒特殊杂质。片剂还需要检查含量均匀度、溶出度及制剂质量检查；乳膏剂、注射液应进行相应的制剂质量检查。

1. 有关物质 醋酸地塞米松中有关物质主要为结构相似的其他甾体化合物，《中国药典》（2020 年版）采用高效液相色谱法进行检查，检查方法如下。

供试品溶液：临用新制。取本品适量，精密称定，加流动相溶解并定量稀释制成每 1ml 中约含 0.5mg 的溶液。

对照溶液：取地塞米松对照品适量，精密称定，加流动相溶解并定量稀释制成每 1ml 中约含 0.5mg 的溶液，精密量取 1ml 与供试品溶液 1ml，置同一 100ml 量瓶中，用流动相稀释至刻度，摇匀。

色谱条件：用十八烷基硅烷键合硅胶为填充剂；以乙腈 - 水（40：60）为流动相；检测波长为 240nm；进样体积 20μl。

系统适用性要求：对照溶液色谱图中，出峰顺序依次为地塞米松与醋酸地塞米松，地塞米松峰与醋酸地塞米松峰之间的分离度应大于 20.0。

测定法：精密量取供试品溶液与对照溶液，分别注入液相色谱仪，记录色谱图至供试品溶液主成分峰保留时间的 2 倍。

限度：供试品溶液色谱图中如有与对照溶液中地塞米松峰保留时间一致的杂质峰，按外标法以峰面积计算，不得过 0.5%；其他单个杂质峰面积不得大于对照溶液中醋酸地塞米松峰面积的 0.5 倍（0.5%），各杂质峰面积（与地塞米松峰保留时间一致的杂质峰面积乘以 1.13）的和不得大于对照溶液中醋酸地塞米松峰面积（1.0%）。供试品溶液色谱图中小于对照溶液中醋酸地塞米松峰面积 0.01 倍（0.01%）的峰忽略不计。

2. 硒 在醋酸地塞米松合成过程中需要使用二氧化硒脱氢，在药物中可能引入杂质硒。《中国药典》（2020 年版）四部（通则 0804）中收载 "硒检查法"（二氨基萘比色法）。方法如下。

标准硒溶液的制备：取已知含量的亚硒酸钠适量，精密称定，加硝酸溶液（1→30）制成每 1ml 中含硒 1.00mg 的溶液；精密量取 5ml 置 250ml 量瓶中，加水稀释至刻度，摇匀后，再精密量取 5ml，置 100ml 量瓶中，加水稀释至刻度，摇匀，即得（每 1ml 相当于 1μg 的 Se）。

硒对照溶液的制备：精密量取标准硒溶液 5ml，置 100ml 烧杯中，加硝酸溶液（1→30）25ml 和水 10ml，摇匀，即得。

供试品溶液的制备：除另有规定外，取各品种项下规定量的供试品，照氧瓶燃烧法（通则 0703），用 1000ml 的燃烧瓶，以硝酸溶液（1→30）25ml 为吸收液，进行有机破坏后，将吸收液移置 100ml 烧杯中，用水 15ml 分次冲洗燃烧瓶及铂丝，洗液并入吸收液中，即得。

检查法　将上述硒对照溶液与供试品溶液分别用氨试液调节 pH 值至 2.0±0.2 后，转移至分液漏斗中，用水少量分次洗涤烧杯，洗液并入分液漏斗中，使成 60ml，各加盐酸羟胺溶液（1→2）1ml，摇匀后，立即精密加二氨基萘试液 5ml，摇匀，室温放置 100 分钟，精密加环己烷 5ml，强烈振摇 2 分钟，静置分层，弃去水层，环己烷层用无水硫酸钠脱水后，照紫外 - 可见分光光度法（通则 0401），在 378nm 的波长处分别测定吸光度。供试品溶液的吸光度不得大于硒对照溶液的吸光度（0.005%）。

（三）含量测定

1. 高效液相色谱法　醋酸地塞米松分子中有共轭双键结构，具有紫外吸收，故原料药、片剂、乳膏剂（色谱条件与原料药、片剂不同）均采用高效液相色谱法外标法测定其含量测定。以醋酸地塞米松为例说明。

供试品溶液：取本品适量，精密称定，加甲醇溶解并定量稀释制成每 1ml 中约含 50μg 的溶液。

对照品溶液：取醋酸地塞米松对照品适量，精密称定，加甲醇溶解并定量稀释制成每 1ml 中约含 50μg 的溶液。

色谱条件与系统适用性要求：用十八烷基硅烷键合硅胶为填充剂；以乙腈 - 水（40∶60）为流动相；检测波长为 240nm。取"有关物质"项下的对照溶液 20μl 注入液相色谱仪，出峰顺序依次为地塞米松与醋酸地塞米松，地塞米松峰与醋酸地塞米松峰的分离度应大于 20.0。

测定法：精密量取供试品溶液与对照品溶液，分别注入液相色谱仪，记录色谱图。按外标法以峰面积计算，即得。按干燥品计算，含 $C_{24}H_{31}FO_6$ 应为 97.0%～102.0%。

2. 四氮唑盐比色法　《中国药典》（2020 年版）醋酸地塞米松注射剂采用此法进行含量测定。

醋酸地塞米松结构中 $C_{17}-\alpha-$ 醇酮基具有还原性，在强碱溶液中可将四氮唑盐定量地还原为有色甲腊，再利用紫外 - 可见分光光度法中对照比较法测定其含量。

供试品溶液：取本品，摇匀，精密量取 5ml（约相当于醋酸地塞米松 25mg），置 100ml 量瓶中，加无水乙醇适量，振摇使醋酸地塞米松溶解并稀释至刻度，摇匀，滤过，取续滤液。

对照品溶液：取醋酸地塞米松对照品约 25mg，精密称定，置 100ml 量瓶中，加无水乙醇溶解并稀释至刻度，摇匀。

测定法：精密量取供试品溶液与对照品溶液各 1ml，分别置干燥具塞试管中，各精密加无水乙醇 9ml 与氯化三苯四氮唑试液 1ml，摇匀，再精密加氢氧化四甲氨基铵试液 1ml，摇匀。在 25℃ 的暗处放置 40～50 分钟，在 485nm 的波长处分别测定吸光度，计算。

📖 知识链接

四氮唑盐比色法

肾上腺皮质激素 $C_{17}-\alpha-$ 醇酮基具有还原性，在强碱性溶液中能将四氮唑盐定量地还原为甲腊。常用的四氮唑盐有两种：一种是氯化三苯四氮唑：即 2,3,5 - 三苯四氮唑（TTC），其还原产物为不溶于水的深红色三苯甲腊，λ_{max} 在 480～490nm，也称红四氮唑。另一种为蓝四氮唑（BT）：即 3,3′ - 二甲氧苯基 - 双 -4,4′ -（3,5 - 二苯基）氯化四氮唑，其还原产物为暗蓝色的双甲腊，λ_{max} 在 525nm 附近。测定时各种因素如溶剂、反应温度和时间、水分、碱的浓度、空气中的氧等，对甲腊形成的速度、呈色强度和稳定性、皮质激素的结构都有影响。

任务八　维生素类药物质量检测 📱微课28 📱微课29

PPT

维生素（vitamins）是维持人体正常代谢功能所必需的一类活性物质，主要用于能量转移和代谢，体内不能自行合成，需要从食物中摄取。从化学结构上看，维生素类并非同属于一类有机化合物，其中有些是醇、酯，有些是酸、胺类，还有一些是酚和醛类，各具有不同的理化性质和生理作用。《中国药典》（2020年版）收载了维生素A、维生素B_1、维生素B_2、维生素B_6、维生素B_{12}、维生素C、维生素D_2、维生素D_3、维生素E、维生素K_1、叶酸、烟酸、烟酰胺等原料及制剂共40多个品种，按其溶解度分为脂溶性维生素和水溶性维生素两大类。其中脂溶性维生素有维生素A、维生素D、维生素E、维生素K等；水溶性维生素有维生素B_1、维生素B_2、维生素C、烟酸、泛酸、叶酸等。

维生素类药物的分析方法很多，依据药物的化学结构、理化性质及生物特性，可采用生物法、微生物法、化学法和物理化学法。目前，常用的分析方法主要是化学法或物理化学法。

一、结构与性质

（一）维生素A

维生素A（vitamin A）包括维生素A_1（视黄醇）、去氢维生素A（dehydroretinol，维生素A_2）和去水维生素A（anhydroretinol，维生素A_3）等，其中维生素A_1活性最高，维生素A_2的生物活性是维生素A_1的30%～40%，维生素A_3的生物活性是维生素A_1的0.4%，故通常所说的维生素A系指维生素A_1。结构与性质见表9-30。维生素A_1是一种不饱和脂肪醇，在自然界中，其天然产物主要来源于鲛类无毒海鱼肝脏中提取的脂肪油（即鱼肝油），但目前主要是用人工合成方法制取。在鱼肝油中，维生素A多以各种酯类混合物形式存在，其中主要为醋酸酯和棕榈酸酯。

《中国药典》（2020年版）收载的维生素A是指人工合成的维生素A醋酸酯结晶加精制植物油制成的油溶液；无臭；在空气中易氧化，遇光易变质。本品与三氯甲烷、乙醚、环己烷或石油醚能任意混合，在乙醇中微溶，在水中不溶。其制剂有维生素A软胶囊、维生素AD软胶囊和维生素AD滴剂等品种。

表9-30　维生素A结构与性质

基本结构	R	药物
	—H	维生素A醇（retinol）
	—COCH₃	维生素A醋酸酯（vitamin A acetate）
	—COC₁₅H₃₁	维生素A棕榈酸酯（vitamin A palmitate）

主要理化性质
1. 不饱和键不稳定性　多个不饱和键易被空气中氧或氧化剂氧化，易被紫外线光裂解，加热和金属离子存在时，更易氧化变质
2. 共轭多烯醇　具有紫外吸收特性共轭多烯醇的侧链结构，在325～328nm的范围内有最大吸收，可用于鉴别和含量测定
3. 与三氯化锑呈色　在三氯甲烷中能与三氯化锑试剂作用，产生不稳定的蓝色，可以此进行鉴别或用比色法测定含量
4. 维生素A的结构为具有一个共轭多烯醇侧链的环己烯，因而具有许多立体异构体。天然维生素A主要是全反式维生素A，尚有多种其他异构体

岗位情景模拟 9－5

情景描述　四川省市场监督管理局网站公布 2020 年第 14 期食品药品安全监督抽检信息，在抽检的 421 批次样品中，发现有 21 批次样品不合格。其中武汉麦鑫利药业有限公司生产的多种维生素矿物质泡腾片中维生素 A 含量经检验为 1.68mg/g，低于 2.29～4.58mg/g，不符合规定。经湖北省市场监督管理局核实，该批次维生素矿物质泡腾片产品涉嫌假冒生产。

答案解析

讨　　论　1. 维生素 A 的化学结构及主要性质如何？
　　　　　　2.《中国药典》（2020 年版）中采用何种方法测定维生素 A 及其制剂的含量？

（二）维生素 E

维生素 E 为 α－生育酚（α－tocopherol）及其各种酯类，有天然型和合成型之分，其中以 α－异构体的生理活性最强。天然型为右旋体，合成型为消旋体，右旋体与消旋体效价比为 1.4∶10，一般药用品为合成型，即消旋体。《中国药典》（2020 年版）收载维生素 E 包括合成型维生素 E 和天然型维生素 E，结构与性质见表 9－31。合成型维生素 E 是消旋的 α－生育酚醋酸酯，天然型维生素 E 为右旋的 α－生育酚醋酸酯。维生素 E 为微黄色至黄色或黄绿色澄清的黏稠液体；几乎无臭；遇光色渐深。天然型放置会固化，25℃会熔化。在无水乙醇、丙酮、乙醚、植物油中易溶，在水中不溶。收载的维生素 E 制剂有片剂、软胶囊、粉剂与注射剂。

表 9－31　维生素 E 结构与性质

基本结构	药物
维生素 E 合成型	合成型维生素 E（vitamin E）
维生素 E 天然型	天然型维生素 E

主要理化性质
1. 酯键具有水解性　苯环上有乙酰化的酚羟基，在酸性或碱性溶液中加热可水解生成游离生育酚，常作为特殊杂质进行检查
2. 易被氧化　对氧十分敏感，遇光、空气可被氧化。游离生育酚在有氧或其他氧化剂存在时，进一步氧化生成有色的醌型化合物，尤其在碱性条件下，氧化反应更易发生，所以游离生育酚暴露于空气和日光中，极易被氧化变色，应避光保存
3. 苯环具有紫外吸收特性　结构中含有苯环，故具有紫外吸收，可进行鉴别与含量测定
4. 旋光性　天然型为右旋体，具有旋光活性，可进行鉴别
5. 维生素 E 为苯骈二氢吡喃醇衍生物，苯环上有一个乙酰化的酚羟基

（三）维生素 C

维生素 C（vitamin C）又称 L－抗坏血酸，在化学结构上和糖类十分相似，有两个手性碳原子，四种光学异构体，其中以 L－构型右旋体的生物活性最强。维生素 C 为白色结晶或结晶性粉末。在水中易溶，水溶液呈酸性；在乙醇中略溶，在三氯甲烷或乙醚中不溶。《中国药典》（2020 年版）收载有维生素 C 原料药及其片剂、泡腾片、泡腾颗粒、注射液和颗粒剂。

表 9－32　维生素 C 结构与性质

基本结构

主要理化性质
1. 烯二醇具有酸性　维生素 C 分子结构中的烯二醇基，尤其是 C_3 位 OH 由于受共轭效应的影响，酸性较强（$pK_1 = 4.17$）；C_2 位 OH 由于形成分子内氢键，酸性极弱（$pK_2 = 11.57$）。故维生素 C 一般表现为一元酸，可与碳酸氢钠作用生成钠盐
2. 烯二醇具有还原性　维生素 C 分子结构中的烯二醇基具有极强的还原性，可用于鉴别与含量测定
3. 手性碳原子具有旋光性　维生素 C 分子结构中有 2 个手性碳原子，故有 4 个光学异构体，其中 L－（＋）－维生素 C 活性最强，可用于鉴别
4. 水解性　维生素 C 因双键使内酯环变得较稳定，和碳酸钠作用可生成单钠盐，不致发生水解；但在强碱中，内酯环可水解，生成酮酸盐
5. 糖类的性质　维生素 C 的化学结构与糖类相似，具有糖类的性质和反应。维生素 C 可在三氯醋酸或盐酸存在下水解脱羧，生成戊糖，再失水，转化为糠醛，加入吡咯，加热至 50℃ 产生蓝色，可用于鉴别
6. 紫外吸收特性　维生素 C 分子结构中具有共轭双键，其稀盐酸溶液在 243nm 波长处有最大吸收，可用于鉴别和含量测定。若在中性或碱性条件下，则最大吸收红移至 265nm 处

二、分析示例　微课 30

维生素 B_1（vitamin B_1）广泛存在于米糠、麦麸和酵母中，此外来源于人工合成。本品具有维持糖代谢及神经传导与消化的正常功能，主要用于治疗脚气病、多发性神经炎和胃肠道疾病。《中国药典》（2020 年版）收载有维生素 B_1 及片剂和注射液。下面以维生素 B_1 及其制剂为例说明维生素类药物质量控制方法。

维生素 B_1（亦称盐酸硫胺，thiamine hydrochloride）是由氨基嘧啶环和噻唑环通过亚甲基连接而成的季铵类化合物，噻唑环上季铵及嘧啶环上氨基，为两个碱性基团，可与酸成盐。结构式如下。

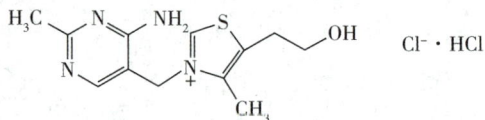

本品为白色结晶或结晶性粉末，有微弱的特臭，味苦；干燥品在空气中迅速吸收 4% 的水分。

本品在水中易溶，在乙醇中微溶，在乙醚中不溶。

（一）鉴别

1. 硫色素荧光反应　维生素 B_1 在碱性溶液中，可被铁氰化钾氧化生成硫色素。硫色素溶于正丁醇（或异丁醇等）中，显蓝色荧光。硫色素反应为维生素 B_1 的专属性鉴别反应。

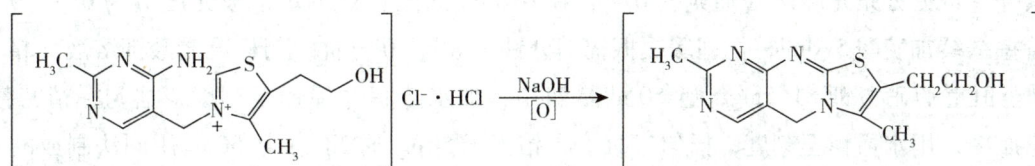

方法：取本品约 5mg，加氢氧化钠试液 2.5ml 溶解后，加铁氰化钾试液 0.5ml 与正丁醇 5ml，强力振摇 2 分钟，放置使分层，上面醇层显强烈的蓝色荧光；加酸使呈酸性，荧光即消失；再加碱使呈碱性，荧光又显出。

2. 红外分光光度法 取本品适量，加水溶解，水浴蒸干，在 105℃ 干燥 2 小时测定。本品的红外吸收图谱如图 9-7 所示，应与对照的图谱（光谱集 1205 图）一致。其红外吸收光谱特征峰及其归属见表 9-33。

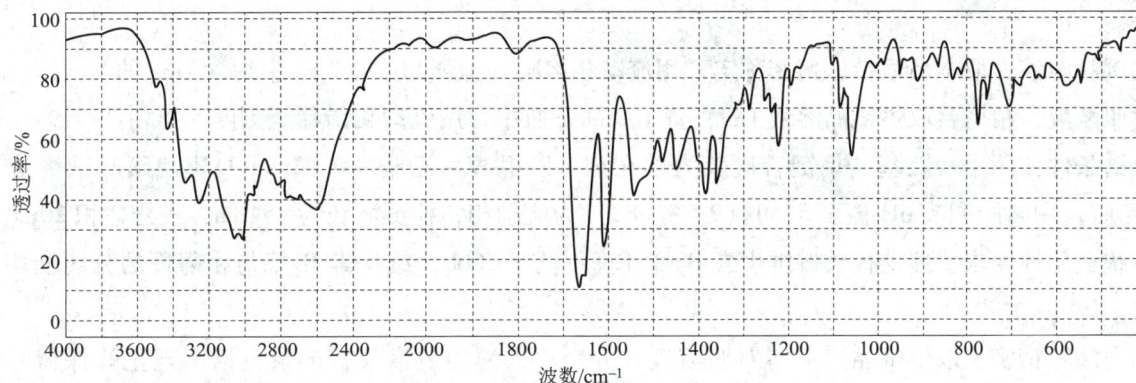

图 9-7 维生素 B₁ 红外吸收光谱图

表 9-33 维生素 B₁ 红外吸收光谱特征峰及其归属

波数（cm^{-1}）	归属
3500，3420	胺基 ν_{N-H}
3260	羟基 ν_{O-H}
3010	嘧啶环 ν_{C-H}
2740，2680	烷基 ν_{C-H}
1660，1600	胺基 δ_{N-H}
1540	$\nu_{C=C}$ 和 $\nu_{C=N}$
1475，1450，1400	烷基 δ_{C-H}
1375	羟基 δ_{O-H}

（二）检查

维生素 B₁ 除需检查酸度、溶液的澄清度与颜色、硫酸盐、干燥失重、炽灼残渣、铁盐和重金属等一般杂质外，还应检查硝酸盐、总氯量、有关物质等特殊杂质。片剂及注射剂除进行制剂质量检查外，还应进行有关物质检查。以维生素 B₁ 为例说明。

1. 硝酸盐 维生素 B₁ 在合成中需要使用硝酸盐，因此需对其进行检查。

方法：取本品 1.0g，加水溶解并稀释至 100ml，取 1.0ml，加水 4.0ml 与 10% 氯化钠溶液 0.5ml，摇匀，精密加稀靛胭脂试液［取靛胭脂试液，加等量的水稀释。临用前，量取本液 1.0ml，用水稀释至

50ml，照紫外 – 可见分光光度法（通则 0401），在 610nm 的波长处测定，吸光度应为 0.3～0.4〕1ml，摇匀，沿管壁缓缓加硫酸 5.0ml，立即缓缓振摇 1 分钟，放置 10 分钟，与标准硝酸钾溶液（精密称取在 105℃ 干燥至恒重的硝酸钾 81.5mg，置 50ml 量瓶中，加水溶解并稀释至刻度，摇匀，精密量取 5ml，置 100ml 量瓶中，用水稀释至刻度，摇匀。每 1ml 相当于 50μg 的 NO_3）0.50ml 用同法制成的对照液比较，不得更浅（0.25%）。

2. 总氯量 本品为盐酸盐，需检查总氯量。

方法：取本品约 0.2g，精密称定，加水 20ml 溶解后，加稀醋酸 2ml 与溴酚蓝指示液 8～10 滴，用硝酸银滴定液（0.1mol/L）滴定至显蓝紫色。每 1ml 硝酸银滴定液（0.1mol/L）相当于 3.54mg 的氯（Cl）。按干燥品计算，含总氯量应为 20.6%～21.2%。

3. 有关物质 本品照高效液相色谱法（通则 0512），采用不加校正因子的主成分自身对照法检查杂质。

供试品溶液：取本品适量，精密称定，用流动相溶解并稀释制成每 1ml 中约含 1mg 的溶液。

对照溶液：精密量取供试品溶液 1ml，置 100ml 量瓶中，用流动相稀释至刻度，摇匀。

色谱条件：用十八烷基硅烷键合硅胶为填充剂，以甲醇 – 乙腈 – 0.02mol/L 庚烷磺酸钠溶液（含 1% 三乙胺，用磷酸调节 pH 值至 5.5）（9∶9∶82）为流动相，检测波长为 254nm，进样体积 20μl。

系统适用性要求：理论板数按维生素 B_1 峰计算不低于 2000，维生素 B_1 峰与相邻峰的分离度均应符合要求。

测定法：精密量取供试品溶液与对照溶液，分别注入液相色谱仪，记录色谱图至主峰保留时间的 3 倍。

限度：供试品溶液色谱图中如有杂质峰，各杂质峰面积的和不得大于对照溶液主峰面积的 0.5 倍（0.5%）。

（三）含量测定

维生素 B_1 及其制剂常用的含量测定方法有非水溶液滴定法、紫外 – 可见分光光度法。原料药采用非水溶液滴定法，片剂和注射液均采用紫外 – 可见分光光度法。

1. 非水溶液滴定法 维生素 B_1 分子中含有两个碱性的已成盐的伯胺和季铵基团，在非水溶液中，均与高氯酸作用，以电位滴定法指示终点。

方法：取本品约 0.12g，精密称定，加冰醋酸 20ml 微热使溶解，放冷，加醋酐 30ml，照电位滴定法（通则 0701），用高氯酸滴定液（0.1mol/L）滴定，并将滴定的结果用空白试验校正。每 1ml 高氯酸滴定液（0.1mol/L）相当于 16.86mg 的 $C_{12}H_{17}ClN_4OS \cdot HCl$。按干燥品计算，含 $C_{12}H_{17}ClN_4OS \cdot HCl$ 不得少于 99.0%。

2. 紫外 – 可见分光光度法 维生素 B_1 分子中具有共轭双键结构，在紫外区有吸收，根据其最大吸收波长处的吸光度即可计算其含量，同时为了避免维生素 B_1 片剂中附加剂对酸碱滴定的干扰，故《中国药典》（2020 年版）采用紫外 – 可见分光光度法中吸收系数法测定其含量。

供试品溶液：取本品 20 片，精密称定，研细，精密称取适量（约相当于维生素 B_1 25mg），置 100ml 量瓶中，加盐酸溶液（9→1000）约 70ml，振摇 15 分钟使维生素 B_1 溶解，用上述溶剂稀释至刻度，摇匀，用干燥滤纸滤过，精密量取续滤液 5ml，置另一 100ml 量瓶中，再加上述溶剂稀释至刻度，摇匀。

测定法：取供试品溶液，在 246nm 的波长处测定吸光度。按 $C_{12}H_{17}ClN_4OS \cdot HCl$ 的吸收系数（$E_{1cm}^{1\%}$）为 421 计算，即得。本品含维生素 B_1（$C_{12}H_{17}ClN_4OS \cdot HCl$）应为标示量的 90.0～110.0%。

即学即练 9–8

答案解析

《中国药典》（2020 年版）维生素 B_1 原料药含量测定（ ）

A. 紫外 – 可见分光光度法　　　　B. 高效液相色谱法　　　　C. 非水溶液滴定法

D. 酸碱滴定法　　　　E. 红外分光光度法

知识链接

微生物法测定维生素 B_{12} 含量的原理

目前维生素检测方法主要有仪器法、微生物法、试剂盒法等。目前国标中涉及微生物法检测的维生素有叶酸、泛酸、维生素 B_{12} 等。微生物法测定维生素 B_{12} 含量的原理是利用莱士曼氏乳酸杆菌对维生素 B_{12} 的特异性和灵敏性，定量测定出试样中维生素 B_{12} 的含量。在测定用培养基中供给除维生素 B_{12} 以外的所有营养成分，这样微生物生长产生的透光率就会同标准曲线工作液及未知待测溶液中维生素 B_{12} 的含量相对应。以不同浓度标准溶液的透光率相对于各浓度水平标准物质的浓度绘制标准曲线，根据标准曲线即可计算出试验中维生素 B_{12} 的含量。

任务九　抗生素类药物质量检测 微课31

PPT

抗生素（antibiotics）是指生物（包括微生物、动物、植物）在其生命活动中产生的（或者用化学、生物或生化方法衍生的），能在低微浓度下有选择地抑制或影响其他生物功能的化学物质的总称。抗生素类药物是临床上治疗感染性疾病的一类重要药物。抗生素多数是通过微生物发酵提纯制得，也有部分经化学合成或半合成方法获取，抗生素类药物具有化学纯度低、活性组分易变异、稳定性差等特点，易出现相关组分、降解产物、聚合物、热原或细菌内毒素等杂质，使疗效降低、甚至出现过敏及毒副反应，因此需要严格控制本类药物质量。

抗生素类药物按其化学结构可分为九大类，包括：β – 内酰胺类、氨基糖苷类、四环素类素、大环内酯类、多烯大环类、多肽类、酰胺醇类、抗肿瘤类及其他抗生素。本任务主要讨论 β – 内酰胺类、氨基糖苷类、四环素类抗生素的结构、性质、分析方法及典型药物质量控制方法。

知识链接

"超级细菌"的克星——双效免疫抗生素

抗生素能抑制或者消灭细菌，是人类健康的卫士，但不合理使用抗生素，会使细菌产生耐药性，变成"超级细菌"。它们对抗生素有强大的抵抗作用，能逃避被杀灭的危险。世界卫生组织已宣布抗生素耐药性成为全球十大公共卫生威胁之一。2020 年 12 月 23 日，美国科学家在《自然》杂志上发表了研究成果：他们研发了新型抗菌药物"双效免疫抗生素"，既能治疗难治性感染，又能增强宿主自然免疫反应。作为一名药学工作者，也要增强自身科学创新能力，发扬锐意进取，严谨求实，精益求精的工匠精神。

一、结构与性质

（一）β–内酰胺类抗生素

本类抗生素分子结构中均具有β–内酰胺环，因此被称为β–内酰胺类抗生素。根据并合杂环结构的不同，可分为青霉素类（氢化噻唑环）和头孢菌素类（氢化噻嗪环），基本结构如下。

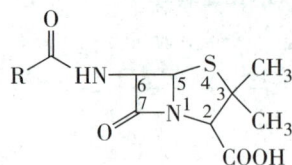

青霉素类

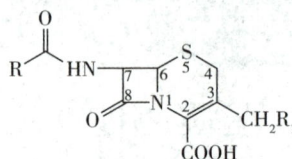

头孢菌素类

本类药物的基本结构中都有一个游离羧基和酰胺侧链。由于取代基的不同，构成各种不同的青霉素和头孢菌素。青霉素类药物分子中的母核称为 6 – 氨基青霉烷酸（6 – APA）；通常青霉素类分子中含有三个手性碳原子（C_2、C_5、C_6）。头孢菌素类分子中的母核称为 7 – 氨基头孢菌烷酸（7 – ACA）。头孢菌素类分子中含有两个手性碳原子（C_6、C_7）。《中国药典》（2020 年版）收载的本类药物原料药及其制剂均为白色、类白色或淡黄色粉末或结晶性粉末，其钠盐或钾盐易溶于水或乙醇，有机碱盐不易溶于水，易溶于有机溶剂。β–内酰胺类抗生素典型药物结构与性质见表 9 – 34。

表 9 – 34　β–内酰胺类抗生素典型药物结构与性质

结构式	药物
	阿莫西林（amoxicilin）
	青霉素钠（benzylpenicillin sodium）
	普鲁卡因青霉素（procaine benzylpenicillin）
	头孢氨苄（cefalexin）

续表

结构式	药物
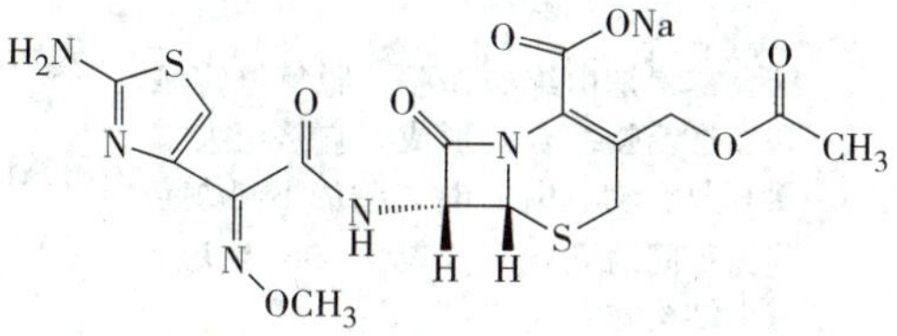	头孢噻肟钠（cefotaxime sodium）
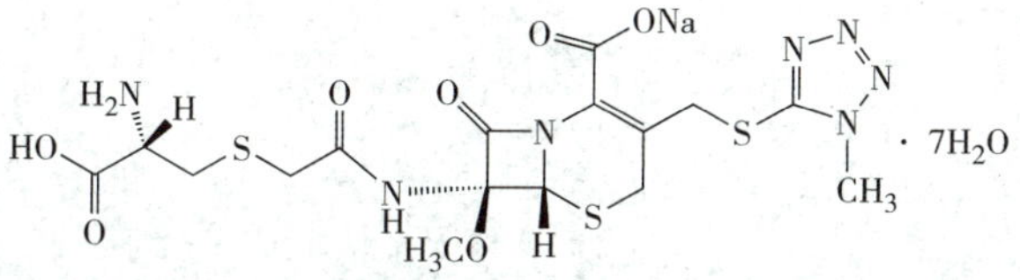	头孢米诺钠（cefminox sodium）

主要理化性质

1. 羧基具有酸性　游离羧基显酸性，pK_a多介于 2.5～2.8 之间，可与无机碱或有机碱成盐
2. β-内酰胺环的不稳定性　β-内酰胺环易被酸、碱、酶、羟胺、金属离子（铜、铅、汞）或氧化剂等破坏而开环失去活性
3. 羟肟酸铁反应　盐酸羟胺使β-内酰胺环开环形成羟肟酸，发生羟肟酸铁反应，可用于鉴别
4. 旋光性　手性碳原子具有旋光性，此类药物具有 3 个手性碳（青霉素类）或 2 个手性碳（头孢菌素类）
5. 紫外吸收光谱特性　本类药物的取代基或母核（青霉素类抗生素除外）具有共轭结构，有特征紫外吸收，可用于药物的鉴别及含量测定
6. 钠盐的性质　注射剂多以钠盐使用，可显钠离子的特征鉴别反应
7. 特征取代基性质　氨苄基取代，具有典型的α-氨基酸性质，可发生双缩脲和茚三酮反应；酚羟基取代，可与重氮苯磺酸试液发生偶合反应，可用于鉴别

（二）氨基糖苷类抗生素

氨基糖苷类抗生素是由碱性环己多元醇（苷元）与氨基糖缩合而成的苷。《中国药典》（2020 年版）收载的硫酸链霉素、硫酸庆大霉素等多种原料药及其制剂均为白色、类白色或微黄色粉末，无臭味微苦，有引湿性。临床上应用的主要为硫酸盐。其盐在水中易溶，在乙醇、三氯甲烷等有机溶剂中不溶。氨基糖苷类抗生素典型药物结构与性质见表 9-35。

表 9-35　氨基糖苷类抗生素典型药物结构与性质

结构式	说明	药物
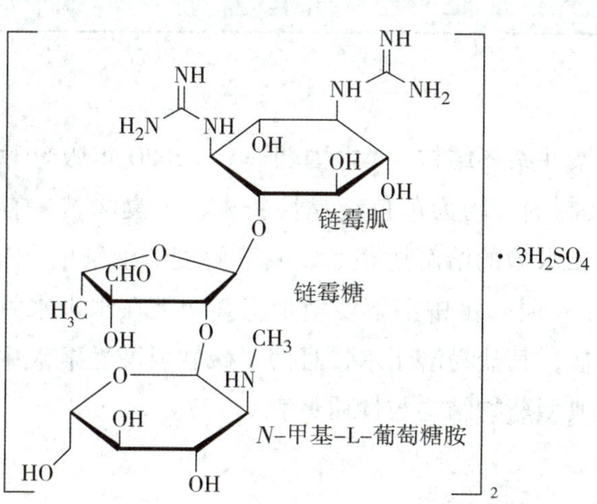	链霉素的结构为一分子链霉胍和一分子双糖胺结合而成的碱性苷。其中链霉双糖胺是由链霉糖与 N-甲基 L-葡萄糖胺所组成	硫酸链霉素（streptomycin sulfate）

续表

结构式	说明	药物
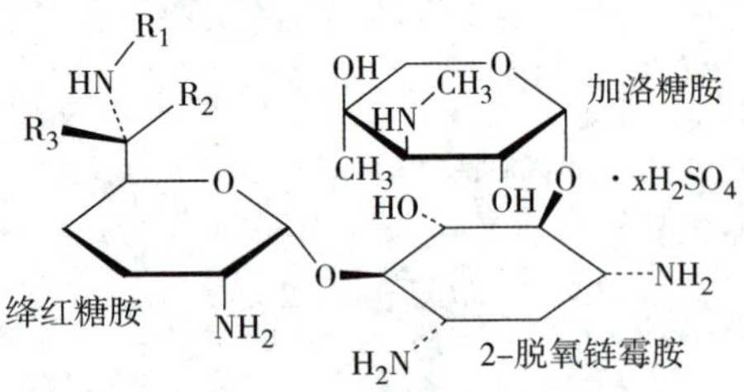 绛红糖胺　加洛糖胺　2-脱氧链霉胺	庆大霉素是由绛红糖胺、脱氧链霉胺和加洛糖胺缩合而形成。它是庆大霉素 C 复合物。R_1、R_2、R_3 的不同决定其为不同的 C 组分，表 9-36 为庆大霉素结构式	硫酸庆大霉素（gentamycin sulfate）
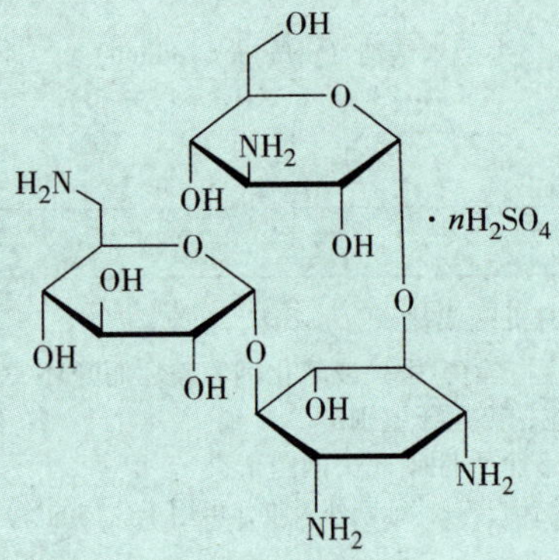	—	硫酸卡那霉素（kanamycin sulfate）

主要理化性质

1. 碱性　结构中含有氨基和胍基等碱性基团，可与无机酸或有机酸成盐，药用多为硫酸盐
2. 糖苷键的水解　糖苷键易于水解，可根据水解生成的氨基葡萄糖及碱性多元醇的化学性质进行鉴别。配制注射液时需注意其 pH
3. 旋光性　手性碳原子具有旋光性，结构中具有多个手性中心

表 9-36　庆大霉素结构式

硫酸庆大霉素	分子式	R_1	R_2	R_3
C_1	$C_{21}H_{43}N_5O_7$	CH_3	CH_3	H
C_{1a}	$C_{19}H_{39}N_5O_7$	H	H	H
C_2	$C_{20}H_{41}N_5O_7$	H	CH_3	H
C_{2a}	$C_{20}H_{41}N_5O_7$	H	H	CH_3

（三）四环素类抗生素

四环素类抗生素在化学结构上都具有四个并苯或萘并萘环结构。《中国药典》（2020 年版）收载的盐酸土霉素、盐酸四环素、盐酸金霉素等原料药及其制剂，均为黄色结晶性粉末，无臭味苦，有引湿性，遇光颜色变暗，在碱溶液中易破坏失效。游离碱在水中的溶解度很小，其溶解度与溶液的 pH 值有关，pH 4.5~7.2 时难溶于水；当 pH 值高于 8 或低于 4 时，水中溶解度增加。其盐类在水中水解，当溶液浓度较大时，会析出游离碱。临床上多应用盐酸盐，其盐易溶于水，且溶于碱性或酸性溶液中，而不溶于三氯甲烷、乙醚等有机溶剂。四环素类抗生素典型药物结构与性质见表 9-37。

表 9-37　四环素类抗生素典型药物结构与性质

结构式	药物
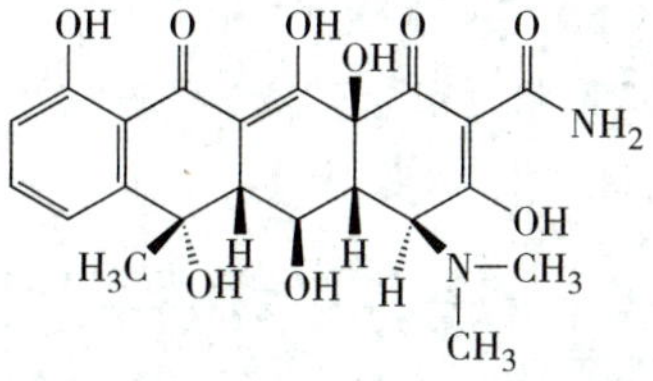 ·HCl	盐酸土霉素（oxytetracycline hydrochloride）
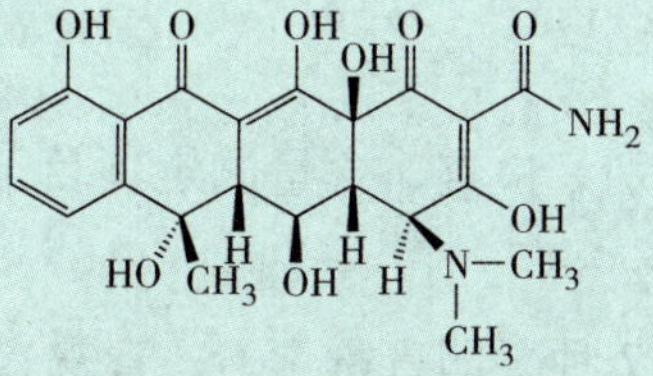 ·HCl	盐酸四环素（tetracycline hydrochloride）
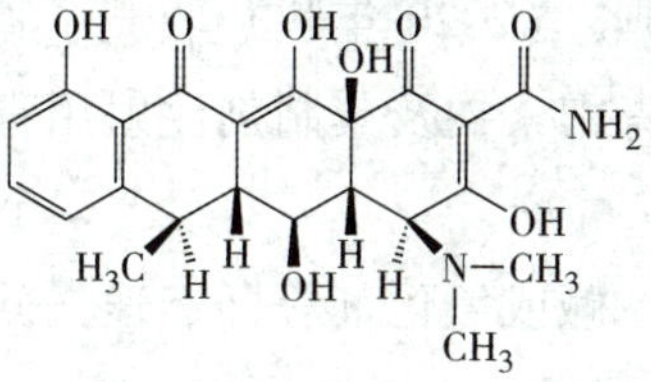 NH_2 ·HCl·$1/2C_2H_5OH$·$1/2H_2O$	盐酸多西环素（doxycycline hydrochloride）
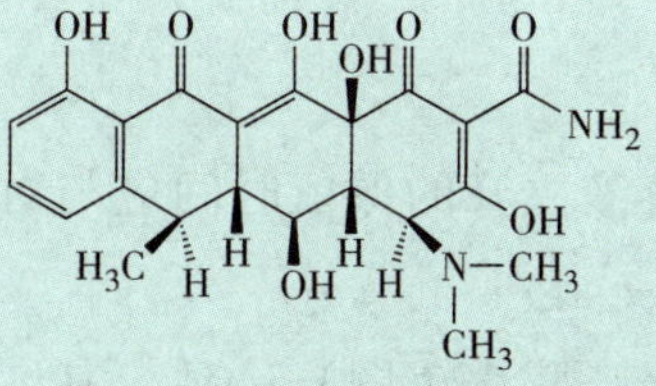 NH_2 ·HCl·$1/2C_2H_5OH$·$1/2H_2O$	盐酸金霉素（chlortetracycline hydrochloride）

主要理化性质

1. 酸碱性　结构中母核上 C_4 位上的二甲氨基显弱碱性，C_{10} 位上的酚羟基和两个含有酮基和烯醇基的共轭双键系统显弱酸性，本类抗生素为两性化合物，遇酸及碱均能生成盐

2. 稳定性　四环素类抗生素对各类氧化剂（空气中氧）、酸、碱都是不稳定的。干燥的四环素类游离碱和它们的盐类避光条件下保存均较稳定，但其水溶液随 pH 的不同会发生差向异构化、降解（酸性、碱性）、脱水等反应，尤其是在碱性水溶液中特别容易氧化，颜色很快变深，形成色素

3. 旋光性　分子中具有不对称碳原子，具有旋光性，可用于定性、定量分析

4. 紫外吸收和荧光性质　本类抗生素分子内含有共轭双键系统，在紫外光区有吸收。这些抗生素在紫外光照射下产生荧光，它们的降解产物也具有荧光。常采用薄层色谱法鉴别

知识链接

依据特征结构及取代基的化学鉴别反应

1. 羟肟酸铁反应　在碱性条件下，盐酸羟胺与 β-内酰胺类抗生素发生开环反应，生成有色的羟肟酸铁配合物。

2. 肽键特征反应　氨基糖苷类抗生素具有特征的 α-氨基酸和羟基胺的性质，与茚三酮试液反应生

成蓝紫色产物。

3. 坂口 （Sakaguchi） 反应　硫酸链霉素碱性条件下水解后可生成特征的链霉胍与 8 - 羟基喹啉、次溴酸钠反应生成橙红色产物，为链霉胍的特征反应。

4. 麦芽酚 （Maltol） 反应　在碱性条件下，硫酸链霉素水解重排生成麦芽酚，与硫酸铁铵中的 Fe^{3+} 在微酸条件下生成紫红色配合物，是链霉素特征反应。

5. 三氯化铁的显色反应　四环素类抗生素分子结构的酚羟基，与三氯化铁的发生显色反应。

二、分析示例

抗生素因其结构较为复杂，多具有相似组分，在药物的鉴别、检查、含量测定项目下具有较大的差别，但大部分采用的是高选择、高灵敏性的色谱法分离分析。

从青霉素培养液和头孢菌素发酵液中得到的天然青霉素有 7 种，即青霉素 G、青霉素 K、青霉素 X、青霉素 V、青霉素 N、青霉素 F 及双氢青霉素。在这些天然青霉素中，以青霉素 G 和青霉素 V 的疗效较好。在酸性溶液中，青霉素 V 比青霉素 G 稳定，口服有效。《中国药典》（2020 年版）收载了青霉素 V 钾、青霉素钠、青霉素钾等原料药及其片剂、胶囊剂及注射剂。现以青霉素钠及其制剂注射用青霉素钠为例说明抗生素类药物质量控制方法。

本品为白色结晶性粉末；无臭或微有特异性臭；有引湿性；遇酸、碱或氧化剂等即迅速失效，水溶液在室温放置易失效。

本品在水中极易溶解，在乙醇中溶解，在脂肪油或液状石蜡中不溶。

（一）鉴别

1. 高效液相色谱法　在含量测定项下记录的色谱图中，供试品溶液主峰的保留时间应与对照品溶液主峰的保留时间一致。

2. 红外分光光度法　本品的红外光吸收图谱应与对照的图谱（光谱集 222 图）一致。其红外吸收光谱特征峰及其归属见表 9 - 38。

表 9 - 38　青霉素钠红外吸收光谱特征峰及其归属

波数（cm^{-1}）	归属
3350	胺基 ν_{N-H}
3100 ~ 3000	苯环 ν_{C-H}
2980，2940	烷基 ν_{C-H}
1780，1700，1650	羰基 $\nu_{C=O}$
1500	酰胺 ν_{C-N}
1460，1420	双键 $\nu_{C=C}$
1310	酯键 ν_{C-O}
760，700	苯环 γ_{C-H}

3. 钠盐的鉴别反应　本品显钠盐鉴别（1）反应（通则 0301）。

方法：取铂丝，用盐酸湿润后，蘸取供试品，在无色火焰中燃烧，火焰即显鲜黄色。

（二）检查

青霉素钠检查项下除结晶性、干燥失重、可见异物、不溶性微粒、细菌内毒素与无菌外，还应检查酸碱度、溶液的澄清度与颜色、吸光度、有关物质、青霉素聚合物。无菌粉末应检查有关物质、青霉素聚合物等。

1. 酸碱度 β - 内酰胺类抗生素结构中的 β - 内酰胺环对酸、碱均不稳定，可发生开环反应，使药物的抗菌活性降低或消失。《中国药典》（2020 年版）根据药物的稳定性研究规定了相关品种的最适宜 pH 范围，在检查项下列入。

方法：取本品，加水制成每 1ml 中含 30mg 的溶液，依法测定（通则 0631），pH 值应为 5.0 ~ 7.5。

2. 吸光度 方法：取本品，精密称定，加水溶解并定量稀释制成每 1ml 中约含 1.80mg 的溶液，照紫外 - 可见分光光度法（通则 0401），在 280nm 与 325nm 波长处测定，吸光度均不得大于 0.10；在 264nm 波长处有最大吸收，吸光度应为 0.80 ~ 0.88。

3. 有关物质 β - 内酰胺类抗生素的制备方法多采用半合成法，生产过程中易引入原料、中间产物、副产物、异构体等，由于结构不确定，用有关物质定义（表 9 - 40）。有关物质的检查采用高效液相色谱法，外标法或不加校正因子主成分自身对照法进行限量检查。临用新制。

供试品溶液：取本品适量，加水溶解并定量稀释制成每 1ml 中约含 4mg 的溶液。

对照溶液：精密量取供试品溶液 1ml，置 100ml 量瓶中，用水稀释至刻度，摇匀。

系统适用性溶液：取青霉素系统适用性对照品适量，加水溶解并稀释制成每 1ml 中约含 4mg 的溶液。

灵敏度溶液：精密量取对照溶液适量，用水定量稀释制成每 1ml 中约含 1.0μg 的溶液。

色谱条件：用十八烷基硅烷键合硅胶为填充剂；以磷酸盐缓冲液（取磷酸二氢钾 10.6g，加水至 1000ml，用磷酸调节 pH 值至 3.4）- 甲醇（72∶14）为流动相 A，乙腈为流动相 B，先以流动相 A - 流动相 B（86.5∶13.5）等度洗脱，待杂质 E 的第 3 个色谱峰（图 9 - 8）洗脱完毕后，立即按表 9 - 39 进行线性梯度洗脱；检测波长为 225nm；流速为每分钟 1.0ml；柱温为 34℃；进样体积为 20μl。

系统适用性要求：系统适用性溶液色谱图应与标准图谱一致；灵敏度溶液色谱图中，主成分色谱峰峰高的信噪比应大于 10。

测定法：精密量取供试品溶液和对照溶液，分别注入液相色谱仪，记录色谱图。

限度：供试品溶液色谱图中如有杂质峰，各杂质峰面积的和不得大于对照溶液主峰面积（1.0%），小于灵敏度溶液主峰面积的峰忽略不计。

表 9 - 39　高效液相色谱法对青霉素钠有关物质检查梯度洗脱程序

时间（分钟）	流动相 A（%）	流动相 B（%）
0	86.5	13.5
$t_g + 2$	86.5	13.5
$t_g + 26$	64	36
$t_g + 38$	64	36
$t_g + 39$	86.5	13.5
$t_g + 50$	86.5	13.5

t_g 表示青霉素系统适用性对照品溶液中杂质 E 的第 3 个色谱峰的保留时间。

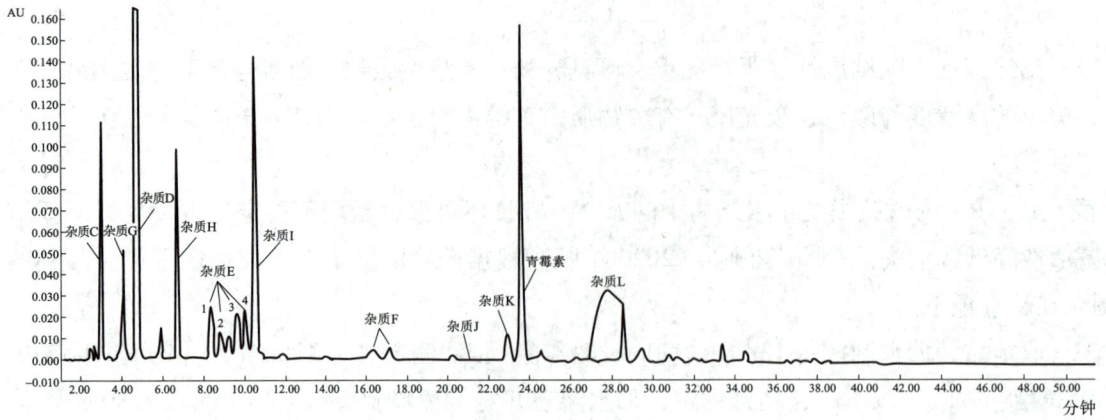

图 9－8　青霉素钠有关物质参考图谱

表 9－40　青霉素中有关物质及其结构式

青霉素有关物质	结构式
杂质 C	
杂质 D	
杂质 E	
杂质 F	

续表

青霉素有关物质	结构式
杂质 G	
杂质 H	
杂质 I	
杂质 J	
杂质 K	青霉素二聚体（penicillic acid dimer）
杂质 L	

4. 青霉素聚合物 青霉素聚合物的特点是在生产工艺中产生的杂质，可发生降解作用，以异构体存在的样品同聚和异聚反应可同时发生，高分子杂质的种类和数量与生产工艺密切相关。本类药物中的高分子杂质的分离分析方法主要采用反相高效液相色谱法，凝胶色谱和离子交换色谱等。根据分子量差异进行分离的凝胶色谱是一种简便易行的分离方法。葡聚糖凝胶 G-10 为 β-内酰胺类抗生素高分子杂质分离色谱系统的凝胶介质。

方法：照分子排阻色谱法（通则 0514）测定。临用新制。

供试品溶液：取本品约 0.4g，精密称定，置 10ml 量瓶中，加水适量使溶解后，用水稀释至刻度，摇匀。

对照溶液：取青霉素对照品适量，精密称定，加水溶解并定量稀释制成每 1ml 中约含 0.1mg 的溶液。

系统适用性溶液（1）：取蓝色葡聚糖 2000 适量，加水溶解并稀释制成每 1ml 中约含 0.1mg 的溶液。

系统适用性溶液（2）：取青霉素钠约 0.4g，置 10ml 量瓶中，加 0.05mg/ml 的蓝色葡聚糖 2000 溶液溶解并稀释至刻度，摇匀。

色谱条件：用葡聚糖凝胶 G-10（40~120μm）为填充剂，玻璃柱内径为 1.0~1.4cm，柱长为 30~40cm，以 pH 7.0 的 0.1mol/L 磷酸盐缓冲液 [0.1mol/L 磷酸氢二钠溶液 - 0.1mol/L 磷酸二氢钠溶液（61：39）] 为流动相 A，以水为流动相 B；流速为每分钟 1.5ml，检测波长为 254nm，进样体积为 100~200μl。

系统适用性要求：系统适用性溶液（1）分别在以流动相 A 与流动相 B 为流动相记录的色谱图中，按蓝色葡聚糖 2000 峰计算，理论板数均不低于 400，拖尾因子均应小于 2.0，蓝色葡聚糖 2000 的保留时间的比值应在 0.93~1.07。系统适用性溶液（2）在以流动相 A 为流动相记录的色谱图中，高聚体的峰高与单体和高聚体之间的谷高比应大于 2.0。对照溶液色谱图中主峰与供试品溶液色谱图中聚合物峰，与相应色谱系统中蓝色葡聚糖 2000 峰的保留时间的比值均应在 0.93~1.07。以流动相 B 为流动相，精密量取对照溶液连续进样 5 次，峰面积的相对标准偏差应不大于 5.0%。

测定法：以流动相 A 为流动相，精密量取供试品溶液，注入液相色谱仪，记录色谱图；以流动相 B 为流动相，精密量取对照溶液，注入液相色谱仪，记录色谱图。

限度：按外标法以青霉素峰面积计算，青霉素聚合物的量不得过 0.08%。

青霉素无菌粉末要求青霉素聚合物的量不得过标示量的 0.10%。

（三）含量测定

青霉素钠侧链上含有苯环结构，具有紫外吸收特性，故可以采用高效液相色谱法测定其含量。《中国药典》（2020 年版）对青霉素钠及注射用青霉素钠的含量测定均采用高效液相色谱法外标法，以青霉素钠含量测定方法为例说明。

供试品溶液：取本品适量，精密称定，加水溶解并定量稀释制成每 1ml 中约含 1mg 的溶液。

对照品溶液：取青霉素对照品适量，精密称定，加水溶解并定量稀释制成每 1ml 中约含 1mg 的溶液。

系统适用性溶液：取青霉素系统适用性对照品适量，加水溶解并稀释制成每 1ml 中约含 1mg 的溶液。

色谱条件：用十八烷基硅烷键合硅胶为填充剂；以有关物质项下流动相 A - 流动相 B（85：15）为流动相；检测波长为 225nm；进样体积为 20μl。

系统适用性要求：系统适用性溶液色谱图应与标准图谱一致。

测定法：精密量取供试品溶液与对照品溶液，分别注入液相色谱仪，记录色谱图。按外标法以峰面积计算，其结果乘以 1.0658，即为供试品中 $C_{16}H_{17}N_2NaO_4S$ 的含量。按干燥品计算，含 $C_{16}H_{17}N_2NaO_4S$ 不得少于 96.0%。

即学即练 9-9

答案解析

《中国药典》（2020年版）中注射用青霉素钠含量测定方法是（　　）
A. 高效液相色谱法　　B. 气相色谱法　　C. 紫外-可见分光光度法
D. 非水溶液滴定法　　E. 维生素检定法

目标检测

答案解析

一、A 型题（最佳选择题）

1. 丙磺舒与三氯化铁反应生成（　　）沉淀
   A. 赭色　　　　　　　B. 紫堇色　　　　　　C. 米黄色
   D. 白色　　　　　　　E. 红色

2.《中国药典》（2020年版）规定阿司匹林片的含量测定方法是（　　）
   A. 双相滴定法　　　　B. 直接酸碱滴定法　　C. 紫外-可见分光光度法
   D. 高效液相色谱法　　E. 两步滴定法

3. 直接酸碱滴定法测定阿司匹林原料药时所用的溶剂是（　　）
   A. 水　　　　　　　　B. 乙醇　　　　　　　C. 中性乙醇
   D. 三氯甲烷　　　　　E. 石油醚

4. 某药物的水溶液加三氯化铁试液，即显蓝紫色，该药物应为（　　）
   A. 盐酸普鲁卡因　　　B. 苯佐卡因　　　　　C. 对乙酰氨基酚
   D. 盐酸利多卡因　　　E. 对氨基水杨酸钠

5. 肾上腺素中酮体的检查，《中国药典》（2020年版）采用的方法是（　　）
   A. HPLC　　　　　　　B. TLC　　　　　　　C. GC
   D. UV　　　　　　　　E. IR

6. 下列试药中，能加速重氮化反应速度的是（　　）
   A. KI　　　　　　　　B. KBr　　　　　　　C. NaBr
   D. NaCl　　　　　　　E. 碱液

7. 用亚硝酸钠滴定法测定磺胺类药物的含量，《中国药典》（2020年版）采用确定终点的方法为（　　）
   A. 内指示剂法　　　　B. 外指示剂法　　　　C. 永停滴定法
   D. 自身指示剂法　　　E. 淀粉

8. 磺胺类药物与硫酸铜试液作用生成不同颜色的铜盐沉淀，用于鉴别，其反应发生的官能团是（　　）
   A. 苯环　　　　　　　B. 芳香第一胺基　　　C. 取代基
   D. 磺酰胺基　　　　　E. 母核结构

9.《中国药典》（2020年版）规定用银量法测定巴比妥类药物的含量，所采用的指示终点的方法为（　　）
   A. 永停滴定法　　　　B. 内指示剂法　　　　C. 外指示剂法

D. 电位滴定法　　　　　　　E. 观察法

10. 苯巴比妥与铜–吡啶试液反应，生成物的颜色为（　　）

A. 黄色　　　　　　　　B. 蓝色　　　　　　　　C. 紫色

D. 绿色　　　　　　　　E. 蓝绿色

11. 异烟肼中的特殊杂质为（　　）

A. 水杨酸　　　　　　　B. 对氨基苯甲酸　　　　C. 阿司匹林

D. 游离肼　　　　　　　E. 硝基苯

12. 吩噻嗪类药物盐酸氯丙嗪的制剂通常采用的含量测定方法是（　　）

A. 氧化还原滴定法　　　B. 非水溶液滴定法　　　C. 紫外–可见分光光度法

D. 比色法　　　　　　　E. 酸碱滴定法

13.《中国药典》（2020 年版）对地西泮原料药的含量测定采用（　　）

A. 紫外–可见分光光度法　B. 非水溶液滴定法　　　C. 比色法

D. 酸碱滴定法　　　　　E. 高效液相色谱法

14. 能用 Vitaili 反应鉴别的药物是（　　）

A. 麻黄碱　　　　　　　B. 奎尼丁　　　　　　　C. 硫酸阿托品

D. 可待因　　　　　　　E. 咖啡因

15. 采用非水溶液滴定法测定盐酸麻黄碱，加入醋酸汞的目的是（　　）

A. 消除麻黄碱干扰　　　B. 消除氢卤酸干扰　　　C. 消除氮原子干扰

D. 消除高氯酸干扰　　　E. 消除氯离子干扰

16. 维生素 B_1 可用下列哪个反应鉴别（　　）

A. 三氯化锑反应　　　　B. 三氯化铁反应　　　　C. 麦芽酚反应

D. 硫色素反应　　　　　E. 坂口反应

17. 维生素 B_1 进行硫色素反应鉴别而显荧光的条件是（　　）

A. 酸性　　　　　　　　B. 碱性　　　　　　　　C. 中性

D. 弱酸性　　　　　　　E. 弱碱性

18.《中国药典》（2020 年版）对青霉素钠进行青霉素聚合物的检查方法是（　　）

A. 薄层色谱法　　　　　B. 紫外–可见分光光度法　C. 高效液相色谱法

D. 分子排阻色谱法　　　E. 气相色谱法

二、B 型题（配伍选择题）

（1～3 共用备选答案）

A. 赭色　　　　　　　　B. 紫堇色　　　　　　　C. 米黄色

D. 白色　　　　　　　　E. 红色

从以上选项中选择以下药物与三氯化铁反应所显颜色：

1. 阿司匹林（　　）

2. 苯甲酸（　　）

3. 丙磺舒（　　）

（4～7共用备选答案）

　　A. 酮体　　　　　　　　　B. 对氨基苯甲酸　　　　C. 对氨基酚

　　D. 游离酚　　　　　　　　E. 水杨酸

　　以下各药物种易引入的特殊杂质是：

4. 阿司匹林的特殊杂质是（　　）

5. 盐酸普鲁卡因的特殊杂质是（　　）

6. 对乙酰氨基酚的特殊杂质是（　　）

7. 酒石酸去甲肾上腺素特殊杂质是（　　）

（8～10共用备选答案）

　　A. 白色　　　　　　　　　B. 紫色　　　　　　　　C. 红色

　　D. 绿色　　　　　　　　　E. 荧光

　　以下药物和试剂反应显色，从以上颜色中选择正确的选项：

8. 苯巴比妥和过量硝酸银反应（　　）

9. 硫喷妥钠和铜吡啶反应（　　）

10. 司可巴比妥钠和铜吡啶反应（　　）

（11～15共用备选答案）

　　A. 双缩脲反应　　　　　　B. 维他立反应　　　　　C. 绿奎宁反应

　　D. 紫脲酸铵反应　　　　　E. 甲醛-硫酸反应

　　从以上反应中选出下列各生物碱的特征鉴别反应：

11. 氢溴酸东莨菪碱（　　）

12. 磷酸可待因（　　）

13. 氨茶碱（　　）

14. 硫酸奎尼丁（　　）

15. 盐酸伪麻黄碱（　　）

（16～19共用备选答案）

　　A. 三氯化锑反应　　　　　B. 硝酸反应　　　　　　C. 与2,6-二氯靛酚反应

　　D. 硫色素反应　　　　　　E. 三氯化铁反应

　　以下维生素类药物鉴别反应是：

16. 维生素 E（　　）

17. 维生素 A（　　）

18. 维生素 C（　　）

19. 维生素 B_1（　　）

三、X 型题（多项选择题）

1. 阿司匹林片剂〔检查〕项下记载内容包括（　　）

　　A. 溶液澄清度　　　　　　B. 游离水杨酸　　　　　C. 有关物质

　　D. 溶出度　　　　　　　　E. 重量差异

2. 能够发生重氮化－偶合反应的药物包括（　　）

　　A. 水杨酸　　　　　　　　　B. 对氨基水杨酸钠　　　　　　C. 苯甲酸

　　D. 贝诺酯　　　　　　　　　E. 阿司匹林

3. 下列关于采用直接酸碱滴定法测定阿司匹林原料药的说法，正确的是（　　）

　　A. 采用的溶剂是对酚酞显中性的乙醇　　　　　　　　B. 应缓慢滴定至终点，以免水解

　　C. 采用结晶紫作为指示剂　　　　　　　　　　　　　D. 以氢氧化钠为滴定液

　　E. 滴定终点的现象是出现红色

4. 重氮化反应要求在强酸性介质中进行，这是因为（　　）

　　A. 防止亚硝酸挥发　　　　　　　　　　　　　　　　B. 可加速反应

　　C. 重氮化合物在酸性溶液中稳定　　　　　　　　　　D. 可使反应平稳进行

　　E. 可防止生成偶氮氨基化合物

5. 巴比妥类药物的鉴别方法包括（　　）

　　A. 与铜－吡啶试液反应　　　　B. 紫外－可见分光光度法　　　C. 红外分光光度法

　　D. 三氯化铁反应　　　　　　　E. 与硝酸银试液反应

6. 可采用非水溶液滴定法测定含量的杂环类药物包括（　　）

　　A. 尼可刹米　　　　　　　　　B. 艾司唑仑　　　　　　　　　C. 盐酸异丙嗪

　　D. 地西泮　　　　　　　　　　E. 奋乃静

7. 非水滴定法测定生物碱类药物含量应考虑的测定条件有（　　）

　　A. K_b 值　　　　　　　　　　B. 碱化试剂　　　　　　　　　C. 提取溶剂种类

　　D. 提取溶剂用量　　　　　　　E. 指示剂

8. 用非水溶液滴定法测定盐酸吗啡的含量，以下叙述中正确的有（　　）

　　A. 用中性乙醇作溶剂　　　　　　　　　　　　　　　B. 用冰醋酸作溶剂

　　C. 滴定前加入一定量醋酸汞试液　　　　　　　　　　D. 用高氯酸滴定液滴定

　　E. 用结晶紫指示终点

9. 黄体酮的鉴别方法包括（　　）

　　A. 红外分光光度法　　　　　　B. Vitali 反应　　　　　　　　C. 与异烟肼反应

　　D. 氯元素反应　　　　　　　　E. 与亚硝基铁氰化钠的反应

10. 维生素 C 的鉴别实验方法包括（　　）

　　A. 红外光谱法　　　　　　　　B. 坂口反应　　　　　　　　　C. 与硝酸银反应

　　D. 与 2,6－二氯靛酚反应　　　E. 硫色素反应

11. 抗生素含量测定的现行方法有（　　）

　　A. 酸碱滴定法　　　　　　　　B. 紫外－可见分光光度法　　　C. 高效液相色谱法

　　D. 微生物检定法　　　　　　　E. 免疫法

四、简答题

1. 试述亚硝酸钠滴定法的原理，测定的主要条件及指示终点的方法？加入 KBr 的目的是什么？加过量盐酸的作用是什么？

2. 现有 3 种药物粉末，可能为苯巴比妥钠、注射用硫喷妥钠和司可巴比妥钠，请阐述如何利用简单的方法来鉴别？试验现象如何？

3. 《中国药典》（2020 年版）中杂环类原料药物的含量测定常采用什么方法？为什么？

4. 采用非水溶液滴定法测定生物碱类药物含量时的实验条件有哪些？

5. 用薄层色谱法对硫酸奎宁中的特殊杂质金鸡纳碱进行检查，展开剂中为何要加入二乙胺？还有什么方法也可达到同样效果？

6. 抗生素类药物含量测定方法有生物学法和理化方法，简述各自的特点？

书网融合……

知识回顾	微课 19	微课 20	微课 21	微课 22	微课 23
微课 24	微课 25	微课 26	微课 27	微课 28	微课 29
微课 30	微课 31	习题			

项目十　中药制剂检测技术

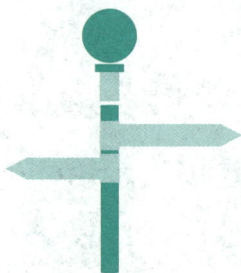

学习引导

2006 年 6 月 1 日，国家决定暂停使用和审批鱼腥草类的 7 个中药注射剂。其他中药注射剂事件使得中药注射剂的公信力受到广泛质疑，部分被限制使用。此类事件给我们敲响了警钟，中药作为中华民族的宝贵财富，传统剂型的疗效不容置疑，但是中药制剂的现代化改进和不良反应监测依然任重道远，要在安全、科学、长期的监测下不断前行。尤其是中药注射剂的开发要慎之又慎。中药制剂检验有何特点？如何开展检验？

本项目主要介绍中药制剂的检验技术和方法。

学习目标

1. **掌握**　中药制剂检测的基本程序和前处理方法。
2. **熟悉**　中药制剂检测发展概况。
3. **了解**　中药制剂检测的特点。

PPT

任务一　中药制剂检测概述

中药制剂是根据中医药理论和用药原则，以中药（饮片）为原料，按规定的处方和方法加工成一定的剂型，具有一定剂型和规格，用于防病治病的药品，中药制剂一般又称为中成药。中药制剂是祖国医药伟大宝库的重要组成部分，历史悠久，疗效显著，品种繁多，是我国的医药文化瑰宝。中药制剂质量的优劣，不但直接影响预防和治疗疾病的效果，而且密切关系到人民的健康与生命安全。中药制剂种类有丸剂、散剂、煎膏剂、膏药、颗粒剂、片剂、胶囊剂、糖浆剂、合剂、酒剂、露剂、茶剂、鼻用制剂、眼用制剂、气雾剂、喷雾剂、洗剂等。

近年来，我国医药工作者应用现代科技手段在中药制剂质量控制方面取得长足的进步，建立了包括传统四大鉴别（显微、化学、光谱、色谱）、分子生物学鉴别、特征与指纹图谱鉴别等定性评价方法学体系，并逐步向活性成分、多成分定量化方向发展，推动中药现代化进程，使中药制剂质量标准逐步与国际接轨。

一、中药制剂检测特点　微课 32

中药制剂检测就是以中医药理论为指导，以国家药品标准为依据，应用现代分析的理论和方法，全面检验和控制中药制剂质量的一门综合性应用技术。根据中医理论强调整体观念原则，中药制剂多为复方，组成复杂，与单味中药或一般化学药物制剂分析相比，具有以下特点。

（一）中医药理论的指导性

中药制剂的组方原则有君、臣、佐、使之分，因此中药制剂具有多组分、多靶点、相互协调作用的特点。进行中药质量分析，首先进行组方分析，分清各味药在处方中所处的地位，在难以对处方中所有中药进行分析的情况下，应首选君药、臣药进行分析。如黄连上清丸中黄连是主药，而安宫牛黄丸中牛黄为主药，黄连为辅药。前者测定黄连（包括黄柏）中盐酸小檗碱的含量，后者测定牛黄中胆红素的含量。质量分析还应与中医临床功能主治相结合，大黄在以消炎功能为主的制剂中，应测定游离蒽醌含量，而在以泻下作用为主的制剂中，应测定结合蒽醌的含量。

> **岗位情景模拟**
>
> **情景描述**　十滴水，善治中暑，症见头晕、恶心、腹痛、胃肠不适等。药物组成为：樟脑、干姜、桉油、小茴香、肉桂、辣椒、大黄。《中国药典》（2020 年版）中采用气相色谱法测定樟脑和桉油中的桉油精的含量。
>
> **讨　　论**　选择这两种成分作为含量测定指标的依据是什么？
>
> 答案解析

（二）化学成分的复杂性

当由几味甚至几十味中药组成的复方制剂，所含成分更为复杂，成分之间还会相互影响，相互作用，给制剂分析测定带来更大的困难。因此中药质量分析需对样品进行必要的前处理，最大限度地保留待测成分，尽可能除去干扰和其他成分，从而保证检测结果的准确性。例如：作为众多中药制剂的组分的人参，含有几十种化学性质相似的人参皂苷类成分，本身就是多种化学成分的混合物。在温补气血的人参养荣丸中有十二味中药，《中国药典》（2020 年版）以人参二醇、人参三醇为对照品，采用薄层色谱法进行鉴别。

（三）原料药材质量的差异性

原料药材的品种、规格、产地、药用部位、采收季节和加工方法等均会影响药材的质量，从而影响临床疗效。《中国药典》（2020 年版）规定黄连的来源有 3 种（味连、雅连、云连），其中味连中生物碱含量最高，质量最好。另外延胡索中有效成分为生物碱，在炮制过程中常用醋制，增加生物碱的溶解性能，但醋的浓度对生物碱的溶出率影响较大。

（四）制剂工艺及辅料的特殊性

中药制剂的剂型种类繁多，制备方法不一，工艺较为复杂。在分析方法上除考虑方法的专属性、灵敏度外，尚须注意炮制或制备工艺对其有效成分的影响。例如：地黄中的梓醇长时间煎煮以后很难检测到。此外，中药制剂所用的蜂蜜、蜂蜡、糯米粉、铅丹等特色辅料对测定结果有多种影响，需选择合适的方法，设法排除辅料的干扰，保证检验结果的准确可靠。

（五）杂质来源的多途径性

中药制剂的杂质来源较化学制剂复杂，如原料药材带有非药用部位及未除净的泥沙，药材产地环境污染导致的重金属及残留农药超标，药材加工过程中的二氧化硫残留等有害物质，贮藏不当引起的虫蛀、霉变等。因此，强化杂质检查，确保用药安全，是中药制剂检验工作的一项重要任务。

（六）完善质量控制要求

中药质量控制方法正在向严格、规范、科学发展，以保证中药安全性、有效性和质量稳定性。在中药安全性控制方面，《中国药典》（2020 年版）要求有效控制外源性污染物的影响，并有效控制内源性有毒成分对中药安全性产生的影响。在中药有效性控制方面，《中国药典》（2020 年版）要求强化标准的专属性和整体性，重点开展了基于中医临床疗效的生物评价和测定方法研究。《中国药典》（2020 年版）中，500 多个植物类药材标准涉及重金属、禁用农药通用要求，并且药材及饮片（植物类）不得检出（低于定量限）33 种禁用农药。

二、影响中药制剂质量因素

影响中药制剂的因素多而复杂，主要包括中药材、炮制方法、制备工艺等方面。

（一）原料药材的影响

原料药材的品种、产地、采收、加工等对中药制剂的质量产生较大的影响。例如，广州道地药材石牌广藿香，抗菌成分广藿香酮的含量较海南产的广藿香高。槐米（花蕾）中芦丁含量高达 23.5%，而槐花（开放的花）仅为 13%。由此可见，中药制剂质量必须从源头抓起，才能从根本上保证中药制剂的质量。

（二）炮制方法的影响

中药材必须经加工炮制成"中药饮片"，才能用于制剂生产。在加工炮制过程中，中药的化学成分、性味、药理作用等方面都会发生一定的变化，为了保证中药制剂的质量，中药材应严格遵守中药炮制规范，对炮制工艺、成品质量都要严格把关，才能保证中药制剂的安全性和有效性。以生物碱成分入药的生药加入到米醋、黄酒、白酒等辅料中进行炮制，有利于使其成盐溶出，从而达到增强临床疗效的目的。黄柏的有效成分以小檗碱广谱抗菌作用较强，盐炙和酒炙后的黄柏小檗碱的含量较生品增加，其原因为小檗碱成盐和酒炙增加了溶解度，故大补阴丸和四妙丸等中成药中的黄柏均以盐炙品入药。总之，随着国家对中药饮片质量管理力度的加大和药品标准的逐步完善，中药饮片和中药制剂的质量也会得到不断提高。

（三）制备工艺的影响

制剂工艺是否合理是影响中药制剂质量的重要因素。生产过程中粉碎、提取、分离除杂、浓缩、干燥、成型方法等生产工艺都会对中药制剂的质量产生影响。因此，设计合理的制备工艺，积极推行 GMP 管理，将新技术应用于中药制剂生产是保证中药制剂质量的关键。

（四）包装、运输、贮藏的影响

中药制剂的包装应能保证药品在生产、运输、贮藏及使用过程中的质量，盛装药品的各种容器应无毒、洁净，与内容药品不发生化学反应，且不影响药品的质量和检验。中药制剂的贮藏应符合药品标准规定的条件，避免高温、氧化、受潮、光照等不良因素对制剂质量的影响。中药制剂一般要求在密闭（封）、阴凉干燥（温度在 20℃以下）条件下贮藏，注射剂、滴眼剂、滴丸剂还必须避光保存。

三、中药制剂检测发展概况

随着现代科学技术的进步，中药制剂质量控制由以前的感官经验判断、一般理化鉴别发展到现在的色谱分析、指纹图谱、多指标定量分析等方法。质量控制方法较之以前更准确、有效、实用，质量控制水平逐步提高，使中药制剂质量标准逐步与国际接轨。

（一）多指标成分含量测定与指纹图谱相结合的评价方法

中药制剂具有多成分、多靶点整合作用的特点。中药制剂质量控制正从简单的单个成分的含量测定转向以先进技术为手段，多组分、多指标含量测定为目标，并逐步建立指纹图谱，以实现中药制剂质量标准现代化。该模式已成为中药制剂质量评价与控制的主要发展方向。

（二）色谱联用技术的应用

中药制剂是一个高度复杂的化学物质体系，其成分的复杂性在于从大分子到小分子，从水溶性成分到脂溶性成分，从无机物到有机物，不同性质的成分数量较多，结构差异较大，单一的检验手段难以对其进行全面分析与评价。随着现代分析技术与仪器的发展，尤其是各种色谱/光谱联用技术的应用，如HPLC – ELSD、HPLC – DAD – ELSD、HPLC – MS、GC – MS、HPLC – NMR（核磁共振，nuclear magnetic resonance，NMR）等为中药制剂的质量控制研究提供了新的手段和方法，也正在得到广泛应用。

（三）一测多评法及其类似方法的应用

"一测多评（quantitative analysis of multi – components by single – marker，QAMS）"法利用中药有效成分内在的函数关系和比例关系，只测定一个成分来实现多个成分的同步测定，此种方法可以有效减少实验步骤，节约多种标准物质。目前已在多种中药材和中药制剂中得到应用与推广。如：正天丸的一测多评，以芍药苷为内参，同时测定正天丸6种指标性成分（芍药苷、阿魏酸、升麻素苷、5 – O – 甲基维斯阿米醇苷、欧前胡素、异欧前胡素）。茵栀黄口服液分析，以黄芩苷为内参，同时测定了栀子苷、绿原酸、金丝桃苷、木犀草苷、黄芩苷5种成分。

（四）安全性检查项目的不断完善

对中药制剂进行系统的安全性研究，并建立数据库；通过系统的毒理学研究，制定内源性有毒成分、外源性重金属及有害残留物控制的方法和限度；进一步加强高风险中药注射剂的安全性控制，研究建立中药注射剂异常毒性、过敏反应、高分子聚合物、蛋白质、树脂等有关物质检查的新方法，确保临床用药的安全有效。

（五）中药制剂质量控制的发展趋势

近年来，分子生物技术与现代药物分析技术的结合应用，建立生物活性的质量控制模式，即中药活性成分筛选和药效物质基础研究，取得瞩目的进展。此外，"中药谱效学"通过建立中药指纹图谱与中药质量疗效内在关系的研究体系，使中药质量控制由完整的"谱"来表征中药整体的"效"，对推动我国中医药事业的现代化、国际化具有十分重要的意义。

📖 **知识链接**

中药指纹图谱

中药指纹图谱是指某些中药材或中药制剂经适当处理后，采用一定的分析手段，得到的能够标示其化学特征的色谱图或者光谱图，是一种综合的、可以量化的分析手段，"整体性"和"模糊性"是其显著特点，是目前符合中药特点的评价中药质量有效性、安全性和一致性的质量控制模式之一。《中国药典》（2020年版）将指纹图谱引入到三七通舒胶囊、血栓通胶囊、血塞通片（胶囊、颗粒）等中药制剂的质量评价中，极大地提高了制剂质量控制的水准，也是指纹图谱在中药制剂质量评价中应用的有力推广。

PPT

任务二　中药制剂检测基本程序

中药制剂检测的基本程序一般包括取样、供试品前处理、供试品分析（性状、鉴别、检查和含量测定）。

一、取样

取样必须具有科学性、真实性和代表性，取样的基本原则是均匀合理。一般应从每个包装的四角和中间5处取样。袋装可从袋中间垂直插入，桶装可在桶中央取样，深度可达1/3～2/3处。各类中药制剂取样量不得少于全检用量3倍量，其中1/3供检验用，1/3供复核用，1/3留样保存（至少一年）。取样结束，取得的药品要妥善保管，同时注明品名、批号、数量、取样日期及取样人。

二、供试品前处理

中药制剂多为复方，组成复杂，在分析前一般需将待测组分从制剂中提取出来，有的甚至还需要进一步的纯化处理，一般遵循以下步骤：粉碎（或分散）→提取→分离→供试品溶液。

（一）粉碎（或分散）

样品的粉碎或分散主要针对中药固体制剂。粉碎或分散的目的主要是增大中药固体制剂的比表面积，增大制剂与提取溶剂的接触面积，有利于被测成分的提取。

（二）提取

中药制剂检测的提取方法众多，按提取原理不同可分溶剂提取法、水蒸气蒸馏法、升华法和超临界流体萃取法。

1. **溶剂提取法**　选用适当的溶剂将中药制剂中的被测成分溶出的方法称为溶剂提取法。溶剂的选择应遵循"相似相溶"原则，根据被测成分的性质来选择合适的溶剂。如酸水提取生物碱，碱水提取黄酮，乙醚提取游离蒽醌等。溶剂提取法主要包括浸渍法、回流提取法、连续回流提取法和超声波提取法等。

（1）浸渍法　称取一定的样品，置适宜容器中，加入一定体积的提取溶剂，密闭，放置，浸泡提取，浸泡期间要经常振摇。浸渍法操作简便，适宜提取遇热易破坏的被测成分，但耗时较长，提取效率较低。

（2）回流提取法　以有机溶剂作溶媒，用回流装置，加热回流提取，提取至一定时间后，滤出提取液，经处理后制成供试品溶液。本法主要用于固体制剂的提取，提取效率高于浸渍法，但对热不稳定或具有挥发性的成分不宜采用该方法。

（3）连续回流提取法　将样品置索氏提取器中，连续进行提取，操作简便，节省溶剂，提取效率高，遇热易破坏的成分不宜用此法。

（4）超声波提取法　将样品置适当的容器中，加入提取溶剂，放入超声波振荡器中提取。与传统方法相比，具有提取时间短，提取效率高，无需加热等优点，既适用于遇热不稳定成分的提取，也适用于各种溶剂的提取。

2. 水蒸气蒸馏法　该法是利用水和与水互不相溶的液体成分共存时，根据道尔顿分压定律，整个体系的总蒸汽压等于两组分蒸汽压之和，当总蒸汽压等于外界大气压时，混合物开始沸腾并被蒸馏出来。挥发油、一些小分子的生物碱如麻黄碱、槟榔碱，某些酚类物质如丹皮酚等可用本法提取。

3. 升华法　利用某些成分具有升华性质的特点，使其与其他成分分离，再进行测定，如游离蒽醌类化合物、斑蝥素等成分可用该法提取。

4. 超临界流体萃取法　超临界流体萃取是利用某物质在超临界区域所形成的流体，对天然药物中有效成分进行萃取分离，是集提取和分离于一体的新型技术。超临界流体最常用的物质是二氧化碳，因其具有无毒、不易燃易爆、安全、价廉、有较低的临界压力和临界温度、与大部分物质不反应、可循环使用等优点而应用较广。该方法主要涉及挥发油、生物碱类、香豆素和木脂素类、黄酮类、萜类、苷类、醌类等有效成分的提取分离。

（三）分离

中药制剂样品提取液一般体积较大、含量低、杂质多、干扰大，需进一步分离净化才可进行分析。常用的分离净化方法有液－液萃取法、固－液萃取法、沉淀法和盐析法等。

1. 液－液萃取法　本法是利用混合物中各成分在两相互不相溶的溶剂中分配系数不同进行分离，故又称两相溶剂萃取法。通常在分液漏斗中进行，且需经萃取溶剂少量多次才能将目标成分全部分离出来。如用正丁醇从水溶液中萃取分离皂苷，用稀酸水从亲脂性有机溶剂中萃取分离生物碱。

2. 固－液萃取法　本法实际上是一种小型柱色谱法，是利用吸附剂对被测成分和杂质吸附能力的不同进行分离纯化。本法操作简单，分离效果好，因此在样品分离纯化工作中得到普遍应用。常用的吸附剂有中性氧化铝、D101 型大孔吸附树脂和聚酰胺等。如在鉴别人参再造丸中人参时，采用 D101 型大孔吸附树脂分离人参皂苷。

3. 沉淀法　本法是基于某些试剂与被测成分或杂质生成沉淀，保留溶液或分离沉淀以得到净化的方法。如含益母草制剂中水苏碱的测定，可用雷氏盐沉淀剂，利用雷氏盐（硫氰酸铬铵）在酸性介质中可与生物碱生成难溶于水的复合物，将此沉淀滤过而与其他杂质分离。

4. 盐析法　本法是在样品的水提取液中加入无机盐至一定浓度或达到饱和状态，使某些成分在水中的溶解度降低而有利于分离。常用作盐析的无机盐有 $NaCl$、Na_2SO_4、$MgSO_4$ 等。中药制剂中的生物碱、皂苷、挥发油等可用此法从水溶液中分离出来。如正骨水中挥发油的含量测定：精密量取本品 10ml，置分液漏斗中，加饱和 $NaCl$ 溶液 100ml，振摇 1~2 分钟，放置 1~2 小时，分取上层液，移入圆底烧瓶中，用热水洗涤分液漏斗数次，洗液并入圆底烧瓶中，照挥发油测定法测定，含挥发油不得少于 9.5%。

三、供试品分析

1. 性状　性状包括对中药制剂的外观、质地、色泽、气味的观测以及溶解度、物理常数的测定。

2. 鉴别　中药制剂的鉴别主要利用处方中各味药的组织学特征，所含成分的化学、光谱和色谱学特性，对制剂的真伪进行鉴别。方法主要包括显微鉴别、一般理化鉴别等。对含有原生药粉的制剂，可采用显微鉴别法。常用的理化鉴别方法有化学反应法、微量升华法、荧光分析法、色谱鉴别法（HPLC、

GC、TLC)、光谱鉴别法等，其中，TLC 法是中药制剂定性鉴别中应用较为广泛，具有专属性、简便等优点，并具有分离和鉴别的双重作用。

3. 检查 中药制剂的检查项目主要包括制剂通则检查、杂质检查和生物检查。

（1）制剂通则检查项目与剂型有关，常用剂型需检查项目见表 10-1。

表 10-1 中药制剂常用剂型检查项目

剂型	检查项目
丸剂	水分、重量差异、装量差异（单剂量包装）、装量（以重量标示的多剂量包装）、溶散时限、微生物限度等
散剂	粒度、外观均匀度、水分、装量差异（单剂量包装）、装量（多剂量包装）、微生物限度、无菌等
煎膏剂（膏滋）	相对密度、不溶物、装量、微生物限度等
栓剂	重量差异、融变时限、微生物限度等
合剂	附加剂、相对密度、pH、装量、微生物限度
酊剂	乙醇量、甲醇量、装量、微生物限度等
酒剂	乙醇量、装量、微生物限度等
颗粒剂	水分、粒度、溶化性、装量差异（单剂量包装）、装量（多剂量包装）、微生物限度等
胶囊剂	水分、装量差异、崩解时限、微生物限度等
片剂	重量差异、崩解时限、微生物限度等

即学即练

酊剂和酒剂如何区分，他们两者的检查项目有哪些？

答案解析

（2）**杂质检查** 分为一般杂质检查和特殊杂质检查。一般杂质是指中药材生长、采集、收购、加工、制剂的生产或贮存过程中容易引入的杂质，如水分、总灰分、酸不溶性灰分、重金属、砷盐、农药残留等。特殊杂质是指仅在某些制剂制备和贮存过程中产生的杂质，如大黄流浸膏中土大黄苷的检查，小活络丸中乌头碱的限量检查，采用《中国药典》（2020 年版）各品种项下规定的方法进行检查。

（3）**生物检查** 主要包括无菌、微生物限度、细菌内毒素及热原检查四种类型。其中，微生物限度检查用于检查非无菌制剂及其原、辅料等受微生物污染程度的方法，包括染菌量（需氧菌、霉菌及酵母菌数）及控制菌（大肠埃希菌、沙门菌、铜绿假单胞菌、金黄色葡萄球菌、梭菌等）的检查。

4. 含量测定 含量测定是对中药制剂进行内在质量控制的重要方法，其目的是以有效成分含量为指标，客观准确地评价药品质量的优劣。但由于中药制剂成分十分复杂，大部分中药制剂的有效成分尚不十分清楚，一般遵循以下步骤进行含量测定。

（1）首选君药及贵重药建立含量测定方法。若上述药物基础研究薄弱或无法进行含量测定的，也可依次选臣药及其他药测定含量。

（2）当制剂中被测定药味确定以后，应综合考虑各方面因素，使测定指标既有实际意义，又能达到控制产品质量的目的，同时含量限度应根据中药制剂实测结果与原料药材的含量测定综合确定。

（3）测定方法要根据被测成分的性质、含量、干扰成分的性质等因素进行综合考虑，还要考虑方法的灵敏性、准确度及普及性。化学分析法主要用于测定中药制剂中含量较高的一些成分及含矿物药制剂中的无机元素。色谱法尤其 HPLC 法，具有分离效能高、分析速度快、灵敏度高、应用范围广的特点，是近年来中药制剂含量测定的首选方法。

四、检验报告

检验报告是对外出具某一药品检验结果的正式凭证，是对药品质量作出的技术鉴定，是具有法律效力的技术文件。具体要求同项目一任务三。

目标检测

答案解析

一、A 型题（最佳选择题）

1.《中国药典》（2020 年版）采用（　）法测定含醇量。

    A. GC
    B. HPLC
    C. TLC
    D. UV
    E. IR

2. 对中药制剂进行含量测定首先应当选择的含量测定项目是（　）

    A. 一类总成分的含量
    B. 浸出物的含量
    C. 君药及贵重药
    D. 臣药及其他药
    E. 以上均不是

二、B 型题（配伍选择题）

（1～5 共用备选答案）

    A. 浸渍法
    B. 回流提取法
    C. 连续回流提取法
    D. 水蒸气蒸馏法
    E. 升华法

以下特点对应的提取方法是：

1. 提取受热易破坏的成分最简便的方法（　）

2. 提取效率高于浸渍法，但对热不稳定或具有挥发性的成分不宜采用的方法（　）

3. 有机溶剂用量少而提出效率高的方法（　）

4. 提取能随水蒸气蒸馏且不溶于水的方法（　）

5. 提取升华性成分（　）

三、X 型题（多项选择题）

1. 中药制剂检测的基本程序有（　）

    A. 取样
    B. 供试品溶液的制备
    C. 鉴别
    D. 检查
    E. 含量测定

2. 影响中药制剂质量的主要因素有（　）

    A. 中药材的品种与质量
    B. 中药的加工炮制
    C. 中药制剂的制备工艺
    D. 包装、运输、贮藏
    E. 药品价格

3. 盐析法常用的无机盐有（　）

    A. NaCl
    B. Na_2SO_4
    C. $MgSO_4$
    D. $MgCl_2$
    E. NaOH

四、简答题

1. 与单味中药或纯化学药品的检验比较，中药制剂检测有哪些特点？

2. 简述中药制剂前处理的步骤。

3. 中药制剂常见的提取方法有哪些？

书网融合……

知识回顾　　　　微课32　　　　习题

项目十一　药用辅料质量检测

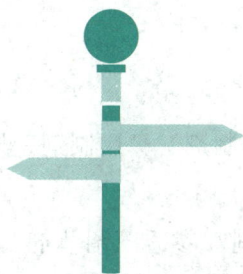

学习引导

2006 年，齐齐哈尔第二制药厂将工业原料二甘醇错当作药用辅料丙二醇购入并投料，生产的亮菌甲素注射液，导致临床死亡多人，发生了震惊全国的"齐二药事件"。"齐二药事件"告诫我们，尤其是药学工作者：药品质量控制不仅要关注其活性成分，药用辅料及溶剂的质量控制也不可忽视。加强对药用辅料及溶剂的质量控制，关注其质量标准研究具有重要的现实意义，也是更好的保障人民的用药安全。评价药用辅料质量的指标有哪些？常见辅料质量控制项目与方法有哪些？

本项目主要介绍药用辅料的质量检验方法和要求。

学习目标

1. **掌握** 药用辅料的分类、功能性指标；各类典型药用辅料的分析方法和相关要求。
2. **熟悉** 常用辅料的检测项目、方法。
3. **了解** 药用辅料常用的分析方法。

任务一　药用辅料功能性指标

PPT

一、药用辅料

（一）基本概念

药用辅料（pharmaceutical excipients）系指生产药品和调配处方时使用的赋形剂和附加剂；是除活性成分或前体以外，在安全性方面已进行了合理的评估，一般包含在药物制剂中的物质。药用辅料是药物制剂的重要组成部分，是保证药物制剂生产和使用的物质基础，决定药物制剂性能及其安全性、有效性和稳定性。

药用辅料对药物的安全性、稳定性、有效性有着至关重要的作用，必须对其进行严格的质量控制，保证辅料的安全适用。

知识链接

药用辅料相关数据库

1. **药用辅料批文数据库** 该数据库包含了药用辅料的中英文名称，以及对应的生产企业、原始批准文号、批准日期、截止日期、执行标准、生产日期。用户可以查询的关键词有辅料名称、批准文号、生产企业。

2. **FDA批准辅料数据库** 收录了美国FDA上市产品中包含的辅料信息数据，是药物研究中辅料安全用量的依据。数据包含了唯一标识码（UNII号）、辅料名称、CAS号、给药途径、剂型及最大用量信息。

3. **药用辅料数据库** 收录了500多个常用药用辅料品种信息，内容全面、权威。可以查询到中（英）文名称、中（英）文别名、化学名称、CAS号、UNII、信息来源等信息。

（二）分类

药用辅料可从来源、剂型、用途、给药途径进行分类。

1. 按来源分类 可分为天然物、半天然物和全合成物。

2. 按用于制备的剂型分类 可分为片剂、注射剂、胶囊剂、颗粒剂、眼用制剂、鼻用制剂、栓剂、丸剂、软膏剂、喷雾剂、气雾剂、散剂、酊剂、灌肠剂、合剂等。

3. 按用途分类 可分为溶剂、抛射剂、增溶剂、助溶剂、乳化剂、着色剂、渗透压调节剂、稳定剂、助流剂、矫味剂、包衣剂、芳香剂、螯合剂、崩解剂、填充剂、润滑剂、润湿剂、抗黏着剂、抗氧剂、皮肤渗透促进剂、pH调节剂、增塑剂、表面活性剂、发泡剂、消泡剂、增稠剂、包合剂、保湿剂、吸收剂、稀释剂、絮凝剂与反絮凝剂、助滤剂、释放调节剂等。

4. 按给药途径分类 可分为口服、注射、黏膜、经皮或局部给药、经鼻或口腔吸入给药和眼部给药等。同一药用辅料可用于不同给药途径，且有不同的作用和用途。

药用辅料按照物理状态分类，可分为固体、半固体、液体药用辅料。

（三）相关规定

《中国药典》（2020年版）四部通则中，对药用辅料从自身特点、生产、质量标准和包装等方面规定。

1. 自身特点 经安全性评估对人体无毒害作用；化学性质稳定，不易受温度、pH值、保存时间等的影响；与主药及辅料之间无配伍禁忌，不影响制剂的检验，或可按允许的方法除去对制剂检验的影响；尽可能用较小的用量发挥较大的作用。

2. 生产 药用辅料必须符合药用要求，注射剂药用辅料应符合注射用质量要求；根据不同的生产工艺及用途，药用辅料的残留溶剂、微生物限度或无菌应符合要求；注射用药用辅料的热原或细菌内毒素、无菌等应符合要求。

3. 质量标准 药用辅料自身的安全性，影响制剂生产、质量、安全性和有效性的性质，内容包括：①与生产工艺及安全性有关的常规试验（性状、鉴别、检查、含量测定等项目）；②影响制剂性能的功能性试验，如黏度、粒度等。建立在经主管部门确认的生产条件、生产工艺以及原材料的来源基础上，上述影响因素任何之一发生变化，均应重新确认药用辅料质量标准的适用性。同一药用辅料用于给药途径不同的制剂时，其用量和质量要求亦不相同，应根据实际情况在安全用量范围内确定用量，并根据临床用药要求制定相应的质量控制项目，质量标准的项目设置需重点考察安全性指标。

4. 包装 应注明"药用辅料"，且适用范围（给药途径）、包装规格及贮藏要求应在包装上予以说明。

（四）药用辅料的质量检测项目

根据固体、半固体、液体药用辅料的不同类别，列举药用辅料的常见鉴别和检查项目，见表 11 - 1。

表 11 - 1　药用辅料的分析项目

药用辅料	鉴别	检查
固体	外观，显微鉴别，物理常数（凝点等），化学鉴别（加热、呈色、沉淀），光谱鉴别，色谱鉴别等	酸度，黏度，氯化物，硫酸盐，铁盐，重金属，砷盐，干燥失重，炽灼残渣，灰分，二氧化硫，氧化物质，残留溶剂，微生物限度等
半固体	外观，物理鉴别（味、颜色、溶解性、拉丝性等），化学鉴别（加热、呈色、沉淀），光谱鉴别，色谱鉴别等	熔点，黏度，酸值，碱值，皂化值，羟值，酸碱度，平均相对分子质量，不饱和度，杂质吸光度，锥入度，硫化物，有机酸，炽灼残渣，甲醛，环氧乙烷，二氧六环，砷盐，重金属等
液体	外观，物理鉴别（味、颜色、溶解性等），化学鉴别（加热、呈色、沉淀），光谱鉴别，色谱鉴别等	熔点，黏度，酸值，碱值，皂化值，羟值，相对密度，折光率，碘值，过氧化值，过氧化物，不皂化物，水分，脂肪酸组成，炽灼残渣，砷盐，重金属，有关物质，微生物限度等

二、药用辅料功能性指标 🅔 微课 33

（一）概述

《中国药典》（2020 年版）四部通则中，列出药用辅料功能性相关指标指导原则。在药物制剂中使用的药用辅料通常具有特定的功能性，归属不同功能类别，而对辅料功能性和制剂性能具有重要影响的物理化学性质，可称为药用辅料的功能性相关指标（functionality - related characteristics，FRCs）。如稀释剂粒径可能影响固体制剂的成型性，增稠剂分子量可能影响液体制剂的黏度，粒径和分子量就属于功能性相关指标。因此，对功能性相关指标的测定、分级和制定限度范围对保证制剂的质量具有重要意义。

药用辅料的功能性一般取决于其物理化学性质，某些情况下，还可能受副产物或药用辅料中其他附加剂影响。药用辅料需在制剂中发挥其功能性，制剂的处方工艺均可能对药用辅料功能性的发挥产生显著影响。因此，药用辅料功能性相关指标的评价应针对特定制剂及其处方工艺，并通常采用多种研究方法对功能性相关指标进行研究。

药用辅料可以通过各种物理化学性质表征，而药用辅料功能性相关指标主要针对一般化学的手段难以评价功能性的药用辅料，如稀释剂等 19 大类。这 19 大类分别是：①稀释剂；②黏合剂；③崩解剂；④润滑剂；⑤助流剂和（或）抗结块剂；⑥包衣剂或增塑剂；⑦表面活性剂；⑧栓剂基质；⑨助悬剂和（或）增稠剂；⑩软膏基质；⑪络合剂（螯合剂、包合剂）；⑫保湿剂；⑬成膜剂；⑭冻干保护剂；⑮干粉吸入剂载体；⑯乳化剂；⑰释放调节剂；⑱压敏胶黏剂；⑲硬化剂。

对于纯化合物或功能性可以通过相应的化学手段评价的辅料，如 pH 调节剂、渗透压调节剂、抑菌剂、矫味剂、着色剂、抗氧剂、抛射剂等，不在指导原则中列举其功能性相关指标和评价方法；空心胶囊另文制定。

（二）应用示例

稀释剂也称填充剂，指制剂中用来增加体积或重量的成分。在药物剂型中稀释剂通常占有很大比例，其作用不仅可保证制剂的一定的体积大小，而且可减少主药成分的剂量偏差，改善药物的压缩成型性。以稀释剂为例说明其性质及功能性相关指标。

1. 化学性质　常见的稀释剂包括无机盐类、纤维素类、淀粉类、糖类。重要的化学性质包括酸碱度、解离、氧化 – 还原性质等。

2. 物理性质　对稀释剂性能和制剂性能有直接影响的物理性质。①粒度和粒度分布：影响粉末的流动性、含量均一性及溶出度等；②粒子形态；③堆密度/振实密度/真密度；④比表面积；⑤结晶性；⑥水分：可能影响片剂的硬度、崩解性、溶出度等；⑦流动性：对于直压型处方可能影响含量均一性；⑧溶解度：在介质中的溶解度可能影响制剂的溶出度；⑨晶型：其转变可能影响物理化学稳定性；⑩可压性：影响片剂的硬度、脆碎度等。

3. 功能机制　稀释剂可影响制剂的成型性（如粉末流动性、片剂硬度、湿法制粒或干法颗粒成型性、均一性）和制剂性能（如含量均匀度、崩解性、溶出度、制剂外观、硬度、脆碎度、物理化学稳定性）。一些稀释剂（如微晶纤维素）使片剂赋予物料较好的可压性，常被用作干黏合剂。

4. 稀释剂的功能性相关指标　①结晶性；②水分；③粒度和粒度分布；④粒子形态；⑤比表面积；⑥固体密度；⑦堆密度与振实密度；⑧引湿性；⑨溶解度（凡例）；⑩粉体流动性；⑪压缩性等。

📖 **知识链接** ──

《中国药典》（2020 年版）收载药用辅料指导原则

　　《中国药典》（2020 年版）四部收录了药用辅料功能性相关指标指导原则（通则 9601），对一般化学手段难于评价功能性的药用辅料列出了化学性质、物理性质、功能机制和功能性相关指标，涉及 19 类药用辅料。与上一版《中国药典》相比，增加了 7 类。还新增了动物来源药用辅料指导原则（通则 9602）、预混与共处理药用辅料质量控制指导原则（通则 9603），这些内容在构建完整的药用辅料标准质量体系、弥补药用辅料质量控制的不足、全面提升药用辅料的质量方面起到极其重要的作用。

──

任务二　常用药用辅料质量检测

PPT

　　根据《中国药典》（2020 年版）各项标准和规定，介绍固体、半固体、液体药用辅料中常用辅料的质量检测。

一、固体药用辅料质量检测

　　固体药用辅料常用作填充剂、崩解剂、包衣材料、黏合剂等，目前在药品生产中需求量大且发展迅猛，新品种、新型号层出不穷，如羧甲基淀粉钠（CMS – Na）、交联聚维酮（PPVP）等具有超级崩解剂之称；微晶纤维素、可压性淀粉的出现把药物粉末直接压片推向了新的阶段；在皮肤给药制剂中，月桂氮酮（Azone）的问世使药物透皮吸收制剂的研究更加活跃，有不少产品上市。不仅需要对常用固体辅料（如淀粉、糊精、硬脂酸镁等）进行质量控制，且对于新型辅料（如乙基纤维素、醋酸纤维素等）的质量分析也变得越发重要。

　　下面以硬脂酸镁为例介绍固体药用辅料的质量控制方法。

　　本品为以硬脂酸镁（$C_{36}H_{70}MgO_4$）与棕榈酸镁（$C_{32}H_{62}MgO_4$）为主要成分的混合物。按干燥品计算，含 Mg 应为 4.0% ~5.0%。本品为白色轻松无砂性的细粉，微有特臭；与皮肤接触有滑腻感，在水、乙醇或乙醚中不溶；有良好的附着性，与颗粒混合后分布均匀而不易分离，仅用少量即能显示良好的润滑作用，且药片表面光滑美观，为广泛应用的润滑剂。

（一）鉴别

1. 气相色谱法 在硬脂酸与棕榈酸相对含量检查项下的色谱图中，供试品溶液色谱中两主峰的保留时间应分别与对照品溶液两主峰的保留时间一致。

2. 化学鉴别法 取本品 5.0g，置分液漏斗中，加入乙醚 50ml，摇匀，加入稀硝酸 20ml 与水 20ml，振摇至溶液完全溶解，放置分层，将水层移入另一分液漏斗中，用水提取乙醚层 2 次，每次 4ml，合并水层，用乙醚 15ml 清洗水层，将水层移至 50ml 量瓶中，加水稀释至刻度，摇匀，作为供试品溶液，应显镁盐的鉴别反应（通则 0301）。

（二）检查

《中国药典》（2020 年版）收载硬脂酸镁检查项目包括：酸碱度、氯化物、硫酸盐、干燥失重、铁盐、镉盐、镍盐、重金属、硬脂酸与棕榈酸相对含量。检查项目及限度见表 11 - 2。

表 11 - 2 硬脂酸镁检查项目及限度要求

检查项目	限度
酸碱度	滴定液用量不得过 0.05ml
氯化物	不得过 0.10%
硫酸盐	不得过 0.6%
干燥失重	不得过 5.0%
铁盐	不得过 0.01%
镉盐	不得过 0.0003%
镍盐	不得过 0.0005%
重金属	不得过百万分之十
硬脂酸与棕榈酸相对含量	硬脂酸相对含量不得低于 40%，硬脂酸与棕榈酸相对含量总和不得低于 90%

除硬脂酸与棕榈酸相对含量检查，各检查项目均参照一般杂质检查方法进行。硬脂酸与棕榈酸相对含量检查，将硬脂酸镁样品中的主要成分硬脂酸镁与棕榈酸镁分别转化为硬脂酸甲酯和棕榈酸甲酯，用气相色谱法测定其相对含量。

（三）含量测定

《中国药典》（2020 年版）采用络合滴定法测定硬脂酸镁含量。硬脂酸镁中的镁离子与乙二胺四乙酸二钠反应后生成配位化合物，过量的乙二胺四乙酸二钠用锌滴定液剩余滴定。

方法：取本品约 0.2g，精密称定，加正丁醇 - 无水乙醇（1∶1）溶液 50ml，加浓氨溶液 5ml 与氨 - 氯化铵缓冲液（pH 10.0）3ml，再精密加乙二胺四乙酸二钠滴定液（0.05mol/L）25ml 与铬黑 T 指示剂少许，混匀，在 40 ~ 50℃ 水浴上加热至溶液澄清，用锌滴定液（0.05mol/L）滴定至溶液自蓝色转变为紫色，并将滴定的结果用空白试验校正。每 1ml 乙二胺四乙酸二钠滴定液（0.05mol/L）相当于 1.215mg 的 Mg。

即学即练

硬脂酸镁检查项目有哪些？硬脂酸与棕榈酸相对含量检查采用了什么方法？

答案解析

二、半固体药用辅料质量检测

半固体药用辅料一般具有黏而滑腻的特点，有的辅料具有热敏性和触变性，即遇热熔化而流动，外力存在则黏度降低，无外力则黏度升高等特点。《中国药典》（2020年版）中收录的半固体辅料有羊毛脂、聚乙二醇系列、聚山梨酯系列产品、大豆磷脂等，在制剂中常被用作软膏基质、稳定剂、乳化剂及润滑剂等。下面以聚乙二醇为例介绍半固体药用辅料的质量控制方法。

（一）概述

聚乙二醇（polyethylene glycol，PEG）又叫聚乙氧烯二醇，平均相对分子质量为200～8000，为乙烯乙醇与环氧乙烷在一定条件下缩合反应得到的一类聚合物的混合物，聚乙烯醇系列具有溶解范围宽、兼容性好等特点，广泛用于片剂、丸剂、胶囊剂、微囊剂等剂型的制备。聚乙二醇系列有多种型号，《中国药典》（2020年版）收载 PEG-300、PEG-400、PEG-600、PEG-1000、PEG-1500、PEG-4000、PEG-6000。

（二）分析示例

聚乙二醇系列辅料检查项目、质量控制要求见表 11-3。

表 11-3　聚乙二醇系列辅料检查项目与质量控制要求

项目	PEG-400	PEG-600	PEG-1000	PEG-1500	PEG-4000	PEG-6000
黏度（mm^2/s）	37～45	56～62	8.3～11.0	3.0～4.0	5.5～9.0	10.5～16.5
平均分子量	380～420	570～630	900～1100	1350～1650	3400～4200	5400～7800
酸度	4.0～7.0	4.0～7.0	4.0～7.0	4.0～7.0	4.0～7.0	4.0～7.0
环氧乙烷	≤0.0001%	≤0.0001%	≤0.0001%	≤0.0001%	≤0.0001%	≤0.0001%
二氧六环	≤0.001%	≤0.001%	≤0.001%	≤0.001%	≤0.001%	≤0.001%
甲醛	≤0.003%	≤0.003%	≤0.003%	≤0.003%	≤0.003%	≤0.003%

该系列辅料鉴别、检查项目相近，以 PEG-400 为例，介绍平均分子量、环氧乙烷和二氧六环、甲醛的检查方法。

1. 平均分子量　邻苯二甲酸酐与 PEG 在沸水中加热反应，使 PEG 断键，生成乙醇，在吡啶溶液中显酸性，用氢氧化钠滴定，从而计算出平均分子量。

方法：取本品约1.2g，精密称定，置干燥的250ml具塞锥形瓶中，精密加邻苯二甲酸酐的吡啶溶液（取邻苯二甲酸酐14g，溶于无水吡啶100ml中，放置过夜，备用）25ml，摇匀，加少量无水吡啶于锥形瓶口边缘封口，置沸水浴中，加热30分钟，取出冷却，精密加入氢氧化钠滴定液（0.5mol/L）50ml，以酚酞的吡啶溶液（1→100）为指示剂，用氢氧化钠滴定液（0.5mol/L）滴定至显红色，并将滴定的结果用空白试验校正。供试量（g）与4000的乘积，除以消耗氢氧化钠滴定液（0.5mol/L）的容积（ml），即得供试品的平均分子量，应为380～420。

2. 环氧乙烷和二氧六环　在聚乙二醇的生产和纯化过程中会有残留溶剂环氧乙烷和二氧六环，需采用气相色谱法对其进行质量控制。

方法：取本品1g，精密称定，置顶空瓶中，精密加入水1.0ml，密封，摇匀，作为供试品溶液。精密量取环氧乙烷水溶液对照品适量，用水稀释制成每1ml中约含2μg的溶液，作为环氧乙烷对照品溶液。另取二氧六环对照品适量，精密称定，用水制成每 1ml 中含 20μg 的溶液，作为二氧六环对照品溶液。取本品 1g，精密称定，置顶空瓶中，精密加入环氧乙烷对照品溶液与二氧六环对照品溶液各 0.5ml，密封，摇匀，作为对照溶液。精密量取环氧乙烷对照品溶液及二氧六环对照品溶液各 0.5ml 置顶空瓶中，加新配制的 0.001% 乙醛溶液 0.1ml，密封，摇匀，作为系统适用性（灵敏度）溶液。照气相色谱法（通则 0521）试验，以 5% 苯基 - 95% 的甲基硅氧烷为固定液，起始温度为 35℃，维持 5 分钟，以每分钟 5℃ 的速率升温至 180℃，然后以每分钟 30℃ 的速率升温至 250℃，维持 5 分钟（根据分离情况调整时间）。进样口温度为 150℃，氢火焰离子化检测器温度为 250℃。顶空平衡温度为 70℃，平衡时间为 45 分钟。取系统适用性（灵敏度）溶液顶空进样，调节检测灵敏度使环氧乙烷峰和二氧六环峰高的信噪比均大于 5，乙醛峰和环氧乙烷峰的分离度不小于 2.0。分别取供试品溶液及对照溶液顶空进样，重复进样至少 3 次。环氧乙烷峰面积的相对标准偏差（RSD）应不得过 15%，二氧六环峰面积的 RSD 应不得过 10%。按标准加入法计算，环氧乙烷不得过 0.0001%，二氧六环不得过 0.001%。

3. 甲醛　由于合成聚乙二醇的原料中有乙二醇，而合成乙二醇用甲醛作为反应物，为了防止辅料中含有甲醛，故需对其进行检测，对其质量予以控制。方法：取本品约 1g，精密称定，加入变色酸钠溶液 0.25ml，在冰水中冷却后，加硫酸 5ml，静置 15 分钟，缓慢定量转移至盛有 10ml 水的 25ml 量瓶中，放冷，缓慢加水至刻度，摇匀，作为供试品溶液。另取甲醛溶液适量，精密称定，置 100ml 量瓶中，加水稀释至刻度，制成每 1ml 含甲醛 3mg 的溶液，精密量取 1ml，置 100ml 量瓶中，加水稀释至刻度；精密量取 1ml，自"加变色酸钠溶液 0.25ml"起，同法操作，作为对照溶液。取上述两种溶液，采用紫外 - 可见分光光度法（通则 0401），在 567nm 波长处测定吸光度，并依法配制空白溶液进行校正。供试品溶液的吸光度不得大于对照溶液的吸光度（0.003%）。

> ▶▶ **岗位情景模拟**
>
> **情景描述**　芦丁滴丸处方：芦丁 10g，聚乙二醇 6000 50g。苏冰滴丸处方：苏合香 5g，冰片 10g，聚乙二醇 6000 35g。
>
> **讨　　论**　上述制剂中都涉及辅料聚乙二醇 6000 的使用，根据《中国药典》（2020 年版）四部药用辅料的规定，检查哪些内容控制其质量。
>
> 答案解析

三、液体药用辅料质量检测

液体药用辅料是指直接用于药物制剂中，起溶解、分散、浸出作用的液体。选用液体辅料的基本原则：一是满足制剂成形、有效、稳定、方便要求的最低用量原则，即用量要恰到好处，不仅可节约原料，降低成本，还可以通过减少剂量，使得应用方便。二是无不良影响原则，即不降低药品疗效、不产生毒副作用、不干扰质量控制。常用的液体辅料有制药用水、制药用油、醇类及酯类等。下面以制药用油为例介绍液体药用辅料的质量控制方法。

（一）概述

以油脂、脂肪为主的制药用油在药物生产中占据重要角色，制药用油在制剂中有多种用途，包括用于溶剂、分散剂（大豆油、氢化大豆油、橄榄油等）、乳化剂、软膏基质（氢化蓖麻油）等。《中国药典》（2020 年版）中目前收载制药用油有大豆油、氢化大豆油、氢化蓖麻油和橄榄油等。

常用制药用油检查项目及质量控制要求，见表11-4。

表11-4 常用制药用油检查项目及质量控制要求

项目	大豆油	氢化大豆油	氢化蓖麻油	橄榄油
熔点/℃	-	66~72	85~88	-
相对密度	0.916~0.922	-	-	0.908~0.915
折光率	1.472~1.476	-	-	-
酸值	≤0.2	≤0.5	≤4.0	≤1.0
羟值	-	-	150~165	-
皂化值	188~200	-	176~182	186~194
碘值	126~140	-	≤0.5	79~88
过氧化值	≤10	≤0.5	-	-
吸光度	-	-	-	≤1.2
过氧化物	-	-	-	≤10.0ml
不皂化物	≤1.0%	≤1.0%	-	≤1.5%
碱性杂质	-	≤0.4ml	≤0.2ml	≤0.1ml
水分	≤1.0%	≤0.3%	-	≤0.1%
棉籽油	不得检出	-	-	不得检出
芝麻油	-	-	-	不得检出
镍	-	≤0.0001%	≤0.0005%	-
重金属	≤0.0005%	-	≤0.001%	≤0.001%
砷盐	≤0.0002%	-	≤0.0002%	≤0.0002%
脂肪酸组成	应符合规定	应符合规定	应符合规定	应符合规定

下面以大豆油为例，介绍其质量控制方法。

(二) 分析示例

1. 碘值 碘值系指当供试品100g充分卤化时所需的碘量（g）。碘值反映油脂中含不饱和键的程度，碘值过高，则不饱和键多，油脂容易氧化酸败。

方法：取供试品适量［其重量（g）约相当于25/供试品的最大碘值］，精密称定，置250ml的干燥碘瓶中，加三氯甲烷10ml溶解，溶解后，精密加入溴化碘溶液25ml，密塞，摇匀，在暗处放置30分钟。加入新制的碘化钾试液10ml与水100ml，摇匀，用硫代硫酸钠滴定液（0.1mol/L）滴定剩余的碘，滴定时注意应充分振摇，待混合液的棕色变为淡黄色，加淀粉指示液1ml，继续滴定至蓝色消失；同时应做空白试验。碘值计算方法如下：

$$供试品的碘值 = \frac{(V_0 - V) \times 1.269}{m} \times 100\%$$

（式11-1）

式中，V 为供试品消耗硫代硫酸钠滴定液（0.1mol/L）的体积，ml；V_0 为空白试验消耗体积，ml，m 为供试品的重量，g。

2. 脂肪酸组成 脂肪酸是指一端含有一个羧基的长的脂肪族碳氢链。脂肪酸是最简单的一种脂，植物油中脂肪多由单不饱和脂肪酸和多不饱和脂肪酸组成，《中国药典》（2020年版）中采用气相色谱法测定脂肪酸的组成及含量。

　　方法：取本品 0.1g，置 50ml 回流瓶中，加 0.5mol/L 氢氧化钾甲醇溶液 2ml，在 65℃ 水浴中加热回流 30 分钟，放冷，加 15% 三氟化硼甲醇溶液 2ml，在 65℃ 水浴中加热回流 30 分钟，放冷。加正庚烷 4ml，继续在 65℃ 水浴中加热回流 5 分钟后，放冷，加饱和氯化钠溶液 10ml 洗涤，摇匀，静置使分层，取上层液，用水洗涤 3 次，每次 2ml，上层液经无水硫酸钠干燥，作为供试品溶液。分别取肉豆蔻酸甲酯、棕榈酸甲酯、棕榈油酸甲酯、硬脂酸甲酯、油酸甲酯、亚油酸甲酯、亚麻酸甲酯、花生酸甲酯、二十碳烯酸甲酯与山嵛酸甲酯对照品，加正庚烷溶解并稀释制成每 1ml 中含上述对照品各 0.1mg 的溶液，作为对照品溶液。照气相色谱法（通则 0521）试验，以键合聚二醇（或极性相近）为固定液的毛细管柱为色谱柱，起始温度为 230℃，维持 11 分钟，以每分钟 5℃ 的速率升温至 250℃，维持 10 分钟，进样口温度为 260℃，检测器温度为 270℃。取对照品溶液 1μl 注入气相色谱仪，记录色谱图。理论板数按亚油酸峰计算不低于 5000，各色谱峰的分离度应符合要求。取供试品溶液 1μl 注入气相色谱仪，记录色谱图，按面积归一化法以峰面积计算，含小于十四碳的饱和脂肪酸不大于 0.1%，肉豆蔻酸不大于 0.2%，棕榈酸应为 9.0% ~ 13.0%，棕榈油酸不大于 0.3%，硬脂酸应为 2.5% ~ 5.0%，油酸应为 17.0% ~ 30.0%，亚油酸应为 48.0% ~ 58.0%，亚麻酸应为 5.0% ~ 11.0%，花生酸不得过 1.0%，二十碳烯酸不得过 1.0%，山嵛酸不得过 1.0%。

目标检测

答案解析

一、A 型题（最佳选择题）

1. 片剂中常用的润滑剂是（　　）

　　A. 聚维酮　　　　　　　　　B. 硬脂酸镁　　　　　　　　C. 羧甲基纤维素钠

　　D. 淀粉　　　　　　　　　　E. 凡士林

2. 硬脂酸镁的检查项目不包括（　　）

　　A. 酸碱度　　　　　　　　　B. 硝酸盐　　　　　　　　　C. 镍盐

　　D. 镉盐　　　　　　　　　　E. 铁盐

二、B 型题（配伍选择题）

（1 ~ 4 共用备选答案）

　　A. ≤ 0.2　　　　　　　　　　B. ≤ 0.5　　　　　　　　　C. ≤ 4.0

　　D. ≤ 1.0　　　　　　　　　　E. ≤ 2.0

　　以下各液体药用辅料应控制酸值限量是：

1. 大豆油是（　　）

2. 氢化大豆油是（　　）

3. 氢化蓖麻油是（　　）

4. 橄榄油是（　　）

三、X 型题（多项选择题）

1. 聚乙二醇系列〔检查〕项下记载的主要内容包括（　　）

　　A. 黏度　　　　　　　　　　B. 平均分子量　　　　　　　C. 环氧乙烷

　　D. 二氧六环　　　　　　　　E. 甲酸

2. 硬脂酸镁〔检查〕项下记载的主要内容包括（　　）

A. 氯化物　　　　　　　B. 硫酸盐　　　　　　　C. 干燥失重

D. 铁盐　　　　　　　　E. 重金属

四、简答题

1. 一般化学手段难于评价功能性，需要用功能性指标评价的药用辅料有哪些？

2. 聚乙二醇系列的半固体药用辅料主要检查项目有哪些？

书网融合……

知识回顾　　　　微课 33　　　　习题

化学仿制药固体制剂质量和疗效一致性评价

学习引导

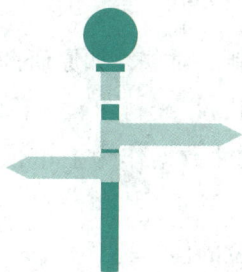

在不少药品说明书、标签中印有这样的标识，这是用于通过或视同通过一致性评价药品的药品标签、说明书的标识。我国自 2015 年开始推进仿制药一致性评价工作，截至 2020 年，通过和视同通过仿制药一致性评价品规达 1634 个（431 个品种）。通过一致性评价的药品品种，药品生产企业可在药品说明书、标签中予以标注，在医保支付方面予以适当支持，医疗机构应优先采购并在临床中优先选用。国家药监局在相关文件中提出，及时做好仿制药质量和疗效一致性评价的成果转化，完善《中国药典》。什么是一致性评价？哪些药物需要开展一致性评价？如何开展？

本项目主要介绍仿制药质量和疗效一致性评价的相关概念、程序、意义、指导原则与技术要求。

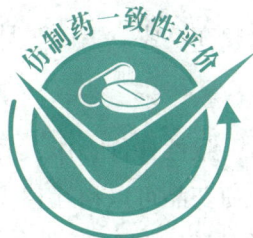

学习目标

1. **熟悉** 仿制药、参比制剂、一致性评价的概念；参比制剂遴选与确定程序；人体生物等效性试验豁免条件。

2. **了解** 一致性评价的程序、意义。

2015 年 8 月，国务院下发了《关于改革药品医疗器械审评审批制度的意见》（国发〔2015〕44 号），主要任务之一是提高仿制药质量，分期分批推进仿制药一致性评价工作。2016 年 3 月 5 日，国务院办公厅印发的《关于开展仿制药质量和疗效一致性评价的意见》（国办发〔2016〕8 号）正式对外公布，标志着我国已上市仿制药质量和疗效一致性评价工作全面展开，这项工作的开展有利于节约医药费用，对提升我国制药行业发展质量，保障药品安全性和有效性，促进医药产业升级和结构调整，增强国际竞争能力，都具有十分重要的意义。

PPT

任务一　概　述

一、基本概念

（一）仿制药

仿制药是指与被仿制药具有相同的活性成分、剂型、给药途径和治疗作用的药品。

化学药品新注册分类实施前批准上市的仿制药，凡未按照与原研药品质量和疗效一致原则审批的，均须开展一致性评价。《国家基本药物目录》（2012 年版）中 2007 年 10 月 1 日前批准上市的化学药品仿制药口服固体制剂，应在 2018 年底前完成一致性评价，其中需开展临床有效性试验和存在特殊情形的品种，应在 2021 年底前完成一致性评价；逾期未完成的，不予再注册。

（二）参比制剂

参比制剂是指用于仿制药质量和疗效一致性评价的对照药品，通常为被仿制的对象，如原研药品或国际公认的同种药物。参比制剂应为处方工艺合理、质量稳定、疗效确切的药品。

原研药品是指境内外首个获准上市，且具有完整和充分的安全性、有效性数据作为上市依据的药品。

国际公认的同种药物是指在欧盟、美国、日本获准上市并获得参比制剂地位的仿制药。

（三）一致性评价

开展仿制药质量和疗效一致性评价工作，要求已经批准上市的仿制药品，要在质量和疗效上与原研药品能够一致，临床上与原研药品可以相互替代。

"视同"通过一致性评价的两种情况：一是在中国境内用同一条生产线生产上市并在欧盟、美国或日本获准上市的药品；二是国内药品生产企业已在欧盟、美国或日本获准上市的仿制药。这也是鼓励我国的药品生产企业积极提升自身的国际竞争力，能够更多、更好、更快地走向国际市场，参与到国际竞争地走出去。

二、一致性评价工作程序

为规范仿制药质量和疗效一致性评价工作申报流程，原国家食品药品监督管理总局制定工作程序，包括：发布评价品种名单、企业开展一致性评价研究、国产仿制药生产企业向企业所在地省级食品药品监督管理部门（已在中国上市的进口仿制药品向原国家食品药品监督管理总局行政事项受理服务和投诉举报中心）提交和申报有关资料、资料的接收和受理、临床试验数据核查、药品复核检验、资料汇总初审送交一致性评价办公室、技术评审、结果公告与争议处理、咨询指导、信息公开。

三、一致性评价工作现实意义

（一）有利于提高药品的有效性

百姓用药必须实现安全、有效、可及。新中国成立以来，仿制药在保障百姓健康和推动中国医疗卫生事业发展中发挥了不可替代的作用。我国仿制药虽然能够保证安全性，但部分品种在质量和疗效上跟原研药存在一定差异。通过一致性评价工作，我国仿制药质量能够得到大幅提升，百姓用药的有效性也能随之得到保障。

（二）有利于降低百姓用药支出，节约医疗费用

通过一致性评价的仿制药，其质量跟原研药一样。临床上优先使用这些"可替代"的仿制药，能够大大降低百姓的用药负担，减少医保支出，提高医保基金的使用效率。

（三）有利于提升医药行业发展质量，进一步推动医药产业国际化

我国是制药大国。在国际医药市场，我国还是以原料药出口为主，制剂出口无论是品种还是金额，所占的比重都较小。仿制药一致性评价，将持续提高我国的药用辅料、包材以及仿制药质量，加快我国医药产业的优胜劣汰、转型升级步伐，提升我国制剂生产水平，进一步推动我国制剂产品走向国际市场，提高国际竞争能力。

知识链接

仿制药一致性评价保证公众用药安全有效可及

开展仿制药一致性评价，可以使仿制药在质量和疗效上与原研药一致，在临床上可替代原研药，这不仅可以节约医疗费用，同时也可提升我国的仿制药质量和制药行业的整体发展水平，保证公众用药安全有效。自2018年起，我国药品监管部门又开始推动药品生产、研发等相关企业或机构开展液体制剂，主要是高风险液体制剂的质量再评价工作。2019年初，国家组织药品集中采购试点，带量采购政策规定，如果是仿制药，必须是通过一致性评价或是按化学药品新注册分类批准的仿制药品。"一致性评价＋带量采购"组合拳，加速了仿制药替代原研药的进程，同时发挥以量换价的优势，促使药价一降再降，让百姓用上了质量更好、价格更便宜的仿制药。

任务二　相关指导原则与技术要求

PPT

一、参比制剂选择和确定指导原则

要进行一致性评价，参比制剂的选择遴选是其中的一项重要工作，无论是用于仿制药的开发还是用于仿制药的质量评价。在开展一致性评价工作中，确定我国的参比制剂目录，建立上市后化学药品仿制药质量评价体系，保证药品在国际市场上的认可，逐步接近和赶上国际先进水平，推动我国向具有国际竞争力的仿制药强国迈进。

（一）选择原则

1. 参比制剂首选国内上市的原研药品　作为参比制剂的进口原研药品应与其原产国上市药品一致。若原研企业能证明其地产化药品与原研药品一致，地产化药品也可作为参比制剂使用。

2. 若原研药品未在国内上市或有证据证明原研药品不符合参比制剂的条件，也可以选用在国内上市国际公认的同种药物作为参比制剂，其产品应与被列为参比制剂国家的上市药品一致。

3. 若原研药品和国际公认的同种药物均未在国内上市，可选择在欧盟、美国、日本上市并被列为参比制剂的药品。

（二）遴选路径与确定程序

1. 申请与推荐 药品生产及研发企业或行业协会应按照选择原则，通过参比制剂遴选申请平台向国家药品监督管理局药品审评中心（简称药审中心）提出申请，药审中心在 60 个工作日内予以答复。药审中心可基于药品注册资料及相关信息推荐参比制剂。

2. 确定程序 药审中心对企业及行业协会提交的申请资料进行审核，并形成初步审核意见，提交专家委员会审议。药审中心将对外公示审议结果，公示期为 10 个工作日，公示后，报国家药品监督管理局发布，对有异议的品种，按照参比制剂存疑处理方式处理。

3. 参比制剂存疑处理方式 企业对公示或已发布的参比制剂有异议的，可向药审中心提出异议和建议。药审中心将对企业提交论证资料进行审核，并进行分类处理。

（1）对既往经专家委员会论证或现行法规、政策等可解决的异议，药审中心经审议后在 45 个工作日内予以答复。

（2）上述之外的异议，药审中心参照遴选程序组织召开专家委员会审议，在 60 个工作日内予以答复，原则上同一问题专家委员会论证不超过 2 次。

二、普通口服固体制剂溶出度试验技术指导原则

固体制剂口服给药后，药物的吸收取决于药物从制剂中的溶出或释放、药物在生理条件下的溶解以及在胃肠道的渗透。由于药物的溶出和溶解对吸收具有重要影响，因此，体外溶出度试验有可能预测其体内行为。建立普通口服固体制剂（如片剂和胶囊）体外溶出度试验方法，采用比较仿制制剂与参比制剂体外多条溶出曲线相似性的方法，可以评价药品批间质量的一致性，在药品发生某些变更后确认药品质量和疗效的一致性。溶出曲线的相似并不意味着两者一定具有生物等效，但该法可降低两者出现临床疗效差异的风险。

（一）溶出度标准的建立

一般仿制药的溶出度标准应与参比制剂一致。如果仿制药的溶出度与参比制剂存在本质差异，但证明体内生物等效后，该仿制药也可建立不同于参比制剂的溶出度标准。建立了药品的溶出度标准后，药品在有效期内均应符合该标准。

1.《中国药典》或国家药品标准收载溶出度试验方法的品种 建议采用《中国药典》或国家药品标准收载的方法。应取受试和参比制剂各 12 片（粒），按照 15 分钟或更短时间间隔取样，进行溶出曲线的比较。必要时，应进行不同溶出介质或试验条件下的溶出度试验，并根据试验数据确定最终的溶出度标准。复方制剂的国家药品标准未对所有成分进行溶出度测定时，应对所有成分进行溶出研究并确定在标准中是否对所有成分进行溶出度检查。

2. 国家药品标准未收载溶出度试验方法但可获得参考方法的品种 建议采用国外药典或参比制剂的溶出度测定方法，应取受试和参比制剂各 12 片（粒），按照 15 分钟或更短时间间隔取样，进行溶出曲线的比较。必要时，应进行不同溶出介质或试验条件下的溶出度试验，并根据试验数据确定最终的溶出度标准。

3. 缺乏可参考的溶出度试验方法的品种 建议在不同溶出度试验条件下，进行受试制剂和参比制剂溶出曲线的比较研究。溶出试验方法应能客观反映制剂特点、具有适当的灵敏度和区分力。可参考有关文献，了解药物的溶解性、渗透性、pK_a 常数等理化性质，考察溶出装置、介质、搅拌速率和取样间

隔期等试验条件，确定适宜的试验方法。

（1）溶出仪　溶出仪需满足相关的技术要求，应能够通过机械验证及性能验证试验。必要时，可对溶出仪进行适当改装，但需充分评价其必要性和可行性。

溶出试验推荐使用桨法、篮法，一般桨法选择 50～75 转/分钟，篮法选择 50～100 转/分钟。在溶出试验方法建立的过程中，转速的选择推荐由低到高。若转速超出上述规定应提供充分说明。

📖 **知识链接** --

溶出度仪机械验证

为保证体外溶出试验数据的准确性和重现性，所使用的溶出度仪应满足《中国药典》要求，同时还需满足《药物溶出度仪机械验证指导原则》规定的各项技术要求。溶出度仪在安装、移动、维修后，均应对其进行机械验证（表 12-1）。通常每 6 个月验证一次，也可根据仪器使用情况进行相应的调整。

表 12-1　溶出度仪机械验证参数列表

验证参数	测量点	技术要求
溶出度仪水平度	溶出度仪水平面板，在两个垂直方向分别测量	≤0.5°
篮（桨）轴垂直度	紧贴篮（桨）轴，在夹角为 90° 的两个方向分别测量	90.0°±0.5°
溶出杯垂直度	紧贴杯壁，在夹角为 90° 的两个方向分别测量	90.0°±1.0°
溶出杯与篮（桨）轴同轴度	上部测量点：靠近溶出杯上缘 下部测量点：靠近篮（桨叶）上方（圆柱体部分）	≤2.0mm
篮（桨）轴摆动	篮（桨叶）上方约 20mm	≤1.0mm
篮摆动	篮底部边缘	≤1.0mm
篮（桨）深度	篮（桨）下缘距杯底部	25mm±2mm
篮（桨）轴转速	篮（桨）轴	±4%
溶出杯内温度	溶出杯内	37℃±0.5℃

（2）溶出介质　溶出介质的研究应根据药物的性质，充分考虑药物在体内的环境，选择多种溶出介质进行，必要时可考虑加入适量表面活性剂、酶等添加物。

①介质的选择：应考察药物在不同 pH 值溶出介质中的溶解度，推荐绘制药物的 pH-溶解度曲线。在确定药物主成分稳定性满足测定方法要求的前提下，推荐选择不少于 3 种 pH 值的溶出介质进行溶出曲线考察，如选择 pH 值 1.2、4.5 和 6.8 的溶出介质。对于溶解度受 pH 值影响大的药物，可能需在更多种 pH 值的溶出介质中进行考察。当采用 pH 7.5 以上溶出介质进行试验时，应提供充分的依据。水可作为溶出介质，但使用时应考察其 pH 值和表面张力等因素对药物及辅料的影响。②介质体积：推荐选择 500ml、900ml 或 1000ml。

（3）溶出曲线的测定　①溶出曲线测定时间点的选择：取样时间点可为 5 和（或）10、15 和（或）20、30、45、60、90、120 分钟，此后每隔 1 小时进行测定。②溶出曲线考察截止时间点的选择：以下任何一个条件均可作为考察截止时间点选择的依据：连续两点溶出量均达 85% 以上，且差值在 5% 以内。一般在酸性溶出介质（pH 1.0～3.0）中考察时间不超过 2 小时，在其他各 pH 值溶出介质中考察时间不超过 6 小时。

（4）溶出条件的优化　在截止时间内，药物在所有溶出介质中平均溶出量均达不到 85% 时，可优化溶出条件，直至出现一种溶出介质达到85%以上。优化顺序为提高转速，加入适量的表面活性剂、酶等添加物。

表面活性剂浓度推荐在0.01%～1.0%（W/V）范围内依次递增，特殊品种可适度增加浓度。某些特殊药品的溶出介质可使用人工胃液和人工肠液。

（5）溶出方法的验证　方法建立后应进行必要的验证，如：准确度、精密度、专属性、线性、范围和耐用性等。

（二）溶出曲线相似性比较

溶出曲线相似性比较可采用非模型依赖的相似因子法、非模型依赖多变量置信区间法、模型依赖法，多采用非模型依赖法的相似因子（f_2）法。该法溶出曲线相似性的比较是将受试样品的平均溶出量与参比样品的平均溶出量进行比较。平均溶出量应为12片（粒）的均值。

计算公式：

$$f_2 = 50 \cdot \lg\left\{ \left[1 + (1/n) \sum_{t=1}^{n} (R_t - T_t)^2 \right]^{-0.5} \times 100 \right\} \qquad （式12-1）$$

式中，R_t为t时间参比样品平均溶出量；T_t为t时间受试样品平均溶出量；n为取样时间点的个数。

1. 采用相似因子（f_2）法比较溶出曲线相似性的要求　相似因子（f_2）法最适合采用3～4个或更多取样点且应满足下列条件：①应在完全相同的条件下对受试样品和参比样品的溶出曲线进行测定。②两条溶出曲线的取样点应相同：时间点的选取应尽可能以溶出量等分为原则，并兼顾整数时间点，且溶出量超过85%的时间点不超过1个。③第1个时间点溶出结果的相对标准偏差不得过20%，自第2个时间点至最后时间点溶出结果的相对标准偏差不得过10%。

2. 溶出曲线相似性判定标准　①采用相似因子（f_2）法比较溶出曲线相似性时，一般情况下，当两条溶出曲线相似因子（f_2）数值不小于50时，可认为溶出曲线相似。②当受试样品和参比样品在15分钟的平均溶出量均不低于85%时，可认为溶出曲线相似。

即学即练 12-1

如认为两条溶出曲线相似，其相似因子（f_2）数值应（　　）

答案解析　A. ≥90　　　　B. ≥70　　　　C. ≥50　　　　D. ≥30

三、人体生物等效性试验豁免指导原则

生物等效性（bioequivalence，BE）试验是指在相似的试验条件下单次或多次给予相同剂量的试验药物后，受试制剂中药物的吸收速度和吸收程度与参比制剂的差异在可接受范围内，可以证明受试制剂与参比制剂以相同的速度和程度被人体吸收，才可以认定在临床上的疗效是等效的。国家药品监督管理局发布了可豁免或简化人体生物等效性（BE）试验品种，共计62种。

（一）生物药剂学分类系统

涉及口服固体常释制剂中活性药物成分（active pharmaceutical ingredient，API）在体内吸收速度和程度时，生物药剂学分类系统（biopharmaceutics classification system，BCS）主要考虑以下三个关键因素，即：药物溶解性、肠道渗透性和制剂溶出度。药品被分为以下四类。①高溶解性-高渗透性药物；②低溶解性-高渗透性药物；③高溶解性-低渗透性药物；④低溶解性-低渗透性药物。

对于 BCS 分类 1 类和 3 类的药物，只要处方中的其他辅料成分不显著影响 API 的吸收，则不必证明该药物在体内生物利用度和生物等效的可能性，即生物等效性豁免。

（二）基于生物药剂学分类系统的生物等效豁免

1. 对于 BCS 1 类的药物需要证明　①药物具有高溶解性；②药物具有高渗透性；③仿制和参比制剂均为快速溶出，并且制剂中不含有影响主药成分吸收速率和吸收程度的任何辅料。

2. 对于 BCS 3 类的药物需要证明　①药物具有高溶解性；②仿制和参比制剂均具有非常快速的溶出；③仿制制剂和参比制剂应处方完全相同，各组成用量相似，当放大生产和上市后变更时，制剂处方也应完全相同。

3. 对于处方相同，但活性成分及辅料成相似比例的不同规格同种样品　通常高剂量规格已做过 BE 试验的，低剂量规格可申请免做 BE 试验，有些品种由于安全性等原因，可选择较低剂量规格进行体内生物等效性试验，不同品种有所差异。

4. 生物等效豁免申请的其他影响因素

（1）辅料　对于 BCS 1 类药物来说，使用国家药品监管机构已经批准的常释制剂常用辅料，快速溶出的常释制剂的药物吸收速率和吸收程度不会有影响。为了支持生物等效豁免，常释制剂中辅料的用量应该和该辅料在处方中对应的功能保持一致（比如润滑剂）。当使用新的辅料，或者非常规的大量使用常释制剂常用辅料，要补充提交该辅料的使用没有影响制剂生物利用度的证明资料。对于 BCS 3 类药物来说，想要申请生物等效豁免，必须有更充分的科学依据。考虑辅料可能对低渗透性药物的吸收影响更显著，要求仿制制剂的辅料种类必须与参比制剂完全相同，辅料的用量应与参比制剂相似或相同。

（2）前药　前药的渗透性通常取决于转化药物的机制和（解剖学上的）部位。若药物前体 - 药物的转化主要表现在肠道膜渗透之后，则应测定该药物前体的渗透性。若转化表现在肠道膜渗透之前，则应测定该药物的渗透性。药物前体和药物的溶出、pH 溶解度数据也应与之相关。

（3）复方制剂　当口服固体常释的复方制剂中各活性组分均为 BCS 1 类药物，可按 BCS 1 类药物要求申请生物豁免，但应证明各组分之间以及各组分与所有辅料之间没有药物代谢动力学相互作用，否则不能申请豁免。当口服固体常释的复方制剂中各组分均为 BCS 3 类药物或有 BCS 1 类和 BCS 3 类药物，应按 BCS 3 类药物要求申请生物豁免，除证明各组分之间无药物代谢动力学相互作用外，还应证明所有辅料为国家药品监管机构已经批准的常释制剂常用辅料。

（三）基于生物药剂学分类系统的生物豁免不适用情况

1. 治疗范围狭窄的药品　受治疗药物浓度或药效监控的制约，按狭窄的治疗范围设计的制剂，不适用生物等效性豁免。如：地高辛、锂制剂、苯妥英、茶碱和华法林阻凝剂。

2. 口腔吸收制剂　由于 BCS 分类是基于胃肠黏膜的渗透和吸收，因此不适用于口腔吸收制剂，如：类似舌下片或颊下片的制剂。对于口含片、口腔崩解片等，如果该制剂从口腔吸收也不适用。

即学即练 12 - 2

人体生物等效性试验豁免不适用于哪些情况？

答案解析

>> 岗位情景模拟

情景描述 某企业要建立某仿制药溶出度测定方法。

讨　　论 如果你是研发人员，具体应考虑哪些因素。

答案解析

目标检测

答案解析

一、A 型题（最佳选择题）

采用相似因子（f_2）法比较溶出曲线相似性时，判定溶出曲线相似的标准是：两条溶出曲线相似因子（f_2）数值不小于（　　），受试样品和参比样品在（　　）分钟的平均溶出量均不低于（　　）

A. 80；30；85%　　　　　　B. 80；30；80%　　　　　　C. 50；15；80%

D. 50；15；85%　　　　　　E. 50；15；60%

二、X 型题（多项选择题）

1. 开展仿制药质量与疗效一致性评价工作的意义是（　　）

A. 提高药品有效性　　　　　B. 节约医疗费用　　　　　C. 推动医药产业国际化

D. 保障用药安全　　　　　　E. 提高国际竞争力

2. 建立溶出试验方法应考虑（　　）

A. 药物溶解性　　　　　　　B. 药物渗透性　　　　　　C. 溶出介质

D. 搅拌速率　　　　　　　　E. 取样间隔

三、简答题

哪些药物可以豁免生物等效性试验？

书网融合……

知识回顾　　　　习题

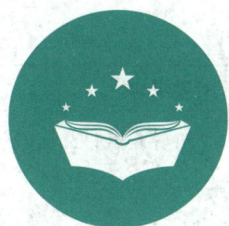

实践技能训练实训

实训项目一　查阅《中国药典》

一、实训目的

1. 掌握《中国药典》（2020 年版）的组成结构。
2. 能够独立查阅《中国药典》（2020 年版）。

二、实训准备

《中国药典》（2020 年版）一部至四部的纸质版。

三、操作步骤

序号	步骤	操作方法	标准要求
1	确定查阅内容	确定查阅内容收载于《中国药典》（2020 年版）哪部、哪个组成部分	按照《中国药典》（2020 年版）各部、组成部分收载内容确定
2	确定质量标准	确定药品质量标准、指导原则、通则等查阅内容	按照笔画、英文、拼音索引查阅

四、记录表

序号	查阅项目	《中国药典》（2020 年版）			查阅结果
		部	哪部分	页码	
1	维生素 C 注射液的含量测定				
2	准确度				
3	苯甲酸钠的鉴别				
4	人胰岛素的鉴别				
5	板蓝根颗粒的水分测定				
6	稀盐酸的配制				
7	重量差异检查法				
8	肝素生物测定法				
9	精密称定				
10	人用重组单克隆抗体制品				

五、思考题

1. 在使用《中国药典》（2020 年版）时，有的项目是否在多部中重复出现？
2. 谈谈你使用《中国药典》（2020 年版）的经验。

实训项目二　容量仪器校正

一、实训目的

1. 熟练掌握容量瓶、滴定管、吸量管的使用方法。
2. 学会容量仪器校正操作方法、结果处理与判断。

二、仪器与试剂

（一）仪器和用具

1. 50ml 容量瓶。
2. 50ml 酸式滴定管。
3. 10ml 吸量管。
4. 分析天平。
5. 烧杯。
6. 滴管。
7. 玻璃棒。
8. 温度计。
9. 锥形瓶。
10.《中华人民共和国国家计量检定规程 JJG 196 – 2006：常用玻璃量器》

（二）试剂与试药

蒸馏水。

三、安全与注意事项

1. 仪器校正温度一般 15 ~ 25℃较好，室温变化不大于 1℃/h。
2. 蒸馏水、容量仪器应置于天平室 1 小时以上，温度恒定，减少校正误差。
3. 容量仪器校正前应清洗干净，内壁不得挂水珠。滴定管与活塞、容量瓶与塞子应配套，不得漏液。
4. 液面的观察方法是：弯月面的最低点与分度线上边缘的水平面相切，视线应与分度线在同一水平面上。

四、操作步骤

（一）50ml 容量瓶校正

序号	步骤	操作方法	标准要求
1	记录测定温度	取干燥洁净容量瓶、蒸馏水置于天平室 4 小时，其与空气温度一致，记下蒸馏水温度	容量瓶、蒸馏水、环境温度应一致。温度准确到 0.1℃
2	称量空容量瓶	精密称定清洗干净并经干燥处理过的被检容量瓶，称得空容量瓶的质量，记为 m_1	容量瓶清洁且干燥。使用分析天平称重
3	称得纯水重量	加入蒸馏水至刻度，精密称定盛有蒸馏水的容量瓶，质量记为 m_2	不得有水珠挂在刻度线以上，外壁不得沾上水迹。使用分析天平称重
4	数据处理	计算实际容量：$V_{20} = m \cdot K(t)$。重复两次	$m = m_2 - m_1$。查表获得 $K(t)$ 值

（二）50ml 酸式滴定管校正

序号	步骤	操作方法	标准要求
1	记录测定温度	取滴定管、蒸馏水置于天平室 4 小时，其与空气温度一致，记下蒸馏水温度	滴定管、蒸馏水、环境温度应一致。温度准确到 0.1℃
2	准备滴定管	将清洗干净的被检滴定管垂直稳固安装到检定架上，充水至最高标线以上 5mm 处。缓慢地将液面调整到零位，同时排出流液口中的空气，移去流液口的最后一滴水珠	滴定管应清洁干净，内壁不挂水珠。不漏液。标线以上不得有水珠，流液口中不得有气体，外部不得有水珠
3	称得空容器重量	精密称定清洗干净并经干燥处理过的锥形瓶，质量记为 m_1	锥形瓶容量 >50ml，清洁干燥。使用分析天平称重
4	分段检定	完全开启活塞，使水充分从流液口流出。当液面降至被检分度线以上约 5mm 处时，等待 30 秒，然后 10 秒内将液面调至被检分度线上，用锥形瓶移去流液口的最后一滴水珠	分度线以上不得有水，流液口处不得有水珠悬空
5	称得纯水重量	精密称定盛有蒸馏水的锥形瓶，质量记为 m_2	使用分析天平称重
6	数据处理	计算实际容量：$V_{20} = m \cdot K(t)$。重复两次	$m = m_2 - m_1$。查表获得 $K(t)$ 值

（三）10ml 吸量管

序号	步骤	操作方法	标准要求
1	记录测定温度	取吸量管、蒸馏水置于天平室 4 小时，其与空气温度一致，记下蒸馏水温度	吸量管、蒸馏水、环境温度应一致。温度准确到 0.1℃
2	称得空容器重量	精密称定清洗干净并经干燥处理过的锥形瓶，称得质量 m_1	锥形瓶容量 >10ml，清洁干燥。使用分析天平称重
3	精密量取蒸馏水	将清洗干净的吸量管垂直放置，充水至最高标线以上 5mm 处，擦去流液口外面的水。缓慢地将液面调整到被检分度线上，移去流液口的最后一滴水珠	吸量管应清洁干净，内壁不挂水珠。分度线以上不得有水珠，流液口外部不得有水珠
4	分段检定	将流液口与锥形瓶内壁接触，锥形瓶倾斜 30°，使水充分流入锥形瓶中。当水流至流液口端不流时，近似等待 3 秒，用锥形瓶移去流液口的最后一滴水珠	流液口外部不得有水珠

续表

序号	步骤	操作方法	标准要求
5	称得纯水重量	精密称定盛有蒸馏水的锥形瓶，质量记为 m_2	使用分析天平称重
6	数据处理	计算实际容量：$V_{20} = m \cdot K(t)$。重复两次	$m = m_2 - m_1$。查表获得 $K(t)$ 值

五、原始数据记录

源文件号：SOP－××××　　　　　　　版本号：01　　　　　　　　　　页号：1/1

容量仪器校正原始记录

仪器名称		仪器编号	
标称容量/ml		容量允差/ml	
玻璃材料		准确度等级	
检验依据			

检验项目	检验过程	检验结论
外观检查		
【容量示值】	实验室温度：_____℃ $K(t) =$ _____ 　　　　1　　2 m_1/g m_2/g m/g V_{20} $\overline{V}_{20}$ 容量偏差 = _____ ml 容量允差：_____ ml	

检 验 人：　　　　　　　　　　　　　　　　　　　　　　　复 核 人：
检验日期：　　　　　　　　　　　　　　　　　　　　　　　复核日期：

表格代码：××－×××××　　　　　　　　　　　　　　　　　生效日期：　　年　月　日

六、思考题

1. 为何要求刻线以上无水珠，方可称量盛水容量瓶或锥形瓶的重量？
2. 为何要将容量仪器、蒸馏水提前 4 小时放置于天平室？
3. 如吸量管标有"吹"字，校正的操作方法有何不同？

实训项目三　布洛芬质量检测

一、实训目的

1. 熟练掌握《中国药典》《中国药品检验标准操作规范》的查阅及标准解读。

2. 熟练掌握熔点仪、紫外 – 可见分光光度计、红外分光光度计、薄层色谱法、滴定分析法操作方法。

3. 掌握紫外 – 可见分光光度法、红外分光光度法在药物鉴别中的应用；薄层色谱法在杂质检查中的应用；滴定分析法测定药物含量的操作与数据处理。

4. 学会规范记录原始数据，保证数据可靠，并做好数据处理及结果判断。

二、仪器与试剂

（一）仪器和用具

1. 熔点仪。

2. 紫外 – 可见分光光度计。

3. 红外分光光度计。

4. 马弗炉　又称高温电炉，用于称量分析中灼烧沉淀、测定灰分等。

5. 纳氏比色管　用于一般杂质检查。

6. 滴定管。

（二）试剂与试药

1. 0.4%氢氧化钠溶液　取氢氧化钠4g，加水使溶解成1000ml，即得。

2. 氢氧化钠滴定液（0.1mol/L）　取氢氧化钠适量，加水振摇使溶解成饱和溶液，冷却后，置聚乙烯塑料瓶中，静置数日，澄清后备用。取澄清的氢氧化钠饱和溶液5.6ml，加新沸过的冷水使成1000ml，摇匀。

3. 稀硝酸　取硝酸105ml，加水稀释至1000ml，即得。本液含 HNO_3 应为9.5%～10.5%。

4. 稀硫酸　取硫酸57ml，加水稀释至1000ml，即得。本液含 H_2SO_4 应为9.5%～10.5%。

5. 醋酸盐缓冲液（pH 3.5）　取醋酸铵25g，加水25ml溶解后，加7mol/L盐酸溶液38ml，用2mol/L盐酸溶液或5mol/L氨溶液准确调节pH值至3.5（电位法指示），用水稀释至100ml，即得。

6. 标准氯化钠溶液　称取氯化钠0.165g，置1000ml量瓶中，加水适量使溶解并稀释至刻度，摇匀，作为贮备液。临用前，精密量取贮备液10ml，置100ml量瓶中，加水稀释至刻度，摇匀，即得（每1ml相当于10μg的Cl）。

7. 标准铅溶液　称取硝酸铅0.1599g，置1000ml量瓶中，加硝酸5ml与水50ml溶解后，用水稀释至刻度，摇匀，作为贮备液。精密量取贮备液10ml，置100ml量瓶中，加水稀释至刻度，摇匀，即得（每1ml相当于10μg的Pb）。本液仅供当日使用。

8. 硝酸银试液　取硝酸银17.5g，加水适量使溶解成1000ml，摇匀。

9. 硫代乙酰胺试液　取硫代乙酰胺4g，加水使溶解成100ml，置冰箱中保存。临用前取混合液（由1mol/L氢氧化钠溶液15ml、水5.0ml及甘油20ml组成）5.0ml，加上述硫代乙酰胺溶液1.0ml，置水浴上加热20秒，冷却，立即使用。

10. 酚酞指示液　取酚酞1g，加乙醇100ml溶解，即得。

11. 溴化钾（光谱纯）。

12. 高锰酸钾。

13. 五氧化二磷。

14. 邻苯二甲酸氢钾。

15. 冰醋酸。

16. 三氯甲烷。

17. 正己烷。

18. 乙酸乙酯。

19. 乙醇。

20. 布洛芬。

三、安全与注意事项

1. 有机溶剂有挥发性，易燃易爆，不能遇明火。如遇大面积起火，应使用二氧化碳灭火器。乙腈有毒性，使用中应注意个人防护。

2. 五氧化二磷有强氧化性，硫酸具有强腐蚀性，不要沾到皮肤。

3. 熔点测定管内出现明显液滴时的温度作为初熔温度，全部液化时的温度作为终熔温度。

4. 潮湿的溴化钾对压片模具具有腐蚀性，使用完模具后，应立即清洗然后放入干燥器皿内保存。

5. 保证模具使用时温度高于10℃，防止压片在压制过程中受潮或发毛。压片时压力不能大于20MPa，以免将模具破坏。

6. 一般杂质检查应遵循平行原则，使供试品、对照品结果具有可比性。

四、操作步骤

（一）外观

序号	步骤	操作方法	标准要求
1	观察外观	取粉末，肉眼观察颜色、晶型	准确记录颜色、晶型

（二）熔点

序号	步骤	操作方法	标准要求
1	粉碎干燥	取本品适量，研成细粉，减压干燥	供试品不得呈颗粒状。以五氧化二磷为干燥剂，置减压干燥器，抽真空，放置24小时
2	装样	将样品粉末置于玻璃表面皿。将毛细管开口端插入样品中，翻转毛细管，轻叩桌面使其落入管底，再借助长玻璃管，使其自由下落反复数次，粉末尽可能集结于毛细管底部	装实，粉末高度约3mm
3	熔点仪设置	将传温液倒入熔点仪规定高度。接通熔点仪电源，调节升温速率为每分钟1.0~1.5℃	一般选择硅油为传温液
4	测定熔点	将装有样品的毛细管浸入传温液中，测定，读取初熔、终熔温度，重复测定3次，取平均值	毛细管内开始局部液化并出现明显液滴为初熔，全部液化为终熔。待传温液温度降至熔点下20℃时，方可重复测定。熔点为74.5~77.5℃

（三）鉴别

1. 紫外－可见分光光度法

序号	步骤	操作方法	标准要求
1	配制供试品溶液	取供试品适量，精密称定，置容量瓶中，加入适量0.4%氢氧化钠溶液，振摇溶解，加0.4%氢氧化钠溶液稀释至刻度，摇匀。浓度：0.25mg/ml	使用分析天平称取供试品。先加少量溶液使供试品溶解，再用相同溶剂稀释至刻度
2	仪器预热与参数设置	打开紫外－可见分光光度计电源，仪器自检通过后预热30分钟	仪器用前要充分预热，各自检项目全部通过
3	吸收池清洗与配对	用蘸有酒精的棉签擦拭吸收池内壁与外壁，用蒸馏水冲洗。两只吸收池均盛放蒸馏水，检测波长设定为220nm，设定一只吸收池透光率为100%，测定另一只吸收池透光率	先擦内壁，再擦外壁，清洗后吸收池洁净。吸收池透光率差值△T≤0.3%方可配对，否则应进行校正
4	装入空白溶剂与供试品溶液	用0.4%氢氧化钠溶液润洗吸收池3次，装入该溶液，用镜头纸擦净吸收池外壁，置于吸收池架。取已配对的另一只吸收池，用供试品溶液同法操作	手持吸收池粗糙面，溶液高度为吸收池高度4/5。溶液中不得有气泡、颗粒，光面擦净，不得有水迹，光面朝向光源方向
5	测定吸收曲线	选择"光谱"功能，设定波长与吸光度数值范围。空白溶剂校正基线，供试品溶液测定吸收曲线，读取最大、最小吸收波长、肩峰对应波长	先用空白溶剂校正，扣除溶剂影响。最大吸收波长、最小吸收波长、肩峰应在《中国药典》（2020年版）该品种项下规定波长±2nm以内。在265nm与273nm的波长处有最大吸收，在245nm与271nm的波长处有最小吸收，在259nm的波长处有一肩峰
6	清洗吸收池	将溶液倒入废液缸，用蒸馏水清洗吸收池，晾干放置	吸收池内壁洁净，不挂水珠

2. 红外分光光度法

序号	步骤	操作方法	标准要求
1	环境与仪器检查	温度为16～25℃，相对湿度为20%～50%。检查温湿度卡是否为淡蓝色	温湿度符合要求。温湿度卡如变色，应立即更换干燥剂
2	仪器预热与参数设置	开机，预热15分钟以上。打开操作软件，设置扫描次数、分辨率、采集样品前采集背景等参数	设置仪器默认或推荐参数
3	清洁模具	用蘸有酒精的纱布擦拭柱头、柱芯、玛瑙研钵	确保柱头和柱芯没有残留，确认玛瑙研钵清洁干净，否则用蘸有酒精的纱布擦拭
4	供试品制备	分别取干燥供试品约1～1.5mg、干燥的溴化钾粉末约100～200mg，放入玛瑙研钵。在红外灯下，充分研磨。将研磨好的粉末用不锈钢勺转移到模腔内，用顶模柱头小心地将样品粉末压平，并轻轻转动使粉末分布均匀，置压片机工作台中心	供试品与溴化钾的比例为1:200，用量分别相当于一小药匙和一大药匙。始终在红外灯下进行研磨制备。注意向一个方向研磨，防止发生晶型变化。粉末能覆盖模腔表面，不宜过多，厚度约为1mm
5	压片	顺时针转动压片机手轮，压实；顺时针转动放油阀手轮，关闭油路；下压手动压把，打压到压力指示20MPa，持续1分钟。逆时针打开放油阀，双手慢慢减压，待压力表指示回零，松开手轮，转动底模和顶模提拉顶模，然后取出柱芯	模具置工作台中央，不可偏离。压片厚度应约为0.3～0.5mm，呈半透明状，分布均匀，无明显颗粒状

续表

序号	步骤	操作方法	标准要求
6	供试品测试	点击"采样品",自动采集背景,背景采集完后按提示放入供试品,此时将供试品放入样品仓点击"确定",软件自动采集样品,采集结束后得到样品谱图,将谱图与红外光谱集比较,对供试品进行鉴别	红外吸收光谱图的最强峰透光率在1%~5%,没有明显的锯齿波。供试品谱图与红外光谱集对比峰位、峰强、峰形 合格红外吸收光谱图 不合格红外吸收光谱图
7	清洗模具	样品测试完成后用镊子将压片敲掉,如继续测试可用柔软纸巾或脱脂棉对模具和玛瑙研钵进行清洁。结束一天的操作后,先用软纸轻轻擦掉残留的固体,再用无水乙醇清洗,肉眼观察已无固体残留物后再用蒸馏水冲洗三次。将清洁后的模具放在红外灯下照射干燥1小时,然后放入干燥器内保存,顺时针转动放油阀手轮,关闭油路	模具清洗干净并干燥,置于干燥器内储存。所有工具、溴化钾置于干燥器内保存

(四) 检查

1. 氯化物检查

序号	步骤	操作方法	标准要求
1	供试品溶液制备	取本品1.0g,置于50ml纳氏比色管中,加蒸馏水50ml,振摇5分钟,过滤,取续滤液25ml,置于50ml纳氏比色管中	使用蒸馏水清洗纳氏比色管。可先加蒸馏水适量使供试品溶解,再加蒸馏水至刻度。溶液过滤得到初滤液,在同一张滤纸过滤得到滤液为续滤液
2	对照品溶液制备	取标准氯化钠溶液5.0ml,置于50ml纳氏比色管中	使用吸量管量取标准氯化钠溶液
3	氯化物检查	供试品与对照品平行操作:加稀硝酸10ml,加水使成40ml,摇匀,分别加入硝酸银试液1.0ml,用水稀释使成50ml,摇匀,在暗处放置5分钟,同置黑色背景上,从比色管上方向下观察、比较	所加入试剂种类、用量、顺序、反应时间均相同。供试品浊度不大于对照品浊度,氯化物检查合格
4	限量计算	根据 $L = \dfrac{C \times V}{S} \times 100\%$ 计算限量	单位需进行换算

2. 有关物质检查

序号	步骤	操作方法	标准要求
1	供试品溶液制备	取供试品适量，用三氯甲烷溶解并稀释，浓度：100mg/ml	加盖保存，防止溶剂挥发
2	对照溶液制备	精密量取供试品 1.0ml，置 100ml 容量瓶中，用三氯甲烷稀释，浓度：1mg/ml	使用吸量管量取供试品溶液。加盖保存，防止溶剂挥发
3	点样	取一块硅胶 G 薄层板，在距离边缘 1.5cm 处画线。分别取供试品与对照溶液 5μl，在线上点样	画线、点样不得破坏硅胶板表面。两点中心均在线上。两点距离硅胶板边缘 1cm。点样量相同
4	展开	配制展开剂：正己烷–乙酸乙酯–冰醋酸（15∶5∶1），置展开缸中放置 15 分钟。将薄层板放入展开缸中。展开，晾干	提前用展开剂平衡展开环境，减少边缘效应。点样位置需高于展开剂。展开过程中勿动展开缸
5	结果显示	喷以 1% 高锰酸钾的稀硫酸溶液，置 120℃ 烘箱中加热 20 分钟，置于 365nm 紫外灯下观察	置通风橱内喷显色剂。供试品如显杂质斑点，该杂质斑点不深于对照溶液主斑点为杂质检查合格。比较不同比移值斑点的颜色深浅
6	限量计算	根据 $L = \dfrac{c_{对} \times V_{对}}{c_{供} \times V_{供}} \times 100\%$ 计算限量	单位换算，限量为 1%

3. 干燥失重

序号	步骤	操作方法	标准要求
1	取样	取供试品适量，平铺于扁形称量瓶（重量为 W_1），精密称定，质量记为 W_2	供试品厚度不超过 5mm。称量瓶应为单层。使用分析天平称重。供试品重量 $W = W_2 - W_1$
2	准备干燥箱	将盛有干燥五氧化二磷粉末的玻璃表面皿置干燥箱内，设定干燥箱温度为 60℃	五氧化二磷需干燥，呈粉末状
3	减压干燥	将称量瓶置干燥器内，瓶盖取下置称量瓶旁。减压压力在 2.67kPa（20mmHg）以下，保持规定时间。开启前缓慢打开进气阀，使干燥空气缓慢进入。盖好扁形称量瓶瓶盖	称量瓶尽量置于温度计附近。避免气流吹散干燥器内的样品
4	称重与计算	称量瓶置干燥器中放冷至室温，精密称定，质量记为 W_3。计算 $$干燥失重 = \frac{W_3 - W_2}{W_2 - W_1} \times 100\%$$	使用分析天平称重。干燥至恒重的第二次及以后各次称重均应在规定条件下继续干燥 1 小时后进行。减失重量 ≤0.5% 判定为干燥失重合格

4. 炽灼残渣

序号	步骤	操作方法	标准要求
1	坩埚恒重	取洁净坩埚置高温炉内，将坩埚盖斜盖于坩埚上，在 700～800℃ 炽灼约 30 分钟，停止加热，待高温炉温度冷却至约 300℃，盖好坩埚盖，取出坩埚，置于干燥器内，放冷至室温，精密称定，重复操作至恒重，质量记为 W_1	正确使用坩埚钳，避免烫伤
2	称样	取供试品 1.0g，置已恒重的坩埚内，精密称定，质量记为 W_2	使用分析天平称重。供试品重量：$W = W_2 - W_1$

续表

序号	步骤	操作方法	标准要求
3	炭化	将盛有供试品的坩埚置电炉上缓缓灼烧，炽灼至供试品全部炭化呈黑色，放冷至室温	供试品灼烧中避免燃烧、膨胀逸出。供试品炭化至不再冒烟。在通风橱内操作
4	灰化	滴加0.5~1ml硫酸，湿润全部炭化物，继续在电炉上缓缓加热至硫酸蒸气除尽，白烟完全消失。将坩埚置高温炉内，坩埚盖斜盖于坩埚上，在700~800℃炽灼约60分钟	加热中硫酸不可溅出。灰化过程在通风橱内操作
5	恒重	在700~800℃炽灼约30分钟，停止加热，待高温炉温度冷却至约300℃，盖好坩埚盖，取出坩埚，置于干燥器内，放冷至室温，精密称定，重复操作至恒重，质量记为W_3	正确使用坩埚钳，避免烫伤。小心开启干燥器，避免吹散坩埚内的轻质残渣
6	计算	根据炽灼残渣$=\dfrac{W_3-W_1}{W_2-W_1}\times100\%$计算	使用分析天平称重。炽灼残渣≤0.1%

5. 重金属

序号	步骤	操作方法	标准要求
1	对照品溶液制备	甲管：量取标准铅溶液1.0ml，置25ml纳氏比色管中，加醋酸盐缓冲液（pH 3.5）2ml与水适量使成25ml 丙管：取本品1.0g，加乙醇22ml溶解，加入标准铅溶液1.0ml、醋酸盐缓冲液（pH 3.5）2ml与水适量使成25ml	使用吸量管量取标准铅溶液。需要用丙管做对照，排除重金属不呈游离状态对呈色产生的影响
2	供试品溶液制备	乙管：取本品1.0g，加乙醇22ml溶解，加醋酸盐缓冲液（pH 3.5）2ml与水适量使成25ml	先用少量乙醇溶解，再全部加入
3	重金属检查	在甲、乙、丙三管中分别加入硫代乙酰胺试液各2ml，摇匀，放置2分钟，置白纸上，自上向下透视	所加入试剂种类、用量、顺序、反应时间均相同。当丙管所显颜色不浅于甲管时，乙管所显颜色与甲管比较，不得更深
4	限量计算	根据$L=\dfrac{C\times V}{S}\times100\%$计算限量	限量≤百万分之十

（五）含量测定

序号	步骤	操作方法	标准要求
1	滴定液标定	取在105℃干燥至恒重的基准邻苯二甲酸氢钾约0.6g，精密称定，记为$W_邻$，置250ml锥形瓶中，加新沸过的冷水50ml，振摇，使其尽量溶解；加酚酞指示液2滴，用本液滴定，在接近终点时，应使邻苯二甲酸氢钾完全溶解，滴定至溶液显粉红色	取样重量范围：0.54~0.66g，使用分析天平精密称定 $c_{NaOH}=\dfrac{W_邻\times1000}{M_邻\times V_{NaOH}}$ $M_邻=204.2$
2	供试品称定	取本品约0.5g，精密称定，置于250ml锥形瓶中。平行取三份	取样重量范围：0.45~0.55g，使用分析天平精密称定
3	滴定	供试品加中性乙醇50ml溶解，加酚酞指示液3滴，用氢氧化钠滴定液（0.1mol/L）滴定，滴定至溶液显粉红色。重复三次	乙醇对酚酞指示液显中性：乙醇中加入3滴酚酞，如未显浅粉色，逐滴加入NaOH，至显粉色
4	计算含量	每1ml氢氧化钠滴定液（0.1mol/L）相当于20.63mg的$C_{13}H_{18}O_2$，根据公式计算 布洛芬%$=\dfrac{V\times T\times F}{m}\times100\%$	按干燥品计算，含$C_{13}H_{18}O_2$不得少于98.5%

五、原始数据记录

成品检验原始记录

样品品名		检验编号			
样品批号		样品来源			
剂型		生产日期	年	月	日
检验SOP编号		取样日期	年	月	日
规格		报告日期	年	月	日
批代表量		有效期至	年	月	日
温度/℃		湿度/%			
检验依据					

检验项目	检验过程	检验结论
【外观】	本品为_____色结晶性粉末。	
【熔点】	检验方法： □　中国药典2020版四部通则0612第一法 □　中国药典2020版四部通则0612第二法 □　中国药典2020版四部通则0612第三法 □其他方法 升温速率：_____ 样品处理： 温度计校正： 熔点标准品名称：_____　　熔点理论值：_____ 熔点实测值：（1）_____（2）_____（3）_____ 平均值：_____　　校正值：_____ 样品实测结果： | 项目	1	2	3 | |---|---|---|---| | 实测值/℃ | | | | | 校正值/℃ | | | | | 平均值/℃ | | | |	
【鉴别】	1. 紫外－可见分光光度法 型号：_____　　编号：_____　　天平编号：_____ 供试品制备：取供试品_____g，置于_____ml容量瓶（编号：_____）中，加入适量0.4%氢氧化钠（批号：_____）溶液，振摇溶解，加0.4%氢氧化钠溶液稀释至刻度，摇匀。 吸收池配对检测： 检测波长：_____nm | | 1 | 2 | |---|---|---| | 透光率 | | | | △T | | | □配对　□不配对 吸收曲线： 空白溶剂：_____ 最大吸收波长：_____nm 最小吸收波长：_____nm 肩峰：_____nm	

续表

【鉴别】	2. 红外分光光度法 型号：_____ 编号：_____ 预处理： 试样制备方法： □压片法（□溴化钾 □氯化钾） □糊法 □膜法 □溶液法：溶剂_____ 池厚_____mm _____红外光谱图_____与《药品红外光谱集》第_____卷（_____）收载的_____的红外光谱图基本一致。 附_____页 结果：□与对照品图谱一致 □与对照品图谱不一致
【检查】	1. 氯化物检查 取供试品_____g，置 50ml 纳氏比色管中，加蒸馏水 50ml，振摇 5 分钟，过滤，取续滤液 25ml，置 50ml 纳氏比色管中。用吸量管（编号：_____）量取标准氯化钠溶液（编号：_____，浓度_____）_____ml，置 50ml 纳氏比色管中。加稀硝酸（批号：_____）10ml，加水使成 40ml，摇匀，分别加入硝酸银试液（编号：_____）1.0ml，用水稀释使成 50ml，摇匀，在暗处放置 5 分钟，同置黑色背景上，从比色管上方向下观察、比较： □供试品溶液所显浊度_____于对照溶液所显浊度 □其他 2. 有关物质检查 天平编号：_____固定相：_____（批号：_____） 展开剂：正己烷－乙酸乙酯－冰醋酸（批号：_____）＝_____：_____：_____ 点样量：5μl 显色剂：1%高锰酸钾稀硫酸溶液（编号：_____） 检出条件：120℃烘 20 分钟，紫外光下_____nm 供试品制备：取供试品_____g，置_____ml 容量瓶（编号：_____）中，用三氯甲烷（批号：_____）溶解并稀释，浓度为_____mg/ml 对照溶液：用吸量管（编号：_____）精密量取供试品 1.0ml，置100ml 容量瓶（编号：_____）中，用三氯甲烷稀释，浓度为1mg/ml 点样编号： 1：_____ 2：_____ 3：_____ 4：_____ 5：_____ 6：_____

【检查】

3. 干燥失重

天平型号：＿＿＿＿＿＿　　　编号：＿＿＿＿＿＿

干燥条件：

温度：＿＿＿＿＿℃　　真空度：＿＿＿＿＿kPa　　干燥剂：＿＿＿＿＿

干燥时间：□＿＿＿＿＿小时

　　　　　□至恒重

编号	W_1（g）	W_2（g）	W_3（g）

干燥失重 $= \dfrac{W_3 - W_2}{W_2 - W_1} \times 100\% = $ ＿＿＿＿＿ %

4. 炽灼残渣

天平型号：＿＿＿＿＿＿　　编号：＿＿＿＿＿　　炽灼温度：＿＿＿＿＿℃

编号	W_1（g）	W_2（g）	W_3（g）

炽灼残渣 $= \dfrac{W_3 - W_1}{W_2 - W_1} \times 100\% = $ ＿＿＿＿＿ %

5. 重金属检查

天平型号：＿＿＿＿＿＿　　　编号：＿＿＿＿＿

甲管：用吸量管（编号：＿＿＿＿＿）量取标准铅溶液（编号：＿＿＿＿＿，浓度＿＿＿＿＿）

＿＿＿＿＿ml 置 25ml 纳氏比色管中，加醋酸盐缓冲液（pH 3.5）（编号：＿＿＿＿＿）

2ml 与水适量使成 25ml

乙管：取本品＿＿＿＿＿g，加乙醇（批号：＿＿＿＿＿）22ml 溶解，加加醋酸盐缓冲液

（pH 3.5）（编号：＿＿＿＿＿）2ml 与水适量使成 25ml

丙管：取本品＿＿＿＿＿g，加乙醇（批号：＿＿＿＿＿）22ml 溶解，用吸量管（编号：

＿＿＿＿＿）量取标准铅溶液（编号：＿＿＿＿＿，浓度＿＿＿＿＿）＿＿＿＿＿ml、醋酸盐

缓冲液（pH 3.5）（编号：＿＿＿＿＿）2ml 与水适量使成 25ml

在以上三管中分别加入硫代乙酰胺试液（编号：＿＿＿＿＿）各 2ml，摇匀，放置 2 分

钟，置白纸上，自上向下透视：

□丙管所显颜色＿＿＿＿＿于甲管

□乙管所显颜色＿＿＿＿＿于甲管

□其他

【含量测定】

滴定液名称：＿＿＿＿＿＿　　浓度：＿＿＿＿＿　　校正因子（F）：＿＿＿＿＿

滴定管编号：＿＿＿＿＿　　天平型号：＿＿＿＿＿　　编号：＿＿＿＿＿

项目	1	2	3
m（g）			
滴定液起始读数 V_a（ml）			
终点读数 V_b（ml）			
消耗滴定液体积 V（ml）			
计算公式	布洛芬% $= \dfrac{V \times T \times F}{m} \times 100\%$		
结果			
平均			

检 验 人：　　　　　　　　　　　　　　　　　　　　　　　复 核 人：

检验日期：　　　　　　　　　　　　　　　　　　　　　　　复核日期：

表格代码：××－×××××　　　　　　　　　　　　　　生效日期：　年　月　日

六、思考题

1. 测定熔点前，供试品为何要减压干燥？
2. 一般杂质检查应遵循平行原则，从操作中如何体现此原则？
3. 布洛芬有关物质检查方法及结果判断方法。
4. 紫外–可见分光光度法中仪器校正与检定项目包括哪些？
5. 红外分光光度法中，为什么制备样品及所有器具要置红外灯下干燥？
6. 含量测定中使用的中性乙醇溶剂是如何配制的？

实训项目四　对乙酰氨基酚片质量检测

一、实训目的

1. 熟练掌握《中国药典》《中国药品检验标准操作规范》的查阅及标准解读。
2. 掌握红外分光光度计、高效液相色谱仪、溶出度检查仪、紫外–可见分光光度计操作方法。
3. 掌握红外分光光度法在鉴别中的应用；杂质检查操作方法及结果判断；紫外–可见分光光度法测定药物含量的操作及数据处理。
4. 学会规范记录原始数据，保证数据可靠，并做好数据处理及结果判断。

二、仪器与试剂

（一）仪器和用具

1. 红外分光光度计。
2. 高效液相色谱仪。
3. 溶出度检查仪。
4. 紫外–可见分光光度计。
5. 分析天平。

（二）试剂与试药

1. 稀盐酸　取盐酸234ml，加水稀释至1000ml，即得。本液含HCl应为9.5%~10.5%。
2. 三氯化铁试液　取三氯化铁9g，加水使溶解成100ml，即得。
3. 亚硝酸钠试液　取亚硝酸钠1g，加水使溶解成100ml，即得。
4. 碱性β–萘酚试液　取β–萘酚0.25g，加氢氧化钠溶液（1→10）10ml使溶解，即得。本液应临用新制。
5. 0.4%氢氧化钠溶液　取氢氧化钠4g，加水使溶解成1000ml，即得。
6. 丙酮。
7. 甲醇。
8. 乙醇。
9. 对乙酰氨基酚片。
10. 对乙酰氨基酚、对氨基酚对照品。

三、安全与注意事项

1. 有机溶剂有挥发性，易燃易爆，不能遇明火。如遇大面积起火，应使用二氧化碳灭火器。丙酮有毒性，使用中应注意个人防护。

2. 五氧化二磷有强氧化性，不要沾到皮肤。

3. 红外分光光度法操作全程，应注意控制温度为 $16 \sim 25\,℃$，相对湿度为 $20\% \sim 50\%$。

4. 流动相使用前必须使用 $0.22\,\mu m$ 或 $0.45\,\mu m$ 滤膜过滤，蒸馏水要每天更换。过滤有机溶剂使用有机系膜，不得使用水膜。使用前必须进行脱气处理。如高效液相色谱仪为单泵，一般先配制流动相，再过滤、超声。

5. 日常实验中，记录一定色谱条件下（固定相、流动相、流速等）系统压力，便于判断与排除异常压力。

6. 供试品溶液进样前必须使用微孔滤膜过滤。

7. 手动进样时，用微量注射器取供试品，取样体积应大于进样体积，针筒内不得有气泡。如有气泡，将针头朝上，待气泡上升到注射器筒顶部，缓缓推动活塞杆，排出气泡。

8. 分析完成后，务必用含有 5% 有机溶剂－水溶液冲洗系统 1 个小时以上，避免键合相在酸碱性溶液中水解，防止缓冲盐析出固体颗粒，磨损柱塞杆、进样垫等部件。

四、操作步骤

（一）性状

序号	步骤	操作方法	标准要求
1	观察外观	观察外观性状，除去包衣后观察性状	本品为白色片，薄膜衣或明胶包衣片，除去包衣后显白色

（二）鉴别

1. 化学鉴别法

序号	步骤	操作方法	标准要求
1	化学鉴别法（1）	取本品的细粉适量（约相当于对乙酰氨基酚 0.5g），用乙醇 20ml 分次研磨使对乙酰氨基酚溶解，滤过，合并滤液，蒸干，取适量，加水溶解，加三氯化铁试液	片粉重量根据公式：$\dfrac{0.5\mathrm{g}}{m} = \dfrac{S}{W}$ 计算 不可用明火加热蒸干溶剂。溶液显蓝紫色
2	化学鉴别法（2）	取残渣适量（约 0.1g），加稀盐酸 5ml，置水浴中加热 40 分钟，放冷；取 0.5ml，滴加亚硝酸钠试液 5 滴，摇匀，用水 3ml 稀释后，加碱性 β－萘酚试液 2ml，振摇	溶液显红色

2. 红外分光光度法

序号	步骤	操作方法	标准要求
1	样品处理	取本品细粉适量（约相当于对乙酰氨基酚 100mg），加丙酮 10ml，研磨溶解，滤过，滤液水浴蒸干，残渣经减压干燥	供试品不得呈颗粒状。以五氧化二磷为干燥剂，置于减压干燥器，抽真空，放置 24 小时
2	测定红外吸收光谱图	参照实训三、四、操作步骤，（三）鉴别，2. 红外分光光度法步骤 1～7 操作	

（三）检查

1. 对氨基酚

序号	步骤	操作方法	标准要求
1	确定色谱条件	查阅《中国药典》（2020 年版） 溶剂：甲醇－水（4：6） 固定相：C8 流动相：磷酸盐缓冲液（取磷酸氢二钠 8.95g，磷酸二氢钠 3.9g，加水溶解至 1000ml，加 10% 四丁基氢氧化铵溶液 12ml）－甲醇（90：10） 检测波长：245nm 对照品：对氨基酚与对乙酰氨基酚各约含 20μg/ml 混合的溶液 进样量：20μl	确定色谱方法、色谱条件。系统适用性试验：理论板数按对乙酰氨基酚峰计算不低于 2000，对氨基酚峰与对乙酰氨基酚峰的分离度应符合要求
2	准备流动相	将水相和有机相分别用 0.45μm 微孔滤膜过滤，超声波脱气 15 分钟后，倒入储液瓶，放置在仪器的试剂架上。如高效液相色谱仪为单泵，应按流动相比例配制好流动相，用 0.45μm 微孔滤膜过滤，再超声	流动相应无颗粒型杂质，无气泡。流动相位置要高于泵体，以保持一定的输液静压差。使用过程储液瓶应密闭，以防溶剂蒸发引起流动相组成变化
3	安装色谱柱	按照色谱柱标示方向安装色谱柱	流动相流动方向与色谱柱标示一致，无漏液
4	开机	依次开启各组件的电源开关、计算机电源开关、工作站	各组件通过自检，指示灯全部显绿色后，打开工作站，显示"就绪"或"ready"
5	排气	方法一：打开排气阀，按下 purge 键，排除泵及管路中气体，排气停止后（或观察废液管路中无气泡再按下 purge 键），关闭排气阀 方法二：打开排气阀，设置泵 A（水相）比例为 100%，流速由小至大，至 5ml/min 保持约 5 分钟，观察柱前管路无气泡。切换到泵 B（有机相）排气，如有 C、D 相，依次切换，关闭排气阀	柱前管路中无气泡，可停止排气
6	平衡色谱系统	先用有机相平衡系统 30 分钟，再用流动相平衡系统 30 分钟	观察系统压力，稳定且无异常，基线平衡无波动
7	配制对照品溶液	取对氨基酚对照品与对乙酰氨基酚对照品各适量，精密称定，加溶剂制成每 1ml 中各约含 20μg 的混合溶液，作为对照品溶液	选择分析天平称取对氨基酚对照品与对乙酰氨基酚对照品，准确至所取重量千分之一。量瓶中刻线以上无溶液，溶液凹液面与刻线相切
8	配制供试品溶液	取本品细粉适量（约相当于对乙酰氨基酚 0.2g），精密称定，置 10ml 量瓶中，加溶剂适量，振摇使对乙酰氨基酚溶解，加溶剂稀释至刻度，摇匀，滤过，取续滤液作为供试品溶液	使用分析天平精密称定片重及片粉重量。量瓶中刻线以上无溶液，溶液凹液面与刻线相切。使用吸量管精密量取续滤液。片粉重量根据公式：$\dfrac{0.2g}{m} = \dfrac{S}{W}$ 计算
9	进样	打开工作站，设定色谱条件、样品基本信息 手动进样器：用甲醇清洗微量注射器，使用对照品溶液（已用微孔滤膜过滤）润洗多次，取 20μl。将六通阀进样器置于 load 状态，微量注射器垂直插入进样器至底部，缓慢推动活塞杆，将液体全部注入六通阀进样器，将其快速扳至 inject 状态 自动进样器：将供试品（已用微孔滤膜过滤）置于样品瓶中，置于样品架上，设定好序列、数据等参数 进样数量：对照品 5 针；供试品 1 针	供试品溶液用微孔滤膜过滤后进样。液体样品体积准确，无气泡。取样后，用滤纸擦拭注射器针头外部，无溶液残留。慢推快扳手动进样器，减少色谱峰拖尾及系统压力波动
10	数据处理	打开数据文件，设置积分参数，分别读取对照品、供试品保留时间、峰面积数值。记录原始记录	理论板数、分离度、重复性等符合系统适用性试验要求

续表

序号	步骤	操作方法	标准要求
11	冲洗系统	先用5%甲醇–水冲洗1小时，再换用甲醇清洗30分钟。取下色谱柱，密封	本流动相中如有缓冲盐，务必冲洗至废液溶液至近中性。用有机溶剂平衡系统至压力正常平稳
12	限量计算	根据公式：$$L = \dfrac{\dfrac{A_X}{A_R} \times c_R \times D \times V}{m} \times \dfrac{\overline{W}}{S} \times 100\%$$ 计算	供试品溶液色谱图中如有与对照品溶液中对氨基酚保留时间一致的色谱峰，按外标法以峰面积计算，含对氨基酚不得过对乙酰氨基酚标示量的0.1%

2. 溶出度

序号	步骤	操作方法	标准要求
1	确定溶出方法、溶出条件	溶出方法：篮法 溶出介质：稀盐酸24ml加水至1000ml 转速：每分钟100转 溶出时间：30分钟 温度：37℃±0.5℃ 溶出量测定方法：紫外–可见分光光度法	确定测定方法、溶出条件
2	安装仪器，调节篮位	将蒸馏水注入水箱并使水位达到红色水位线高度。将溶出杯放入各杯孔中并压牢，将篮轴插入机头底面的各轴孔中，盖好转篮。将测量球/测量钩放入各溶出杯底部，调节篮轴使转篮底部接触到测量球的顶端/与溶出杯底部夹住测量钩，右旋（顺时针）旋紧离合器套筒，扬起机头，取出测量球/测量钩	先加水，再打开开关。转篮底部距溶出杯的内底部25mm±2mm
3	制备溶出介质	稀盐酸24ml加水至1000ml为溶出介质，脱气处理，量取900ml溶出介质置于溶出杯中	溶出介质要求脱气处理。可采用的脱气方法：取溶出介质，在缓慢搅拌下加热至约41℃，并在真空条件下不断搅拌5分钟以上；或煮沸、超声、抽滤等
4	开机、设定参数	打开电源开关，依次设定温度、转速、取样时间，启动加热	按照溶出条件，正确设置参数
5	投放样品	使用温度计逐一在溶出杯中测量，6个溶出杯之间的差异应在0.5℃之内。待溶出介质温度恒定在37℃±0.5℃后，取供试品6片，分别投入6个干燥的转篮内，将转篮降入溶出杯中，启动仪器，计时	使用0.1分度的温度计测量温度。转篮必须干燥。将转篮降入溶出杯中，注意供试品表面上不要有气泡
6	取样	经30分钟时，取溶液适量，立即用适当的微孔滤膜滤过，精密量取续滤液适量，用0.04%氢氧化钠溶液稀释成每1ml中含对乙酰氨基酚5～10μg的溶液	一般根据标示量确定溶出液稀释倍数。溶出30分钟取样。取样位置应在转篮的顶端至液面的中点，并距溶出杯内壁10mm处，可用长短针、厚薄垫搭配使用。自取样至滤过应在30秒内完成。如使用自动溶出仪，1分钟内完成自6杯内的取样
7	测定吸光度，计算溶出量	照紫外–可见分光光度法，在257nm的波长处测定吸光度，记录原始数据，按$C_8H_9NO_2$的$E_{1cm}^{1\%}$为715，计算每片的溶出量。根据公式：$$溶出量 = \dfrac{\dfrac{A}{E_{1cm}^{1\%}} \times \dfrac{1}{100} \times D \times V}{S} \times 100\%$$ 计算	使用空白溶剂（0.04%氢氧化钠）做空白。溶出限度为标示量的80%
8	仪器复原	清洗篮轴、转篮、溶出杯、容量瓶等，关机	仪器复原

（四）含量测定

序号	步骤	操作方法	标准要求
1	供试品溶液制备	取本品 20 片，精密称定，研细，精密称取适量（约相当于对乙酰氨基酚 40mg），置 250ml 量瓶中，加 0.4% 氢氧化钠溶液 50ml 与水 50ml，振摇 15 分钟，用水稀释至刻度，摇匀，滤过，精密量取续滤液 5ml，置 100ml 量瓶中，加 0.4% 氢氧化钠溶液 10ml，加水至刻度，摇匀。制备 2 份	使用分析天平精密称定片重及片粉重量。片粉重量根据公式：$\frac{40mg}{m}=\frac{S}{W}$ 计算。量瓶中刻线以上无溶液，溶液凹液面与刻线相切。使用刻度吸管精密量取续滤液
2	仪器预热、吸收池配对、盛装空白与供试品	参照实训三，四、操作步骤，（三）鉴别，1. 紫外 – 可见分光光度法步骤 2～4 操作	
3	检测波长的选择	选择"吸光度"功能，检测波长设置为 257nm ± 2nm，测定吸光度	选择最大吸收波长作为测量波长
4	吸光度测定	测定供试品溶液 1 和 2 的吸光度，平行测定 2 次。记录原始数据	先用空白溶剂校正，扣除溶剂影响。平行测定两次，吸光度应在 0.3～0.7 范围内
5	含量计算	按 $C_8H_9NO_2$ 的 $E_{1cm}^{1\%}$ 为 715 计算。根据公式：$$标示量\% = \frac{\frac{A}{E_{1cm}^{1\%}}\times\frac{1}{100}\times D\times V}{m}\times\frac{\overline{W}}{S}\times100\%$$ 计算	单位换算。本品含对乙酰氨基酚（$C_8H_9NO_2$）应为标示量的 95.0%～105.0%
6	清场	用蒸馏水清洗吸收池、容量瓶、吸量管等，关机	仪器复原

五、原始数据记录

源文件号：SOP – ×××××　　　　　版本号：01　　　　　页号：1/1

成品检验原始记录

样品品名		检验编号	
样品批号		样品来源	
剂型		生产日期	年　月　日
检验 SOP 编号		取样日期	年　月　日
规格		报告日期	年　月　日
批代表量		有效期至	年　月　日
温度/℃		湿度/%	
检验依据			

检验项目	检验过程	检验结论
【外观】	本品为＿＿＿＿色片；除去包衣后显＿＿＿＿色。	
【鉴别】	天平型号：＿＿＿＿　　　编号：＿＿＿＿ 1. 取本品的细粉＿＿＿＿g，用乙醇（批号：＿＿＿＿）20ml 分次研磨使对乙酰氨基酚溶解，滤过，合并滤液，蒸干 （1）本品的水溶液加三氯化铁试液（批号：＿＿＿＿），即显＿＿＿＿色。 结果：□呈正反应 □不呈正反应 （2）取本品约 0.1g，加稀盐酸（批号：＿＿＿＿）5ml，置水浴中加热 40 分钟，放冷；取 0.5ml，滴加亚硝酸钠试液（批号：＿＿＿＿）5 滴，摇匀，用水 3ml 稀释后，加碱性 β – 萘酚试液（批号：＿＿＿＿）2ml，振摇，即显＿＿＿＿色。 结果：□呈正反应 □不呈正反应	

【鉴别】	2. 红外分光光度法 型号：_____　　　　编号：_____ 预处理： 试样制备方法： □压片法（□溴化钾　□氯化钾）　□糊法　□膜法 □溶液法：溶剂_____　池厚_____mm _____红外光谱图_____与《药品红外光谱集》第_____卷（_____）收载的_____的红外光谱图基本一致。附_____页 结果：□与对照品图谱一致　□与对照品图谱不一致	
【检查】	1. 对氨基酚 高效液相色谱仪型号：_____　　　　编号：_____ 天平型号：_____　　　　编号：_____ 色谱柱固定相类型： □C18　□C8　□TMS　□CN　□NH₂　□Si　□其他（　） 色谱柱编号：_____　　　　粒径：_____μm _____×_____mm　　　　柱温：_____℃ 流动相：磷酸盐缓冲液 – 甲醇（批号：_____）=_____：_____ 流速：_____　　　　柱温：_____ 检测波长：_____　　　　进样量：_____ 临用新制。取本品细粉_____g，精密称定，置 10ml 量瓶（编号：_____）中，加溶剂［甲醇 – 水（4：6）］（批号：_____）适量，振摇使对乙酰氨基酚溶解，加溶剂稀释至刻度，摇匀，滤过，取续滤液作为供试品溶液；另取对氨基酚对照品（批号：_____）_____g 与对乙酰氨基酚对照品（批号：_____）_____g，置 100ml 量瓶（编号：_____）中，加上述溶剂制成对照品溶液，浓度_____μg/ml 分析方法： □外标法　□内标法　□归一化法　□其他（　） 数据记录与计算： 对照品：	

【鉴别】

2. 红外分光光度法

型号：_____　　　　编号：_____

预处理：

试样制备方法：

□压片法（□溴化钾　□氯化钾）　□糊法　□膜法

□溶液法：溶剂_____　池厚_____mm

_____红外光谱图_____与《药品红外光谱集》第_____卷（_____）收载的_____的红外光谱图基本一致。附_____页

结果：□与对照品图谱一致　□与对照品图谱不一致

【检查】

1. 对氨基酚

高效液相色谱仪型号：_____　　　　编号：_____

天平型号：_____　　　　编号：_____

色谱柱固定相类型：

□C18　□C8　□TMS　□CN　□NH₂　□Si　□其他（　）

色谱柱编号：_____　　　　粒径：_____μm

_____×_____mm　　　　柱温：_____℃

流动相：磷酸盐缓冲液 – 甲醇（批号：_____）=_____：_____

流速：_____　　　　柱温：_____

检测波长：_____　　　　进样量：_____

临用新制。取本品细粉_____g，精密称定，置 10ml 量瓶（编号：_____）中，加溶剂［甲醇 – 水（4：6）］（批号：_____）适量，振摇使对乙酰氨基酚溶解，加溶剂稀释至刻度，摇匀，滤过，取续滤液作为供试品溶液；另取对氨基酚对照品（批号：_____）_____g 与对乙酰氨基酚对照品（批号：_____）_____g，置 100ml 量瓶（编号：_____）中，加上述溶剂制成对照品溶液，浓度_____μg/ml

分析方法：

□外标法　□内标法　□归一化法　□其他（　）

数据记录与计算：

对照品：

成分	序号	t_R/min	A_R
对氨基酚	1		
	2		
	3		
	4		
	5		
对乙酰氨基酚	1		
	2		
	3		
	4		
	5		

系统适用性试验

理论板数（N）：_____

分离度（R）：_____

重复性（RSD）：_____

供试品：

成分	t_R/min	A_X
对氨基酚		
对乙酰氨基酚		

$$L = \frac{\dfrac{A_X}{A_R} \times c_R \times D \times V}{m} \times \frac{\overline{W}}{S} \times 100\%$$

$$= \frac{\dfrac{A_X}{A_R} \times 20 \times 1 \times 10 \times 10^{-6}}{m} \times \frac{\overline{W}}{S} \times 100\%$$

续表

【检查】	2. 溶出度 溶出度仪型号：_____　　　　　　编号：_____ 溶出介质：_____　　　　　　介质温度：_____ □篮法　□桨法　□小杯法　□桨碟法　□转筒法　□流池法　□往复筒法 转速：_____　取样时间：_____　取样体积：_____　滤膜孔径：_____ 紫外－可见分光光度计：_____　　编号：_____ 检测波长：_____

编号	A	溶出量（%）
1		
2		
3		
4		
5		
6		

$$\text{溶出量} = \frac{\dfrac{A}{E_{1cm}^{1\%}} \times \dfrac{1}{100} \times D \times V}{S} \times 100\%$$

$$= \frac{\dfrac{A}{715} \times \dfrac{1}{100} \times D \times 900}{S} \times 100\%$$

【含量测定】

紫外－可见分光光度计：_____　　编号：_____　　天平型号：_____
编号：_____　　参比溶液：_____　　检测波长：_____
取本品 20 片，精密称定，_____g，研细，精密称取_____g，置 250ml 量瓶（编号：_____）中，加 0.4% 氢氧化钠溶液（编号：_____）50ml 与水 50ml，振摇 15 分钟，用水稀释至刻度，摇匀，滤过，精密量取（编号：_____）续滤液 5ml，置 100ml 量瓶中，加 0.4% 氢氧化钠溶液（编号：_____）10ml，加水至刻度，摇匀

	供试品 1		供试品 2	
m/g				
A	1	2	1	2
标示量%				
平均值				

$$\text{标示量} \% = \frac{\dfrac{A}{E_{1cm}^{1\%}} \times \dfrac{1}{100} \times D \times V}{m} \times \frac{\overline{W}}{S} \times 100\%$$

$$= \frac{\dfrac{A}{715} \times \dfrac{1}{100} \times \dfrac{100}{5} \times 250}{m} \times \frac{\overline{W}}{S} \times 100\%$$

检 验 人：　　　　　　　　　　　　　　　　　　　　　　　　复 核 人：
检验日期：　　　　　　　　　　　　　　　　　　　　　　　　复核日期：

表格代码：××－×××××　　　　　　　　　　　　　生效日期：　年　月　日

六、思考题

1. 哪些制剂需检查溶出度？溶出度测定前需要做好哪些准备工作？

2. 测定溶出度时必须严格控制哪些实验条件？

3. 在紫外－可见分光光度法中，吸光度应控制在什么范围内以减少测定误差？

4. 简述使用和维护紫外－可见分光光度计的方法。

5. 使用紫外－可见分光光度计时，有哪些操作注意事项？

实训项目五　复方磺胺嘧啶片质量检测

一、实训目的

1. 熟练掌握《中国药典》《中国药品检验标准操作规范》的查阅及标准解读。

2. 掌握高效液相色谱仪、溶出度仪操作方法。

3. 掌握化学法、高效液相色谱法在鉴别中的应用；溶出度检查操作方法及结果判断；高效液相色谱法测定药物含量的操作及结果处理。

4. 学会规范记录原始数据，保证数据可靠，并做好数据处理及结果判断。

二、仪器与试剂

（一）仪器和用具

1. 溶出度检查仪。

2. 高效液相色谱仪。

3. 分析天平。

（二）试剂与试药

1. 0.4%氢氧化钠溶液　取氢氧化钠0.4g，加水溶解成100ml。

2. 硫酸铜试液　取硫酸铜12.5g，加水使溶解成100ml，即得。

3. 稀硫酸　取硫酸57ml，加水稀释至1000ml，即得。本液含H_2SO_4应为9.5%～10.5%。

4. 0.1mol/L脲溶液　取脲6.0g，加水使溶解成100ml，即得。

5. 0.1mol/L亚硝酸钠溶液　取亚硝酸钠6.9g，加水使溶解成100ml，即得。

6. 碱性β-萘酚试液　取β-萘酚0.25g，加氢氧化钠溶液（1→10）10ml使溶解，即得。本液应临用新制。

7. 0.3%醋酸铵溶液　取醋酸铵0.3g，加水使溶解成100ml，即得。

8. 0.1mol/L盐酸溶液　取市售盐酸9ml加水至1000ml溶液。

9. 碘试液　可取用碘滴定液（0.05mol/L）。

10. 三氯甲烷。

11. 乙腈（色谱纯）。

12. 甲醇。

13. 磺胺嘧啶对照品。

14. 甲氧苄啶对照品。

三、安全与注意事项

1. 有机溶剂有挥发性，易燃易爆，不能遇明火。如遇大面积起火，应使用二氧化碳灭火器。乙腈有毒性，使用中应注意个人防护。

2. 高效液相色谱仪操作安全与注意事项参照实训项目四、三、安全与注意事项，4～8。

四、操作步骤

(一)性状

序号	步骤	操作方法	标准要求
1	外观	观察外观性状	本品为白色片

(二)鉴别

序号	步骤	操作方法	标准要求
1	化学鉴别法(1)	取本品的细粉适量(约相当于磺胺嘧啶0.1g),加0.4%氢氧化钠溶液与水各3ml,振摇,滤过,取滤液加硫酸铜试液0.5ml	片粉重量根据公式:$\dfrac{0.1\text{g}}{m}=\dfrac{S}{W}$ 计算。生成青绿色的沉淀,放置后变为紫灰色
2	化学鉴别法(2)	取本品的细粉适量(约相当于甲氧苄啶25mg),加0.4%氢氧化钠溶液5ml,摇匀,加三氯甲烷5ml,振摇提取,分取三氯甲烷液加稀硫酸5ml,振摇后,加碘试液2滴	片粉重量根据公式:$\dfrac{25\text{mg}}{m}=\dfrac{S}{W}$ 计算。在稀硫酸层生成褐色沉淀
3	化学鉴别法(3)	取本品的细粉适量(约相当于磺胺嘧啶50mg),加稀盐酸1ml,加0.1mol/L亚硝酸钠溶液数滴,加与0.1mol/L亚硝酸钠溶液等体积的0.1mol/L脲溶液,振摇1分钟,滴加碱性β-萘酚试液数滴	片粉重量根据公式:$\dfrac{50\text{mg}}{m}=\dfrac{S}{W}$ 计算。生成猩红色沉淀
4	高效液相色谱法	具体操作参照含量测定项下,供试品溶液与对照品溶液分别进样分析,记录主峰的保留时间	供试品溶液两主峰的保留时间应与对照品溶液相应两主峰的保留时间一致。照含量测定项下操作方法与标准要求执行

(三)检查

序号	步骤	操作方法	标准要求
1	确定溶出方法、溶出条件	溶出方法:桨法 溶出介质:0.1mol/L盐酸溶液1000ml 转速:每分钟75转 溶出时间:60分钟 温度:37℃±0.5℃ 溶出量测定方法:高效液相色谱法	确定测定方法、溶出条件
2	溶出度检查仪调试、溶出、取样	参照实训项目四、四、操作步骤,(三)检查,2.溶出度检查步骤2~6操作 精密量取续滤液5ml,置25ml量瓶中,用流动相稀释至刻度,摇匀	
3	测定峰面积,计算溶出量	采用高效液相色谱法测定,根据公式: 溶出量 % $=\dfrac{\dfrac{A_X}{A_R}\times c_R\times D\times V}{S}\times 100\%$ 计算。记录原始数据	照含量测定项下操作方法与标准要求执行。溶出量限度为标示量的70%
4	清场	清洗桨、溶出杯、容量瓶等,关机	仪器复原

（四）含量测定

序号	步骤	操作方法	标准要求
1	确定色谱条件	查阅《中国药典》（2020年版） 固定相：C18（4.6mm×150mm，5μm） 流动相：乙腈 – 0.3％醋酸铵溶液（20∶80） 检测波长：220nm 对照品：每1ml中约含磺胺嘧啶80μg与甲氧苄啶10μg 进样量：20μl	确定色谱方法、色谱条件。系统适用性试验：理论板数按甲氧苄啶峰计算不低于3000，磺胺嘧啶峰与甲氧苄啶峰间的分离度应符合要求
2	配制流动相、排气、平衡系统	参照实训项目四、四、操作步骤、（三）检查，1. 对氨基酚检查步骤2~6操作	
3	配制对照品溶液	取磺胺嘧啶对照品80mg与甲氧苄啶对照品10mg，精密称定，置同一100ml量瓶中，加0.1mol/L氢氧化钠溶液10ml，振摇使磺胺嘧啶溶解，再加甲醇适量，振摇使甲氧苄啶溶解，用甲醇稀释至刻度，摇匀，精密量取适量，用流动相定量稀释制成每1ml中约含磺胺嘧啶80μg与甲氧苄啶10μg的溶液。制备两份	选择分析天平称取磺胺嘧啶对照品与甲氧苄啶对照品，准确至所取重量千分之一。量瓶中刻线以上无溶液，溶液凹液面与刻线相切
4	配制供试品溶液	取本品10片，精密称定，研细，精密称取适量（约相当于磺胺嘧啶80mg），置100ml量瓶中，加0.1mol/L氢氧化钠溶液10ml，振摇使磺胺嘧啶溶解，再加甲醇适量，振摇使甲氧苄啶溶解，用甲醇稀释至刻度，摇匀，滤过，精密量取续滤液5ml，置50ml量瓶中，用流动相稀释至刻度，摇匀。制备两份	使用分析天平精密称定片重及片粉重量。量瓶中刻线以上无溶液，溶液凹液面与刻线相切。使用刻度吸管精密量取续滤液 片粉重量根据公式：$\dfrac{80mg}{m} = \dfrac{S}{W}$计算
5	进样、数据处理、冲洗系统	参照实训项目四、四、操作步骤、（三）检查，1. 对氨基酚检查步骤9~11操作 进样数量：对照品1：5针，对照品2：2针；供试品1：2针，供试品2：2针	
6	含量计算	按外标法，根据公式： $$标示量\% = \dfrac{\dfrac{A_X}{A_R} \times c_R \times D \times V}{m} \times \dfrac{\overline{W}}{S} \times 100\%\ 计算$$	本品含磺胺嘧啶（$C_{10}H_{10}N_4O_2S$）与甲氧苄啶（$C_{14}H_{18}N_4O_3$）均应为标示量的90.0％~110.0％

五、原始数据记录

源文件号：SOP – ×××××   版本号：01   页号：1/1

成品检验原始记录

样品品名		检验编号			
样品批号		样品来源			
剂型		生产日期	年	月	日
检验SOP编号		取样日期	年	月	日
规格		报告日期	年	月	日
批代表量		有效期至	年	月	日
检验依据					
检验项目	检验过程				检验结论
【外观】	本品为_____色片				

【鉴别】	（1）取本品的细粉＿＿＿＿g，加0.4%氢氧化钠溶液（编号：＿＿＿＿）与水各3ml，振摇，滤过，取滤液加硫酸铜试液（编号：＿＿＿＿）0.5ml，生成青绿色沉淀，放置后变为紫灰色 结果：□呈正反应　□不呈正反应
	（2）取本品的细粉＿＿＿＿g，加0.4%氢氧化钠溶液（编号：＿＿＿＿）5ml，摇匀，加三氯甲烷（编号：＿＿＿＿）5ml，振摇提取，分取三氯甲烷液加稀硫酸（编号：＿＿＿＿）5ml，振摇后，加碘试液（编号：＿＿＿＿）2滴，在稀硫酸层生成褐色沉淀 结果：□呈正反应　□不呈正反应
	（3）取本品的细粉＿＿＿＿g，加稀盐酸（编号：＿＿＿＿）1ml，必要时缓缓煮沸使溶解，加 0.1mol/L 亚硝酸钠溶液（编号：＿＿＿＿）＿＿＿＿滴，加0.1mol/L 脲溶液（编号：＿＿＿＿）＿＿＿＿滴，振摇1分钟，滴加碱性β–萘酚试液（编号：＿＿＿＿）数滴，生成猩红色色沉淀 结果：□呈正反应　□不呈正反应

【检查】	溶出度仪型号：＿＿＿＿　　编号：＿＿＿＿ 溶出介质：＿＿＿＿　介质温度：＿＿＿＿ □篮法　□桨法　□小杯法　□桨碟法　□转筒法　□流池法　□往复筒法 转速：＿＿＿＿　取样时间：＿＿＿＿　取样体积：＿＿＿＿　滤膜孔径：＿＿＿＿

供试品	编号	A_X	溶出量（%）
磺胺嘧啶	1		
	2		
	3		
	4		
	5		
	6		
甲氧苄啶	1		
	2		
	3		
	4		
	5		
	6		

磺胺嘧啶对照品峰面积 A_{R1} = ＿＿＿＿

甲氧苄啶对照品峰面积 A_{R2} = ＿＿＿＿

$$磺胺嘧啶溶出量 \% = \frac{\frac{A_X}{A_R} \times 80 \times \frac{25}{5} \times 1000 \times 10^{-3}}{S} \times 100\%$$

$$甲氧氧苄啶 \% = \frac{\frac{A_X}{A_R} \times 10 \times \frac{25}{5} \times 1000 \times 10^{-3}}{S} \times 100\%$$

【含量测定】	高效液相色谱仪型号：＿＿＿＿　　　　　编号：＿＿＿＿ 天平型号：＿＿＿＿　　　　　　　　　编号：＿＿＿＿ 色谱柱固定相类型： □C18　□C8　□TMS　□CN　□NH₂　□Si　□其他（　　） 色谱柱编号：＿＿＿＿　　　　　粒径：＿＿＿＿μm ＿＿＿＿×＿＿＿＿mm　　　　　柱温：＿＿＿＿℃ 流动相：乙腈–0.3%醋酸铵溶液（批号：＿＿＿＿）=＿＿＿＿:＿＿＿＿ 流速：＿＿＿＿　检测波长：＿＿＿＿　进样量：＿＿＿＿ 供试品溶液：取本品10片，精密称定，＿＿＿＿g，研细，精密称取＿＿＿＿g，置100ml量瓶（编号：＿＿＿＿）中，加 0.1mol/L 氢氧化钠溶液（批号：＿＿＿＿）10ml，振摇使磺胺嘧啶溶解，再加甲醇适量，振摇使甲氧苄啶溶解，用甲醇稀释至刻度，摇匀，滤过，精密量取（编号：＿＿＿＿）续滤液5ml，置50ml量瓶（编号：＿＿＿＿）中，用流动相稀释至刻度，摇匀

对照品溶液：取磺胺嘧啶对照品（批号：_____）_____g 与甲氧苄啶对照品（批号：_____）_____g，置同一 100ml 量瓶（编号：_____）中，加 0.1mol/L 氢氧化钠溶液（编号：_____）10ml，振摇使磺胺嘧啶溶解，再加甲醇适量，振摇使甲氧苄啶溶解，用甲醇稀释至刻度，摇匀，精密量取（编号：_____）_____ml，置 100ml 量瓶（编号：_____）中，用流动相稀释。磺胺嘧啶浓度：_____μg/ml，甲氧苄啶浓度：_____μg/ml

分析方法：

□外标法　□内标法　□归一化法　□其他（　）

数据记录与计算：

磺胺嘧啶对照品		1					2	
进针顺序	1	2	3	4	5	1	2	
t_R/min								
A								
$\bar{A}$								

甲氧苄啶对照品		1					2	
进针顺序	1	2	3	4	5	1	2	
t_R/min								
A								
$\bar{A}$								

系统适用性试验：

理论板数（N）：_____

分离度（R）：_____

重复性（RSD）：_____

【含量测定】

磺胺嘧啶供试品		1		2	
m/g					
进针顺序	1		2	1	2
t_R/min					
A					
$\bar{A}$					
标示量%					
平均值					

甲氧苄啶供试品		1		2	
m/g					
进针顺序	1		2	1	2
t_R/min					
A					
$\bar{A}$					
标示量%					
平均值					

$$磺胺嘧啶标示量\ \% = \frac{\dfrac{A_X}{A_R} \times 80 \times \dfrac{50}{5} \times 100 \times 10^{-3}}{m} \times \frac{\overline{W}}{S} \times 100\%$$

$$甲氧苄啶标示量\ \% = \frac{\dfrac{A_X}{A_R} \times 10 \times \dfrac{50}{5} \times 100 \times 10^{-3}}{m} \times \frac{\overline{W}}{S} \times 100\%$$

检　验　人：　　　　　　　　　　　　　　　　　　　　复　核　人：

检验日期：　　　　　　　　　　　　　　　　　　　　　复核日期：

六、思考题

1. 何谓反相色谱？简述其适用范围。
2. 常用的化学键合相有哪几种类型？分别用于哪些液相色谱中？
3. 复方制剂的特点是什么？目前常用什么方法测定复方制剂成分的含量？

实训项目六　诺氟沙星胶囊质量检测

一、实训目的

1. 熟练掌握《中国药典》《中国药品检验标准操作规范》的查阅及标准解读。
2. 掌握分析天平、紫外–可见分光光度计、溶出度检查仪、薄层色谱法、高效液相色谱仪的操作方法。
3. 掌握紫外–可见分光光度法、高效液相色谱法在鉴别中的应用；有关物质、溶出度、装量差异检查操作方法及结果判断；高效液相色谱法测定含量的原理及操作技术。
4. 学会规范记录原始数据，保证数据可靠，并做好数据处理及结果判断。

二、仪器与试剂

（一）仪器和用具

1. 分析天平。
2. 硅胶 G 薄层板（市售）、层析缸（双槽）。
3. 紫外灯。
4. 酸度计。
5. 紫外–可见分光光度计。
6. 高效液相色谱仪。
7. 溶出度检查仪。
8. 超声波清洗仪。

（二）试剂与试药

1. 0.1mol/L 盐酸溶液　取市售盐酸 9ml 加水至 1000ml 溶液。
2. 50% 氢氧化钠溶液　取 50g 氢氧化钠加水至 100ml，即得。
3. 0.025mol/L 磷酸溶液　取浓磷酸 0.85ml 加水至 500ml 溶液。
4. 乙腈（色谱纯）。
5. 三乙胺。
6. 冰醋酸。
7. 浓氨溶液。
8. 甲醇。
9. 三氯甲烷。

10. 依诺沙星对照。

11. 环丙沙星对照品。

12. 诺氟沙星胶囊。

三、安全与注意事项

1. 有机溶剂有挥发性，易燃易爆，不能遇明火。如遇大面积起火，应使用二氧化碳灭火器。乙腈、三氯甲烷有毒性，使用中应注意个人防护。

2. 使用强酸、强碱时注意安全，如沾到皮肤，需用大量水冲洗。

3. 分析天平、紫外 – 可见分光度计、高效液相色谱仪等仪器的使用后及时填写使用记录。

4. 使用分析天平称取药品时，手不能直接触摸药品，要佩戴手套。

5. 参照实训项目四，三、安全与注意事项，4~8。

四、操作步骤

（一）外观

序号	步骤	操作方法	标准要求
1	观察外观	观察胶囊外观，打开胶囊壳，倾出内容物观察颜色、形态、气味	准确记录颜色、形态。仔细观察胶囊是否有破损

（二）鉴别

1. 薄层色谱法

序号	步骤	操作方法	标准要求
1	供试品溶液制备	打开胶囊壳，倾出内容物，用研钵研磨至细粉，置于称量瓶中。取供试品粉末适量，精密称定。加三氯甲烷 – 甲醇（1∶1）制成浓度为 2.5mg/ml 的溶液	注意研磨方向，顺时针或逆时针研磨至细粉。选择分析天平称取供试品粉末量。粉末重量根据公式：$\dfrac{m_{相当量}}{m} = \dfrac{S}{W}$ 计算
2	对照品溶液制备	称取诺氟沙星对照品适量，加三氯甲烷 – 甲醇（1∶1）制成浓度为 2.5mg/ml 的溶液	选择分析天平称取对照品适量。量瓶中刻度线以上无溶液，溶液凹液面与刻线相切，胶头滴管悬于量瓶上方
3	点样、展开、结果显示	参照实训项目三，四、操作步骤，（四）检查，2. 有关物质检查步骤 3~5 操作 固定相：硅胶 G 展开剂：三氯甲烷 – 甲醇 – 浓氨溶液（15∶10∶3） 点样量：10μl 结果检视：紫外光灯（365nm）	
4	结果判定	观察供试品、对照品溶液所显主斑点的位置与荧光。在紫外光下，将供试品斑点与对照品斑点分别标记下来（或拍照）	供试品溶液所显主斑点的位置与荧光应与对照品溶液主斑点的位置与荧光相同

2. 高效液相色谱法　详见含量测定。

（三）检查

1. 有关物质

序号	步骤	操作方法	标准要求
1	确定色谱条件	查阅《中国药典》（2020 年版） 固定相：C18 流动相：流动相 A：0.025mol/L 磷酸溶液（用三乙胺调节 pH 值至 3.0±0.1）–乙腈（87：13） 流动相 B：乙腈 按下表进行线性梯度洗脱 表格见下方 检测波长：278nm 和 262nm 进样体积：20μl	确定色谱方法、色谱条件。系统适用性要求：系统适用性溶液色谱图（278nm）中，诺氟沙星峰的保留时间约为 9 分钟。诺氟沙星峰与环丙沙星峰和诺氟沙星峰与依诺沙星峰间的分离度均应大于 2.0
2	配制流动相、排气、平衡系统	参照实训项目四、四、操作步骤，（三）检查，1. 对氨基酚检查步骤 2～6 操作	
3	供试品制备	打开胶囊壳，倾出内容物，用研钵研磨至细粉。取胶囊细粉适量，精密称定。加 0.1mol/L 盐酸溶液适量（每 12.5mg 诺氟沙星加 0.1mol/L 盐酸溶液 1ml）使溶解，用流动相 A 定量稀释制成每 1ml 中约含诺氟沙星 0.15mg 溶液，滤过，取续滤液作为供试品溶液	注意研磨方向，顺时针或逆时针研磨至细粉。选择分析天平称取粉末量，精确至所取重量的千分之一。2/3 处平摇量瓶，距刻线 1cm 处改用胶头滴管滴加，量瓶中刻线以上无溶液，溶液凹液面与刻线相切，上下摇匀 20 次。使用吸量管精密量取续滤液。粉末量根据公式：$\frac{m_{相当量}}{m} = \frac{S}{W}$ 计算
4	对照溶液制备	精密量取供试品溶液适量，用流动相 A 定量稀释制成每 1ml 中约含诺氟沙星 0.75μg 的溶液作为对照溶液	吸量管精密量取供试品溶液适量
5	杂质 A 对照品溶液制备	精密称取杂质 A（1–乙基–6–氟–7–氯–4–氧代–1，4–二氢喹啉–3–羧酸）对照品约 15mg，置 200ml 量瓶中，加乙腈溶解并稀释至刻度，摇匀，精密量取适量，用流动相 A 定量稀释制成每 1ml 中约含 0.3μg 的溶液	选取分析天平精密称取杂质对照品。吸量管精密量取杂质对照品溶液适量
6	制备系统适用性溶液	精密称取诺氟沙星对照品、环丙沙星对照品和依诺沙星对照品各适量，加 0.1mol/L 盐酸溶液适量使溶解，用流动相 A 稀释制成每 1ml 中含诺氟沙星 0.15mg、环丙沙星和依诺沙星各 3μg 的混合溶液	选择分析天平分别精密称取诺氟沙星对照品、环丙沙星对照品、依诺沙星对照品适量
7	进样、数据处理、冲洗系统	参照实训项目四、四、操作步骤，（三）检查，1. 对氨基酚检查步骤 9～11 操作 进样数量：系统适用性溶液：5 针；杂质 A 对照溶液：1 针；对照溶液：1 针；供试品：1 针	
8	限量计算	根据公式： $$L = \frac{\frac{A_X}{A_R} \times c_R \times D \times V}{m} \times \frac{\overline{W}}{S} \times 100\%$$ $$L = \frac{A_{杂1} + A_{杂2} + \cdots\cdots + A_{杂n}}{A_R} \times 100\%$$ 计算	供试品溶液色谱图中如有杂质峰，杂质 A（262nm）按外标法以峰面积计算，不得过标示量的 0.2%。其他单个杂质（278nm）峰面积不得大于对照溶液主峰面积（0.5%）；其他各杂质峰面积的和（278nm）不得大于对照溶液主峰面积的 2 倍（1.0%）；小于对照溶液主峰面积 0.1 倍的峰忽略不计

梯度洗脱表（序号 1）：

时间（min）	流动相 A（%）	流动相 B（%）
0	100	0
10	100	0
20	50	50
30	50	50
32	100	0
42	100	0

2. 溶出度

序号	步骤	操作方法	标准要求
1	确定溶出方法、溶出条件	溶出方法：桨法 溶出介质：醋酸盐缓冲液（取冰醋酸 2.86ml 与 50% 氢氧化钠溶液 1ml，加水 900ml，振摇，用冰醋酸或 50% 氢氧化钠溶液调节 pH 值至 4.0，加水至 1000ml） 转速：每分钟 50 转 温度：37℃±0.5℃ 溶出时间：30 分钟取样 溶出量测定方法：紫外 – 可见分光光度法	确定测定方法、溶出条件
2	溶出度检查仪调试、溶出、取样	参照实训项目四、四、操作步骤，（三）检查，2. 溶出度检查步骤 2~6 操作 精密量取续滤液适量，用溶出介质定量稀释制成每 1ml 中约含诺氟沙星 5μg 的溶液［根据稀释前供试品溶液的浓度（标示量/1000ml）与稀释后诺氟沙星的浓度（5μg/ml），计算稀释倍数，推算出精密量取续滤液的体积及所需量瓶的容量］	
3	对照品溶液制备	取诺氟沙星对照品适量，精密称定，加溶出介质溶解并定量稀释制成每 1ml 中约含 5μg 的溶液	选择分析天平称取诺氟沙星对照品。量瓶中刻线以上无溶液，溶液凹液面与刻线相切
4	测定吸光度，计算溶出量	照紫外 – 可见分光光度法，在 277nm 的波长处测定吸光度，记录原始数据，根据公式： $$溶出量\% = \frac{\frac{A_X}{A_R} \times c_R \times D \times V}{S} \times 100\%$$ 计算	使用溶出介质做空白。溶出限度为标示量的 75%
5	清场	用蒸馏水清洗吸收池、容量瓶、吸量管等，关机。盖好防尘罩，做好使用登记	仪器复原

3. 装量差异

序号	步骤	操作方法	标准要求
1	装量称重	取供试品 20 粒，精密称定每粒胶囊的重量（m_i）后，倾出内容物，硬胶囊用小刷或其他适宜用具拭净，再分别精密称定每粒囊壳重量（m_i'）	不得损失囊壳。每粒胶囊的两次称量中，注意编号顺序以及囊体和囊帽的对号，不得混淆。在称量前后，均应仔细查对胶囊数，应避免用手直接接触供试品。已取出的胶囊，不得再放回供试品原包装容器内
2	计算	根据公式： $m = m_i - m_i'$ 计算每粒内容物重量。求得每粒平均装量 $\overline{m}$。按规定的装量差异限度，求出允许装量范围（$\overline{m} \pm \overline{m} \times 装量差异限度$）	每粒装量与平均装量相比较，超出装量差异限度的不得多于 2 粒，并不得有 1 粒超出限度 1 倍

（四）含量测定

序号	步骤	操作方法	标准要求
1	确定色谱条件	查阅《中国药典》（2020 年版） 固定相：C18 流动相：0.025mol/L 磷酸溶液（用三乙胺调节 pH 值至 3.0±0.1）- 乙腈（87：13） 检测波长：278nm 进样体积：20μl 对照：每 1ml 中约含诺氟沙星 25μg	确定色谱方法、色谱条件。系统适用性要求：系统适用性溶液色谱图（278nm）中，诺氟沙星峰的保留时间约为 9 分钟。诺氟沙星峰与环丙沙星峰和诺氟沙星峰与依诺沙星峰间的分离度均应大于 2.0。取对照品溶液注入液相色谱仪，以 278nm 为检测波长，调节检测灵敏度，使主成分色谱峰的峰高约为满量程的 25%
2	配制流动相、排气、平衡系统	参照实训项目四、四、操作步骤，（三）检查，1. 对氨基酚检查步骤 2~6 操作	

续表

序号	步骤	操作方法	标准要求
3	供试品溶液制备	打开胶囊壳，倾出内容物，用研钵研磨至细粉。取细粉适量（约相当于诺氟沙星125mg），精密称定，置500ml量瓶中，加0.1mol/L盐酸溶液10ml使溶解后，用水稀释至刻度，摇匀，精密量取续滤液5ml，置50ml量瓶中，用流动相稀释至刻度，摇匀，制备两份	注意研磨方向，顺时针或逆时针研磨至细粉。选择分析天平称取粉末量，精确至所取重量的千分之一。量瓶中刻线以上无溶液，溶液凹液面与刻线相切。使用吸量管精密量取续滤液。胶囊粉末量根据公式：$\dfrac{125\text{mg}}{m} = \dfrac{S}{W}$ 计算
4	对照品溶液制备	取诺氟沙星对照品约25mg，精密称定，置100ml量瓶中，加0.1mol/L盐酸溶液2ml使溶解后，用水稀释至刻度，摇匀，精密量取5ml，置50ml量瓶中，用流动相稀释至刻度，摇匀，制备两份	选择分析天平精密称取对照品适量。量瓶中刻线以上无溶液，溶液凹液面与刻线相切。使用吸量管精密量取续滤液
5	制备系统适用性溶液	称取诺氟沙星对照品、环丙沙星对照品和依诺沙星对照品各适量，加0.1mol/L盐酸使溶解，用流动相稀释制成每1ml中含诺氟沙星25μg、环丙沙星和依诺沙星各5μg的混合溶液	选择分析天平分别精密称取诺氟沙星、环丙沙星、依诺沙星各对照品适量
6	进样、数据处理、冲洗系统	参照实训项目四、四、操作步骤，（三）检查，1. 对氨基酚检查步骤9~11操作。进样数量：系统适用性溶液：5针；对照品1：2针；对照品2：2针；供试品1：2针，供试品2：2针	
7	含量计算	记录原始数据，根据公式：$$标示量\% = \dfrac{\dfrac{A_X}{A_R} \times c_R \times D \times V}{m} \times \dfrac{\overline{W}}{S} \times 100\%$$ 计算	本品含诺氟沙星（$C_{16}H_{18}FN_3O_3$）应为标示量的90.0%~110.0%

五、原始数据记录

源文件号：SOP-×××××　　　　　　版本号：01　　　　　　　　页号：1/1

成品检验原始记录

样品品名		检验编号	
样品批号		样品来源	
剂型		生产日期	年　　月　　日
检验SOP编号		取样日期	年　　月　　日
规格		报告日期	年　　月　　日
批代表量		有效期至	年　　月　　日
检验依据			

检验项目	检验过程	检验结论
【外观】	本品为_____色颗粒或粉末。	
【鉴别】	1. 薄层色谱法 天平编号：_____固定相：_____（批号：_____） 展开剂：三氯甲烷-甲醇-浓氨水（批号：_____） =_____：_____：_____ 点样量：10μl 检出条件：紫外光_____nm 供试品制备：取本品内容物_____g，置_____ml量瓶（编号：_____）中，加三氯甲烷-甲醇（1:1）（批号：_____）制成浓度为2.5mg/ml的溶液，滤过，取续滤液	

【鉴别】	对照品溶液制备：取诺氟沙星对照品（批号：_____）_____g，置_____ml量瓶（编号：_____）中，加三氯甲烷－甲醇（1∶1）（批号：_____）制成浓度为2.5mg/ml的溶液 点样编号： 1：_____ 2：_____ 3：_____ 4：_____ 5：_____ 6：_____ （空白表格） 2. 高效液相色谱法 在含量测定项下记录的色谱图中，供试品溶液主峰的保留时间_____应与对照品溶液主峰的保留时间_____一致。	
【检查】	1. 有关物质 高效液相色谱仪型号：_____　　　　编号：_____ 天平型号：_____　　　　编号：_____ 色谱柱固定相类型： □C18 □C8 □TMS □CN □NH₂ □Si □其他（ ） 色谱柱编号：_____ 粒径：_____μm _____×_____mm 流动相： 流动相A：0.025mol/L 磷酸（批号：_____）溶液（用三乙胺（批号：_____）调节 pH 值至 3.0±0.1）－乙腈（批号：_____）=_____∶_____ 流动相B：乙腈（批号：_____） 流速：_____ml/min　　　　柱温：_____℃ 检测波长：_____nm 和_____nm　　　　进样量：_____ml 供试品溶液：取本品的内容物_____g，置量瓶（编号：_____）中，加 0.1mol/L 盐酸溶液_____ml 使溶解，用流动相A定量稀释制成每1ml约含0.15mg的溶液，滤过，取续滤液 对照溶液：精密量取供试品溶液_____ml，用流动相A定量稀释制成每1ml中含0.75μg的溶液 杂质A对照品溶液制备：精密称取杂质对照品（批号：_____）_____g，置200ml量瓶（编号：_____）中，加乙腈（批号：_____）溶解并稀释至刻度，摇匀，精密量取_____ml，用流动相A定量稀释制成每1ml中约含0.3μg的溶液 系统适用性溶液：精密称取诺氟沙星对照品（批号：_____）_____g、环丙沙星对照品（批号：_____）_____g和依诺沙星对照品（批号：_____）_____g，置于量瓶（编号：_____）中，加0.1mol/L盐酸溶液适量使溶解，用流动相A稀释制成每1ml中含诺氟沙星0.15mg、环丙沙星和依诺沙星各3μg的混合溶液 分析方法： □外标法 □内标法 □归一化法 □其他（ ）	

<table>
<tr><td rowspan="16">【检查】</td><td colspan="4">

数据记录与计算：

成分	序号	t_R/min	A
系统适用性溶液	1		
	2		
	3		
	4		
	5		
杂质 A 对照品	1		
对照品	1		
供试品	1		

系统适用性试验：

理论板数（N）：_____　　分离度（R）：_____　　重复性（RSD）：_____

$$L = \dfrac{\dfrac{A_X}{A_R} \times c_R \times D \times V}{m} \times \dfrac{\overline{W}}{S} \times 100\% = \dfrac{\dfrac{A_X}{A_R} \times 0.3 \times 10^{-6} \times D \times V}{m} \times \dfrac{\overline{W}}{S} \times 100\%$$

</td></tr>
</table>

2. 溶出度

溶出度仪型号：_____　　编号：_____　　溶出介质：_____　　介质温度：_____

□篮法　□桨法　□小杯法　□桨碟法　□转筒法　□流池法　□往复筒法

转速：_____　　取样时间：_____　　取样体积：_____　　滤膜孔径：_____

紫外–可见分光光度计：_____　　编号：_____　　检测波长：_____

对照品溶液吸光度

编号	1	2	3
A			
$\overline{A}$			

供试品的吸光度值及溶出量

编号	A	溶出量（%）
1		
2		
3		
4		
5		
6		

$$溶出量\% = \dfrac{\dfrac{A_X}{A_R} \times c_R \times D \times V}{S} \times 100\% = \dfrac{\dfrac{A_X}{A_R} \times 5 \times 10^{-6} \times D \times V}{S} \times 100\%$$

3. 装量差异

天平编号：_____

编号	m_i	m_i'	m	$\overline{m}$
1				
2				
3				
4				
5				
6				
7				
8				
9				
10				
11				
12				
13				
14				
15				
16				
17				
18				
19				
20				

装量差异限度：□ ±10%　　□ ±7.5%

装量范围：_____

【含量测定】

仪器型号：_____ 编号：_____
天平型号：_____ 编号：_____
色谱柱固定相类型：
□C18 □C8 □TMS □CN □NH₂ □Si □其他（ ）
色谱柱编号：_____ 粒径：_____μm
_____×_____mm 柱温：_____℃
流动相：0.025mol/L 磷酸溶液（三乙胺调节 pH 值至 3.0±0.1）−乙腈（批号：_____
_____）=_____：_____
流速：_____
检测波长：_____ 进样量：_____
供试品溶液：精密称取胶囊 20 粒总重_____g，倾出内容物，再精密称得 20 粒胶囊壳的重量_____g，得到 20 粒胶囊内容物的总重_____g，平均内容物的重量_____g。将胶囊粉末研细，取细粉_____g，精密称定，置 500ml 量瓶（编号：_____）中，加 0.1mol/L 盐酸溶液 10ml 使溶解后，用水稀释至刻度，摇匀，精密量取（编号：_____）续滤液 5ml，置 50ml 量瓶（编号：_____）中，用流动相稀释至刻度，摇匀，作为供试品溶液
对照品溶液：取诺氟沙星对照品（批号：_____）_____g，精密称定，置 100ml 量瓶（编号：_____）中，加 0.1mol/L 盐酸溶液 2ml 使溶解后，用水稀释至刻度，摇匀，精密量取 5ml，置 50ml 量瓶（编号：_____）中，用流动相稀释至刻度，摇匀。诺氟沙星对照品浓度：_____μg/ml
系统适用性溶液：精密称取诺氟沙星对照品（批号：_____）_____g、环丙沙星对照品（批号：_____）_____g 和依诺沙星对照品（批号：_____）_____g，置量瓶（编号：_____）中，加 0.1mol/L 盐酸使溶解，用流动相稀释制成每 1ml 中含诺氟沙星 25μg、环丙沙星和依诺沙星各 5μg 的混合溶液

系统适用性溶液	序号	t_R/min	A
诺氟沙星	1		
	2		
	3		
	4		
	5		
环丙沙星	1		
	2		
	3		
	4		
	5		
依诺沙星	1		
	2		
	3		
	4		
	5		

系统适用性试验
理论板数（N）：_____
分离度（R）：_____
重复性（RSD）：_____

对照品	1		2	
进针顺序	1	2	1	2
m/g				
t_R/min				
A				
$\bar{A}$				

续表

供试品		1		2	
m/g					
进针顺序	1	2	1	2	
t_R/min					
A					
$\overline{A}$					
标示量%					
平均值					

【含量测定】

$$标示量\% = \frac{\dfrac{A_X}{A_R} \times \dfrac{25}{100} \times \dfrac{5}{50} \times \dfrac{50}{5} \times 500 \times 10^{-3}}{m} \times \frac{\overline{W}}{S} \times 100\%$$

检 验 人：　　　　　　　　　　　　　　　　　　　　复 核 人：
检验日期：　　　　　　　　　　　　　　　　　　　　复核日期：

表格代码：××－×××××　　　　　　　　　　　　生效日期：　　年　月　日

六、思考题

1. 薄层色谱进行鉴别时，展开剂中加入浓氨水有何作用？

2.《中国药典》（2020 年版）规定溶出度测定有几种方法？

3. 高效液相色谱仪在使用前要进行色谱条件和系统适用性试验，都包括哪些项目？

实训项目七　硫酸阿托品质量检测

一、实训目的

1. 熟练掌握《中国药典》《中国药品检验标准操作规范》的查阅及标准解读。

2. 掌握熔点仪、旋光计、红外分光光度计、分析天平、高效液相色谱仪和非水溶液滴定法的操作方法。

3. 掌握托烷生物碱反应、硫酸盐以及红外分光光度法在鉴别中的应用；一般杂质、特殊杂质检查操作方法及结果判断；非水溶液滴定法测定药物含量的实验条件和结果处理。

4. 学会规范记录原始数据，保证数据可靠，并做好数据处理及结果判断。

二、仪器与试剂

（一）仪器和用具

1. 熔点仪。

2. 旋光计。

3. 红外分光光度计。

4. 水浴锅。

5. 高效液相色谱仪。

6. 滴定管。

7. 分析天平。

8. 锥形瓶。

9. 马弗炉　又称高温电炉，用于称量分析中灼烧沉淀、测定灰分等。

（二）试剂与试药

1. 氯化钡试液　取氯化钡的细粉 5g，加水使溶解成 100ml，即得。

2. 醋酸铅试液　取醋酸铅 10g，加新沸过的冷水溶解后，滴加醋酸使溶液澄清，再加新沸过的冷水使成 100ml，即得。

3. 醋酸铵试液　取醋酸铵 10g，加水使溶解成 100ml，即得。

4. 氢氧化钠试液　取氢氧化钠 4.3g，加水使溶解成 100ml，即得。

5. 0.025mol/L 庚烷磺酸钠　取 5.507g 庚烷磺酸钠，加水使成 1000ml 溶液。

6. 0.05mol/L 磷酸二氢钾溶液　取 6.804g 磷酸二氢钾，加水使成 1000ml 溶液。

7. 氢氧化钠滴定液（0.02mol/L）　取氢氧化钠滴定液（0.1mol/L）加新沸过的冷水稀释制成。

8. 甲基红指示液　取甲基红 0.1g，加 0.05mol/L 氢氧化钠溶液 7.4ml 使溶解，再加水稀释至 200ml，即得。

9. 标准氯化钠溶液。

10. 溴化钾（光谱纯）。

11. 发烟硝酸。

12. 乙醇。

13. 固体氢氧化钾。

14. 盐酸。

15. 硝酸。

16. 高氯酸滴定液（0.1mol/L）。

17. 邻苯二甲酸氢钾。

18. 乙腈（色谱纯）。

19. 磷酸。

20. 冰醋酸。

21. 醋酐。

22. 结晶紫。

23. 硫酸阿托品。

三、安全与注意事项

1. 有机溶剂有挥发性，易燃易爆，不能遇明火。如遇大面积起火，应使用二氧化碳灭火器。乙腈有毒性，使用中应注意个人防护。

2. 注意高氯酸、发烟硝酸、氢氧化钠等强酸、强碱的使用安全，不要沾到皮肤。

3. 注意分析天平、高效液相色谱仪使用时的操作注意事项，仪器使用完毕后及时填写仪器使用记录。

4. 红外分光光度计使用时，注意轻轻操作仪器，避免对其进行剧烈的拍打或撞击。

5. 熔点测定时，注意对"术语"的理解 "初熔"系指供试品在毛细管内开始局部液化出现明显液滴时的温度；"终熔"系指供试品全部液化的温度。

四、操作步骤

（一）外观

序号	步骤	操作方法	标准要求
1	观察外观	打开包装容器，取粉末，肉眼观察颜色、晶型	准确记录颜色、晶型

（二）熔点

序号	步骤	操作方法	标准要求
1	粉碎干燥	取本品适量，研成细粉，120℃干燥4小时后，立即测定	供试品不得呈颗粒状。以五氧化磷为干燥剂，置于减压干燥器，抽真空，放置4小时
2	装样、测定熔点	参照实训项目三，四、操作步骤，（二）熔点，步骤2~4操作 熔点不得低于189℃，熔融时同时分解	

（三）鉴别

1. 红外分光光度法 参照实训项目三，四、操作步骤，（三）鉴别，2. 红外分光光度法步骤1~7操作

2. 托烷类生物碱

序号	步骤	操作方法	标准要求
1	取样	取供试品约10mg	取样量按公式：10（1±10%）计算
2	滴加试剂、观察现象	将供试品置于蒸发皿中，加发烟硝酸5滴，置水浴上蒸干，得黄色的残渣，放冷。再加乙醇2~3滴湿润，加固体氢氧化钾一小粒	需在通风橱中进行；显深紫色

3. 硫酸盐

序号	步骤	操作方法	标准要求
1	供试品溶液制备	称取供试品适量，加水溶解，作为供试品溶液，将其三等分，分别置于三支试管中，标记为甲、乙、丙	同时满足以下3个实验现象为鉴别合格
2	化学鉴别实验（1）	甲管中滴加氯化钡试液，即生成白色沉淀；分离，沉淀在盐酸或硝酸中均不溶解	过滤，滤渣置于盐酸或硝酸中均不溶解
3	化学鉴别实验（2）	乙管中滴加醋酸铅试液，即生成白色沉淀；分离，沉淀在醋酸铵试液或氢氧化钠试液中溶解	过滤，滤渣置醋酸铵试液或氢氧化钠试液中溶解
4	化学鉴别实验（3）	丙管中加盐酸，不生成白色沉淀	注意与硫代硫酸盐区别

（四）检查

1. 酸度

序号	步骤	操作方法	标准要求
1	供试品制备	取本品 0.50g，加水 10ml 溶解	天平称取供试品
2	滴加试剂观察终点	滴加 1 滴甲基红指示液，观察颜色变化，若显红色，用碱式滴定管滴加氢氧化钠滴定液（0.02mol/L）0.15ml	滴加甲基红时，溶液应为红色，滴加氢氧化钠时，溶液应变为黄色

2. 莨菪碱

序号	步骤	操作方法	标准要求
1	供试品溶液制备	取本品，按干燥品计算，加水溶解，制成浓度为 50mg/ml 的供试品溶液	分析天平称取供试品适量；旋光度测定一般应在溶液配制后 30 分钟内进行测定
2	旋光仪测定条件	钠光谱的 D 线（589.3nm）测定旋光度，测定管长度为 1dm，测定温度为 20℃	环境温度控制为 20℃
3	仪器测定	将测定管用供试液体冲洗数次，缓缓注入供试液体适量（勿使发生气泡），置旋光计内检测读数，即得供试液的旋光度，测定三次	读数至 0.01°并经过检定的旋光计测定。测定前用空白溶剂校正，测定后再次校正，以确定在测定时零点有无变化。旋光度不得过 −0.40°

3. 有关物质

序号	步骤	操作方法	标准要求
1	确定色谱条件	查阅《中国药典》（2020 年版） 固定相：C18 流动相：0.05mol/L 磷酸二氢钾溶液（含 0.0025mol/L 庚烷磺酸钠）－乙腈（84∶16）（用磷酸或氢氧化钠试液调节 pH 值至 5.0） 检测波长：225nm 进样体积：20μl	确定色谱方法、色谱条件。系统适用性要求：阿托品峰与相邻杂质峰之间的分离度应符合要求，分离度大于 1.5
2	配制流动相、排气、平衡系统	参照实训项目四，四、操作步骤，（三）检查，1. 对氨基酚检查步骤 2~6 操作	
3	供试品溶液制备	取本品适量，加水溶解并稀释制成浓度约为 0.5mg/ml 的溶液	选择分析天平称取供试品适量，准确至所取重量的千分之一
4	对照溶液制备	精密量取供试品溶液 1ml，置 100ml 量瓶中，用水稀释至刻度，摇匀	吸量管精密量取供试品溶液；2/3 处平摇量瓶，距刻度线 1ml 左右时，用胶头滴管定容，量瓶中刻线以上无溶液，上下摇匀 20 次左右
5	进样、数据处理、冲洗系统	参照实训项目四，四、操作步骤，（三）检查，1. 对氨基酚检查步骤 9~11 操作 进样数量：对照品：5 针；供试品：1 针	
6	限量计算	根据公式： $$L = \frac{A_{杂1} + A_{杂2} + \cdots\cdots + A_{杂n}}{A_R} \times 100\%$$ 计算	供试品溶液色谱图中如有杂质峰，扣除相对保留时间 0.17 之前的色谱峰，各杂质峰面积的和不得大于对照溶液主峰面积（1.0%）

4. 干燥失重　参照实训项目三，四、操作步骤，（四）检查，3. 干燥失重操作。

5. 炽灼残渣　参照实训项目三，四、操作步骤，（四）检查，4. 炽灼残渣操作。

（五）含量测定

序号	步骤	操作方法	标准要求
1	滴定液标定	取在105℃干燥至恒重的基准邻苯二甲酸氢钾约0.16g，精密称定，记为 $W_邻$，置250ml锥形瓶中，加无水冰醋酸20ml使溶解，加结晶紫指示液1滴，用高氯酸滴定液缓缓滴定至蓝色记录体积为 V，并将滴定的结果用空白试验校正，消耗空白为 V_0	使用分析天平精密，称定取样重量范围：0.144~0.176g $$c_{HClO_4} = \frac{W_{×}\ 1000}{M_{×}\ V_{HClO4}}$$ $M_邻 = 204.2$ $V_{HClO_4} = V - V_0$
2	称取供试品	取本品约0.5g，精密称定，置于250ml锥形瓶中。平行做三份	取样重量范围：0.45~0.55g，使用分析天平精密称定
3	滴定	加冰醋酸与醋酐各10ml溶解后，加结晶紫指示液1~2滴，用高氯酸滴定液（0.1mol/L）滴定至溶液显纯蓝色，并将滴定的结果用空白试验校正	滴定液应贮存于具塞棕色玻璃瓶中。避光密闭保存（30℃以下）；如果溶液显黄色，即表示部分高氯酸分解，不可再使用。滴定液在滴定供试品时，其消耗量约为8ml，宜选用10ml滴定管。读数准确至小数点后两位
4	清场	滴定完成后，用自来水冲洗数次，倒立夹在滴定管架上；锥形瓶洗净	
5	含量计算	根据公式：$$含量\% = \frac{(V - V_0) \times T \times F}{m} \times 100\%$$	本品按干燥品计算，含硫酸阿托品不得少于98.5%

五、原始数据记录

源文件号：SOP-××××× 　　　　　　版本号：01 　　　　　　　页号：1/1

成品检验原始记录

样品品名		检验编号			
样品批号		样品来源			
剂型		生产日期	年	月	日
检验SOP编号		取样日期	年	月	日
规格		报告日期	年	月	日
批代表量		有效期至	年	月	日
检验依据					
检验项目		检验过程		检验结论	
【外观】	本品为_____色结晶性粉末				

【熔点】	检验方法： □中国药典 2020 版四部通则 0612 第一法　□中国药典 2020 版四部通则 0612 第二法 □中国药典 2020 版四部通则 0612 第三法　□其他方法 升温速率：_____ 样品处理： 温度计校正： 熔点标准品名称：_____　　　　熔点理论值：_____ 熔点实测值：（1）_____　（2）_____　（3）_____ 平均值：_____　　　　校正值：_____ 样品实测结果：	

项目	1	2	3
实测值			
校正值			
平均值			

【鉴别】	1. 红外分光光度法 型号：_____　　　　编号：_____ 预处理： 试样制备方法： □压片法（□溴化钾　□氯化钾）　□糊法　□膜法 □溶液法：溶剂_____池厚_____mm _____红外光谱图_____与《药品红外光谱集》第_____卷（_____）收载的_____的红外光谱图基本一致。 附_____页 结果：□与对照品图谱一致　□与对照品图谱不一致	
	天平型号：_____　　　　编号：_____ 2. 托烷生物碱类的反应 取供试品_____g，加发烟硝酸（批号：_____）5 滴，置水浴上蒸干，得黄色的残渣，放冷，加乙醇（批号：_____）_____滴湿润，加固体氢氧化钾（批号：_____）一小粒，即显_____色。 结果：□呈正反应　□不呈正反应	
	3. 硫酸盐的鉴别反应 取供试品_____g，加_____ml 水溶解，分成三等分，标记为甲、乙、丙 （1）供试品溶液甲中滴加氯化钡试液（批号：_____），即生成_____；分离，沉淀在盐酸（批号：_____）或硝酸（批号：_____）中溶解 （2）供试品溶液乙中滴加醋酸铅试液（批号：_____），即生成白色沉淀；分离，沉淀在醋酸铵试液（批号：_____）或氢氧化钠试液（批号：_____）中溶解 （3）供试品溶液丙中加盐酸（批号：_____），不生成白色沉淀（与硫代硫酸盐区别） 同时满足以上 3 个实验现象，本品为鉴别合格 结果：□呈正反应　□不呈正反应	

【检查】	1. 酸度 取本品_____g，加水 10ml 溶解后，加甲基红指示液（批号：_____）1 滴，显红色，加氢氧化钠滴定液（0.02mol/L）（批号：_____）0.15ml，变为黄色 结果：□呈正反应　□不呈正反应	
	2. 莨菪碱 旋光计型号：_____　　编号：_____　　天平型号：_____　　编号：_____ 取本品_____g，加水_____ml 溶解，溶液浓度为_____g/ml	

编号	旋光度（α）
1	
2	
3	
$\overline{\alpha}$	

【检查】	3. 有关物质 高效液相色谱仪型号：_____　　　　　　编号：_____ 天平型号：_____　　　　　　　　　　　　编号：_____ 色谱柱固定相类型： □C18　□C8　□TMS　□CN　□NH₂　□Si　□其他（　） 色谱柱编号：_____　　　　　　　　粒径：_____μm _____×_____mm　　　　　　　柱温：_____℃ 流动相：0.05mol/L 磷酸二氢钾溶液（批号：_____）〔含 0.0025mol/L 庚烷磺酸钠 （批号：_____）〕–乙腈（批号：_____）=_____：_____ 流速：_____ 检测波长：_____　　　　　　　　进样量：_____ 供试品溶液：精密称取本品_____g，加水_____ml 溶解并稀释，供试品溶液浓度 为_____mg/ml 对照溶液：精密量取供试品溶液（编号：_____）_____ml，置 100ml 量瓶（编 号：_____）中，用水稀释至刻度，摇匀，对照溶液的浓度为_____mg/ml 分析方法： □外标法　□内标法　□归一化法　□其他（　） 数据记录与计算

$$L = \frac{A_{杂1} + A_{杂2} + \cdots\cdots + A_{杂n}}{A_R} \times 100\%$$

成分	序号	t_R/min	A
供试品溶液	1		
对照溶液	1		
	2		
	3		
	4		
	5		

系统适用性试验：
理论板数（N）：_____
分离度（R）：_____
重复性（RSD）：_____

4. 干燥失重
天平型号：_____　　　　　　编号：_____
干燥条件：
温度：_____℃　　　　　　　真空度：_____kPa
干燥剂：_____　　　　　　　干燥时间：□_____小时　□至恒重

编号	W_1（g）	W_2（g）	W_3（g）

$$干燥失重 = \frac{W_3 - W_2}{W_2 - W_1} \times 100\%$$

续表

	5. 炽灼残渣

天平型号：_____　　编号：_____　　炽灼温度：_____℃

【检查】

编号	W_1（g）	W_2（g）	W_3（g）

$$炽灼残渣 = \frac{W_3 - W_1}{W_2 - W_1} \times 100\%$$

【含量测定】

滴定液名称：_____　　浓度（T）：_____　　校正因子（F）：_____
滴定管编号：_____　　天平型号：_____　　编号：_____

项目	1	2	3
m（g）			
滴定液起始读数 V_a（ml）			
滴定液终点读数 V_b（ml）			
消耗滴定液体积 V（ml）			
空白消耗滴定液体积 V_0（ml）			
结果			
平均			

$$硫酸阿托品\% = \frac{(V - V_0) \times 67.68 \times 10^{-3} \times \frac{c_{实}}{0.1}}{m} \times 100\%$$

检 验 人：　　　　　　　　　　　　　　　　　　　　　　复 核 人：
检验日期：　　　　　　　　　　　　　　　　　　　　　　复核日期：

表格代码：××-×××××　　　　　　　　　　　　　　　　生效日期：　年 月 日

六、思考题

1. 对莨菪碱的检查选用杂质检查方法中的哪一种？

2. 非水溶液滴定法的原理和适用范围是什么？

3. 非水碱量法测定硫酸阿托品含量时，溶剂的选择依据是什么？

实训项目八　黄体酮注射液质量检测

一、实训目的

1. 熟练掌握《中国药典》《中国药品检验标准操作规范》的查阅及标准解读。

2. 掌握高效液相色谱仪的操作规程和使用要求。

3. 掌握高效液相色谱法在药物鉴别、特殊杂质检查及含量测定中的应用。

4. 学会规范记录原始数据，保证数据可靠，并做好数据处理及结果判断。

二、仪器与试剂

（一）仪器和用具

1. 高效液相色谱仪。

2. 水浴锅。

3. 离心机。

4. 移液管。

5. 内容量移液管　属于量入式移液管，一般用于黏稠液体移取。

6. 具塞离心管。

7. 容量瓶。

8. 滤膜（0.45μm）。

（二）试剂与试药

1. 0.1mol/L 氢氧化钠甲醇溶液　取氢氧化钠 4.0g，加少量水溶解，加甲醇稀释成 1000ml。

2. 1mol/L 盐酸溶液　取盐酸 90ml，加水适量使成 1000ml，摇匀。

3. 黄体酮注射液。

4. 黄体酮对照品。

5. 乙腈（色谱纯）。

6. 甲醇（色谱纯）。

7. 乙醚。

三、安全与注意事项

1. 乙醚易挥发，易燃，不能遇明火、高温，注意通风。如遇起火，可用的灭火剂有：泡沫、干粉、二氧化碳灭火器及砂土。

2. 甲醇、乙腈有毒性，使用中应注意个人防护。

3. 用内容量移液管吸液时，要刚好吸到刻度线，不要吸到刻度线上方再放到刻度线，吸液后用溶剂多次洗涤，合并洗涤液置量瓶中。

4. 高效液相色谱仪操作注意事项参照实训项目四，三、安全与注意事项，4～8。

四、操作步骤

（一）鉴别

参照含量测定项下操作，在含量测定项下记录的色谱图中，供试品溶液主峰的保留时间应与对照品溶液主峰的保留时间一致。

（二）检查

序号	步骤	操作方法	标准要求
1	确定色谱条件，配制流动相、排气、平衡系统：同含量测定项下		
2	配制供试品溶液	参照含量测定项下，除"自 50ml 容量瓶中量取供试品乙醚液 25ml"外，其余操作相同。供试品甲醇溶液经 0.45μm 滤膜滤过，取续滤液	选择符合精度要求的内容量移液管移取黄体酮注射液。量瓶中刻线以上无溶液，溶液凹液面与刻线相切。注射液取用量按公式：$\frac{50mg}{V} = \frac{S}{V}$ 计算
3	配制对照溶液	精密量取供试品溶液 1ml，置 100ml 量瓶中，用甲醇稀释至刻度，摇匀	选择符合精度要求的移液管移取供试品溶液。量瓶中刻线以上无溶液，溶液凹液面与刻线相切
4	进样、数据处理、冲洗系统	参照实训项目四、四、操作步骤，（三）检查，1. 对氨基酚检查步骤 9～11 操作。进样数量：空白溶液，1 针；对照溶液：1 针；供试品溶液：1 针	
5	限量计算	按外标法，根据公式：$$L = \frac{A_{杂1} + A_{杂2} + \cdots\cdots + A_{杂n}}{A_R} \times 100\%$$ 计算。供试品溶液色谱图中如有杂质峰，扣除与黄体酮峰相对保留时间 0.1 之前的峰（如处方中含有苯甲醇，应扣除苯甲醇的色谱峰），读取杂质峰的峰面积及对照液主峰面积。记录原始数据	色谱图正常，系统适用性试验各参数符合要求。单个杂质峰面积不得大于对照溶液主峰面积的 0.5 倍（0.5%），各杂质峰面积的和不得大于对照溶液主峰面积的 2 倍（2.0%）；小于对照溶液主峰面积 0.05 倍的色谱峰忽略不计

（三）含量测定

序号	步骤	操作方法	标准要求
1	确定色谱条件	查阅《中国药典》（2020 年版）固定相：辛基硅烷键合硅胶 流动相：甲醇－乙腈－水（25：35：40）检测波长：241nm 进样量：10μl 对照品：每 1ml 中约含黄体酮 0.2mg	确定色谱方法、色谱条件。系统适用性溶液色谱图中，黄体酮峰的保留时间约为 12 分钟，黄体酮峰与相对保留时间约为 1.1 的降解产物峰之间的分离度应大于 4.0
2	配制流动相、排气、平衡系统	参照实训项目四、四、操作步骤，（三）检查，1. 对氨基酚检查步骤 2～6 操作	
3	供试品溶液	用内容量移液管精密量取本品适量（约相当于黄体酮 50mg），置 50ml 量瓶中，用乙醚分数次洗涤移液管内壁，洗液并入量瓶中，用乙醚稀释至刻度，摇匀，精密量取 5ml，置具塞离心管中，在温水浴中使乙醚挥散，用甲醇振摇提取 4 次（第 1～3 次每次 5ml，第 4 次 3ml），每次振摇 10 分钟后离心 15 分钟，并将甲醇移至 25ml 量瓶中，合并提取液，用甲醇稀释至刻度，摇匀。制备两份	选择符合精度要求的内容量移液管移取黄体酮注射液。量瓶中刻线以上无溶液，溶液凹液面与刻线相切。注射液取用量按公式：$$\frac{50mg}{V} = \frac{标示量}{\overline{V}}$$ 计算，范围为 $V \times (1 \pm 10\%)$（$\overline{V}$，ml/支）
4	对照品溶液	取黄体酮对照品，精密称定，置于量瓶中，加甲醇溶解并定量稀释至刻度，摇匀，浓度约为 0.2mg/ml。制备两份	选择分析天平称取黄体酮对照品，准确至所取重量千分之一。量瓶中刻线以上无溶液，溶液凹液面与刻线相切
5	系统适用性溶液	取黄体酮 25mg，置 25ml 量瓶中，加 0.1mol/L 氢氧化钠甲醇溶液 10ml 使溶解，置 60℃水浴中保温 4 小时，放冷，用 1mol/L 盐酸溶液调节至中性，用甲醇稀释至刻度，摇匀	选择分析天平称取黄体酮 24.6～25.4mg。量瓶中刻线以上无溶液，溶液凹液面与刻线相切
6	进样、数据处理、冲洗系统	参照实训项目四、四、操作步骤，（三）检查，1. 对氨基酚检查步骤 9～11 操作。进样数量：对照品 1：2 针；对照品 2：2 针；供试品 1：2 针；供试品 2：2 针；系统适用性溶液：5 针	
7	含量计算	按外标法，根据公式：$$标示量\% = \frac{\frac{A_X}{A_R} \times c_R \times D \times V}{m} \times \frac{\overline{W}}{S} \times 100\%$$ 计算	色谱图正常，系统适用性试验各参数符合要求。本品含黄体酮（$C_{21}H_{30}O_2$）应为标示量的 93.0%～107.0%

五、原始数据记录

成品检验原始记录

样品品名		检验编号	
样品批号		样品来源	
剂型		生产日期	年　　月　　日
检验 SOP 编号		取样日期	年　　月　　日
规格		报告日期	年　　月　　日
批代表量		有效期至	年　　月　　日
检验依据			

检验项目	检验过程	检验结论
【鉴别】	见"含量测定"项下记录的色谱图， 结果：□保留时间一致　□保留时间不一致	
【检查】	高效液相色谱仪型号：_____ 编号：_____ 天平型号：_____ 编号：_____ 色谱条件： 色谱柱固定相类型： □C18　□C8　□TMS　□CN　□NH$_2$　□Si　□其他（　　） 色谱柱编号：_____ 粒径：_____μm _____×_____mm 柱温：_____℃ 流动相：甲醇－乙腈－水 = _____ : _____ : _____ （甲醇批号：_____；乙腈批号：_____） 流速：_____ 检测波长：_____ 进样量：_____ 供试品溶液：取本品_____ml，置 50ml 量瓶（编号：_____）中，用乙醚（批号：_____）分数次洗涤移液管内壁，洗液并入量瓶中，用乙醚稀释至刻度，摇匀，精密量取（编号：_____）25ml，置具塞离心管中，在温水浴中使乙醚挥散，用甲醇振摇提取 4 次，每次振摇 10 分钟后离心 15 分钟，并将甲醇液移至 25ml 量瓶（编号：_____）中，合并提取液，用甲醇稀释至刻度，摇匀 对照溶液：精密量取（编号：_____）供试品溶液 1ml，置 100ml 量瓶（批号：_____）中，用甲醇稀释至刻度，摇匀 分析方法： □外标法　□内标法　□归一化法　□其他（　　） 数据记录与计算： （见下表） $$L = \frac{A_{杂1} + A_{杂2} + \cdots\cdots + A_{杂n}}{A_R} \times 100\%$$ 结果：最大单一杂质：_____%，总杂质：_____%	

对照品	主峰（黄体酮）
t_R/min	
A	

供试品	t_R/min
A	
主峰	
杂质 1	
杂质 2	
……	
杂质 n	

【含量测定】	供试品溶液：取本品＿＿＿＿ml，置50ml量瓶（编号：＿＿＿＿）中，用乙醚分数次洗涤移液管内壁，洗液并入量瓶中，用乙醚稀释至刻度，摇匀，精密量取（编号：＿＿＿＿）5ml，置具塞离心管中，在温水浴中使乙醚挥散，每次振摇10分钟后离心15分钟，并将甲醇液移至25ml量瓶（编号：＿＿＿＿）中，合并提取液，用甲醇稀释至刻度，摇匀。 对照品溶液：精密称定黄体酮对照品（批号：＿＿＿＿）＿＿＿＿g，置＿＿＿＿ml量瓶（编号：＿＿＿＿）中，加甲醇溶解并稀释至刻度，摇匀 系统适用性溶液：取黄体酮（批号：＿＿＿＿）＿＿＿＿mg，置25ml量瓶（编号：＿＿＿＿）中，加0.1mol/L氢氧化钠甲醇（批号：＿＿＿＿）溶液10ml使溶解，置60℃水浴中保温4小时，放冷，用1mol/L盐酸溶液（批号：＿＿＿＿）调节至中性，用甲醇稀释至刻度，摇匀 分析方法： □外标法　□内标法　□归一化法　□其他（　） 数据记录与计算：

数据记录与计算：

系统适用性溶液					
进针顺序	1	2	3	4	5
t_R/min					
A					
$\overline{A}$					

系统适用性试验：

理论板数（N）：＿＿＿＿

分离度（R）：＿＿＿＿

重复性（RSD）：＿＿＿＿

	对照品1		对照品2	
进针顺序	1	2	1	2
t_R/min				
A				
$\overline{A}$				

	供试品1		供试品2	
进针顺序	1	2	1	2
m/g				
t_R/min				
A				
$\overline{A}$				
标示量%				
平均值				

$$标示量\% = \frac{\dfrac{A_X}{A_R} \times 0.2 \times 10^{-3} \times \dfrac{25}{5} \times 50}{m} \times \frac{\overline{W}}{S} \times 100\%$$

检 验 人：　　　　　　　　　　　　　　　　　　　　　复 核 人：

检验日期：　　　　　　　　　　　　　　　　　　　　　复核日期：

表格代码：××－×××××　　　　　　　　　　　　　　生效日期：　　年　月　日

六、思考题

1. 色谱分析为什么要做系统适用性试验？

2. 外标法测定药物含量与内标法相比有哪些优缺点？

实训项目九　维生素 C 泡腾颗粒质量检测

一、实训目的

1. 熟练掌握《中国药典》《中国药品检验标准操作规范》的查阅及标准解读。

2. 掌握紫外 - 可见分光光度计、红外分光光度计、薄层色谱法、滴定分析法操作方法。

3. 掌握薄层色谱法、化学法在鉴别中的应用；一般杂质、特殊杂质检查操作方法及结果判断；氧化还原滴定法（碘量法）测定药物含量的结果处理。

4. 学会规范记录原始数据，保证数据可靠，并做好数据处理及结果判断。

二、仪器与试剂

（一）仪器和用具

1. 硅胶 GF_{254} 薄层板（市售）、展开缸（双槽）。

2. 滴定管。

3. 碘量瓶。

4. 分析天平。

5. 紫外灯。

6. 烘箱。

7. 扁形称量瓶。

（二）试剂与试药

1. 硝酸银试液　可取用硝酸银滴定液（0.1mol/L）。取硝酸银 17.5g，加水适量使溶解成 1000ml，摇匀。

2. 二氯靛酚钠试液　取 2,6 - 二氯靛酚钠 0.1g，加水 100ml 溶解后，滤过，即得。

3. 碘滴定液（0.05mol/L）　取碘 13.0g，加碘化钾 36g 与水 50ml 溶解后，加盐酸 3 滴与水适量使成 1000ml，摇匀，用垂熔玻璃滤器滤过。

4. 稀醋酸　取冰醋酸 60ml，加水稀释至 1000ml，即得。

5. 淀粉指示剂　取可溶性淀粉 0.5g，加水 5ml 搅匀后，缓缓倾入 100ml 沸水中，随加随搅拌，继续煮沸 2 分钟，放冷，倾取上层清液，即得。本液应临用新制。

6. 邻苯二甲酸盐标准缓冲液　精密称取在 115℃ ±5℃ 干燥 2～3 小时的邻苯二甲酸氢钾 10.21g，加水使溶解并稀释至 1000ml。

7. 磷酸盐标准缓冲液　精密称取在 115℃ ±5℃ 干燥 2～3 小时的无水磷酸氢二钠 3.55g 与磷酸二氢钾 3.40g，加水使溶解并稀释至 1000ml。

8. 无水乙醇。

9. 乙酸乙酯。

10. 新沸过放冷的水。

11. 维生素 C 泡腾颗粒。

三、安全与注意事项

1. 有机溶剂有挥发性，易燃易爆，不能遇明火。如遇大面积起火，应使用二氧化碳灭火器。

2. 检查装量差异时，试验过程中应避免用手直接接触供试品的内容物。

3. 滴定操作在酸性溶液中进行，因在酸性溶液中维生素 C 受空气中氧的氧化速度减慢，但供试品溶液加稀醋酸后仍需立即进行滴定。

4. 配制的淀粉指示液久置易腐败、失效，应临用新制。

四、操作步骤

（一）外观

序号	步骤	操作方法	标准要求
1	观察外观	去除包装，倒出内容物观察颜色、形态	准确记录颜色、形态

（二）鉴别

1. 化学鉴别

序号	步骤	操作方法	标准要求
1	取样，溶解	将装量差异项（详见检查）下内容物研成细粉，依据本品标示量及平均装量称取细粉适量（约相当于维生素 C 0.2g），加水 10ml 使维生素 C 溶解，滤纸滤过，取滤液分成二等份	供试品不得呈颗粒状，注意研磨方向，顺时针或逆时针研磨至细粉。粉末重量根据公式：$\dfrac{0.2g}{m} = \dfrac{S}{W}$ 计算。充分溶解后再滤过，滤液分别置两支试管中，记为甲管、乙管
2	结果判断	在甲管中加硝酸银试液 0.5ml；在乙管中加二氯靛酚钠试液 1~2 滴，观察颜色变化	甲管加硝酸银后应立即生成银的黑色沉淀；乙管试液颜色即消失

2. 薄层色谱法

序号	步骤	操作方法	标准要求
1	供试品溶液制备	称取装量差异项下细粉适量（约相当于维生素 C 10mg），置于 100ml 小烧杯中，加水 10ml，振摇使维生素 C 溶解。滤过，取滤液	注意研磨方向，顺时针或逆时针研磨，保证细粉均匀且无颗粒。选择分析天平称取供试品和对照品粉末。取样量根据公式：$\dfrac{10mg}{m} = \dfrac{S}{W}$ 计算。振摇使供试品中维生素 C 能充分溶解
2	对照品溶液制备	将称取维生素 C 对照品，加水溶解并稀释制成 1ml 约含 1mg 的溶液，作为对照品溶液	用小烧杯少量多次将溶解的维生素 C 溶液转移溶剂至量瓶中（全量转移）。选择分析天平称取对照品适量。量瓶中刻度线以上无溶液，溶液凹液面与刻线相切，胶头滴管悬于量瓶上方
3	点样、展开、结果显示	参照实训项目三，四、操作步骤，（四）检查，2. 有关物质检查步骤 3~5 操作 固定相：硅胶 GF_{254} 展开剂：乙酸乙酯 – 乙醇 – 水（5：4：1） 点样量：2μl 结果检视：紫外光灯（254nm）	

序号	步骤	操作方法	标准要求
4	结果判定	观察供试品、对照品溶液所显主斑点的位置与荧光。在紫外灯下，将供试品斑点与对照品斑点分别标记下来（或拍照）	供试品溶液所显主斑点的位置与荧光应与对照品溶液主斑点的位置与荧光相同

（三）检查

1. 酸度

序号	步骤	操作方法	标准要求
1	供试品溶液制备	打开包装袋，取本品 7.5g 于小烧杯中，加水 100ml 溶解，作为供试品溶液	供试品溶解完全且无气泡后进行 pH 测定
2	仪器校正	开机预热数分钟，选择邻苯二甲酸盐标准缓冲液和磷酸盐标准缓冲液，待标准缓冲液平衡至室温。先用与供试液 pH 值较接近的标准缓冲液进行校正（定位），使仪器读数与标示在该温度下的 pH 值一致；再用另一种标准缓冲液进行核对	如仪器显示 pH 偏差与溶液温度下规定值相差大于规定值，则应仔细检查电极，如已损坏，应更换；否则，应调节斜率，使仪器读数与第二种标准缓冲液的标示 pH 值相符合。重复上述定位斜率调节操作，至仪器示值与标准缓冲液的规定数值相差不大于 ±0.02 pH 单位
3	测定供试品溶液 pH 值	取供试品溶液置小烧杯中，用供试品溶液淋洗电极数次，将电极浸入供试液中，轻摇供试品溶液平衡稳定后，测定，读数并记录，重复 2 次，记录平均值	每次更换标准缓冲液或供试品溶液之前，均应用水或该溶液充分淋洗电极，然后用滤纸吸干，再将电极浸入该溶液进行测定。供试品溶液 pH 值应为 4.5~5.5

2. 装量差异

序号	步骤	操作方法	标准要求
1	装量称重	取本品 10 袋，除去包装。倾出内容物，分别精密称定每袋内容物的重量（m），并记录	注意操作过程不得损失内容物
2	计算	根据 m 计算平均装量 $\overline{m}$。按规定的装量差异限度，求出允许装量范围（$\overline{m} \pm \overline{m} \times$ 重量差异限度）	超出装量差异限度的不得多于 2 袋，并不得有 1 袋超出限度 1 倍

（四）含量测定

序号	步骤	操作方法	标准要求
1	滴定液标定	精密量取碘滴定液（0.05mol/L）25ml，置碘瓶中，加水 100ml 与盐酸溶液（9→100），轻摇混匀，用硫代硫酸钠滴定液（0.1mol/L）滴定至近终点时，加淀粉指示液 2ml，继续滴定至蓝色消失	$c_{\mathrm{I_2}} = \dfrac{c_{\mathrm{Na_2S_2O_3}} \times V_{\mathrm{Na_2S_2O_3}}}{V_{\mathrm{I_2}}}$
2	供试品溶液制备	取装量差异项下的内容物，混合均匀，精密称取适量（约相当于维生素 C 0.2g），平行称量供试品 3 份，分别放置于标记好的锥形瓶中。加新沸过的冷水 100ml 与稀醋酸 10ml 使维生素 C 溶解，加淀粉指示剂 1ml	粉末重量根据公式：$\dfrac{0.2g}{m} = \dfrac{S}{W}$ 计算。使用分析天平精密称定。每份供试品待滴定前进行溶解。碘量瓶中的供试品需全部溶解后进行滴定
3	滴定	立即用碘滴定液（0.05mol/L）滴定供试品，至溶液显蓝色并持续 30 秒钟不褪，记录滴定管终读数	有色溶液以滴定管中液面上缘记录滴定读数
4	计算含量	根据公式： 标示量% = $\dfrac{V \times F \times T \times \overline{W} \times 10^{-3}}{m \times S} \times 100\%$ 计算。每 1ml 碘滴定液（0.05mol/L）相当于 8.806mg 的 $C_6H_8O_6$	本品含维生素 C（$C_6H_8O_6$）应为标示量的 93.0%~107.0%

五、原始数据记录

成品检验原始记录

样品品名		检验编号	
样品批号		样品来源	
剂型		生产日期	年　月　日
检验 SOP 编号		取样日期	年　月　日
规格		报告日期	年　月　日
批代表量		有效期至	年　月　日
检验依据			

检验项目	检验过程	检验结论
【外观】	本品为_____色颗粒。	
【鉴别】	1. 化学鉴别 天平编号：_____ 取装量差异项下内容物研成的细粉_____g，加水 10ml 使维生素 C 溶解，滤过，滤液分成二等份，滤液分别置两支试管中，并标记甲、乙。在甲管中加硝酸银（批号：_____）试液 0.5ml，生成黑色沉淀；在乙管中加二氯靛酚钠（批号：_____）试液 1～2 滴，试液颜色消失 结果：□呈正反应　□不呈正反应 2. 薄层色谱法 天平编号：_____固定相：_____（批号：_____） 展开剂：乙酸乙酯－乙醇－水（批号：_____）＝ _____ : _____ : _____ 点样量：2μl 检出条件：薄层板晾干，薄层板立即（1 小时内）置紫外光灯下_____nm 供试品溶液制备：称取装量差异项下细粉_____g，置 100ml 小烧杯，加水 10ml，振摇使维生素 C 溶解，滤过，取滤液 对照品溶液制备：取维生素 C 对照品（批号：_____）_____g，置于容量瓶（编号：_____）中，用水溶解并稀释，浓度为_____mg/ml 点样编号： 1：_____　　2：_____　　3：_____ 4：_____　　5：_____　　6：_____	

【检查】	1. 酸度 实验温度：_____ 酸度计型号：_____ 编号：_____ pH 计校正： 两点校正用缓冲液：□邻苯二甲酸氢钾标准缓冲液 □磷酸盐标准缓冲液（pH 6.8） □其他 核对用缓冲液：□邻苯二甲酸氢钾标准缓冲液 □磷酸盐标准缓冲液（pH 6.8） □其他 结果：实测 pH 值 _____ 供试品制备： 取本品_____g 于小烧杯中，加水 100ml 溶解，作为供试品溶液。将电极浸入供试品溶液中，轻摇供试品溶液平衡稳定后，测定 pH 值 结果：1. _____ 2. _____ 平均值_____ 2. 装量差异 天平型号：_____ 编号：_____

编号	m
1	
2	
3	
4	
5	
6	
7	
8	
9	
10	
11	
12	
13	
14	
15	
16	
17	
18	
19	
20	
$\overline{m}$	

装量差异限度：□ ±10%　□ ±8%　□ ±7%　□ ±5%

装量范围：_____

【含量测定】

滴定液名称：_____　　浓度：_____　　校正因子（F）：_____

滴定管编号：_____　　天平型号：_____　　编号：_____

项 目	1	2	3
m（g）			
滴定液起始读数 V_a（ml）			
终点读数 V_b（ml）			
消耗滴定液体积 V（ml）			
计算公式	标示量 % = $\dfrac{V \times F \times T \times \overline{W} \times 10^{-3}}{m \times S} \times 100\%$		
结果			
平均			

检 验 人：　　　　　　　　　　　　　　　　　　　　　　复 核 人：

检验日期：　　　　　　　　　　　　　　　　　　　　　　复核日期：

表格代码：××－×××××　　　　　　　　　　　　　　　生效日期：　　年　月　日

六、思考题

1. 为什么使用新沸过放冷的水溶解供试品？
2. 为什么要在临近终点加入淀粉指示剂？

实训项目十　头孢氨苄片质量检测

一、实训目的

1. 熟练掌握《中国药典》《中国药品检验标准操作规范》的查阅及标准解读。

2. 掌握高效液相色谱仪操作方法。

3. 掌握高效液相色谱仪法在鉴别中的应用；特殊杂质检查操作方法及结果判断；高效液相色谱法测定药物含量的结果处理。

4. 学会规范记录原始数据，保证数据可靠，并做好数据处理及结果判断。

二、仪器与试剂

（一）仪器和用具

1. 高效液相色谱仪。

2. 容量瓶。

3. 移液管。

4. 分析天平。

5. 称量瓶。

6. 平头手术镊。

（二）试剂与试药

1. 甲醇。

2. 醋酸钠。

3. 醋酸。

4. 去离子水。

5. 头孢氨苄对照品。

6. 头孢氨苄片。

三、安全与注意事项

1. 重量差异检查时，在称量前后，均应仔细查对药品片数。称量过程中，应避免用手直接接触供试品。已取出的药片，不得再放回供试品原包装容器内。

2. 高效液相色谱仪操作注意事项参照实训项目四、三、安全与注意事项，4~8。

四、操作步骤

（一）外观

序号	步骤	操作方法	标准要求
1	观察外观	取片剂，肉眼观察外观，除去包衣后，观察颜色	本品为白色片或糖衣片或薄膜衣片，除去包衣后显白色至乳黄色

（二）鉴别

参照含量测定项下操作，在含量测定项下记录的色谱图中，供试品溶液主峰的保留时间应与对照品溶液主峰的保留时间一致。

（三）检查

1. 有关物质

序号	步骤	操作方法	标准要求
1	选择色谱条件	查阅《中国药典》（2020 年版） 固定相：C18 流动相：流动相 A：0.2mol/L 磷酸二氢钠溶液（用氢氧化钠试液调节 pH 值至 5.0）；流动相 B：甲醇；线性梯度洗脱： 时间（分钟）／流动相 A（%）／流动相 B（%） 0 ／ 98 ／ 2 1 ／ 98 ／ 2 20 ／ 70 ／ 30 23 ／ 98 ／ 2 30 ／ 98 ／ 2 检测波长：220nm 进样量：20μl	确定色谱方法、色谱条件及系统适用性要求。系统适用性试验：杂质对照品溶液色谱图中，7-氨基去乙酰氧基头孢烷酸峰与 α-苯甘氨酸峰之间的分离度应≥1.5；系统适用性溶液色谱图中，头孢氨苄峰与相邻杂质峰之间的分离度应≥1.5
2	配制流动相、排气、平衡系统	参照实训项目四，四、操作步骤，（三）检查，1. 对氨基酚检查步骤 2~6 操作	
3	配制 pH 7.0 磷酸盐缓冲液	取无水磷酸氢二钠 28.4g，加水 800ml 使溶解，用 30% 的磷酸溶液调节 pH 值至 7.0，用水稀释至 1000ml，混匀。	溶液调节 pH 值后定量转移至 1000ml 容量瓶中进行稀释配制。量瓶中刻线以上无溶液，溶液凹液面与刻线相切
4	配制供试品溶液	取含量测定项下细粉适量（约相当于头孢氨苄 100mg），精密称定，置 100ml 量瓶中，加流动相 A 溶解并定量稀释制成每 1ml 中约含头孢氨苄 1.0mg 的溶液，经 0.45μm 微孔滤膜滤过，取续滤液作为供试品溶液	使用分析天平精密称定片重及片粉重量。量瓶中刻线以上无溶液，溶液凹液面与刻线相切。片粉取量根据公式：$\dfrac{0.1g}{m}=\dfrac{S}{W}$ 计算
5	配制对照溶液	精密量取供试品溶液 1ml，置 100ml 量瓶中，用流动相 A 稀释至刻度，摇匀	使用刻度吸管精密量取续滤液。量瓶中刻线以上无溶液，溶液凹液面与刻线相切
6	配制杂质对照品溶液	取 7-氨基去乙酰氧基头孢烷酸对照品与 α-苯甘氨酸对照品各约 10mg，精密称定，置同一 100ml 量瓶中，加 pH 7.0 磷酸盐缓冲液约 20ml，超声使溶解，再用流动相 A 稀释至刻度，摇匀，精密量取 2ml，置 20ml 量瓶中，用流动相 A 稀释至刻度，摇匀	超声溶解后，加流动相 A 稀释至刻度前，应待瓶内溶液温度平衡至室温，再进行定容

序号	步骤	操作方法	标准要求
7	配制系统适用性溶液	取供试品溶液适量，在80℃水浴中加热60分钟，冷却	水浴加热需在烧杯上方放置玻璃盖防止水分蒸发
8	进样、数据处理、冲洗系统	参照实训项目四、四、操作步骤，（三）检查，1.对氨基酚检查步骤9～11操作 杂质对照品溶液：1针；对照溶液：1针；供试品：1针；系统适用性溶液：5针	
9	限量计算	根据公式： $$L = \dfrac{\dfrac{A_X}{A_R} \times c_R \times D \times V}{m} \times \dfrac{\overline{W}}{S} \times 100\%$$ $$L = \dfrac{A_{杂1} + A_{杂2} + \cdots\cdots + A_{杂n}}{A_R} \times 100\% \text{ 计算}$$	供试品溶液色谱图中如有杂质峰，7-氨基去乙酰氧基头孢烷酸与α-苯甘氨酸按外标法以峰面积计算，均不得过1.0%；其他单个杂质的峰面积不得大于对照溶液主峰面积的1.5倍（1.5%），其他各杂质峰面积的和不得大于对照溶液主峰面积的2.5倍（2.5%），小于对照溶液主峰面积0.05倍的峰忽略不计

2. 溶出度

序号	步骤	操作方法	标准要求
1	确定溶出方法、溶出条件	溶出方法：篮法 溶出介质：900ml 水 转速：每分钟100转 温度：37℃±0.5℃ 溶出时间：45分钟取样 溶出量测定方法：紫外-可见分光光度法	确定测定方法、溶出条件
2	溶出度检查仪调试、溶出、取样	参照实训项目四、四、操作步骤，（三）检查，2.溶出度检查步骤2～6操作 精密量取续滤液适量，用溶出介质定量稀释制成每1ml中约含头孢氨苄（$C_{16}H_{17}N_3O_4S$）25μg的溶液[根据稀释前供试品溶液的浓度（标示量/900ml）与稀释后浓度（25μg/ml），计算稀释倍数，推算出精密量取续滤液的体积及所需量瓶的容量)]	
3	对照品溶液制备	取头孢氨苄对照品适量，精密称定，加溶出介质溶解并定量稀释制成每1ml中约含25μg的溶液	选择分析天平称取头孢氨苄对照品。量瓶中刻线以上无溶液，溶液凹液面与刻线相切
4	测定吸光度，计算溶出量	照紫外-可见分光光度法，在262nm的波长处测定吸光度，记录原始数据，根据公式： $$容出量\% = \dfrac{\dfrac{A_X}{A_R} \times c_R \times D \times V}{S} \times 100\% \text{ 计算}$$	使用溶出介质做空白。溶出限度为标示量的80%
5	清场	用蒸馏水清洗吸收池、容量瓶、吸量管等，关机。盖好防尘罩，做好使用登记	仪器复原

（四）含量测定

序号	步骤	操作方法	标准要求
1	选择色谱条件	查阅《中国药典》（2020年版） 固定相：C18 流动相：水-甲醇-3.86%醋酸钠-4%醋酸溶液（742：240：15：3）为流动相 检测波长：254nm 进样量：系统适用性溶液进样体积20μl，其他溶液进样体积10μl	准确确定色谱方法、色谱条件。系统适用性溶液色谱图中，头孢氨苄峰与相邻杂质峰之间的分离度应符合要求
2	配制流动相、排气、平衡系统	参照实训项目四、四、操作步骤，（三）检查，1.对氨基酚检查步骤2～6操作	

序号	步骤	操作方法	标准要求
3	配制供试品溶液	取供试品 10 片，精密称定，研细，精密称取适量（约相当于头孢氨苄，按 $C_{16}H_{17}N_3O_4S$ 计 0.1g），置 100ml 量瓶中，加流动相适量，充分振摇，使头孢氨苄溶解，再用流动相稀释至刻度，摇匀，滤过，精密量取续滤液 10ml，置 50ml 量瓶中，用流动相稀释至刻度，摇匀，制备两份	使用分析天平精密称定片重及片粉重量。量瓶中刻线以上无溶液，溶液凹液面与刻线相切。使用刻度吸管精密量取续滤液。片粉取量根据公式：$\dfrac{0.1g}{m} = \dfrac{S}{W}$ 计算
4	配制对照品溶液	取头孢氨苄对照品适量，精密称定，置于 50ml 量瓶中，加流动相溶解并定量稀释至刻度，摇匀，浓度为 0.2mg/ml。制备两份	选择分析天平称取头孢氨苄对照品，准确至所取重量千分之一。量瓶中刻线以上无溶液，溶液凹液面与刻线相切
5	配制系统适用性溶液	取供试品溶液适量，在 80℃ 水浴中加热 60 分钟，冷却	水浴加热需在烧杯上方放置玻璃盖防止水分蒸发
6	进样、数据处理、冲洗系统	参照实训项目四、四、操作步骤，（三）检查，1. 对氨基酚检查步骤 9~11 操作进样数量：对照品 1：2 针；对照品 2：2 针；供试品 1：2 针；供试品 2：2 针；系统适用性溶液：5 针	
7	含量计算	按外标法，根据公式：$$\text{标示量 \%} = \dfrac{\dfrac{A_X}{A_R} \times c_R \times D \times V}{m} \times \dfrac{\overline{W}}{S} \times 100\% \text{ 计算}$$	色谱图正常，系统适用性试验各参数符合要求。本品含头孢氨苄（$C_{16}H_{17}N_3O_4S$）应为标示量的 90.0%~110.0%

五、原始数据记录

源文件号：SOP-×××××　　　　　　版本号：01　　　　　　页号：1/1

成品检验原始记录

样品品名		检验编号				
样品批号		样品来源				
剂型		生产日期		年	月	日
检验 SOP 编号		取样日期		年	月	日
规格		报告日期		年	月	日
批代表量		有效期至		年	月	日
检验依据						

检验项目	检验过程	检验结论
【外观】	本品为＿＿＿＿片，除去包衣后显＿＿＿＿色。	
【鉴别】	见"含量测定"项下记录的色谱图，结果：□保留时间一致　□保留时间不一致	
【检查】	1. 有关物质 高效液相色谱仪型号：＿＿＿＿　　　　　　编号：＿＿＿＿ 天平型号：＿＿＿＿　　　　　　编号：＿＿＿＿ 色谱条件： 色谱柱固定相类型： □C18　□C8　□TMS　□CN　□NH₂　□Si　□其他（ ） 色谱柱编号：＿＿＿＿　　　　　粒径：＿＿＿＿μm ＿＿＿＿×＿＿＿＿mm　　　　　柱温：＿＿＿＿℃ 流动相： 流动相 A：0.2mol/L 磷酸二氢钠溶液，pH 5.0 流动相 B：甲醇 （甲醇批号：＿＿＿＿；磷酸二氢钠批号：＿＿＿＿）	

	流速：_____

检测波长：_____ 进样量：_____

供试品溶液：取含量测定项下的细粉_____g，置100ml量瓶（编号：_____）中，加流动相A适量振摇使头孢氨苄溶解，用流动相A定量稀释至刻度，摇匀，经微孔滤膜滤过，取续滤液

对照溶液：精密量取供试品溶液1ml，置100ml量瓶（编号：_____）中，用流动相A稀释至刻度，摇匀

系统适用性溶液：取供试品溶液_____ml，在80℃水浴中加热60分钟，冷却

杂质对照品溶液：取7-氨基去乙酰氧基头孢烷酸对照品（批号：_____）_____g与α-苯甘氨酸对照品（批号：_____）_____g，置同一100ml量瓶（编号：_____）中，加pH 7.0磷酸盐缓冲液约20ml，超声使溶解，再用流动相A稀释至刻度，摇匀，精密量取（编号：_____）2ml，置20ml量瓶（编号：_____）中，用流动相A稀释至刻度，摇匀

分析方法：

□外标法　□内标法　□归一化法　□其他（　）

数据记录与计算：

进针顺序	系统适用性溶液				
	1	2	3	4	5
t_R/min					
A					
$\overline{A}$					

系统适用性试验：

理论板数（N）：_____

分离度（R）：_____

重复性（RSD）：_____

【检查】

峰	对照品		供试品	
	7-氨基去乙酰氧基头孢烷酸	α-苯甘氨酸	7-氨基去乙酰氧基头孢烷酸	α-苯甘氨酸
m/g				
t_R/min				
A				

$$L = \frac{\dfrac{A_X}{A_R} \times 0.01 \times 10^{-3} \times 1 \times 100}{m} \times \frac{\overline{W}}{S} \times 100\%$$

	对照品	主峰（头孢氨苄）
t_R/min		
A		

供试品	t_R/min	A
主峰		
杂质1		
杂质2		
……		
杂质n		

$$L = \frac{A_{杂1} + A_{杂2} + \cdots + A_{杂n}}{A_R} \times 100\%$$

【检查】

2. 溶出度

溶出度仪型号：_____　　　　　　编号：_____

溶出介质：_____　　　　　　介质温度：_____

□篮法　□桨法　□小杯法　□桨碟法　□转筒法　□流池法　□往复筒法

转速：_____　　　　　　取样时间：_____

取样体积：_____　　　　　　滤膜孔径：_____

紫外 – 可见分光光度计：_____　　　　　　编号：_____

检测波长：_____

对照品溶液吸光度：

编号	1	2	3
A			
$\overline{A}$			

供试品的吸光度值及溶出量：

编号	A	溶出量（%）
1		
2		
3		
4		
5		
6		

$$溶出量\% = \frac{\frac{A_X}{A_R} \times 25 \times 10^{-6} \times D \times 900}{S} \times 100\%$$

【含量测定】

天平型号：_____　　　　　　编号：_____

高效液相色谱仪型号：_____　　　　　　编号：_____

色谱条件：

色谱柱固定相类型：

□C18　□C8　□TMS　□CN　□NH$_2$　□Si　□其他（　）

色谱柱编号：_____　　　　　　粒径：_____μm

_____ × _____mm　　　　　　柱温：_____℃

流动相：

水 – 甲醇 – 3.86% 醋酸钠 – 4% 醋酸溶液 = _____：_____：_____：_____

（编号：_____）

流速：_____

检测波长：_____　　　　　　进样量：_____

供试品溶液：取本品 10 片，精密称定_____g，研细，精密称取细粉_____g，置100ml 量瓶（编号：_____）中，加流动相适量，充分振摇，使头孢氨苄溶解，再用流动相稀释至刻度，摇匀，滤过，精密量取（编号：_____）续滤液 10ml，置量瓶（编号：_____）中，用流动相稀释至刻度，摇匀

对照品溶液：取头孢氨苄对照品（批号：_____）_____g，精密称定，置于 50ml 量瓶（编号：_____）中，加流动相溶解并定量稀释至刻度，摇匀

分析方法：

□外标法　□内标法　□归一化法　□其他（　）

数据记录与计算：

进针顺序	系统适用性溶液				
	1	2	3	4	5
t_R/min					
A					
$\overline{A}$					

续表

		对照品1		对照品2	
	进针顺序	1	2	1	2
	t_R/min				
	A				
	$\overline{A}$				

系统适用性试验：
理论板数（N）：_____
分离度（R）：_____
重复性（RSD）：_____

【含量测定】

		供试品1	供试品2		
	进针顺序	1	2	1	2
	m/g				
	t_R/min				
	A				
	$\overline{A}$				
	标示量%				
	平均值				

$$标示量\% = \dfrac{\dfrac{A_X}{A_R} \times 0.2 \times 10^{-3} \times \dfrac{50}{10} \times 100}{m} \times \dfrac{\overline{W}}{S} \times 100\%$$

检 验 人：   复 核 人：
检验日期：   复核日期：

表格代码：××－×××××   生效日期： 年 月 日

六、思考题

1. 请简述高效液相色谱法用于鉴别的原理及高效液相色谱仪的操作流程？
2. 简述高效液相色谱法测定头孢氨苄中有关物质和含量测定的色谱条件一致性的原因？

实训项目十一 硫酸庆大霉素缓释片质量检测

一、实训目的

1. 掌握《中国药典》《中国药品检验标准操作规范》的查阅及标准解读。
2. 掌握紫外－可见分光光度计、薄层色谱法、抗生素微生物检定法操作方法。
3. 掌握薄层色谱法、化学法在鉴别中的应用；溶出度检查操作方法及结果判断；抗生素微生物检定法测定药物含量的结果处理。
4. 学会规范记录原始数据，保证数据可靠，并做好数据处理及结果判断。

二、仪器与试剂

（一）仪器和用具

1. 硅胶 G 薄层板。

2. 紫外－可见分光光度计。

3. 溶出度测定仪。

4. 刻度吸管 均灭菌处理。

5. 自动浊度测定仪 根据光学散射测量原理测量液体中不溶性颗粒物质所产生的光的散射或衰减程度。

6. 分析天平。

（二）试剂与试药

1. 邻苯二醛试液 取邻苯二醛 1.0g，加甲醛 5ml 与 0.4mol/L 硼酸溶液（用 45% 氢氧化钠溶液条件 pH 值至 10.4）95ml，振摇使邻苯二醛溶解，加硫乙醇酸 2ml，用 45% 氢氧化钠溶液条件 pH 值至 10.4。

2. 氯化钡试液 取氯化钡的细粉 5g，加水使溶解成 100ml，即得。

3. 金黄色葡萄球菌悬液 取金黄色葡萄球菌［CMCC（B）26003］的营养琼脂斜面培养物，接种于营养琼脂斜面上，在 35～37℃ 培养 20～22 小时。临用时，用灭菌水或 0.9% 灭菌氯化钠溶液将菌苔洗下，备用。

4. 灭菌磷酸盐缓冲液（pH 7.8） 取磷酸氢二钾 5.59g 与磷酸二氢钾 0.41g，加水使成 1000ml，滤过，在 115℃ 灭菌 30 分钟。

5. pH 7.0～7.2 培养基Ⅲ 配方为：胨 5g、牛肉浸出粉 1.5g、酵母浸出粉 3g、氯化钠 3.5g、磷酸氢二钾 3.68g、磷酸二氢钾 1.32g、葡萄糖 1g、水 1000ml。除葡萄糖外，混合上述成分，加热溶化后过滤，加葡萄糖溶解后，摇匀，调节 pH 值使灭菌后为 7.0～7.2，在 115℃ 灭菌 30 分钟。

6. 硫酸庆大霉素缓释片。

7. 庆大霉素标准品。

8. 0.1mol/L 盐酸溶液。

9. 异丙醇。

10. 三氯甲烷。

11. 甲醇（色谱纯）。

12. 氨溶液。

13. 灭菌水。

14. 硝酸溶液。

三、安全与注意事项

1. 注意尽量保证所产生的抑菌圈边缘整齐，大小均匀。

2. 注意培养温度、缓冲溶液的 pH 值。

3. 根据质量标准中对取样量精密度要求正确选择量具。

4. 在进行药品生物检定时，应在规定的环境中进行（如无菌环境），涉及阳性菌的试验应在生物安全柜中进行，以确保人员安全。

5. 高效液相色谱法注意事项参照实训项目四，三、安全与注意事项，4～8。

四、操作步骤

（一）性状

序号	步骤	操作方法	标准要求
1	观察外观	观察外观性状	供试品为白色或类白色片

（二）鉴别

1. 薄层色谱法

序号	步骤	操作方法	标准要求
1	供试品溶液制备	取本品的细粉适量，加水使硫酸庆大霉素溶解并稀释制成每 1ml 中含庆大霉素 2.5mg 的溶液，于水浴加热约 15 分钟，冷却，滤过	片粉重量根据公式：$\dfrac{\text{相当于硫酸庆大霉素质量}}{m} = \dfrac{S}{W}$ 计算。水浴加热温度：$98\sim100℃$
2	标准品溶液制备	庆大霉素标准品加水制成每 1ml 中含 2.5mg 的溶液，作为标准品溶液	选择分析天平称取标准品，准确至所取重量千分之一。量瓶中刻线以上无溶液，溶液凹液面与刻线相切
3	点样、展开、结果显示	参照实训项目三，四、操作步骤，（四）检查，2. 有关物质检查步骤 3~5 操作 固定相：硅胶 G（临用前于 105℃ 活化 2 小时） 展开剂：三氯甲烷–甲醇–氨溶液（1:1:1）混合振摇，放置 1 小时，分取下层混合液 点样量：2μl 结果检视：20~25℃ 晾干，置碘蒸气中显色	
4	结果判定	观察供试品、标准品溶液所显主斑点的位置与荧颜色。将供试品斑点与标准品斑点分别标记下来（或拍照）	供试品溶液所显主斑点数、位置和颜色应与标准品溶液主斑点数、位置和颜色相同

2. 化学鉴别

序号	步骤	操作方法	标准要求
1	硫酸盐鉴别	取供试品溶液，滴加氯化钡试液，如有沉淀生成，分离沉淀，加入盐酸或硝酸	滴加氯化钡试液后生成白色沉淀，沉淀在盐酸或硝酸中均不溶解

（三）检查

序号	步骤	操作方法	标准要求
1	确定溶出方法、溶出条件	溶出方法：篮法 溶出介质：0.1mol/L 盐酸溶液 900ml 转速：每分钟 100 转 溶出时间：2 小时、4 小时与 6 小时，即时在溶出杯中补充相同温度相同体积的溶出介质 温度：37℃±0.5℃ 溶出量测定方法：紫外–可见分光光度法	确定测定方法、溶出条件
2	对照溶液制备	取本品 10 片，研细，精密称取适量（约相当于平均片重），置 500ml 量瓶中，加 0.1mol/L 盐酸溶液溶解并稀释至刻度，振摇后，取上清液 25ml，置 50ml 量瓶中，用 0.1mol/L 盐酸溶液稀释至刻度，摇匀，滤过，取续滤液	选择分析天平称取药粉，准确至所取重量千分之一。量瓶中刻线以上无溶液，溶液凹液面与刻线相切。使用吸量管量取上清液
3	溶出度检查仪调试、溶出、取样	参照实训项目四，四、操作步骤，（三）检查，2. 溶出度检查步骤 2~6 操作 在 2 小时、4 小时、6 小时分别取溶液 5ml	

续表

序号	步骤	操作方法	标准要求
4	测定吸光度，计算溶出量	分别精密量取供试品溶液与对照溶液各 3.0ml 于具塞试管中，加异丙醇 2.2ml，邻苯二醛试液 0.8ml，密塞，摇匀，置 60℃ 水浴中加热 15 分钟，冷却至室温，照紫外 – 可见分光光度法，在 300 ~ 400nm 的波长范围内扫描一阶导数光谱图，在 350 ~ 360nm 的波长最大峰谷处分别测定吸光度	在 2 小时、4 小时与 6 小时时的溶出量限度应分别为 45% ~ 70%、60% ~ 85% 与 80% 以上，均应符合规定。如各时间测定值仅有 1 ~ 2 片超出上述规定限度，但不超过规定值的 10%，且其平均溶出量限度均符合规定范围，仍可判为符合规定；如最后时间溶出量有 1 ~ 2 片低于规定值 10%，应另取 6 片复试。初复试的 12 片，其平均溶出量限度均应符合各时间规定限度，且最后时间溶出量限度低于规定 10% 者不超过 2 片，亦可判定为符合规定
5	仪器复原	清洗篮轴、转篮、溶出杯、容量瓶等，关机	仪器复原

（四）含量测定

序号	步骤	操作方法	标准要求
1	称量	标准品的称取量不得少于 20mg，取样后立即将盛有样品的称量瓶或适宜的容器用盖盖好，以免吸水	称量前先将标准品从冰箱中取出，使其温度与室温平衡；供试品与标准品的称量应使用同一台天平；对于吸湿性较强的抗生素，应在称量前 1 ~ 2 小时更换天平内干燥剂；标准品与供试品的称量尽量一次取样称取，不得将已取出的称取物倒回原容器内；称样量按公式：$W = \dfrac{V \times C}{P}$ 计算 式中，W 为需称取的标准品或供试品的重量，mg；V 为溶解标准品或供试品制成浓溶液时所用容量瓶的体积，ml；C 为标准品或供试品浓溶液的浓度，u/ml 或 μg/ml；P 为标准品的纯度或供试品的估计效价，u/mg 或 μg/mg
2	标准品溶液配制	取硫酸庆大霉素标准品适量，用灭菌水溶解稀释成 1000U/ml 的溶液	稀释应使用经标定的量瓶，每步稀释取量以不少于 2ml 为宜，稀释步骤一般不超过 3 步
3	供试品溶液配制	取本品 10 片，精密称定，研细，精密称取适量（约相当于庆大霉素 0.1g），加灭菌水适量，超声使硫酸庆大霉素充分溶解并定量稀释制成每 1ml 中约含 1000 单位的悬液，摇匀，静置，滤过	供试品取样量按公式：$\dfrac{0.1g}{m} = \dfrac{S}{W}$ 计算。稀释标准同"标准品溶液配制"
4	含试验菌液体培养基制备	取菌悬液适量，加入 III 号培养基中，混合，使在试验条件下得到满意的剂量 – 反应关系和适宜的测定浊度	菌悬液在 35 ~ 37℃ 培养 3 ~ 4 小时后测定的吸光度在 0.3 ~ 0.7 之间，且剂距为 2 的剂量间的吸光度差值不小于 0.1；已接种试验菌的液体培养基应立即使用
5	含量测定	取标准品和供试品溶液，分别用缓冲液稀释至 0.5U/ml（低剂量）和 1U/ml（高剂量），剂距为 1∶2。精密量取各溶液 1.0ml 于灭菌试管中，再分别精密加入含试验菌的培养基 9.0ml，每个浓度的溶液平行 4 管，立即混匀，置微生物比浊仪中 37℃ 培养。另取磷酸盐缓冲液（pH 7.8）1ml，加入 9ml 空白培养基，混匀，作为空白对照；取磷酸盐缓冲液（pH 7.8）1ml，菌液培养基 9ml，混匀，作为阳性对照。37℃ 培养约 3 ~ 4 小时，并在线测定 A_{580}，直至 A_{580} 在 0.3 ~ 0.7 之间时，即可终止实验，记录实验数据	可信限率不得大于 7%，1000 单位庆大霉素相当于 1mg 庆大霉素。本品含硫酸庆大霉素按庆大霉素计算，应为标示量的 90.0% ~ 110.0%

五、原始数据记录

源文件号：SOP－××××× 　　　　　　版本号：01 　　　　　　页号：1/1

成品检验原始记录

样品品名		检验编号	
样品批号		样品来源	
剂型		生产日期	年　月　日
检验 SOP 编号		取样日期	年　月　日
规格		报告日期	年　月　日
批代表量		有效期至	年　月　日
检验依据			

检验项目	检验过程	检验结论
【外观】	本品为_____片。	
【鉴别】	天平型号：_____　　　　　　编号：_____ 1. 薄层色谱法鉴别 天平编号：_____　　　固定相：_____（批号：_____） 展开剂：三氯甲烷－甲醇－氨溶液（批号：_____）＝ _____：_____：_____混合振摇，放置 1 小时，分取下层混合液 点样量：2μl 检出条件：20～25℃晾干，置碘蒸气中显色 供试品：取供试品细粉_____g，加水_____ml 溶解硫酸庆大霉并稀释，于水浴加热约 15 分钟，冷却，滤过，取续滤液 对照品：取对照品（批号：_____）_____g，加水_____ml，浓度为 2.5mg/ml。 点样编号： 1：_____　　　2：_____　　　3：_____ 4：_____　　　5：_____　　　6：_____ 2. 化学鉴别 向供试品溶液中滴加氯化钡试液，生成白色沉淀。 分离沉淀，加入盐酸或硝酸，沉淀不溶解。 结果：□呈正反应　□不呈正反应	

溶出度仪型号：_____	编号：_____
溶出介质：_____	介质温度：_____
天平型号：_____	编号：_____

□篮法　□桨法　□小杯法　□桨碟法　　□转筒法　□流池法　□往复筒法

转速：_____	取样时间：_____
取样体积：_____	滤膜孔径：_____
紫外-可见分光光度计：_____	编号：_____
检测波长：_____	

对照溶液：取供试品10片，研细，精密称取_____g，加0.1mol/L盐酸溶液（批号：_____）稀释。取上清液_____ml（编号：_____），置50ml量瓶（编号：_____），用0.1mol/L盐酸溶液稀释至刻度，摇匀，滤过

精密量取（编号：_____）供试品溶液_____ml，精密量取（编号：_____）对照溶液_____ml，分别于具塞试管中，加异丙醇（批号：_____）2.2ml，邻苯二醛试液（批号：_____）0.8ml，密塞，摇匀，置60℃水浴中加热15分钟，冷却至室温。

300～400nm的波长范围内扫描一阶导数光谱图，在350～360nm的波长最大峰谷处分别测定吸光度

对照品溶液吸光度：

编号	1	2	3
A			
$\bar{A}$			

供试品的吸光度值及溶出量：

【检查】

取样时间	标号	A	溶出量（%）
2h	1		
	2		
	3		
	4		
	5		
	6		
4h	1		
	2		
	3		
	4		
	5		
	6		
6h	1		
	2		
	3		
	4		
	5		
	6		

$$溶出量\% = \frac{\dfrac{A_X}{A_R} \times c_R \times V}{S} \times 100\%$$

续表

| 【含量测定】 | 天平编号_____
标准品溶液：取庆大霉素标准品（批号：_____）_____g，用灭菌水（批号：_____）溶解稀释浓度为1000U/ml
供试品溶液：取供试品10片，精密称定_____g，研细，精密称取_____g，加灭菌水（批号：_____）溶解稀释，摇匀，静置，滤过。
制备金黄色葡萄球菌菌液，适当稀释菌液，菌液培养基在580nm波长处的吸光度为_____。
取标准品溶液_____ml，供试品溶液_____ml，分别加缓冲液_____ml和_____ml稀释。精密量取（编号：_____）各溶液1ml于灭菌比色皿中，再分别精密加入菌液培养基9ml，每个溶液浓度平行4管，密塞，立即摇匀，置微生物比浊仪中37℃培养。另做阴性和阳性对照。培养_____小时，A_{580} =_____。 | |

剂量（U）	d_{s_1}	d_{s_2}	d_{T_1}	d_{T_2}	$\sum y_m$
y					
$\sum y(k)$	S_1	S_2	T_1	T_2	

检 验 人：   复 核 人：
检验日期：   复核日期：

六、思考题

1. 硫酸庆大霉素缓释片和其普通片剂的检测有哪些不同之处？

2. 硫酸庆大霉素缓释片的含量测定还可以采用哪种微生物检定法？其检测原理是什么？

3. 为什么进行硫酸庆大霉素缓释片的含量测定要求严格遵循无菌操作？

实训项目十二 复方丹参片质量检测

一、实训目的

1. 熟练掌握《中国药典》《中国药品检验标准操作规范》的查阅及标准解读。

2. 掌握生物光学显微镜、薄层色谱法、高效液相色谱法操作方法。

3. 掌握显微法、薄层色谱法在鉴别中的应用；重量差异检查法结果判断；高效液相色谱法测定药物含量的结果处理。

4. 学会规范记录原始数据，保证数据可靠，并做好数据处理及结果判断。

二、仪器与试剂

（一）仪器和用具

1. 生物光学显微镜。

2. 高效液相色谱仪。

3. 分析天平。

4. 研钵。

5. 超声波清洗仪。

6. 水浴锅。

7. 蒸发皿。

8. 硅胶 G 薄层板。

9. 烘箱。

10. C18 小柱。

11. 紫外灯。

12. 具塞棕色瓶。

（二）试剂与试药

1. 10% 硫酸乙醇溶液　取硫酸 57ml，加乙醇稀释至 1000ml，即得。

2. 1% 香草醛硫酸溶液　取用香草醛 1g，加 100ml 60% 的硫酸，即得。

3. 复方丹参片。

4. 乙醚。

5. 乙酸乙酯。

6. 甲苯。

7. 甲醇。

8. 二氯甲烷。

9. 无水乙醇。

10. 丹参酮 II_A、三七皂苷 R_1、人参皂苷 Rb_1、人参皂苷 Rg_1、人参皂苷 Re、冰片对照品。

11. 三七对照药材。

三、安全与注意事项

1. 有机溶剂有挥发性，易燃易爆，尤其乙醚不能遇明火。如遇大面积起火，应使用二氧化碳灭火器。

2. 甲苯、甲醇和二氯甲烷有毒性，使用中应注意个人防护。

3. 进行薄层色谱鉴别时，展开剂应新鲜配制，所用溶剂应分别量取后再混合，不得在同一量具中累积量取；硅胶薄层板临用前一般 110℃ 活化 30 分钟，展开前剂对展开缸进行预平衡 15～30 分钟，以防止边缘效应。

4. 糖衣片的片芯应检查重量差异并符合规定，包糖衣后不再检查重量差异。薄膜衣片应在包薄膜衣后检查重量差异并符合规定。

5. 根据质量标准中对取样量精密度要求，正确选择量具。

6. 高效液相色谱仪操作注意事项参照实训项目四，三、安全与注意事项，4～8。

四、操作步骤

（一）性状

序号	步骤	操作方法	标准要求
1	观察外观	观察外观性状，除去包衣后观察	本品为糖衣片或薄膜衣片，除去包衣后显棕色至棕褐色

（二）鉴别

1. 显微鉴别法

序号	步骤	操作方法	标准要求
1	取样	取本品3片，置乳钵中研至粉末	糖衣片除去糖衣
2	粉末制片	供试品粉末过筛（四号筛），挑取少许置载玻片上，滴加水合氯醛试液进行透化装片，盖上盖玻片	透化多次，透化冷却后滴加稀甘油以防水合氯醛析出结晶
3	显微观察	将制好装片置于载物台上，使材料正对通光孔，然后用压片夹固定住载玻片。先选用低倍镜观察，在低倍镜中选好目标并移至视野的中央，换上高倍物镜。记录观察显微特征	观察3~5张装片；防止压碎玻片，损伤物镜；一次看不到物像，应重新检查材料是否放在光轴线上；在换用高倍镜观察时，视野变小变暗，要注意调节视野的亮度
4	显微结果	绘图或拍照目标物，注明标本的名称和放大倍数	树脂道碎片含黄色分泌物（三七）

2. 薄层色谱法－丹参酮 II_A、冰片

序号	步骤	操作方法	标准要求
1	供试品溶液制备	取本品5片（0.32g/片、0.8g/片）或2片（糖衣片），研碎，加乙醚10ml，超声处理5分钟，滤过，滤液挥干，残渣加乙酸乙酯2ml使溶解	糖衣片除去糖衣。加乙醚至挥干的步骤在通风橱里进行
2	对照品溶液制备	分别精密称取丹参酮 II_A、冰片对照品，用乙酸乙酯溶解、稀释，使其浓度为0.5mg/ml	用万分之一天平称取对照品
3	点样、展开、结果显示	参照实训项目三、四、操作步骤、（四）检查，2. 有关物质检查步骤3~5操作 固定相：硅胶G 展开剂：甲苯－乙酸乙酯（19∶1） 点样量：4μl 结果检视：日光灯下观察。再喷以1%香草醛硫酸溶液，在110℃加热数分钟检视	
4	结果判定	观察供试品溶液、对照品溶液所显主斑点的位置与颜色。将供试品斑点与对照品斑点分别标记下来（或拍照）	供试品在与丹参酮 II_A 对照品、与冰片对照品色谱相应的位置上，显相同颜色的斑点

3. 薄层色谱法－三七皂苷 R_1、人参皂苷 Rb_1、人参皂苷 Rg_1 及人参皂苷 Re

序号	步骤	操作方法	标准要求
1	供试品溶液制备	取〔含量测定〕三七项下续滤液45ml，蒸干，残渣加水10ml使溶解，滤过，滤液至预先处理的C18小柱上，分别用水10ml、25%甲醇10ml洗脱，弃去洗脱液，再用甲醇10ml洗脱，收集洗脱液，蒸干，残渣加甲醇2ml使溶解	C18小柱预处理方法（0.5g，分别加甲醇5ml和水5ml预处理）；取续滤液操作，弃去初滤液10ml
2	对照药材溶液制备	取三七对照药材1g，加70%甲醇20ml，超声处理30分钟，滤过，滤液蒸干，残渣自"加水10ml使溶解"起同供试品溶液制备方法制成	超声处理尽量在密闭箱体内进行，以免噪声污染
3	对照品溶液制备	取三七皂苷 R_1 对照品、人参皂苷 Rb_1 对照品、人参皂苷 Rg_1 对照品及人参皂苷 Re 对照品适量，分别加甲醇制成浓度为1mg/ml溶液	容量瓶配制对照品，近刻度线时用滴管定容
4	点样、展开、结果显示	参照实训项目三、四、操作步骤、（四）检查，2. 有关物质检查步骤3~5操作 固定相：硅胶G 展开剂：二氯甲烷－无水乙醇－水（70∶45∶6.5） 点样量：2μl 结果检视：喷以10%硫酸乙醇溶液，在105℃加热至斑点显色清晰，分别置日光和紫外光灯（365nm）下检视	

序号	步骤	操作方法	标准要求
5	结果判定	观察供试品、对照品溶液所显主斑点的位置与荧光。在日光与紫外灯下，将供试品斑点与对照品斑点分别标记下来（或拍照）	供试品色谱中，在与对照药材色谱和对照品色谱相应的位置上，显相同颜色的斑点或荧光斑点

（三）检查

序号	步骤	操作方法	标准要求
1	称取总片重	取空称量瓶，精密称定重量，记为 m_0；再取供试品 20 片，置此称量瓶中，精密称定，记为 m_1。记录重量（$m_{20} = m_1 - m_0$），$\overline{m} = m_{20}/20$	使用感量 1mg 的分析天平称重。平均片重（$\overline{m}$），保留三位有效数字。修约至两位有效数字
2	称取每片片重	从已称定总重量的供试品中，依次用镊子取出 1 片，分别精密称定重量，得各片重量（m_i）并记录	称量过程中，应避免用手直接接触供试品。已取出的供试品，不得再放回供试品原包装容器内
3	计算与结果判定	根据公式：重量差异 $= \dfrac{m_i - \overline{m}}{\overline{m}} \times 100\%$ 计算重量差异，判定重量差异检查是否合格	糖衣片的片芯应检查重量差异并符合规定，包糖衣后不再检查重量差异。薄膜衣片应在包薄膜衣后检查重量差异并符合规定

（四）含量测定

1. 丹参酮 II_A 含量测定

序号	步骤	操作方法	标准要求
1	确定色谱条件	查阅《中国药典》（2020 年版） 固定相：C18 流动相：甲醇－水（73：27） 检测波长：270nm 对照品：40μg/ml 丹参酮 II_A 进样量：10μl	确定色谱方法、色谱条件。系统适用性试验：理论板数按丹参酮 II_A 峰计算不低于 2000
2	配制流动相、排气、平衡系统	参照实训项目四、四、操作步骤，（三）检查，1. 对氨基酚检查步骤 2~6 操作	
3	配制对照品溶液	取丹参酮 II_A 对照品适量，精密称定，置棕色量瓶中，加甲醇制成每 1ml 含 40μg 的溶液。制备两份	选择分析天平称取丹参酮 II_A 对照品，准确至所取重量千分之一。量瓶中刻线以上无溶液，溶液凹液面与刻线相切
4	配制供试品溶液	取本品 10 片，糖衣片除去糖衣，精密称定，研细，取约 1g，精密称定，置具塞棕色瓶中，精密加入甲醇 25ml，密塞，称定重量，超声处理（功率 250W，频率 33kHz）15 分钟，放冷，再称定重量，用甲醇补足减失的重量，摇匀，滤过，取续滤液，置棕色瓶中。制备两份	使用分析天平精密称定。使用刻度吸管精密加入甲醇
5	进样、数据处理、冲洗系统	参照实训项目四、四、操作步骤，（三）检查，1. 对氨基酚检查步骤 9~11 操作 进样数量：对照品 1：5 针；对照品 2：2 针；供试品 1：2 针；供试品 2：2 针	
6	含量计算	根据公式： 标示量 % $= \dfrac{\dfrac{A_X}{A_R} \times c_R \times D \times V}{m} \times \dfrac{\overline{W}}{S} \times 100\%$ 计算	本品每片含丹参按丹参酮 II_A（$C_{19}H_{18}O_3$）不得少于 0.20mg 或 0.60mg（根据供试品规格确定）

2. 丹酚酸 B 的含量测定

序号	步骤	操作方法	标准要求
1	确定色谱条件	查阅《中国药典》（2020 年版） 固定相：C18 流动相：乙腈 – 甲醇 – 甲酸 – 水（10：30：1：59） 检测波长：286nm 对照品：60μg/ml 丹酚酸 B 进样量：10μl	确定色谱方法、色谱条件。系统适用性试验：理论板数按丹酚酸 B 峰计算不低于 4000
2	配制流动相、排气、平衡系统	参照实训项目四、四、操作步骤、（三）检查，1. 对氨基酚检查步骤 2~6 操作	
3	配制对照品溶液	取丹酚酸 B 对照品适量，精密称定，加水制成每 1ml 含 60μg 的溶液。制备两份	选择分析天平称取丹酚酸 B 对照品，准确至所取重量千分之一。量瓶中刻线以上无溶液，溶液凹液面与刻线相切
4	配制供试品溶液	取本品 10 片，糖衣片除去糖衣，精密称定，研细，取约 0.15g，精密称定，置 50ml 量瓶中，加水适量，超声处理（功率 300W，频率 50kHz）30 分钟，放冷，加水至刻度，摇匀，离心，取上清液。制备两份	使用万分之一天平精密称定
5	进样、数据处理、冲洗系统	参照实训项目四、四、操作步骤、（三）检查，1. 对氨基酚检查步骤 9~11 操作 进样数量：对照品 1：5 针；对照品 2：2 针；供试品 1：2 针；供试品 2：2 针	
6	含量计算	根据公式： $$标示量\% = \frac{\frac{A_X}{A_R} \times c_R \times D \times V}{m} \times \frac{\overline{W}}{S} \times 100\%\ 计算$$	本品每片含丹参按丹酚酸 B（$C_{36}H_{30}O_{16}$）计，不得少于 5.0mg 或 15.0mg（根据供试品规格确定）

3. 人参皂苷 Rg1、人参皂苷 Rb1、三七皂苷 R1 及人参皂苷 Re 含量测定

序号	步骤	操作方法	标准要求
1	确定色谱条件	查阅《中国药典》（2020 年版） 固定相：C18 流动相：乙腈（流动相 A）– 水（流动相 B），梯度洗脱 | 时间（分钟）	流动相 A（%）	流动相 B（%）
---	---	---
0~35	19	81
35~55	19→29	81→71
55~70	29	71
70~100	29→40	71→60 | 检测波长：203nm 对照品：人参皂苷 Rg1、人参皂苷 Rb1 各 0.2mg/ml，三七皂苷 R1 及人参皂苷 Re 各 0.05mg/ml 进样量：20μl	确定色谱方法、色谱条件。系统适用性试验：理论板数按人参皂苷 Rg1 峰计算应不低于 6000，人参皂苷 Rg1 与人参皂苷 Re 的分离度应大于 1.8
2	配制流动相、排气、平衡系统	参照实训项目四、四、操作步骤、（三）检查，1. 对氨基酚检查步骤 2~6 操作	
3	配制对照品溶液	取人参皂苷 Rg1 对照品、人参皂苷 Rb1 对照品、三七皂苷 R1 对照品及人参皂苷 Re 对照品适量，精密称定，加 70% 甲醇制成每 1ml 含人参皂苷 Rg1、人参皂苷 Rb1 各 0.2mg，三七皂苷 R1 及人参皂苷 Re 各 0.05mg 的混合溶液，制备两份	选择分析天平称取对照品，准确至所取重量千分之一。量瓶中刻线以上无溶液，溶液凹液面与刻线相切
4	配制供试品溶液	取本品 10 片，除去包衣，研细，取约 1g，精密称定，精密加入 70% 甲醇 50ml，称定重量，超声处理（功率 250W，频率 33kHz）30 分钟，放冷，再称定重量，用 70% 甲醇补足减失的重量，摇匀，滤过，取续滤液，制备两份	使用刻度吸管精密量取续滤液

续表

序号	步骤	操作方法	标准要求
5	进样、数据处理、冲洗系统	参照实训项目四，四、操作步骤，（三）检查，1.对氨基酚检查步骤9~11操作 进样数量：对照品1：5针；对照品2：2针；供试品1：2针；供试品2：2针	
6	含量计算	根据公式： 标示量 % $= \dfrac{\dfrac{A_X}{A_R} \times c_R \times D \times V}{m} \times \dfrac{\overline{W}}{S} \times 100\%$ 计算	本品每片含三七以人参皂苷 Rg_1（$C_{42}H_{72}O_{14}$）、人参皂苷 Rb_1（$C_{54}H_{92}O_{23}$）、三七皂苷 R_1（$C_{47}H_{80}O_{18}$）及人参皂苷 Re（$C_{48}H_{82}O_{18}$）的总量计，不得少于 6.0mg 或不得少于 18.0mg（根据供试品规格确定）

五、原始数据记录

源文件号：SOP - ×××××　　　　　　版本号：01　　　　　　　　　　页号：1/1

成品检验原始记录

样品品名		检验编号	
样品批号		样品来源	
剂型		生产日期	年　月　日
检验SOP编号		取样日期	年　月　日
规格		报告日期	年　月　日
批代表量		有效期至	年　月　日
温度/℃		湿度/%	
检验依据			

检验项目	检验过程	检验结论
【性状】	本品为＿＿＿＿片；除去包衣后显＿＿＿＿色	
【鉴别】	1. 显微鉴别 显微镜下观察，三七的现象＿＿＿＿。 2. 薄层色谱法鉴别丹参酮 II_A、冰片 天平编号：＿＿＿＿　　　　　固定相：＿＿＿＿（批号：＿＿＿＿） 展开剂：甲苯 - 乙酸乙酯（批号：＿＿＿＿）=＿＿＿：＿＿＿ 点样量：4μl　　　　　　　　显色剂：1%香草醛硫酸溶液（编号：＿＿＿＿） 检出条件：在110℃加热数分钟 供试品溶液：取供试品＿＿＿＿片，置于研钵中，研碎，粉末置于锥形瓶中，加乙醚（批号：＿＿＿＿）10ml，超声，过滤，滤液挥干，加乙酸乙酯（批号：＿＿＿＿）2ml 溶解 对照品溶液：精密称取丹参酮 II_A 对照品（批号：＿＿＿＿）＿＿＿＿g，冰片对照品（批号：＿＿＿＿）＿＿＿＿g，精密量取（编号：＿＿＿＿）乙酸乙酯（批号：＿＿＿＿）溶解，稀释，浓度：0.5mg/ml 点样编号： 1：＿＿＿＿　　　　2：＿＿＿＿　　　　3：＿＿＿＿ 4：＿＿＿＿　　　　5：＿＿＿＿　　　　6：＿＿＿＿	

【鉴别】	3. 薄层色谱法鉴别三七皂苷 R_1、人参皂苷 Rb_1、人参皂苷 Rg_1 及人参皂苷 Re 天平编号：_____　　　　　固定相：_____（批号：_____） 展开剂：二氯甲烷－无水乙醇－水（批号：_____）=_____：_____：_____ 点样量：$2\mu l$ 显色剂：10% 硫酸乙醇溶液（编号：_____） 检出条件：在 105℃ 加热至斑点显色清晰，分别置日光和紫外光灯（365nm）下检视 供试品溶液：取续滤液 45ml，蒸干，残渣加水 10ml 使溶解，滤过，置预先处理的 C18 小柱（编号：_____）上，分别用水 10ml、25% 甲醇（批号：_____）10ml 洗脱，弃去洗脱液，再用甲醇（批号：_____）10ml 洗脱，收集洗脱液，蒸干，残渣加甲醇（批号：_____）2ml 使溶解 对照药材：取三七对照药材（批号：_____）1g，加 70% 甲醇（批号：_____）20ml，超声处理 30 分钟，滤过，滤液蒸干，残渣自"加水 10ml 使溶解"起同供试品溶液制备方法 对照品溶液：取三七皂苷 R_1 对照品（批号：_____）_____g、人参皂苷 Rb_1 对照品（批号：_____）_____g、人参皂苷 Rg_1 对照品（批号：_____）_____g 及人参皂苷 Re 对照品（批号：_____）_____g，置于容量瓶中（编号：_____），加甲醇（批号：_____）溶解并稀释至刻度，浓度分别为 1mg/ml 点样编号： 1：_____　　　2：_____　　　3：_____ 4：_____　　　5：_____　　　6：_____

【检查】	天平型号：_____　　　　　编号：_____ $m_0 =$ _____　　　　　$m_1 =$ _____ $m_{20} =$ _____　　　　　$\bar{m} =$ _____

编号	m	m_i	编号	m	m_i
1			11		
2			12		
3			13		
4			14		
5			15		
6			16		
7			17		
8			18		
9			19		
10			20		

重量差异限度：□ ±7.5%　　□ ±5%

重量范围：_____

续表

仪器型号：_____　　编号：_____
天平型号：_____　　编号：_____
色谱柱固定相类型：
□C18　□C8　□TMS　□CN　□NH₂　□Si　□其他（　）
色谱柱编号：_____　　粒径：_____μm　　_____×_____mm
柱温：_____℃　　流速：_____
检测波长：_____　　进样量：_____

1. 丹参中丹参酮 II_A

流动相：甲醇–水（批号：_____）＝_____：_____

对照品溶液：取丹参酮 II_A 对照品（批号：_____）_____g，置棕色量瓶（编号：_____）中，加甲醇（批号：_____）溶解并稀释到刻度，浓度：40μg/ml

供试品溶液：取本品 10 片，糖衣片除去糖衣，精密称定，_____g，研细，取_____g，精密称定，置具塞棕色瓶中，精密（编号：_____）加入甲醇（批号：_____）25ml，密塞，称定重量_____g，超声处理（功率 250W，频率 33kHz）15 分钟，放冷，再称定重量，用甲醇补足减失的重量，摇匀，滤过，取续滤液，置棕色瓶中

数据记录与处理：

对照品	1					2	
m/g							
进针顺序	1	2	3	4	5	1	2
t_R/min							
A							
$\overline{A}$							

系统适用性试验
理论板数（N）：_____　　分离度（R）：_____　　重复性（RSD）：_____

供试品	1		2	
m/g				
进针顺序	1	2	1	2
t_R/min				
A				
$\overline{A}$				
标示量%				
平均值				

【含量测定】

$$标示量\% = \frac{40 \times 10^{-6} \times \dfrac{A_X}{A_R} \times 25 \times 1 \times \overline{W}}{m \times S} \times 100\%$$

2. 丹参中丹酚酸 B 的含量：

流动相：乙腈–甲醇–甲酸–水（批号：_____）＝_____：_____：_____：_____

对照品溶液：取丹酚酸 B 对照品（批号：_____）_____mg，置棕色量瓶（编号：_____）中，加甲醇（批号：_____）摇匀，浓度：60μg/ml。

供试品溶液：取本品 10 片，糖衣片除去糖衣，片重_____g，研细，取_____g，置量瓶（编号：_____）中，加水适量，超声处理（功率 300W，频率 50kHz）30 分钟，放冷，加水至刻度，摇匀，离心，取上清液

数据记录与处理：

对照品	1					2	
m/g							
进针顺序	1	2	3	4	5	1	2
t_R/min							
A							
$\overline{A}$							

系统适用性试验
理论板数（N）：_____
分离度（R）：_____
重复性（RSD）：_____

供试品	1		2	
m/g				
进针顺序	1	2	1	2
t_R/min				
A				
$\overline{A}$				
标示量%				
平均值				

$$标示量\% = \frac{60 \times 10^{-6} \times \dfrac{A_X}{A_R} \times 50 \times 1 \times \overline{W}}{m \times S} \times 100\%$$

【含量测定】

3. 三七中人参皂苷 Rg_1、人参皂苷 Rb_1、三七皂苷 R_1 及人参皂苷 Re 的含量：

流动相：乙腈 – 水（梯度）（批号：_____）

对照品溶液：取人参皂苷 Rg_1 对照品（批号：_____）_____g、人参皂苷 Rb_1 对照品（批号：_____）_____g、三七皂苷 R_1 对照品（批号：_____）_____g 及人参皂苷 Re 对照品（批号：_____）_____g，置于_____ml 容量瓶（编号：_____）中，加 70% 甲醇（编号：_____），制成人参皂苷 Rg_1、人参皂苷 Rb_1 浓度 0.2mg/ml，三七皂苷 R_1、人参皂苷 Re 浓度 0.05mg/ml

供试品溶液：取本品 10 片，除去包衣，_____g，研细，取片粉_____g，精密（编号：_____）加入 70% 甲醇（批号：_____）50ml，称定重量_____g，超声处理 30 分钟，放冷，再称定重量，用 70% 甲醇补足减失的重量，摇匀，滤过，取续滤液

数据记录与处理：

对照品人参皂苷 Rg_1	1					2	
m/g							
进针顺序	1	2	3	4	5	1	2
t_R/min							
A							
$\overline{A}$							

对照品人参皂苷 Rb_1	1					2	
m/g							
进针顺序	1	2	3	4	5	1	2
t_R/min							
A							
$\overline{A}$							

对照品三七皂苷 R_1	1					2	
m/g							
进针顺序	1	2	3	4	5	1	2
t_R/min							
A							
$\overline{A}$							

对照品人参皂苷 Re		1				2	
m/g							
进针顺序	1	2	3	4	5	1	2
t_R/min							
A							
$\overline{A}$							

系统适用性试验

理论板数（N）：_____

分离度（R）：_____

重复性（RSD）：_____

供试品人参皂苷 Rg₁		1		2	
m/g					
进针顺序	1	2	1	2
t_R/min					
A					
$\overline{A}$					
标示量%					
平均值					

供试品人参皂苷 Rb₁		1		2	
m/g					
进针顺序	1	2	1	2
t_R/min					
A					
$\overline{A}$					
标示量%					
平均值					

【含量测定】

供试品三七皂苷 R₁		1		2	
m/g					
进针顺序	1	2	1	2
t_R/min					
A					
$\overline{A}$					
标示量%					
平均值					

供试品人参皂苷 Re		1		2	
m/g					
进针顺序	1	2	1	2
t_R/min					
A					
$\overline{A}$					
标示量%					
平均值					

$$标示量 \% = \frac{\dfrac{A_X}{A_R} \times c_R \times D \times 50}{m} \times \frac{\overline{W}}{S} \times 100\%$$

检 验 人：
检验日期：

复 核 人：
复核日期：

六、思考题

1. 复方丹参片鉴别项下薄层色谱法分为几个步骤，每步的注意事项是什么？
2. 复方丹参片含量测定项下进行哪些检查，用什么方法？

实训项目十三　排石颗粒质量检测

一、实训目的

1. 熟练掌握《中国药典》《中国药品检验标准操作规范》的查阅及标准解读。
2. 掌握紫外－可见分光光度计、薄层色谱法操作方法。
3. 掌握薄层色谱法在鉴别中的应用；紫外－可见分光光度法、高效液相色谱法在含量测定中的应用与结果处理。
4. 学会规范记录原始数据，保证数据可靠，并做好数据处理及结果判断。

二、仪器与试剂

（一）仪器和用具

1. 研钵。
2. 电热套。
3. 超声波清洗仪。
4. 紫外－可见分光光度计。
5. 分析天平。
6. 高效液相色谱仪。
7. 硅胶 G 薄层板。
8. 烘箱。

（二）试剂与试药

1. 10% 硫酸乙醇溶液　取硫酸 57ml，加无水乙醇稀释至 1000ml，即得。
2. 5% 香草醛硫酸溶液　取 5g 香草醛，用 10% 硫酸乙醇稀释至 100ml，即得。
3. 5% 亚硝酸钠溶液　取 5g 亚硝酸钠，加入 95g 去离子水，搅拌溶解，即得。
4. 排石颗粒。
5. 乙酸乙酯。
6. 无水乙醇。
7. 硫酸。
8. 甲苯。
9. 甲酸。
10. 亚硝酸钠。
11. 硝酸铝。

12. 氢氧化钠。

13. 乙腈（色谱纯）。

14. 磷酸。

15. 熊果酸、芦丁对照品。

三、安全与注意事项

1. 有机溶剂有挥发性，易燃易爆，不能遇明火。如遇大面积起火，应使用二氧化碳灭火器。

2. 含量测定中，加亚硝酸钠溶液和硝酸铝溶液后要摇匀，并按规定时间充分放置，否则反应不完全会影响测量结果；供试品溶液显色后稳定性较差，需立即测定。

3. 吸光度测定时，吸收池应配对。盛装样品溶液以吸收池体积的 4/5 为宜。

4. 根据质量标准中对取样量精密度要求正确选择量具。

5. 高效液相色谱仪操作注意事项参照实训项目四，三、安全与注意事项，4～8。

四、操作步骤

（一）性状

序号	步骤	操作方法	标准要求
1	观察外观	除去包装，观察外观	本品为浅黄色至棕褐色的颗粒或混悬性颗粒（无蔗糖）

（二）鉴别

1. 熊果酸鉴别

序号	步骤	操作方法	标准要求
1	供试品溶液制备	取本品 1 袋，研细，加乙酸乙酯 50ml，超声处理 30 分钟，滤过，滤液回收溶剂至干，残渣加无水乙醇 0.5ml 使溶解	超声时装量瓶盖打开，尽量放在密闭箱体内，防止噪音污染
2	对照品溶液制备	取熊果酸对照品，加无水乙醇制成每 1ml 含 0.5mg 的溶液	选择分析天平称取对照品适量。量瓶中刻度线以上无溶液，溶液凹液面与刻线相切，胶头滴管悬于量瓶上方
3	点样、展开、结果显示	参照实训项目三，四、操作步骤，（四）检查，2. 有关物质检查步骤 3～5 操作 固定相：硅胶 G 展开剂：甲苯－乙酸乙酯－甲酸（24∶10∶1） 点样量：5μl 结果检视：喷以 10% 硫酸乙醇溶液，在 105℃加热至斑点显色清晰，日光灯下观察	
4	结果判定	观察供试品、对照品溶液所显主斑点的位置与颜色。将供试品斑点与对照品斑点分别标记下来（或拍照）	供试品色谱中，在与对照品色谱相应的位置上，显相同颜色的斑点

2. 马钱苷鉴别

序号	步骤	操作方法	标准要求
1	供试品溶液制备	取本品 1 袋，研细，加甲醇 50ml，超声处理 30 分钟，滤过，滤液回收溶剂至干，残渣加水 30ml 使溶解，用水饱和的正丁醇振摇提取 3 次，每次 20ml，合并正丁醇液，取半量正丁醇液（余量备用），用正丁醇饱和的氨试液 10ml 洗涤，再用正丁醇饱和的水 10ml 洗涤，正丁醇液回收溶剂至干，残渣加甲醇 1ml 使溶解	超声时装量瓶盖打开，尽量放在密闭箱体内，防止噪音污染

续表

序号	步骤	操作方法	标准要求
2	对照品溶液制备	取马钱苷对照品，加甲醇制成每1ml含1mg的溶液	选择分析天平称取对照品适量。量瓶中刻度线以上无溶液，溶液凹液面与刻线相切，胶头滴管悬于量瓶上方
3	点样、展开、结果显示	参照实训项目三，四、操作步骤，（四）检查，2. 有关物质检查步骤3~5操作 固定相：硅胶G 展开剂：乙酸乙酯－乙醇－甲酸（10:2:0.2） 点样量：10μl 结果检视：喷以5%香草醛硫酸溶液，在105℃加热至斑点显色清晰，日光灯下观察	
4	结果判定	观察供试品、对照品溶液所显主斑点的位置与颜色。将供试品斑点与对照品斑点分别标记下来（或拍照）	供试品色谱中，在与对照品色谱相应的位置上，显相同颜色的斑点

3. 甘草鉴别

序号	步骤	操作方法	标准要求
1	供试品溶液制备	取马钱苷鉴别项下备用的正丁醇液，用正丁醇饱和的水10ml洗涤，正丁醇液回收溶剂至干，残渣加甲醇1ml使溶解	可采用减压蒸馏法回收正丁醇
2	对照药材溶液制备	取甘草对照药品0.5g，加甲醇50ml，超声处理30分钟，滤过，滤液回收溶剂至干，残渣加甲醇1ml使溶解	可采用减压蒸馏法回收正丁醇
3	点样、展开、结果显示	参照实训项目三，四、操作步骤，（四）检查，2. 有关物质检查步骤3~5操作 固定相：硅胶G 展开剂：乙酸乙酯－甲酸－冰醋酸－水（15:1:1:2） 点样量：2μl 结果检视：喷以10%硫酸乙醇溶液，在105℃加热至斑点显色清晰，日光灯下观察	
4	结果判定	观察供试品、对照品溶液所显主斑点的位置与颜色。将供试品斑点与对照品斑点分别标记下来（或拍照）	供试品色谱中，在与对照品色谱相应的位置上，显相同颜色的黄色荧光斑点

（三）含量测定

1. 总黄酮

序号	步骤	操作方法	标准要求
1	仪器预热、吸收池配对、盛装空白与供试品	参照实训项目三，四、操作步骤，（三）鉴别，1. 紫外－可见分光光度法步骤2~4操作	
2	配制对照品溶液	取无水芦丁对照品约20mg，精密称定，置100ml量瓶中，加50%甲醇适量，振摇使溶解，并稀释至刻度，摇匀，浓度：0.2mg/ml。精密量取对照品溶液1ml、2ml、3ml、4ml、5ml，分别置10ml量瓶中，各加50%甲醇至5ml，加5%亚硝酸钠溶液0.3ml，摇匀，放置6分钟，加10%硝酸铝溶液0.3ml，摇匀，放置6分钟，加氢氧化钠试液4ml，再加50%甲醇至刻度，摇匀	选择分析天平称取对照品。精密称定系指称取重量应准确至所取重量的千分之一。量瓶中刻线以上无溶液，溶液凹液面与刻线相切。使用刻度吸管精密量取对照品溶液、亚硝酸钠溶液、硝酸铝溶液
3	配制供试品溶液	取装量差异项下的本品，研细，取约5g或约1g（无蔗糖），精密称定，置具塞锥形瓶中，精密加入甲醇100ml，密塞，称定重量，加热回流提取20分钟，放冷，再称定重量，用甲醇补足减失的重量，摇匀，滤过，精密量取续滤液25ml，置50ml量瓶中，加水至刻度，摇匀，作为空白对照。另精密量取2ml，置10ml量瓶中，照标准曲线制备项下的方法，自"加50%甲醇至5ml"起，依法立即测定吸光度。制备两份	使用刻度吸管精密量取续滤液

续表

序号	步骤	操作方法	标准要求
4	检测波长的选择	选择"吸光度"功能,检测波长设置为 510nm ± 2nm,测定吸光度,选择最大吸收波长	选择最大吸收波长作为测量波长
5	绘制标准曲线	以对照品溶液测定吸光度,以吸光度为纵坐标、浓度为横坐标,绘制标准曲线,每个浓度测 3 次	先用空白溶剂校正,扣除溶剂影响
6	吸光度测定	测定供试品溶液 1 和 2 的吸光度,平行测定 2 次。记录原始数据	先用空白溶剂校正,扣除溶剂影响。平行测定两次,吸光度应在 0.3 ~ 0.7 范围内
7	含量计算	从标准曲线上读出供试品溶液中无水芦丁的量,根据公式: 标示量 $\% = \dfrac{c_X \times D \times V}{m} \times \dfrac{\overline{W}}{S} \times 100\%$ 计算	本品每袋含总黄酮以无水芦丁($C_{27}H_{30}O_{16}$)计,不得少于 0.12g
8	清洗吸收池	将溶液倒入废液缸,用蒸馏水清洗吸收池,晾干放置	吸收池内壁洁净,不挂水珠.仪器复原

2. 迷迭香酸

序号	步骤	操作方法	标准要求
1	确定色谱条件	查阅《中国药典》(2020 年版) 溶剂:甲醇 – 水 (4:6) 固定相:C18 流动相:乙腈 – 0.1% 磷酸水 (20:80) 检测波长:330nm 对照品:10μg/ml 迷迭香酸 进样量:10μl	确定色谱方法、色谱条件。系统适用性试验:理论板数按迷迭香酸峰计算应不低于 5000
2	配制流动相、排气、平衡系统	参照实训项目四,四、操作步骤,(三)检查,1. 对氨基酚检查步骤 2 ~ 6 操作	
3	配制对照品溶液	取迷迭香酸对照品适量,精密称定,加 60% 丙酮溶液制成每 1ml 含 10μg 的溶液,制备两份	选择分析天平称取迷迭香酸对照品,准确至所取重量千分之一。量瓶中刻线以上无溶液,溶液凹液面与刻线相切
4	配制供试品溶液	取装量差异项下的本品研细,取约 2g 或约 0.5g(无蔗糖),精密称定,置具塞锥形瓶中,精密加入 60% 丙酮溶液 50ml,密塞,称定重量,超声处理(功率 300W,频率 45kHz)60 分钟,放冷,再称定重量,用 60% 丙酮溶液补足减失的重量,摇匀,滤过,取续滤液,制备两份	使用分析天平精密称定重量。初滤液应弃去
5	进样、数据处理、冲洗系统	参照实训项目四,四、操作步骤,(三)检查,1. 对氨基酚检查步骤 9 ~ 11 操作 进样数量:对照品 1:5 针;对照品 2:2 针;供试品 1:2 针;供试品 2:2 针	
6	含量计算	根据公式: 标示量 $\% = \dfrac{\dfrac{A_X}{A_R} \times c_R \times D \times V}{m} \times \dfrac{\overline{W}}{S} \times 100\%$ 计算	本品每袋含连钱草以迷迭香酸($C_{18}H_{16}O_8$)计,不得少于 4.0mg

五、原始数据记录

成品检验原始记录

样品品名		检验编号			
样品批号		样品来源			
剂型		生产日期	年	月	日
检验 SOP 编号		取样日期	年	月	日
规格		报告日期	年	月	日
批代表量		有效期至	年	月	日
检验依据					

检验项目	检验过程	检验结论
【性状】	本品为_____颗粒	
【鉴别】	1. 熊果酸鉴别 天平编号：_____ 固定相：_____（批号：_____） 展开剂：甲苯－乙酸乙酯－甲酸（批号：_____）＝_____：_____：_____ 点样量：4μl 显色剂：10%硫酸乙醇溶液（编号：_____） 检出条件：在105℃加热至斑点显色清晰 供试品溶液：取供试品 1 袋，置于研钵中，研细，粉末置于锥形瓶中，加乙酸乙酯（批号：_____）50ml，超声 30 分钟，过滤，滤液挥干，加无水乙醇（批号：_____）0.5ml 溶解 对照品溶液：精密称取熊果酸对照品（批号：_____）_____g，置于容量瓶中（编号：_____），加无水乙醇（批号：_____）溶解，稀释，浓度：0.5mg/ml 点样编号： 1：_____ 2：_____ 3：_____ 4：_____ 5：_____ 6：_____ 2. 马钱苷鉴别 天平编号：_____固定相：_____（批号：_____） 展开剂：乙酸乙酯－乙醇－甲酸（批号：_____）＝_____：_____：_____ 点样量：10μl 显色剂：5%香草醛硫酸溶液（编号：_____） 检出条件：在105℃加热至斑点显色清晰，日光灯下观察	

供试品溶液：取供试品 1 袋，置于研钵中，研细，粉末置于锥形瓶中，加甲醇（批号：

_____）50ml，超声 30 分钟，过滤，滤液挥干，加水 30ml 溶解，用水饱和正丁

醇（批号：_____）提取 3 次，合并正丁醇液，用正丁醇饱和的氨试液（批号：

_____）10ml 洗涤，再用正丁醇饱和的水（批号：_____）10ml 洗涤，正丁

醇液回收溶剂至干，残渣加甲醇（批号：_____）1ml 使溶解

对照品溶液：精密称取马钱苷对照品（批号：_____）_____g，置于容量瓶中

（编号：_____），加甲醇（批号：_____）溶解，稀释，浓度：1mg/ml

点样编号：

1：_____   2：_____   3：_____

4：_____   5：_____   6：_____

【鉴别】

3. 甘草鉴别

天平编号：_____   固定相：_____（批号：_____）

展开剂：乙酸乙酯－甲酸－冰醋酸－水（批号：_____）＝ _____ ： _____ ：

_____ ： _____

点样量：2μl   显色剂：10%硫酸乙醇溶液（编号：_____）

检出条件：在 105℃加热至斑点显色清晰，日光灯下观察

供试品制备：取马钱苷鉴别下备用的正丁醇液，用正丁醇（批号：_____）饱和的

水 10ml 洗涤，正丁醇液回收溶剂至干，残渣加甲醇（批号：_____）1ml 使溶解

对照品制备：取甘草对照药品（批号：_____）_____g，加甲醇（批号：_____）

50ml，超声处理 30 分钟，滤过，滤液回收溶剂至干，残渣加甲醇（批号：_____）1ml 使

溶解

点样编号：

1：_____   2：_____   3：_____

4：_____   5：_____   6：_____

【含量测定】

1. 总黄酮含量测定

紫外 - 可见分光光度计：_____ 编号：_____
天平型号：_____ 编号：_____
参比溶液：_____ 检测波长：_____
吸收池配对检测：
检测波长：_____nm

	1	2
透光率		
△T		

□配对 □不配对

对照品溶液：取无水芦丁对照品（批号：_____）_____g，置100ml量瓶（编号：_____）中，加50%甲醇（批号：_____）适量，振摇使溶解，并稀释至刻度，摇匀，浓度：_____mg/ml。

精密量取对照品溶液1ml、2ml、3ml、4ml、5ml，分别置10ml量瓶（编号：_____、_____、_____、_____、_____）中，各加50%甲醇（批号：_____）至5ml，加5%亚硝酸钠（批号：_____）溶液0.3ml，摇匀，放置6分钟，加10%硝酸铝（批号：_____）溶液0.3ml，摇匀，放置6分钟，加氢氧化钠（批号：_____）试液4ml，再加50%甲醇至刻度，摇匀

编号	浓度	A_1	A_2	A_3	$\overline{A}$
1					
2					
3					
4					
5					

供试品溶液：取装量差异项下的本品，研细，取____g，置具塞锥形瓶中，精密（编号：_____）加入甲醇（批号：_____）100ml，密塞，称定重量_____g，加热回流提取20分钟，放冷，再称定重量，用甲醇补足减失的重量，摇匀，滤过，精密量取（编号：_____）续滤液25ml，置50ml量瓶（编号：_____）中，加水至刻度，摇匀，作为空白对照。另精密量取（编号：_____）2ml，置10ml量瓶（编号：_____）中，照标准曲线制备项下的方法，自"加50%甲醇至5ml"起，依法立即测定吸光度

	供试品1			供试品2		
	空白	1	2	空白	1	2
m/g						
A						
标示量%	—			—		
平均值						

$$标示量\% = \frac{c_X \times \frac{10}{2} \times 100}{m} \times \frac{\overline{W}}{S} \times 100\%$$

2. 迷迭香酸的含量测定

高效液相色谱仪型号：_____ 编号：_____
天平型号：_____ 编号：_____
色谱柱固定相类型：
□C18 □C8 □TMS □CN □NH$_2$ □Si □其他（ ）
色谱柱编号：_____ 粒径：_____μm
_____×_____mm 柱温：_____℃
流动相：乙腈-0.1%磷酸水（批号：_____）=_____:_____
流速：_____
检测波长：_____ 进样量：_____

	供试品溶液：取装量差异项下的本品研细，取_____g，置具塞锥形瓶中，精密（编号：_____）加入60%丙酮（批号：_____）溶液50ml，密塞，称定重量_____g，超声处理60分钟，放冷，再称定重量，用60%丙酮（批号：_____）溶液补足减失的重量，摇匀，滤过，取续滤液 对照品溶液：取迷迭香酸对照品_____g，置于容量瓶（编号：_____）中，加60%丙酮溶解，稀释至刻度，浓度：_____ 分析方法： □外标法　□内标法　□归一化法　□其他（　） 数据记录与计算：

【含量测定】

对照品			1				2	
m/g								
进针顺序	1	2	3	4	5	1	2	
t_R/min								
A								
$\overline{A}$								

系统适用性试验：

理论板数（N）：_____

分离度（R）：_____

重复性（RSD）：_____

供试品	1		2	
m/g				
进针顺序	1	2	1	2
t_R/min				
A				
$\overline{A}$				
标示量%				
平均值				

$$标示量\% = \frac{\dfrac{A_X}{A_R} \times 10 \times 10^{-6} \times 1 \times 50}{m} \times \frac{\overline{W}}{S} \times 100\%$$

检　验　人：　　　　　　　　　　　　　　　　　复　核　人：

检验日期：　　　　　　　　　　　　　　　　　　复核日期：

表格代码：××-××××××　　　　　　　　　　生效日期：　　年　月　日

六、思考题

1. 排石颗粒鉴别项目有哪些？分别采用什么方法？

2. 排石颗粒含量测定项目指标分别是什么？采用什么方法？

3. 试总结中药制剂与化学制剂质量检测区别之处。

附录

附录一

药品生产企业的检验台账

文件编号：×× - ××××

版本号：××

序号	样品接收日期	接收人	样品名称	批号	数量/重量	分析号	检验项目	检验完成日期	备注
1									
2									
3									
……									

附录二

药品生产企业检验样品分析号编写原则

进行理化检验的样品，按 CYYMM×××（字母 C 代表理化）；对于进行微生物检验的样品，按 MYYMM×××（字母 M 代表微生物）。其中 YY 代表接收样品时的公历年的后两位，MM 代表接收样品时的月份，×××代表序列号，从 001 到 999。例如：C1009001 代表 2010 年 9 月份接收的第一个进行理化检验的样品。

附录三

药品生产企业检验报告书

报告书号：

页码：1－1

×××有限公司

产品检验报告书

产品名称：
检验依据：
批　　号：
生产日期：
有效期至：
批　　量：

检验项目	标准规定	检验结果
性状	本品应为白色片	
鉴别（TLC法）	供试品所显主斑点的颜色和位置应与对照品相同	
鉴别（HPLC法）	保留时间应与对照品相同	
含量均匀度	应符合规定	
溶出度	$Q=80\%$，30分钟	
含量测定	应为标示量的90.0%～110.0%	

结论：
报告日期：
签发人：＿＿＿＿＿　签发日期：＿＿＿＿＿

参考文献

［1］国家食品药品监督管理局药品认证管理中心．药品 GMP 指南－质量控制实验室与物料系统 ［M］. 北京：中国医药科技出版社，2011.

［2］国家食品药品监督管理局药品认证管理中心．药品 GMP 指南－质量管理体系 ［M］. 北京：中国医药科技出版社，2011.

［3］国家药典委员会．中华人民共和国药典 ［M］.2020 年版．北京：中国医药科技出版社，2020.

［4］国家药典委员会．中国药品检验标准操作规范 ［M］.2019 年版．北京：中国医药科技出版社，2019.

［5］国家药典委员会．中国药典分析检测技术指南 ［M］.2010 年版．北京：中国医药科技出版社，2017.

［6］孙莹．药物分析 ［M］.第 3 版．北京：人民卫生出版社，2018.

［7］甄会贤．药物检测技术 ［M］.第 3 版．北京：人民卫生出版社，2018.

［8］邹胜泽，罗哲婵，张雁．一测多评法同时测定正天丸中 6 种指标性成分 ［J］.中国现代应用药学，2019，36（03）：331－335.

［9］张炜文．一测多评法同时测定茵栀黄口服液中 5 种指标性成分的含量 ［J］.中国药师，2017，20（10）：1764－1768.